"十四五"职业教育国家规划教材

供中等职业教育护理及其他医学相关专业使用

护理学基础

（第2版）

主　编　郭　蔚

副主编　李　薛　任　静　吴　恒　翟　颖

编　者　（按姓氏汉语拼音排序）

蔡向辉（牡丹江市卫生学校）
常丽霞（山西省中医学校）
高　燕（包头医学院卫生健康学院）
巩占伟（长春市第二中等专业学校）
郭　蔚（南昌健康职业技术学院）
郭　云（山东省青岛第二卫生学校）
李　薛（重庆市医药学校）
莫媚媚（来宾市卫生学校）
任　静（西安市卫生学校）
王　瑜（重庆市医药卫生学校）
王晓玲（山东省莱阳卫生学校）
吴　恒（湛江中医学校）
翟　颖（广东黄埔卫生职业技术学校）
庄佩燕（揭阳市卫生学校）

科学出版社

北　京

内 容 简 介

本教材根据“必需”“够用”的原则进行编写，教材内容紧扣《护士执业资格考试大纲（试行）》，章节内含有“案例”“链接”“医者仁心”等模块。教材设计理实并重、学训结合，兼顾学科性与职业性，注重可持续性，在服务学生专业学习需要的同时，服务于学生可持续性发展的未来需要。全书共分19章，内容包括护理学基础的基本理论、基本知识及基本技术操作。

本教材适合中等职业教育护理及其他医学相关专业学生使用，也可供同行参考阅读。

图书在版编目（CIP）数据

护理学基础 / 郭蔚主编．—2版．—北京：科学出版社，2024.5
“十四五”职业教育国家规划教材
ISBN 978-7-03-077636-5

Ⅰ．①护…　Ⅱ．①郭…　Ⅲ．①护理学－中等专业学校－教材　Ⅳ．① R47

中国国家版本馆CIP数据核字（2024）第015787号

责任编辑：谷雨擎 / 责任校对：周思梦
责任印制：霍　兵 / 封面设计：涿州锦晖

科学出版社 出版
北京东黄城根北街16号
邮政编码：100717
http://www.sciencep.com

北京汇瑞嘉合文化发展有限公司印刷
科学出版社发行　各地新华书店经销
*
2018年1月第　一　版　开本：850×1168　1/16
2024年5月第　二　版　印张：23 1/2
2025年1月第十次印刷　字数：545 000

定价：99.80元

（如有印装质量问题，我社负责调换）

前　言

党的二十大报告提出“用社会主义核心价值观铸魂育人，完善思想政治工作体系，推进大中小学思想政治教育一体化建设”。思政教育走入专业课程，是落实好立德树人根本任务的关键举措。

本版教材在第 1 版的基础上，参考相关教材编写内容，广泛吸取多个院校的反馈意见，在编写内容上做了一定调整并删除了一些陈旧的内容，增加了临床新技术、新方法，力争实现与职业岗位需要零距离对接；各部分内容与最新的护理规范、标准一致，并注重与《护士执业资格考试大纲》对接。本次教材修订进行了以下创新：①在基础护理技术操作中加入了沟通与人文关怀的内容，贴合学生的需要，有助于提高学生的职业素养；②在教材设计中，适时融入医者仁心等内容，在教学全程中贯彻课程思政教育，突出新时代育人导向，体现“敬佑生命、救死扶伤、甘于奉献、大爱无疆”的卫生与健康工作者精神，引导学生进行自我道德思想提高，促进学生在理论知识和思想政治两方面的发展；③坚持“对接执业标准，对接岗位实践，对接执业资格证书”，根据“必需”“够用”的原则编写，结合护士执业资格考试考点，教材内容紧扣《护士执业资格考试大纲》，具有很强的适用性。

由于编者水平有限，教材中若存在不足之处，恳请广大师生提出宝贵意见，以便修正。

编　者

2024 年 1 月

配 套 资 源

欢迎登录“中科云教育”平台，**免费**数字化课程等你来！

本教材配有图片、视频、音频、动画、题库、PPT课件等数字化资源，持续更新，欢迎选用！

“中科云教育”平台数字化课程登录路径

电脑端

- 第一步：打开网址 http://www.coursegate.cn/short/06OB4.action
- 第二步：注册、登录
- 第三步：点击上方导航栏“课程”，在右侧搜索栏搜索对应课程，开始学习

手机端

- 第一步：打开微信“扫一扫”，扫描下方二维码
- 第二步：注册、登录
- 第三步：用微信扫描上方二维码，进入课程，开始学习

PPT课件：请在数字化课程各章节里下载！

目　录

第1章 护理学概述

护理学的形成和发展与人类文明、科学的进步及健康息息相关，学习护理学的发展历史，有助于提高对护理学本质的认识和理解，明确护理工作的目标，更好地满足社会对护理服务的需求，增进人们的健康水平。

第1节 护理学的形成与发展

案例 1-1

王某，女，15岁。初中毕业后报读了护理专业，护理老师向她了解几个问题。

问题：1. 护理学的创始人和奠基人是谁？

2. 护理学的任务是什么？

一、护理学的形成与发展历程

（一）人类早期的护理活动

1. 自我护理　在原始社会，人们在与自然的斗争中，积累了很多生产和生活经验，逐渐形成“自我保护式”的医疗照顾。如用舌头舔伤口，用溪水冲洗伤口，防止伤口感染；用火将食物煮或烤熟后食用，减少胃肠道疾病的发生；腹部不适时，用手按摩减轻疼痛等。

2. 家庭护理　为抵御恶劣的生活环境，人们逐渐按血缘关系群居，形成了以家庭为中心的母系氏族公社，妇女担负起照顾家中伤病者的责任，形成了原始社会“家庭式”的护理。如陪伴照顾老、弱、幼、残，并使用一些原始的治疗和护理方法，如包扎伤口、止血、热敷及饮食调理等。

3. 宗教护理　在原始社会，由于人们对疾病缺乏科学的认识，常常把疾病看成是灾难，是鬼神作祟，于是产生了迷信和宗教，巫师也应运而生，使医护照顾长期与宗教、迷信活动联系在一起，形成了早期的“宗教护理”。如采用念咒、画符、祈祷、捶打、冷热水浇浸等方法祈求神灵的帮助，减轻痛苦，同时，也应用草药或砭石等一些治疗手段来医治疾病。

随着社会的发展，人们对疾病的认识逐渐深入，开始摒弃祈祷和巫术，采用原始医术，同时配合饮食调理和生活照顾，出现了集医、药、护于一身的原始医生，医巫逐渐分开。

公元初年，随着基督教的兴起，一些献身于宗教事业的妇女，在做教会工作的同时，还参与对老、弱、病、残、幼的护理，她们虽然未接受过专门的训练，但工作认真，服务热忱，有奉献精神，受到社会的赞誉和欢迎，使护理工作由家庭走向社会，此期可以看成是以宗教意识为主要思想的护理初级阶段。

（二）护理学的诞生

1. 南丁格尔与近代护理　随着医学科学的发展，社会对从事护理工作的人要求越来越高，护理工作需要经过专门的训练，掌握一定的医学知识和专业技能才能胜任，于是，19 世纪欧洲开始出现一些培训护士的教育机构。1836 年德国牧师西奥多·弗里德尔在德国凯塞威尔斯城建立女执事训练所，招收年满 18 岁、身体健康、品德优良的妇女，给予专门的护理训练。

19 世纪中叶，南丁格尔首创了科学的护理专业，使护理逐渐迈上了科学的发展轨道，这是护理工作的转折点，也是护理专业化的开始。

南丁格尔，英国人，1820 年 5 月 12 日出生于父母旅行地佛罗伦萨，家境优裕，受过良好的教育，精通英语、法语、德语、意大利语等，并擅长数理统计，具有较高的文化修养。从小具有慈爱之心，长大后立志成为一个为患者带来幸福的人。

1850 年，她不顾家人的强烈反对和当时社会上鄙视护士的不良风气，毅然前往德国凯塞威尔斯女执事训练所接受 3 个月的护理训练，开始了她的护理职业生涯。

1853 ～ 1856 年，克里米亚战争爆发，英国士兵由于得不到合理的救护而大批死亡，病死率高达 42%。南丁格尔获悉后立即申请参加战地救护工作。获准后，南丁格尔带领 38 位护士，不畏艰难，前往战地医院。她组织护士清理垃圾，改善医院环境；调整膳食，加强伤员营养；为伤员清洗伤口，消毒物品；建立阅览室，丰富伤员的生活；帮助伤员书写家信，满足他们思乡的心理需要。

南丁格尔经常夜晚手持油灯巡视各个病房，亲自安慰受伤士兵，赢得了士兵们的爱戴和尊敬，士兵们亲切地称她为“提灯女神”“克里米亚天使”。由于南丁格尔和其他护士们夜以继日地辛勤工作，在短短半年时间内英国士兵的死亡率由 42% 降到 2.2%。

由于南丁格尔功绩卓著，为表彰并支持她的工作，英国国民募捐建立了“南丁格尔基金”。1907 年，英国国王授予她最高国民荣誉勋章，她是英国妇女中第一位受此殊荣者。她毕生献身于护理事业，终生未嫁。1910 年 8 月 13 日南丁格尔逝世，享年 90 岁。

2. 南丁格尔对护理学的主要贡献　南丁格尔一生致力于开创护理事业，被誉为近代护理学的创始人和奠基人。她将毕生奉献给护理事业，成为世界各国护士的楷模。她对护理学的主要贡献如下。

（1）创建世界上第一所护士学校　克里米亚战争的护理实践使南丁格尔深信护理是科学事业，确定护士必须接受严格的科学训练，才能胜任护理工作。1860 年，南丁格尔在英国的圣托马斯医院创办了世界上第一所正规的护士学校，为现代护理教育奠定了基础。从 1860 年至 1890 年共培养了 1005 名学生，她们活跃在欧美各国，弘扬南丁格尔精神，创建护士学校，推动护理事业进入崭新的局面，国际上称这个时期为“南丁格尔时代”。

（2）撰写著作指导护理工作　南丁格尔一生撰写了大量的笔记、报告及论著，其中最著名的著作是《医院札记》和《护理札记》。在《医院札记》中，她阐述了她对医院管理及建筑方面的构思、意见与建议。在《护理札记》中，她阐明了自己的护理理念及对护理的建议。她的著作至今对护理实践仍有指导意义。

（3）开创了科学的护理专业　南丁格尔对护理事业的杰出贡献使护理走向了科学的专业化轨道，使护理从医护合一的状态中成功地分离出来。她对护理专业及其理论的精辟论述，形成了护理学知识体系的雏形，奠定了近代护理理论基础，推动护理学成为一门独立的科学。

（4）创立了护理制度　南丁格尔提出了护理要采用系统化的管理方式，明确护士的责任和权利；主张护理人员应由护理人员来管理；还制定了关于医院设备及环境方面的管理要求，促进护理工作质量和效率的提高。

为了纪念南丁格尔对护理事业的卓越贡献，在英国的伦敦和意大利的佛罗伦萨都铸有她的铜像。1912 年，国际护士会将南丁格尔生日（5 月 12 日）定为国际护士节，并在同年召开的第九届国际红十字会上首次颁发南丁格尔奖（图 1-1），该奖为各国护士的最高荣誉奖，每两年颁发一次。

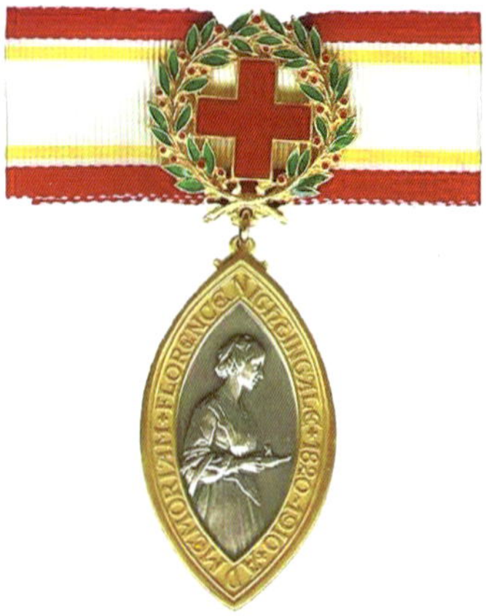

图 1-1　南丁格尔奖章

考点　近代护理学的形成

（三）护理学的发展历程

1. 以疾病为中心的阶段（19 世纪 60 年代～ 20 世纪 40 年代）　这一时期人们对健康和疾病的认识十分局限，有病就是不健康，认为只有生物因素才会导致疾病，形成了“以疾病为中心”的医学指导思想。因此，一切医疗行为都是围绕疾病开展，以消除病灶为基本目标。

此阶段护理的特点：护理成为一个专门的职业，护士从业前须经过专业的训练；护理从属于医疗，护士是医生的助手，护理工作主要内容是执行医嘱和完成护理技术操作；护理工作注重人体局部病症，忽视人的整体性；护士的工作场所是医院；护理教育类同于医学教育课程，涵盖较少的护理内容。

2. 以患者为中心的阶段（20 世纪 40 年代～ 20 世纪 70 年代）　1948 年，世界卫生组织（WHO）提出了新的健康观，指出健康是一个整体的概念，包括身体、心理和社会等各个方面；1955 年，美国护理学者莉迪亚 · 海尔首次提出了“护理程序”这一概念，用系统论解释护理工作，使护理有了科学的工作方法；1977 年，美国医学家恩格尔提出“生物 - 心理 - 社会医学模式”，这一新观念对所有与健康相关的专业都产生了深远的影响。护理发生了根本性的变革，从“以疾病为中心”转向“以患者为中心”的阶段。

此阶段护理的特点：护理是一个专业，有专业的理论基础；医护双方为合作伙伴关系；按护理程序的工作方法对患者实施整体护理；工作范围局限于患者，工作场所局限于医院；护理教育建立了以患者为中心的教育模式，课程设置形成了自身的理论知识体系。

3. 以人的健康为中心的阶段（20 世纪 80 年代至今）　随着社会的进步和科学的发展，疾病谱也随之发生变化，过去威胁人类健康的传染病得到有效控制，而与人的行为、生活方式相关的疾病，如心脑血管疾病、恶性肿瘤、糖尿病、精神病、意外伤害等成为威胁人类健康的主要疾病。随着物质生活水平的提高，人们的健康需求也日益增强，主动寻求健康行为的人越来越多。1998 年 5 月在日内瓦召开的第 51 届世界卫生大会上，审议通过了世界卫生组织提出的“21 世纪人人享有卫生保健”的全球卫生战略。这对护理工作的发展产生了巨大的推动作用，使“以人的健康为中心的护理”成为必然。

此阶段护理的特点：护理学成为一门独立的应用学科；护理服务对象为所有的人；工作范畴扩展到对人的生命全过程的护理；工作场所从医院延伸到社区、家庭及各种机构；护士成为卫生保健的最主要力量；护士不仅是医生的合作伙伴，还扮演了护理计划者、管理者、咨询者和教育者等多元化角色；护理教育有完善的教育体制，有专业的自主性。

考点 现代医学模式

二、中国护理学的发展

（一）中国古代护理

我国古代护理伴随祖国医学的发展而产生，早期的医学特点是医、药、护不分，强调“三分治，七分养”，其中的“养”即是护理。

在祖国医学悠久的发展史中，有许多经典的医学巨著记载着丰富的护理理论和技术内容，有的内容至今仍有指导意义。

春秋时期名医扁鹊总结出“切脉、望色、听声、写形，言病之存在”的经验，描述了护理活动中观察病情的方法和意义，沿用至今。我国最早的一部医学经典《黄帝内经》中提到要扶正祛邪，加强自身抵抗力以预防疾病，强调了疾病与饮食调节、心理因素、环境和气候改变的关系。唐代杰出医药学家孙思邈所著的《备急千金要方》中提出了“凡衣服、巾、栉、枕、镜不宜与人同之”的预防、隔离观点，还首创了细葱管导尿法。

中医学是中国几千年历史文化中的灿烂瑰宝，中医药学是祖国医学不可分割的组成部分，它为护理学的产生和发展奠定了丰富的理论和技术基础。

（二）中国近现代护理

1. 中华人民共和国成立前　中国近代护理学的形成和发展，很大程度上受西方护理的影响。鸦片战争前后，随着西方宗教、医学、护理学传入中国，我国护理事业逐渐兴起。

1884 年，美国妇女联合会派到中国的第一位护士麦基奇尼在上海西门妇孺医院推行“南丁格尔”护理制度，并开设护士培训班。

1888 年，美国约翰逊女士在福建省福州市开办我国第一所护士学校。

1900 年，随着外国传教士、医生、护士陆续来中国，并在各大城市纷纷成立教会医院，各地相继开设护士训练班或护士学校，逐渐形成了护理专业队伍。

1909 年，“中华护士会”在江西牯岭正式成立（1936 年改为“中华护士学会”，1964 年改为“中华护理学会”并沿用至今）。

1920 年《护士季报》创刊，成为我国第一份护理专业报刊。同年，北京协和医学院护士学校成立，培养了一批水平较高的护理师资和护理管理人员。

1922 年，国际护士会正式接纳中国护士会为第 11 个会员。

1931 年，在福建汀州开办了“中央红色护士学校”。

1934 年，教育部成立医学教育委员会，下设护理教育专门委员会，将护理教育改为高级护士职业教育，招收高中毕业生，护理教育纳入国家正式教育体系。

1941年，中华护士学会在延安成立分会。

1941年和1942年的护士节，毛泽东先后为护士题词："护士工作有很大的政治重要性"和"尊重护士，爱护护士"。

2. 中华人民共和国成立后 中华人民共和国成立后，在党的一系列卫生工作方针指引下，我国护理工作蓬勃发展。

（1）护理教育体制逐步健全

1）中等护理教育：第一届全国卫生工作会议于1950年8月在北京举行，会议认为，护理教育应列为中专教育，由卫生部制定全国统一教学计划和编写统一教材。

2）高等护理教育：1983年，天津医学院率先开办了5年制护理本科专业，学生毕业后获得学士学位。1984年，教育部和卫生部在天津召开了全国护理专业教育座谈会，决定在高等医学院校设置学士学位护理专业，培养本科水平的高级护理人才。

3）硕士、博士教育：1990年，北京医科大学护理系经国务院学位委员会批准成为第一个护理硕士学位授予点，并于1992年招收第一批护理学硕士生。2004年，中国协和医科大学及第二军医大学分别开始招收护理专业博士研究生。

4）继续护理教育：自20世纪80年代以来，许多地区开展了多种形式的护理成人教育，体现了护理终身教育，促进了护理人才的培养，为在职护士拓宽了学习道路。1996年，卫生部继续医学教育委员会正式成立。1997年，卫生部继续医学教育委员会护理学组成立，标志着我国的护理学继续教育正式纳入国家规范性的管理。同年，中华护理学会制定了护理继续教育的规章制度及学分授予办法，使护理继续教育更加制度化、规范化及标准化。

（2）护理管理体制逐步规范

1）建立健全护理管理系统：1982年，卫生部医政司设立护理处，负责全国的护理管理工作，制定有关政策法规；各省、自治区、直辖市卫生厅（局）在医政处下设专职护理干部，负责管辖范围的护理管理工作。各级医院健全了护理管理体制，设立了护理部（300张床位以下的医院设总护士长），负责医院的护理管理工作。

2）建立晋升考核制度：1979年，国务院批准卫生部颁布的《卫生技术人员职称及晋升条例（试行）》，其中明确规定了护士的技术职称由低到高依次为护士、护师、主管护师、副主任护师、主任护师。各省、自治区、直辖市根据这一条例制定了护士晋升考核的具体内容和办法，使护理人员具有了完善的护士晋升考核制度。

3）建立护士执业考试与注册制度：1993年，国家卫生部颁发了我国第一个关于护士执业和注册的部长令及《中华人民共和国护士管理办法》。1995年6月，我国举行首届护士执业考试，考试合格者获执业证书方可申请注册，护士执业管理工作正式走上法治轨道。2008年1月31日，国务院通过了《护士管理条例》，并于同年5月12日起施行。该条例从执业注册、权利和义务、医疗卫生机构的职责和法律责任等方面对护理工作进行了规定。

（3）护理实践活动不断扩展 1950年以来，我国临床护理工作一直以疾病为中心，护理实践活动多围绕医疗任务开展，护理工作处于被动状态；1980年以后，随着改革开放政策的实施，国内外学术交流增加，护理工作者汲取国内外先进的护理理念，临床护理由以患者为中心的护理逐步转变为以人的健康为中心的整体护理模式。同时，护理工作的内容和范围不断扩大，推动了护理实践的发展。

（4）护理研究水平不断提高 随着护理教育和科学技术的发展，护理研究水平不断提高。护理期刊种类增加、内容丰富、质量提高。护理教材、护理论著越来越规范。1993年中华护理学会设立护理科技进步奖，每两年评选一次，标志着护理科研迈入快速发展的科学轨道。

（5）护理学术交流日益增多 1980年以后，随着我国改革开放政策的实施，中华护理学会和各地分会频繁开展国内外护理学术交流会、研讨会等。我国护理专业的学术交流活动亦日趋活跃。1985年，全国护理中心在北京成立，进一步取得WHO对我国护理学科发展的支持，架起中国护理与国际护理沟通交流的桥梁，给中国护理事业带来了新的发展契机。

（三）中国未来护理展望

“十四五”时期全面推进健康中国建设对护理事业发展提出了新要求，积极应对人口老龄化对护理事业发展提出了新任务，推动高质量发展为护理事业发展带来了新机遇。

1. 完善护理服务体系 结合人口结构变化、疾病谱特点及群众医疗护理服务需求，健全覆盖急性期诊疗、慢性期康复、稳定期照护、终末期关怀的护理服务体系。增加护理服务供给，鼓励有条件的医疗机构结合实际开展家庭病床、居家护理服务，有效扩大老年护理、康复护理、居家护理等服务供给。

2. 加强护士队伍建设 建立以岗位需求为导向、以岗位胜任力为核心的护士培训制度。加强临床护士“三基三严”培训，坚持立足岗位、分类施策，切实提升护士临床护理服务能力。结合群众护理需求和护理学科发展，有针对性地开展老年、儿科、传染病等紧缺护理专业护士的培训。加强新入职护士和护理管理人员培训。

3. 推动护理高质量发展 落实护理核心制度，实施责任制整体护理，夯实基础护理质量，强化护理人文关怀，优化护理服务流程，实现优质护理服务扩面提质，有效提升患者获得感。

4. 创新护理服务模式 结合分级诊疗要求和群众实际需求，支持医疗机构积极提供“互联网＋护理服务”、延续护理、上门护理等，将机构内护理服务延伸至社区和家庭，为出院患者、生命终末期患者或行动不便、高龄体弱、失能失智老年人提供便捷、专业的医疗护理服务。

5. 加强护理学科建设 以满足重大疾病、重点人群的临床护理需求为导向，加强护理学科建设，以学科建设带动护理人才培养和护理服务能力提升。持续改进护理质量，着力构建基于循证基础和临床需求的护理规范和技术标准体系，切实提高地区间、机构间护理同质化水平。

6. 加强护理信息化建设 利用信息化手段，创新护理服务模式，为患者提供便捷、高效的护理服务。优化护理服务流程，提高临床护理工作效率，降低护士不必要的工作负荷。建立基于问题和需求为导向，具备护士人力调配、岗位培训、绩效考核、质量改进、学科建设等功能的护理管理系统，逐步实现护理管理的现代化、科学化、精细化。

7. 推动中医护理发展 健全完善中医护理常规、方案和技术操作标准。积极开展辨证施护和中医特色专科护理，持续提升中医护理服务质量，创新中医护理服务模式，发挥中医护理在疾病预防、治疗、康复等方面的重要作用，促进中医护理进一步向基层和家庭拓展，向老年护理、慢性疾病护理领域延伸。强化中医护理人才培养，切实提高中医护理服务能力。

8. 加强护理交流与合作　深入开展与国际护理领域的合作与交流，在护理管理、制度政策、人才培养、护理技术等方面加大交流合作的力度。充分借鉴先进理念和实践经验，结合我国国情，健全完善护理高质量发展的相关政策。

第 2 节　护理学的概念、性质、任务及范畴

一、护理学的概念

护理学是研究促进、维护和恢复人类健康的护理理论、知识、技能及其发展规律的综合性应用科学。

二、护理学的性质、任务

（一）护理学的性质

护理学是自然科学、社会科学、人文科学等多学科相互渗透的一门综合性应用学科。

（二）护理学的任务

1. 促进健康　是帮助个体、家庭和社区获取在维持或增进健康时所需要的知识及资源。护理实践活动包括教育人们对自己的健康负责、建立健康的生活方式、普及合理膳食知识、告知吸烟危害、指导安全用药、预防意外伤害等。促进健康的目标是帮助人们维持最佳健康水平或健康状态。

2. 预防疾病　就是人们采取行动积极地控制不良行为和健康危险因素，以预防和对抗疾病的过程。护理实践活动包括开展妇幼保健的健康教育、增强免疫力、预防各种传染病、提供疾病自我监测技术及临床和社区的保健设施等。预防疾病的目标是通过预防措施帮助人们减少或消除不利于健康的因素，避免或延迟疾病的发生，阻止疾病的恶化，限制残疾，促进康复，使之达到最佳的健康状态。

3. 恢复健康　是帮助人们在患病或有影响健康的问题后，改善其健康状况，提高健康水平。护理活动包括为患者提供直接护理，进行护理评估，协助患者康复训练等。恢复健康的目标是帮助疾病康复期的患者达到最佳功能水平。

4. 减轻痛苦　是帮助处于疾病状态的个体解除身心痛苦。护理实践活动包括帮助患者尽可能舒适地带病生活、提供必要的支持性护理、对临终患者提供安慰和关怀照顾等。

三、护理学的范畴

护理学的范畴随着护理实践的不断深入而发展变化，主要包含理论和实践两大体系。

（一）护理学的理论范畴

1. 护理学研究的目标、服务对象及任务　护理学的主要研究目标是人类健康，服务对象

包括所有人，主要任务是应用护理理论、知识、技能进行促进健康、预防疾病、恢复健康、减轻痛苦的护理实践活动，从而为护理对象提供个体性、整体性及连续性的服务。

2. 护理学的理论体系　是指导护理专业实践的基础，是对护理现象整体的、系统的看法，以描述、解释、预测和控制护理现象。20 世纪中叶，护理先驱们开始摸索并发展了一些护理概念框架和理论模式，如罗伊的适应理论、奥瑞姆的自理理论、纽曼的保健系统模式等，指导护理专业发展方向。

3. 护理学与社会发展的关系　是指护理学在社会中的地位、作用和价值，社会对护理学的影响及社会发展对护理学的要求等。如社会老龄化进程加速、慢性疾病增加、医疗保险的实施等促进社区护理和老年护理的发展，使护理工作领域得以延伸；信息技术的普及，改变了护理工作模式，加快了护理专业向网络化和信息化迈进的步伐。

4. 护理学分支学科及交叉学科　随着现代科学的高度分化和广泛综合，护理学与自然科学、社会科学和人文科学等多学科相互交叉渗透，形成了许多综合性、边缘性的交叉学科。护理心理学、护理伦理学、护理管理学、社区护理学和老年护理学等分支学科，大大推动了护理学科体系的构建和完善。

（二）护理学的实践范畴

1. 临床护理　服务的对象是患者，其内容包括基础护理和专科护理。

（1）基础护理　应用护理学的基本理论、基本知识和基本技能满足患者的基本生活、心理、治疗和康复的需要，如饮食护理、排泄护理、皮肤护理、病情观察和临终护理等。基础护理是专科护理的基础。

（2）专科护理　以护理学及相关学科理论为基础，结合各专科患者的特点及诊疗要求，为患者提供整体护理。如各专科疾病的护理、手术前后的护理、器官移植的专科护理等。

2. 社区护理　将公共卫生学和护理学理论相结合，以健康为中心，以社区人群为服务对象，开展疾病预防、妇幼保健、家庭护理、预防接种、健康教育及健康咨询等工作。以帮助人们建立良好的生活方式，促进全民健康水平的提高。

3. 护理教育　以护理学和教育学理论为基础，适应现代医学模式和护理学发展的需要，以满足现代护理工作的需求为目标，培养德、智、体、美全面发展的护理人才。护理教育一般分基础护理学教育、毕业后护理学教育和继续护理学教育三大类。

4. 护理管理　是运用现代管理学的理论和方法，对护理工作的诸要素——人员、技术、设备、信息、时间等进行科学的计划、组织、指挥、协调和控制等的系统管理，以确保护理工作正确、及时、安全、有效地开展，为护理对象提供完善、优质的服务，提高护理工作的效率及质量。

5. 护理科研　是运用观察、科学实验、调查分析等方法揭示护理学的内在规律，促进护理理论、知识、技能和管理模式的更新和发展。护理人员有责任通过科学研究的方法推动护理学的发展。

第 3 节　护士的角色与基本素质

随着人民生活水平的提高，人们对健康的重视和需求也不断提高，护士角色及功能范围不断扩大及延伸，对护理人员素质的要求也越来越高。

一、护士的角色

（一）角色的概念

角色，原为戏剧舞台上的术语，指剧本中的人物。其含义为处于一定社会地位的个体或群体，在实现与这种地位相互联系的权利与义务中，所表现出的符合社会期望的行为和态度的总模式。角色是行为方式，社会角色的行为规范要经过角色的学习过程来形成，并指导其行为。

（二）护士角色的功能

护士角色是指护士应具有与职业相适应的社会行为模式。随着护理专业的不断发展，护理人员被赋予的角色越来越多。

1. 照顾者　护理人员应用专业知识和技能满足护理对象在生理、心理、社会文化和精神等方面的需求，最大限度地保持或恢复健康。

2. 计划者　护士应用护理专业知识和敏锐的观察与判断能力，评估护理对象的健康状况，确定健康问题，为患者制订切实可行、针对性强的护理计划，使护理活动有序进行，尽快恢复患者健康。

3. 咨询者　护士应用沟通技巧及专业知识和技能，解答护理对象和家属的具体问题，使护理对象清楚地认识自己的健康状况，从心理上和行为上适应患者角色，更好地配合治疗，早日恢复健康。

4. 管理者　护士必须对日常工作中的人、财、物、信息、时间、空间有计划地进行组织管理。合理利用资源，以人的健康为中心，提供人性化、个性化护理，最大限度地满足患者需要，不断提高护理质量与效率。

5. 协调者　护士在工作中需要与健康保健系统中其他人员维持有效的沟通，使诊断、治疗、护理工作得以有序、高效和顺利进行，保证护理对象获得最适宜的整体医护照顾。

6. 教育者　护士可以在医院、家庭和社区等各种场所，对护理对象进行针对性的健康教育和指导，促进和改善人们的健康态度和健康行为，达到预防疾病和促进健康的目的。

7. 代言人和保护者　护士是患者权益的维护者，有义务反映患者和家属要求，为患者解决困难，尽量满足其需要。对无法表达自己意见或者生活不能自理的患者，护士应采取各种预防措施保护护理对象不受伤害和威胁。护士还具有评估有碍全民健康的问题和事件，向有关机构提供健康报告和建议的责任、权利和义务。

8. 研究者　护理事业的发展，护理质量的提高与护理科研密不可分。护士在实践工作中，针对工作中的一系列问题和现象，要善于发现问题，积极寻找解决问题的方法，总结和推广研究成果，从而指导实际工作。

二、护士的基本素质

（一）素质的概念

素质原本是心理学上的一个专门术语，是指人的一种较稳定的心理特征，其解释可分先天与后天两方面。先天是自然性的一面，如天生的结构形态、肤色、身材、感知器官等，一般不容易改变；后天是社会性的一面，指通过不断培养、教育、自我修养、自我磨炼而获得的一系列知识技能、行为习惯、文化涵养、品质特点的综合。

素质不仅是人的一种较稳定的心理特征，也是人所特有的一种实力。素质高的人能成功地应对生活中的各种挑战，并在不断变化的环境中做出有价值的创新和获得自我实现的目标。

（二）护士的基本素质

护士素质是在一般素质基础上，结合护理专业特性，对护理工作者提出特殊的职业要求，即护士通过培养、教育和自我锻炼所获得的学识、能力、品德和风格。护士素质包括思想品德素质、科学文化素质、专业素质、心理素质和身体素质。具有良好的职业素质是护士从事护理工作的基本条件，也是护理专业发展的决定性要素。

1. 思想品德素质

（1）政治思想素质　热爱祖国、热爱人民、热爱本职工作，对护理事业有坚定的信念和深厚的感情。具备崇高的理想信念、高尚的道德情操，以及正确的人生观、价值观，能做到自尊、自爱、自律、自强，具有为人类健康服务的奉献精神。

（2）职业道德素质　具有崇高的护理道德、高尚的思想情操和较高的慎独修养，具有高度责任感和同情心，兢兢业业、忠于职守，全心全意为人民的健康服务。

2. 科学文化素质

（1）基础文化知识　现代护理学发展要求护士必须具备一定的文化素养和计算机应用能力，以便更好地适应护理学科的发展，更快地接受新理论、新技术，为终身学习打下坚实的基础。

（2）人文科学及社会科学知识　护士应具有一定的人文科学和社会科学知识，如心理学、伦理学、社会学、美学等，不断拓宽自己的知识视野，才能更好地把握护理对象的心理特点，建立融洽人际关系，实施以人为中心的整体护理。

3. 专业素质

（1）扎实的专业理论知识　护士的专业知识是决定能否胜任护理工作的基本条件之一。护士应完成基本的护理教育课程学习，经考试合格后才能持有护士执业资格证，并运用护理理论知识去实施各种护理措施。

（2）规范的实践操作能力　护士应具备规范、熟练的护理技能，规范的护理操作对护理安全起到保障作用，如在抢救危重患者时，呼吸机的使用、心电监护仪的安置、静脉通道的建立、中心静脉压的测定等，都需要护士做到操作熟练、准确、敏捷。

（3）敏锐的观察能力　在护理实践中，患者的病情及心理状态是复杂多变的，有时患者身体或心理细微的变化，是某些严重疾病的先兆。护士只有具备敏锐的观察能力，才能及时发现患者的身心变化，判断护理对象的需要。

（4）良好的评判性思维能力　护士工作环境复杂多变，要面对护理对象不断变化的护理问题，通过比较提出质疑，分析问题，选择最佳途径，创造性地解决护理对象的问题。随着护理学科的发展，护士要不断开阔视野，拥有足够的知识储备，认真思考，养成良好的思维习惯，不断提高思维判断能力。

（5）自主分析和解决问题的能力　护士面对护理对象的具体问题，能准确地分析问题，采取适当的措施加以解决，这就要求护士有较强的综合分析问题和解决问题的能力。

（6）机智灵活的应变能力　通常护士是最早发现患者病情变化的，面对突发的意外情况，护士在工作中应做到灵活机智、果断敏捷、针对性强，最大限度地满足患者的需求。

（7）独立学习和创新能力　为适应现代医学模式的转变，在护理实践中，遇到具体的疑难问题时，能积极主动查阅资料，请教有关专家解决问题。护士应不断关注学科的发展和变化，具有终身学习的意识，不断更新自身知识储备，掌握新理论、新知识和新技术，善于创新，积极进取。

4. 心理素质　护士应具备良好的心境；乐观、开朗、稳定的情绪；较强的适应能力和自控能力；对患者有耐心、爱心和责任心；尊重患者的人格，做到慎言守密；同事间友爱协作、建立良好的人际关系；有丰富的业余生活，善于释放不良情绪，提高心理素质。

5. 身体素质　护士应具有健康的体魄、充沛的精力、整洁大方的仪表、端庄稳重的举止，具有良好的耐受力、敏捷的反应力和始终如一的工作热情。护士在平时要注意劳逸结合，加强营养，并坚持锻炼，以增强体质，才能胜任护理工作。

护士素质的形成和提高是一个不断完善的过程，护士要不断加强自身素质的修养，与时俱进。因此，每个护士都应明确护士素质内容，积极学习，主动锻炼，经常对照检查，找出差距，在临床工作中不断加以完善和提高，努力成为一名素质优良的合格护士。

自测题

A_1/A_2 型题

1. 国际护士会将 5 月 12 日定为国际护士节，因为它是南丁格尔
   A. 创办第一所护士学校的日期
   B. 设立南丁格尔奖的日期
   C. 获最高国民勋章的日期
   D. 出生的日期
   E. 逝世的日期
2. 南丁格尔对护理的贡献不包括
   A. 创立了世界上第一所护士学校
   B. 首创了科学的护理事业
   C. 撰写著作指导护理工作
   D. 创立了整套护理制度
   E. 设立了南丁格尔奖
3. 以患者为中心的护理特点是
   A. 护理从属于医疗
   B. 护士是医生的助手
   C. 忽视人的整体性
   D. 对患者实施整体护理
   E. 人人享有卫生保健
4. 护理的实践范畴不包括下列哪项
   A. 临床护理与护理管理

B. 疾病诊断与治疗
C. 护理科研
D. 社区护理
E. 护理教育

5. 1955 年美国的莉迪亚・海尔首次提出
A. 个案护理 B. 功能制护理
C. 责任制护理 D. 护理程序
E. 整体护理

6. 我国护理事业的兴起是在
A. 抗日战争时期 B. 土地革命时期
C. 鸦片战争前后 D. 五四运动前后
E. 解放战争时期

7. 以下哪项不属于护理学的任务
A. 降低伤残 B. 预防疾病
C. 减轻痛苦 D. 促进健康
E. 恢复健康

8. 南丁格尔奖几年颁发一次
A. 一年 B. 二年
C. 三年 D. 四年
E. 五年

9. 护士的专业素质不包括
A. 能规范熟练地进行护理技术操作
B. 自主解决问题的能力
C. 具有专业知识，能适应紧急多变的情况
D. 独立学习和创新能力
E. 信息接收者

10. 我国举行首届护士执业考试的时间是
A. 1955 年 B. 1965 年
C. 1975 年 D. 1985 年
E. 1995 年

A_3/A_4 型题

（11、12 题共用题干）

患者，女，78 岁。支气管哮喘急性发作，不能平卧，口唇发绀。护士小张将其安置于端坐位，并遵医嘱给予氧气吸入。

11. 护士小张的角色是
A. 照顾者 B. 咨询者
C. 协调者 D. 计划者
E. 教育者

12. 几天后，患者病情好转，出院前，患者及其家属询问护士出院后用药、饮食及运动等问题，护士给予相关信息，此时护士最主要的角色是
A. 照顾者 B. 计划者
C. 协调者 D. 咨询者
E. 代言人

（蔡向辉）

第2章 护理理论

第1节　护理学的基本概念

人、环境、健康、护理四个基本概念构成现代护理学理论的基本框架。护理工作内容、实践范畴、研究领域，以及护理的角色功能与专业行为与这四个基本概念密切相关。

一、人

护理学研究和服务的对象是人，对人的认识是护理理论和实践的基础，它影响护理概念的发展，并决定护理工作的任务和性质。

（一）人是一个整体

1. 人是生理、心理、社会、精神、文化等方面的统一整体　组成人的各要素之间相互作用，相互影响，其中任何一方的功能变化均可在一定程度上引起其他方面功能的变化，如生理的疾病会影响人的情绪和心理，长期的心理压力和精神抑郁又会造成身体的不适，出现各种身心疾病。因此，护士在护理实践中应着眼于人的整体，从人的生理、心理、社会、精神、文化等方面评估患者的健康问题，给予帮助和指导。

2. 护理中的人包括个人、家庭、社区和社会四个层面　随着护理学科的发展，护理服务范畴与服务内容不断地深化和扩展，护理的服务对象也从单纯的患者扩大到了健康的人。由于人是家庭的组成部分，而家庭又是社区和社会的组成部分，护理中的人包括个人、家庭、社区和社会四个层面。

（二）人是一个开放系统

开放系统是指与其周围环境不断进行物质、能量和信息交换的系统。人作为自然系统中的一个子系统，总在不断地与周围环境进行着物质、能量和信息的交换。

人的健康有赖于机体内部各子系统间的平衡以及机体与环境间的和谐与适应。护士在帮助护理对象维持内环境平衡的同时，应重视环境中的其他因素（人、家庭、社区等）对机体的影响，努力改善环境条件，提高整个环境的适应性。

（三）人有基本需要

人的基本需要是指个体为了维持身心平衡并求得生存、成长与发展，在生理和心理上最低限度的需要。需要的满足程度与个体的健康水平密切相关。只有当需要得到满足时，人才能保持身心平衡，维持健康；反之，当需要得不到满足时，人可能会出现紧张、焦虑、愤怒等情绪，出现机体失衡而导致疾病。护理的功能就是帮助护理对象满足其基本需要，维持和促进健康。基本需要包括以下几个方面。

1. 生理方面的需要　是与维持人的正常生理功能有关的需要，如正常的呼吸、进食、排泄、睡眠、休息等。其主要作用是维持机体代谢平衡，如得不到满足，人就无法生存或延续后代。

2. 社会方面的需要　是指个体适应社会角色期望并与其他人或集体互动的需要，如与他人沟通、被爱、被认可、被肯定等。其主要作用是维持个体心理与精神的平衡，如得不到满足，就会产生孤独、被遗弃等不舒服感觉。

3. 情感方面的需要　是人对外界刺激产生的心理感受，人有喜、怒、哀、乐等各种情感的需要。如遇到高兴的事会感到愉快、满意；反之，可能会产生焦虑、恐惧、愤怒等情绪反应。

4. 认知方面的需要　是指个体在认知、思考和能力方面的需要，如学习、思考问题、解决问题的能力等。其主要作用是实现自身生存价值，如得不到满足，将会产生自卑、无能、无助的感觉。

5. 精神方面的需要　是有关人的精神信仰、精神依托方面的需要，如宗教信仰、祈祷等。其主要作用是寻求心灵上的慰藉，如得不到满足将会产生精神空虚。

（四）人有自理能力并对自身健康有所追求

人有不同程度的自我护理能力，并且都希望自己拥有健康的身体和健全的心理状态，会通过不同的方式满足对健康的追求，同时人有责任维持和促进自身健康。护士应充分认识并调动人的主观能动性，挖掘其潜能，通过健康教育等方式帮助护理对象恢复或增强自理能力，预防疾病，促进健康。

（五）人的成长与发展

护理工作贯穿于人的生命全过程，护士面对的服务对象处于各个年龄阶段，具有不同的身心特征。因此，护士需了解人类生命全过程的成长与发展的特点，把握各年龄阶段护理对象特有的身心特征和基本需要，提供有效的个性化护理服务。

1. 成长与发展的基本概念

（1）成长　是指个体在生命过程中生理方面的量性增长。成长是可测量的、可观察的，常用的人体可测量性生长指标有身高、体重、年龄、胸围、头围等。

（2）发展　是个体随年龄增长及与环境间的互动而产生的身心变化的过程，它是生命中有顺序的、可预测的改变，是学习的结果和成熟的象征，是人在质的方面发生的变化，不易测量。发展在人的一生中是持续进行的，不仅包括生理方面的变化，还包括心理及社会方面的适应及改变。

2. 成长与发展的特征

（1）顺序性　成长与发展是一个持续的过程，有规律、有顺序、可以预测，遵循由上到下、由近到远、由粗到细、由简单到复杂、由低级到高级的顺序。

（2）阶段性　每个个体都要经过相同的生长发展阶段。如1周岁内生长迅速，出现第一个生长高峰，1周岁后基本稳步成长。至青春期又迅速加快，出现第二个高峰，成年后处于相对稳定的阶段。心理社会的发展同样具有阶段性。

（3）不均衡性　个体的发展速度具有非等速的特征。表现为同一方面的发展在不同年龄阶段发展的速度不同，如身体的生长有高峰期；不同方面的发展速度也是不均衡的，如神经系统发育先快后慢、生殖系统发育先慢后快。

（4）差异性　虽然个体都要经过相同的发展阶段，但由于受遗传、环境等多种因素的影响，个体成长发展的速度、水平都会出现差异，表现为同一年龄阶段的个体可以有不同的发展水平、不同的个性特征。

3. 影响成长与发展的因素

（1）遗传因素　遗传是影响人类成长与发展的基本因素。遗传的差异不仅影响人的身高、体重、肤色、外貌等方面，而且也影响人的性格、气质、能力等。

（2）环境因素　环境是影响人类成长与发展的重要因素之一。

1）家庭：是个人主要的生活环境，家庭的经济状况、成员关系，父母的人生观、价值观、文化程度、社会地位等均会影响个体的成长与发展。

2）学校：人生的前段时期大都是在学校度过的，而这个阶段又是个体迅速成长的时期，学校的管理水平、教师的教书育人能力、同学关系、师生关系等均会影响个体的成长与发展。

3）社会：为个体的发展提供了一个大环境，对社会的适应程度直接影响个体的成长与发展。

（3）其他因素　个体的营养及健康状况，对待事物、对待他人、对待自己的倾向性态度等因素影响个体的发展。

二、健　　康

健康是生命存在的正常状态，是生活质量的反映。提高社会群体的健康水平是一项重要的社会目标，是护士的职责。

（一）健康的概念

随着社会的发展、医学模式的转变，以及疾病谱的变化，人类对健康内涵的认识不断深化。

在古代，人们认为人类生命与健康是神或上帝所赐，而疾病是鬼神附体所致。在近代，人们认为没有疾病就是健康。在现代，WHO 在 1948 年将健康定义为“健康不但是没有疾病和身体缺陷，还要有完整的生理、心理状态和良好的社会适应能力。”1989 年，WHO 又提出“道德健康”的概念，健康不仅是没有疾病，而且包括躯体健康、心理健康、社会适应性良好和道德健康。这一健康概念已发展为包括生理、心理、社会和道德四个方面内容的四维健康观，新的健康观使人类对自身健康水平要求不断提高。

（二）健康的模式

1. 健康 - 疾病连续体模式　该模式认为健康是相对的概念，是指人在不断适应内外环境变化过程中，维持生理、心理、社会等方面动态平衡的状态；疾病则是人的某方面功能较之健康状况处于一种偏移的状态。健康与疾病是一个线性连续体，最佳的健康状态和死亡是两个极端（图 2-1），每个人每时每刻的健康状况都处在这个线性连续体某一位点上，并处于动态变化中。

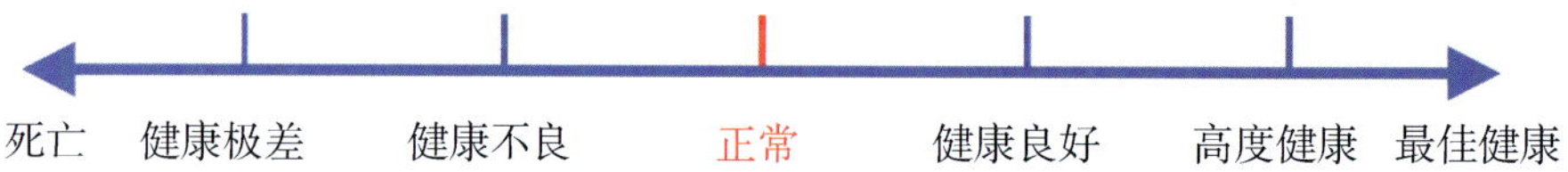

图 2-1 健康 - 疾病连续体模式

2. 最佳健康模式 该模式认为健康仅仅是一种没有病的相对稳定状态。在这种状态下，人和环境协调一致，表现出相对恒定的现象，而人应设法达到最佳健康水平。最佳健康模式更多地强调促进健康与预防疾病的保健活动，而非单纯的治疗活动。护士可应用最佳健康模式帮助护理对象着眼于发挥机体最大功能和发展潜能的活动，从而帮助其达到最佳健康状态。

链 接

健康四大基石

健康四大基石十六个字：合理膳食、适量运动、戒烟限酒、心理平衡。

1. 合理膳食 做到十个字：一、二、三、四、五、红、黄、绿、白、黑。即每天睡前喝 1 袋牛奶；每天摄入 250g 碳水化合物；每天摄入 3 份高蛋白；每周吃 4 次粗粮；每天摄入 500g 蔬菜和水果；红黄色蔬菜；绿茶和绿色蔬菜；燕麦粉、燕麦片；黑木耳。

2. 适量运动 做到两个字：三、五。即一次 3km 30 分钟以上；每星期最少运动 5 次。

3. 戒烟限酒 贵在坚持。

4. 心理平衡 做到三乐：即助人为乐；知足常乐；自行其乐。

（三）影响健康的因素

1. 生物因素 是影响人类健康的主要因素，包括各种病原微生物、遗传、年龄、性别、种族等，如生物遗传因素可导致人体发育畸形、代谢障碍、内分泌失调和免疫功能异常等。

2. 心理因素 通过情绪和情感作用对健康产生影响。积极的情绪可以增进健康，而消极的情绪可损害健康。

3. 环境因素 环境对人类健康影响极大，除一些遗传性疾病外，几乎所有疾病和人类的健康问题都与环境有关。影响健康的环境因素包括自然环境和社会环境。如卫生条件、气候、空气、社会政治制度、社会经济因素、社会文化因素和医疗卫生服务体系等均对健康产生影响。

4. 生活方式 对健康产生积极或消极的影响，产生积极影响的生活方式称健康生活方式，包括适当运动、合理饮食、控制体重、戒烟限酒、按时进行免疫接种、定期体检、生活有规律等；产生消极影响的生活方式称健康危险因素，如吸烟、缺乏锻炼、饮食过量、摄入食盐过多等。

（四）健康和疾病的关系

健康和疾病没有明显的分界线，是一种相对的关系，不是绝对的；健康和疾病是动态变化的，在一定条件下可以互相转化；健康和疾病可在个体身上并存。

三、环 境

人类赖以生存和发展的一切事物称为环境。环境与人类的健康密切相关。良好的环境促进健康，不良的环境则给人带来危害。

（一）人的内、外环境

1. 人的内环境 人的内环境由生理环境和心理环境组成。

（1）生理环境 指人的生理状态，如呼吸系统、循环系统、消化系统、泌尿系统、神经系统和内分泌系统等，各系统之间通过神经、体液的调节维持生理平衡状态。当一个系统出现变化时，其他系统也会随之发生变化而引起机体整体功能改变。

（2）心理环境 指人的心理状态，如情绪、情感、思维和思想等。一方面，疾病会对人的心理活动产生影响；另一方面，一些心理因素也是许多疾病的致病因素和促发因素；此外，心理因素对疾病的进程、治疗效果和疾病的预后等产生不同程度的影响。

2. 人的外环境 人的外环境由自然环境和社会环境组成。

（1）自然环境 即生态环境，指存在于人类周围自然界中各种因素的总称，它是人类及其他一切生物赖以生存和发展的物质基础。如空气、阳光、水、土壤等物理环境和动物、植物、微生物等生物环境。当人们追求物质生活水平时，不自觉地忽略了生态平衡，环境的污染与破坏日益加剧，已经对人类健康造成了威胁。

（2）社会环境 是人们为了提高物质和文化生活而创造的环境，包括政治体制、经济水平、社会安全、人际关系、宗教信仰、文化教育和风俗习惯等。人口过度增长、人际关系不和谐、医疗保健体系不完善等都可影响人的健康。

（二）环境与健康的关系

人类的一切活动都离不开环境，人类与环境相互依存、相互影响。人类的健康与环境状况息息相关。一方面，环境质量的优劣影响着人类的健康；另一方面，人不断地有意识改造人类生存的环境，使人类与环境和谐发展，维持一个动态平衡状态，使环境朝着有利于人类健康的方向发展。护士应掌握环境与健康的关系，为保护环境、维护和促进健康发挥应有的作用。

四、护 理

（一）护理的概念

1980年美国护士协会（ANA）将护理定义为“护理是诊断和处理人类对现存的和潜在的健康问题的反应。”这个定义指出：①护理的服务对象不是单纯的疾病，而是整体的人，既包括患者，也包括健康人，以及由人组成的家庭、社区和社会。护理的最终目标是提高整个人类的健康水平。②护理处理的是人对健康问题的反应，即人在生理、心理和社会各方面的健康反应。③此定义与护理程序紧密联系，护士通过评估、诊断、计划、实施和评价完成对护理对象健康问题反应的诊断和处理。这一定义较好地表达了护理学的科学性和独立性，目前被大多数国家护理界认同和采用。

（二）护理的内涵

随着科学的发展和社会的进步，护理事业也随之发展变化，然而它的基本内涵却始终未变，主要如下。

1. 照顾　是护理永恒的主题。纵观护理发展史，无论是在什么时期，亦无论是以什么样的方式提供护理，照顾永远是护理的核心。

2. 人道　护士是人道主义忠实的执行者。在护理工作中提倡人道，首先要求护士视每一位服务对象为具有个性特征的个体，有各种需求的人，从而尊重个体，注重人性。提倡人道还要求护士对待服务对象一视同仁，不分高低贵贱，积极救死扶伤，为人类的健康服务。

3. 帮助　护士和护理对象的关系首先是一种帮助与被帮助、服务者与被服务者的关系，护士应以自己特有的专业知识、技能提供帮助与服务，满足其特定的需求；同时护士在帮助护理对象时也从中深化自身专业知识，积累工作经验，因此，这种帮助性关系是双向的。

（三）护理与健康的关系

护理贯穿于人的生命全过程。通过护理活动，为护理对象创造良好环境，帮助护理对象提高应对和适应能力，以满足多方面需要，促进机体的健康状态向最佳健康方面转化，实现“帮助患者恢复健康，帮助健康人促进健康”的目标。护理在健康服务领域中发挥着无可替代的作用，护士被誉为“健康的天使”和“健康的守护神”。

人、环境、健康和护理之间相互关联、相互作用。四个概念的核心是人，人是护理的服务对象，护理实践是以人的健康为中心，而人存在于环境之中并与环境相互影响。健康即为机体处于内外环境平衡，多层次需要得到满足的状态。护理的任务是创造良好的环境并帮助人适应环境，从而达到最佳的健康状态。

考点 护理的概念

第2节　护理相关理论

案例 2-1

患者，女，70岁，因冠心病入院治疗。住院期间，患者情绪低沉，沉默寡言，儿女工作繁忙，探视较少，无陪伴。

问题： 1. 患者哪方面的需要未被满足？

2. 患者面临哪些压力？

3. 帮助患者应对压力的方法有哪些？

一、系统理论

（一）系统的概念与特征

1. 系统的概念　系统是指由若干相互联系、相互作用的要素所组成的具有一定结构和功能的有机整体。此概念包含两部分：一部分是要素的结合，即指系统要由一些要素（子系统）所组成，这些要素间相互联系、相互作用；另一部分是各要素之间相互关系的结合，即指系统中的每一个要素都有自己独特的结构和功能，但这些要素集合起来构成一个整体系统后，它又具有各孤立要素所不具备的整体功能（图2-2）。

2. 系统的特征

（1）整体性　指系统的整体功能大于系统各要素之和。虽然各要素都具有自己独特的结构与功能，但系统功能不是各要素功能的简单相加。当系统将各要素以一定方式组织构成一个整体后，就具有了孤立要素所不具备的特定功能。因此，系统的整体功能大于各要素功能的总和。

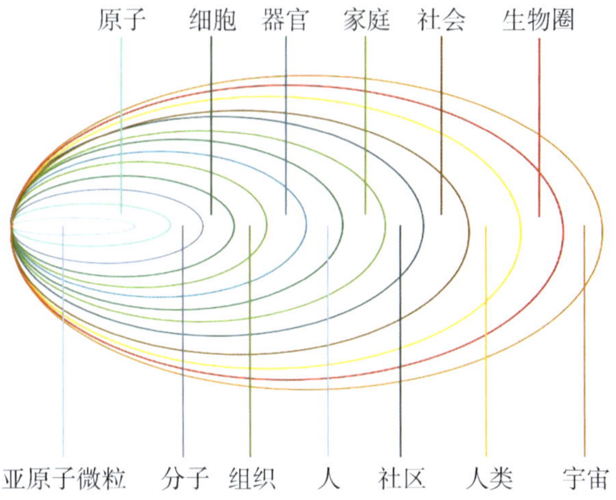

图 2-2　一般系统论示意图

（2）目的性　每个系统的存在都有其特定的目的。系统结构不是盲目形成的，而是根据系统的目的和功能需要，建立系统与各子系统之间的联系。

（3）相关性　指系统的各要素之间相互联系、相互制约，任何一个要素的性质或行为发生变化，都会影响其他要素甚至整体的性质和行为的变化。

（4）动态性　指系统随时间的变化而变化。系统要运动和发展必须通过内部各要素的相互作用，能量、信息、物质的转换，内部结构的不断调整以达到最佳功能状态；同时系统总是存在于一定环境中，不断与环境进行着物质、能量、信息的交换，以适应环境，维持自身的生存与发展。

（5）层次性　任何系统都是有层次的。较简单、低层次的系统称为子系统，较复杂、高层次的系统称为超系统。对于某一个系统来说，它既由某些要素（子系统）组成，自身又是组成更大系统（超系统）的一个要素。因此，一个系统是子系统还是超系统是相对的。

（二）系统理论在护理工作中的应用

1. 促进整体护理理念的形成　护理的服务对象是人，人是由生理、心理、社会、精神、文化等多要素组成的统一整体，也是一个系统。各要素之间相互依存、相互作用。人作为一个整体又不断与周围环境进行着物质、能量和信息的交换。当机体的某一器官或组织发生疾病时，护士不仅需要提供疾病护理，还应提供包含生理、心理、社会等要素的整体性护理。由此可见，一般系统论促进整体护理理念的形成。

2. 构成护理程序的理论框架　护理程序是建立在开放系统基础上的科学工作方法，包含评估、诊断、计划、实施和评价五个步骤。其中，输入的信息是经过护士评估后的患者基本健康状况，经诊断、计划和实施后，输出的信息是经过护理后患者的健康状况，然后评估护理效果，决定护理活动终止或修订后继续执行。一般系统论组成护理程序的理论框架（图 2-3）。

3. 作为护理理论或模式发展的框架　如罗伊的适应模式、纽曼的健康系统模式等也借用一般系统论，作为发展护理理论或模式的基本框架。

4. 为护理管理者提供理论支持　根据一般系统论，医院护理管理系统是医院整体系统的一个子系统，与医院的其他子系统相互联系、相互作用。因此，护理管理者在实施管理过程中应运用系统方法，调整与各部门的关系，争取得到医院行政领导、医疗和后勤等部门的支持和配合，并不断优化自身内部结构，使护理管理系统高效、合理地运行。

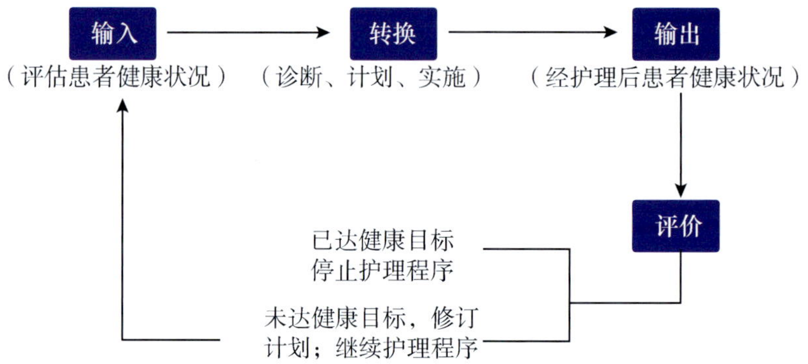

图 2-3　护理程序系统模式示意图

二、需要层次理论

（一）人类基本需要层次论

人类为了生存和发展，必须满足一些基本需要，如饮食、休息、睡眠、交往等。需要是一个人最基本的动力所在，人的一切活动都是为了满足需要。

1. 需要的概念　需要是人脑对生理与社会要求的反映。人的基本需要是指个体为了维持身心平衡，生存与发展，在生理上与心理上最基本的需要。

2. 需要层次理论　在众多的人类需要理论中，最著名且应用最广泛的是美国心理学家马斯洛提出的人类基本需要层次论。马斯洛将人的基本需要按其重要性和发生的先后顺序由低到高分为五个层次，并按“金字塔”形状加以描述，形成人类基本需要层次论（图 2-4）。

（1）生理的需要　是人类最基本的需要，包括食物、空气、水、睡眠、排泄、清洁等。生理需要是最低层次、最强有力的需要，是其他需要产生的基础。

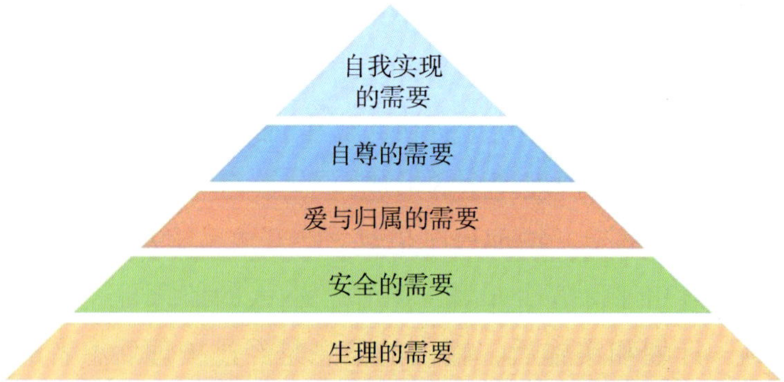

图 2-4　马斯洛的人类基本需要层次论示意图

（2）安全的需要　是希望受到保护，避免威胁，从而获得安全感的需要，包括人身安全、财产安全、生活稳定有保障。安全的需要普遍存在于各个年龄阶段，特别是婴儿期和危重患者更明显。

（3）爱与归属的需要　是个体对家庭、朋友、伙伴的需要，能够得到组织、团体认可的需要，希望得到他人的爱和给予他人爱的需要，包括得到与给予两个方面。如果这种需要得不到满足，就会产生孤独、被遗弃和空虚等痛苦。

（4）自尊的需要　是个体对自己的尊严和价值的追求，包括自尊、被尊重和尊重他人。尊重需要的满足会使人产生自信，有价值和有能力感受，从而产生更大的动力，追求更高层次的需要。反之，人便会产生自卑、软弱和无助等感受。

（5）自我实现的需要　指个体希望充分发挥自己的才能与潜力，实现理想和抱负，并能从中得到满足。

马斯洛认为人的基本需要虽然有层次之分，但各层次之间相互关联。需要的满足一般是由低到高的，低层次需要的满足是高层次需要产生的基础；各种需要得到满足的时间不同；各层次需要互相依赖，彼此重叠，较高层次需要发展后，低层次的需要依然存在；各需要之间的层次顺序并非固定不变；越高层次的需要，其满足的方式和程度差异越大；基本需要满足程度与健康密切相关。

（二）需要层次理论在护理工作中的应用

需要层次理论对护理工作有重要的指导意义，它能指导护士充分认识患者的需要，明确目前尚未满足的需要，预测可能出现的需要，从而提供有效的护理措施，满足患者需要，促进恢复和维护健康。

1. 指导护士系统地收集患者的资料　需要层次理论可作为护士评估患者健康状况的理论框架，按层次、系统地收集和整理资料，从而避免资料的遗漏。

2. 帮助护士识别患者未满足的需要　通过收集的资料，判断患者未满足的需要，采取有效措施予以满足，恢复机体的平衡和稳定。

3. 指导护士确定护理计划的优先顺序　按照人类基本需要层次论，识别护理问题的轻、重、缓、急，以便在制订护理计划时准确排列护理诊断的先后顺序。

4. 指导护士满足护理对象需要的方式

（1）直接满足患者的需要　对于完全无法自行满足基本需要的患者，护士应采取有效的护理措施，满足其需要，如昏迷、瘫痪患者和新生儿等，护士应提供全面的帮助。

（2）协助患者满足需要　对于只能部分自行满足基本需要的患者，护士应针对性地给予必要的帮助和支持，鼓励患者完成力所能及的自理活动，充分发挥患者最大的潜能，如协助患者功能锻炼等，以提高患者自护能力，促进早日康复。

（3）进行健康教育　对于基本能满足需要，但缺乏健康知识的患者，护士可通过卫生宣传、健康咨询、科普讲座等多种形式，为护理对象提供卫生保健知识，消除影响需要满足的因素，避免健康问题的发生和发展。如对孕、产妇进行保健和育儿指导；协助糖尿病患者制订饮食计划等。

考点 需要层次理论

三、压力与适应理论

压力是一种跨越时间、空间、人格与文化的全人类体验，这种体验贯穿于人的一生。有些压力对个体产生消极作用，导致人体内环境不平衡或内环境与外环境之间的关系受到破坏，从而引起疾病的发生，如消化性溃疡和高血压的发生已被证明与压力有关；有些压力对个体产生积极作用，促进人的生存和发展。因此，护士应学习并掌握压力与适应理论，观察和预测患者的生理和心理反应，采取有效护理措施避免或减轻压力对患者的影响，提高患者的适应能力，维护身心平衡。

（一）压力

1. 压力的概念　压力又称应激或紧张，是一个比较复杂的概念，在不同的时期和不同的学科中有不同的含义。但目前普遍认为压力是指个体对作用于自身的内外环境刺激做出认知评价后，引起的一系列非特异性的生理及心理紧张性反应状态的过程。

2. 压力源　又称应激源或紧张源，是指任何能使机体产生压力反应的内外环境的刺激。按其性质分为以下四类。

（1）躯体性　是指对个体直接产生刺激作用的各种刺激物，包括各种物理性、化学性、生物性、生理病理性因素的刺激。如温度、光、声、酸、碱、细菌、病毒、青春期、妊娠、更年期、缺氧、疼痛和手术等。

（2）心理性　主要指来自大脑中的紧张信息而产生的压力。如考试、比赛、求职竞聘等易造成心理挫折感、不祥感和心理冲突。

（3）社会性　指因各种社会现象及人际关系而产生的刺激。如地震、火灾、水灾、战争、下岗及人际关系紧张等。

（4）文化性　指文化环境的改变而产生的刺激。如到一个陌生的环境，由于生活习惯、语言、信仰、社会价值观等方面的不适应而引起的心理冲突。

压力源的大小取决于同一时期内压力源的数量、强度、持续的时间、个体的感知和以往的经历等；压力源对机体影响的大小主要取决于个体对压力源的承受能力；压力源的挑战在某些情况下是有利的，如为了适应社会需要而努力学习，这种压力将促进个人的成长。

3. 压力反应　个体对压力源所产生的一系列身心反应称为压力反应。一般分为两大类。

（1）生理反应　机体处于压力状态时，可通过一系列神经系统、内分泌系统和免疫系统等变化影响机体内外环境的平衡，出现器官功能障碍，如心率加快、血压升高、血糖升高、胃肠蠕动减慢、肌张力增加、免疫力降低等。

（2）心理反应　包括认知反应、情绪反应和行为反应。

1）认知反应：在压力作用下，个体心理内环境稳定状态受到破坏，导致认知能力发生改变。认知反应分为积极和消极两种。积极的认知反应可使人注意力集中，对事物的敏感性增加，可提高判断能力及解决问题的能力。消极的认知反应是情绪过度激动或抑郁，使认知能力降低，对事物的评价和应对无效，表现为感知混乱、判断失误、思维迟钝、行为失控等。

2）情绪反应：情绪是人的一种内心体验，具有被动性，而且差异大。主要情绪反应包括焦虑、恐惧、抑郁、愤怒、敌意、自怜等。

3）行为反应：压力过大时，强烈的情绪反应及认知能力下降，会使个体对行为的控制力降低或丧失，表现为渴望隐退、回避、抽烟、酗酒、失眠、烦躁等。

4. 压力的防卫　当人面对压力源时，个体会有意识地选择或潜意识地运用各种应对措施，主动应对压力，避免或减轻压力对自己造成的伤害。人们对抗压力源通常采用以下防卫机制。

（1）第一线防卫——生理、心理防卫

1）生理防卫：包括遗传因素、身体状况、营养状态、免疫功能等，如完整的皮肤和健全的免疫系统可抵抗病毒和细菌的侵袭，而营养不良者即使受轻伤也容易引起感染。

2）心理防卫：指心理上对应激做出适当反应的能力。此能力与个体的性格特征、既往经验、所受的教育、智力水平、生活方式、支持系统和经济状况等有关。

（2）第二线防卫——自力救助　当一个人面对压力源较强，而第一线防卫相对较弱时，会出现一系列身心压力反应，如反应严重，就必须采用自力救助，对抗和控制压力反应，以减少造成急慢性疾病的可能。

1）正确对待问题：首先进行自我评估，识别压力源，并针对发现的问题及时处理。如当一个人工作繁忙，家务负担太重时，可安排家庭成员共同分担，以减轻压力，而不要否认问题的存在，这对个体维持身心健康至关重要。

2）正确对待情感：人们遭受压力时常产生焦虑、沮丧、生气等情绪。应对这些情感的方法是首先确定和承认正在经历的情感，然后进行合理的分析、排解。并采用适当的方法处理好自己的情绪，如与朋友谈心或应用心理防卫机制。

3）利用支持力量：家庭和社会的支持对缓解压力的不良影响起着重要作用。护士了解患者生活中重要的支持网络，鼓励患者信任自己的亲人，参与力所能及的社会活动。此外，获得有关的信息也能减轻焦虑，如介绍肿瘤患者参加抗癌俱乐部，介绍有心理障碍的人到心理健康中心去咨询等，都有助于患者度过困境。

4）减少生理影响：良好的身体状况是抵抗压力源侵犯的基础。因此，应提高人们的保健意识，如改善营养状况，控制烟酒等，加强第一线防卫；锻炼不仅可使身体强壮，还能解除压力，如跑步、打球、练气功、练瑜伽等；此外，阅读、听音乐等也能减轻和消散压力。

（3）第三线防卫——专业辅助　当强烈的压力源可导致身心疾病时，就必须及时寻求专业人员的帮助。由医护人员提供针对性的药物治疗、心理治疗、物理疗法等，并帮助患者掌握各种应对技巧，如提供必要的健康咨询和健康教育，提高患者的应对能力，促进个体身心健康。如专业辅助不及时或不恰当，则会使病情加重或演变成慢性疾病，如高血压、糖尿病、抑郁症、精神分裂症等。这些疾病又可以成为新的压力源，加重患者的负担，并进一步影响其身心健康。

（二）适应

1. 适应的概念　适应是生物体以各种方式调整自己以适应环境的一种生存能力及过程，即个体为了维持恒定的状态所使用的一切技巧。适应是生物体促使自己更能适合生存的一个过程，是应对行为的最终目标，是所有生物的特性。人在遇到任何压力源时，都要选择一系列应对行为进行适应。如适应成功，身心得以维持或恢复平衡；反之，就会导致疾病。而疾病作为压力源，又会促使人们采取一系列应对行为去适应。主动适应是人的最卓越的特性，是人体维持内外环境平衡和对抗压力的基础。

2. 适应的特征

（1）稳定性　适应的目的是最大限度地维持机体内环境的稳定状态，当人遭遇压力源的刺激时，机体会动员全身心的所有力量以适应压力源对机体所造成的不平衡，从而维持机体最佳身心状态。

（2）主动性　适应是一种主动的反应过程，而不是被动地服从或接受压力源。当人面对压力源时，会主动地应对或逃避。如人感到饥渴时，会主动寻找食物和水。

（3）整体性　适应是一种涉及多个层面的全身性的反应过程，包括生理、心理、社会文化等多个层次。如护生进入临床实习时，既要将所学知识运用于实践，又要从心理、体力、人际沟通方面去适应临床护理的要求，最终完成实习目标。

（4）有限性　适应是有一定限度的。虽然压力源的作用会使人改变以更好地适应环境，但适应不能超过一个人的身体、社会心理及精神的稳定范围。

（5）差异性　适应能力具有个体差异。每个人由于遗传、性格及个人经历等因素不同，对压力的适应程度及方式不同。

（6）时间性　适应效果与时间有关，时间充分可以较好适应，反之，难以适应。如亲人突然死亡，难以接受，若已有思想准备，则能接受事实，容易适应。

3. 适应的层次　适应是区别有生命机体和无生命物质的一个特征，是机体维持内在平衡和抵抗压力源的基础。人类的适应包含生理、心理、社会文化和技术四个层次的适应。

（1）生理适应

1）代偿性适应：指当外环境对人体的需要增加或改变时，人体所作出的反应。如进行长跑锻炼时，最初感觉心跳加快、呼吸急促、肌肉酸痛，如果长期坚持下去，人体的肌肉、心肺等逐渐适应运动的需要，就不再感到压力的存在。

2）感觉适应：指人体对某种固定的连续刺激而产生的感觉强度的减弱。如持续闻一种气味，感觉强度会逐渐降低，人们很快就习惯了这种气味的刺激而适应。

（2）心理适应　指当人们经受心理压力时，通过调整自己的态度、情绪去认识压力源，摆脱或消除压力，恢复心理平衡的过程。一般可运用心理防卫机制或学习新的行为，如松弛术来应对压力源。

（3）社会文化适应

1）社会适应：指调整个体的行为，以适应社会规范、习俗、信仰及道德要求等。人们常说："国有国法，家有家规。"如刚参加工作的护士除了学习专业知识和技能外，还必须尽快熟悉医院的环境、遵守医院规章制度。

2）文化适应：指调整个体的行为，使之符合某一特殊文化环境的要求。如护理不同国籍、不同民族的患者时，应注意尊重其本国文化和民族习俗等。

"入乡随俗"就是一种社会文化适应的状态。

（4）技术适应　是指通过技术的掌握，改造自然环境，控制环境中的压力源。人类在继承文化遗产的基础上，不断进行技术革新，但现在先进科学技术在帮助人类的同时，也给人类带来新的压力源。因此，技术适应是指人类对现代化的先进科学技术所造成的新的压力源的适应。

（三）压力与适应理论在护理工作中的应用

1. 患者的压力与适应　疾病作为一种压力源在人的生命过程中是很难避免的，患者面对疾病的压力源，适应不良时会加重病情。因此，护士应帮助患者减轻压力，提高适应能力，以恢复和维持身心平衡。

（1）住院患者常见的压力源

1）环境陌生：患者对周围环境不熟悉，对医生、护士不了解，对饮食不习惯，对作息时间不适应等。

2）疾病威胁：患者知道自己患了难治或不治之症，或即将手术有可能致残或影响身体功能和形象等，可能造成威胁或带来不便。

3）信息缺乏：患者对自己所患疾病的诊断、治疗及护理等不清楚，对医护人员说的一些医学术语不明白，医务人员未及时回复自己提出的问题等。

4）丧失自尊：患者因疾病而丧失自理能力，进食、洗澡、穿衣、如厕等都需别人协助，且须卧床休息，不能按自己意愿行事等。

5）不被重视：医务人员没有及时协助患者满足基本需要，忽视了与患者及家属的沟通等。

（2）协助适应策略

1）协助患者适应环境：护士应主动热情地接待患者，介绍医院及病区环境、规章制度、作息时间、主管医生和护士等，力求为患者创造一个安静、舒适、整洁、安全的病室环境，使患者消除或减轻陌生和孤独带来的压力。

2）协助患者适应角色：护士对患者要表示接纳、尊重、关心和爱护，主动了解患者的生理、心理感受，及时给予恰当的心理疏导，并在各种护理活动中尽可能满足患者需要，降低心理压力。

3）提供有关疾病信息：护士将有关疾病的诊断、治疗、护理、预后等方面的信息及时告知患者，消除不必要的担心与恐惧，增加安全感，更好地配合治疗和护理。

4）协助患者保持良好形象：由于疾病的影响，生活习惯的改变及活动受限等，患者感到失去自我而自卑。护士应尊重患者，协助其保持整洁的外表，适当满足其生活习惯，调动患者的主观能动性，加强意志力训练，鼓励患者最大限度地自理，恢复患者的自尊心、自信心、自我控制感和价值感。

5）调动社会支持系统：鼓励患者与医护人员及病友融洽相处，建立良好人际关系，鼓励患者家属参与并配合治疗等减轻患者压力，使患者感到身边人对他的关心与爱护，提高战胜疾病的信心，促进早日康复。

2. 护士的压力与适应　护士的工作性质决定了护士经常面对复杂的压力源，护士应明确在工作中可能出现的压力源，并采取应对措施去调节和适应，以确保身心健康，提高护理质量。

（1）护士常面对的压力源

1）工作环境复杂：医院环境中有许多职业损伤因素，如细菌和病毒的侵袭、辐射的损害、长期接触化学药物和锐器伤等，使护士在客观上面临感染的危险和其他职业性损伤。另外，担心差错事故也是护士必须面对的工作压力。如果护士在工作中发错药、打错针，会损害患者的利益，护士为此要承担相应的法律责任，这种高风险也给护士带来很大的心理压力。

2）工作任务紧迫：护士要面对抢救时间紧、技术要求高、相对难度大、家属期望值高等因素，必须灵活应对，并迅速做出反应，同时还要及时满足患者的各种需要，这些都会使护士产生工作压力。

3）工作负荷过重：在各级各类医疗机构护士的编制数量普遍不足，导致护士需超负荷工作，加上频繁倒班，其生物钟被打乱，夜班工作量大，且很多患者易在夜间死亡，造成心理高度紧张和身体疲劳。这些都对护士的生理、心理、家庭生活和社交活动有不同程度的影响。

4）人际关系复杂：医疗和护理的合作性很强，各方面都需要相互配合，要处理好医护、护护、护患的关系；在原则上，即使遇到歪曲现实、情绪激动，甚至痛骂护士的患者，护士也必须保持平和、冷静、理解的心情并帮助其解决问题。此外，有时要面对护理管理者的理解支持少、批评多及与医生的矛盾冲突等，要处理好这些关系，护士要付出许多的心力和体力。

5）自我价值降低：目前社会上仍存在着重医轻护现象，护士的付出往往也得不到重视和认可，使护士对工作价值认同感降低。长期紧张的工作使护士产生工作疲惫感，工作热情和责任感受挫，不但影响个人的身心健康和生活，而且还会影响护理工作的质量。

（2）协助适应策略　护士要通过教育和培养，调动个体应对资源，掌握有效的应对技巧，提高自我调节和自我防护能力，增加对外界需求的适应性，缓解或消除应激反应，维护身心健康。

1）树立正确的职业价值观，建立现实的期望和目标。充分认识到工作中存在一定程度的压力，有利于提高工作和学习的效率。

2）参加继续教育，不断提高专业知识与技术水平，提高自我调节、解决问题的技巧。

3）妥善处理各种人际关系，减少由人际关系紧张或冲突带来的压力。正确对待负性情绪，承认负性情绪的存在并冷静、理智对待，寻找解决问题的办法。

4）培养广泛的兴趣和爱好，积极参加各类有益身心健康的活动。养成健康的生活方式，有利于对抗压力源的挑战。

5）面对压力时采用适宜的自我调节方法，如听音乐、散步、阅读等，缓解心理压力。

6）建立支持系统，护士在面对压力时可向亲属、朋友、同事倾诉，寻求帮助。同时，善于利用领导和上级主管部门的支持，如给护士提供深造机会，提高护士待遇，对护士的人性化管理，增加护士编制，合理调配人员，减轻工作负荷等。

自 测 题

A_1/A_2 型题

1. 有助于满足患者安全的需要是
   A. 护士作自我介绍
   B. 严格执行无菌技术操作原则
   C. 执行医嘱
   D. 帮助患者战胜疾病
   E. 组织同室病友交流
2. 将“个人”作为一个系统，属于“个人”的超系统的是
   A. 组织器官　B. 家庭成员
   C. 家庭　D. 社区
   E. 社会
3. 有关健康概念的描述，下列正确的是
   A. 健康就是没有疾病或不适
   B. 健康与疾病具有清晰的界限
   C. 健康是一个动态、连续的过程
   D. 人的健康观念受单独某一因素影响
   E. 健康指机体内部各系统的协调和稳定
4. 关于人类基本需要层次论下列哪种说法是正确的
   A. 人的需要从低到高有一定层次性，这是绝对固定的
   B. 通常是在一个层次的需要被满足之后，更高一层次的需要才出现，并逐渐明显
   C. 同一时期人不可存在多种需要
   D. 当较高层次需要发展后，低层次需要对人的影响就消失了
   E. 层次越低的需要，满足的方式越有差异
5. 护理学的四个基本概念指的是
   A. 预防、治疗、护理、环境
   B. 患者、健康、社会、护理
   C. 人、环境、健康、预防
   D. 人、环境、健康、护理
   E. 患者、预防、治疗、护理
6. 当个体经受某种压力时，调整自己的态度去认识压力源，属于
   A. 生理适应　B. 心理适应
   C. 文化适应　D. 社会适应
   E. 技术适应
7. 适应的特点不包括
   A. 稳定性　B. 被动性
   C. 差异性　D. 整体性
   E. 有限性
8. 人际关系紧张属于何种压力源
   A. 躯体性　B. 心理性
   C. 社会性　D. 文化性
   E. 信息性
9. 急性失血比慢性失血更易引起休克，体现了适应的哪一特点
   A. 稳定性　B. 主动性
   C. 时间性　D. 有限性
   E. 整体性

A_3/A_4 型题

（10 ～ 12 题共用题干）

患者，男，50 岁。有冠心病病史十年，因“突发脑栓塞”而急诊入院。患者意识清楚，右侧肢体瘫痪。

10. 下列哪种因素影响了患者基本需要的满足
    A. 生理病理因素　B. 心理因素
    C. 社会因素　D. 环境因素
    E. 文化因素
11. 目前最需要满足患者哪一层次的需要
    A. 生理的需要　B. 安全的需要
    C. 爱与归属的需要　D. 自尊的需要
    E. 自我实现的需要
12. 患者住院期间，亲朋好友前来探望并送来鲜花，满足了他哪个层次的需要
    A. 生理的需要　B. 安全的需要
    C. 爱与归属的需要　D. 自尊的需要
    E. 自我实现的需要

（蔡向辉）

第3章
护理程序

第1节　概　　述

案例 3-1

患者，女，40岁，汉族，教师。以“心悸、气短，疲乏”收入院。护士入院评估：P 120次/分，BP 70/60mmHg，脉搏细弱，口唇发绀，呼吸急促，患者自述食欲缺乏，便秘。此外还收集了患者的患病史、家庭关系、二便情况等资料。

问题： 1. 护士应为患者优先解决的问题是什么？

2. 针对患者的护理问题，如何对其进行全面的整体护理？

护理程序是以人的健康为中心进行工作的一种方式，是一种系统的、科学的认识问题、分析问题和解决问题的思维方式和工作方法，是在护理理论及其相关理论的基础上产生的，并在护理实践过程中得到不断完善和发展，是护理工作科学化的标志。在临床护理实践中，护理人员应灵活运用护理程序，为护理对象提供安全有效的护理服务，不断提高护理质量，促进护理学科的发展。

一、护理程序的概念

护理程序是以促进和恢复护理对象的健康为目标而进行的一系列有目的、有计划的护理活动，是一个综合的、动态的、具有决策和反馈功能的过程。通过对护理对象进行主动、全面的整体护理，使其达到最佳的健康状态。综合是指在护理活动中要用多学科知识处理护理对象对健康问题的反应；动态是根据护理对象病情发展过程中健康问题的不断变化而对护理措施加以动态调整；决策是指针对护理对象的健康问题决定采取哪些护理措施；反馈是指实施护理措施后的效果又反过来决定和影响下一步护理措施的制订。

考点 护理程序的概念

二、护理程序的理论基础

护理程序是在吸收了多学科理论成果基础上构建而成的，如系统理论、人类基本需要层次论、解决问题论、信息交流论等。这些理论一方面相互联系、相互支持，共同为护理程序提供理论支持，另一方面又分别在护理程序实践过程中的不同阶段、不同方面发挥特有的指导作用。系统理论组成了护理程序的框架；人类基本需要层次论为评估护理对象的健康状况和预见护理对象的需要提供了理论依据；解决问题论为确认护理对象的健康问题，寻求解决问题的最佳方案及评价效果奠定了方法论的基础；信息交流论则赋予护士与护理对象交流能力和技巧的知识，从而确保护理程序的最佳运行。

考点 护理程序的框架理论

第 2 节 护理程序的步骤

案例 3-2

患者，男，55 岁，有发作性心前区疼痛史 1 年，因工作繁忙，未就诊治疗。1h 前，因与他人争执继而发生持续性心前区压榨性疼痛，急诊入院。诊断为冠心病，急性广泛前壁心肌梗死。患者面色苍白，出冷汗，烦躁不安，有濒死感。

问题： 1. 护士应该收集患者哪些方面的资料？

2. 该患者主要的护理问题是什么？

3. 针对上述护理问题，护士应制订怎样的护理计划？

护理程序由护理评估、护理诊断、护理计划、护理实施、护理评价五个步骤组成（图 3-1），每个步骤都依赖于前一步骤的正确性。在实际护理过程中，五个步骤环环相扣，互相影响，是一个循环往复的过程。

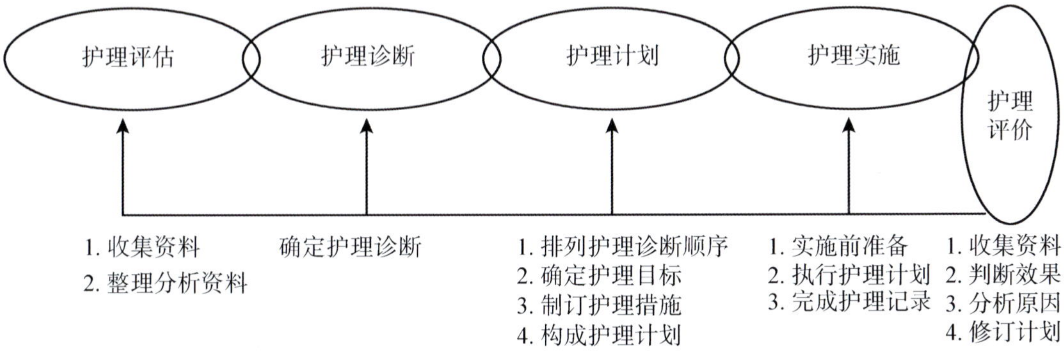

图 3-1 护理程序的步骤

考点 护理程序的步骤

一、护理评估

护理评估是护理程序的第一步，是护士通过与护理对象交谈、观察、护理体检等方法，有目的、有计划、系统地收集护理对象的健康资料，为护理活动提供可靠依据的过程。通过对资料加以整理与分析，明确护理对象的健康问题，继而制订预期目标与护理措施，在护理程序实施的过程中，还应对护理对象进行随时评估，以便及时发现病情进展情况，及时调整。因此，护理评估贯穿于整个护理过程。

（一）收集资料

1. 收集资料的目的

（1）为作出准确的护理诊断提供依据。

（2）为制订合理的护理计划提供依据。

（3）为评价护理效果提供依据。

（4）为护理科研积累资料。

（5）为护理对象建立健康档案。

2. 资料的种类　按资料的来源划分。

（1）主观资料　护理对象的主诉及主观感觉，即护理对象对自己健康状况的描述，如“头晕”“麻木”“瘙痒”“恶心”“疼痛”等。一般来说，主观资料无法被具体地观察或测量。

（2）客观资料　指检查者通过观察、会谈、体格检查或借助医疗仪器和实验室检查等方法获得有关护理对象健康状况的资料，如黄疸、血压升高、腹泻等资料。

考点 资料的种类

3. 资料的来源

（1）护理对象　护理对象本人是资料的直接来源，也是资料的主要来源。只要护理对象意识清楚、情绪稳定、沟通无障碍、健康状况允许，就应通过会谈、观察及健康评估等方法来获取资料。

（2）家属及重要关系人　对意识不清、精神状态不稳定、语言障碍的护理对象及婴幼儿，其家属或重要关系人是获取资料的重要来源。当护理对象病情危重或急诊情况下，家属或重要关系人可能成为资料的唯一来源。

（3）其他医务人员　主要是指共同或曾经参与照护护理对象的医疗成员，包括医生、护士、康复师、营养师等，都可提供重要资料。

（4）病历和记录　病历有护理对象的既往史和现有健康状况，如症状、病程和治疗经过等，同时还有辅助检查、实验室检查报告等客观资料。

（5）文献检索　护理学及其他相关学科的文献可为护理对象的病情判断、治疗和护理等提供理论依据。

考点 资料的来源

4. 资料的内容

（1）一般资料　包括姓名、性别、年龄、民族、职业、婚姻状况、文化程度、宗教信仰、联系方式、家庭地址等。

（2）既往的健康状况　包括既往病史、婚育史、住院史、手术史、用药史、过敏史、传染病史、家族中遗传病史及特殊嗜好等。

（3）现在的健康状况　包括本次发病情况、本次住院的主要原因、症状和护理需求、护理对象目前最主要的健康问题等。

（4）日常生活方式及生活自理程度　按基本生活需要和各系统逐项了解，如睡眠、休息、营养、排泄、活动、锻炼、清洁卫生等。

（5）护理体检　包括生命体征、意识状态、瞳孔、皮肤、口腔黏膜、四肢活动度、营养状况及胸腹部的阳性体征，各种导管、伤口情况等。

（6）心理状况　包括对疾病的认识、对治疗的信心、精神及情绪状态、应对能力，以及影响护理对象的各种心理因素。

（7）社会文化情况　包括工作学习的环境、经济状况、社会支持系统等。

（8）辅助检查的资料　如心电图检查、实验室检查及各种特殊检查的结果。

（9）其他　如患者主要关心的问题、对护理的要求、希望达到的健康状态等。

5. 收集资料的方法

（1）观察　借助观察者的感官或简单诊疗器具，系统地、有目的地收集护理对象健康资料的方法。观察是一个连续的过程，患者入院就意味着观察的开始，一位有能力的护士必须随时观察，并能敏锐地做出适当的反应。常用的观察方法如下。

1）视觉观察：护士通过视觉观察护理对象的精神状态、营养发育状况、面容与表情、体位、步态、皮肤、呼吸情况、四肢活动度等。

2）触觉观察：护士通过手的感觉来判断护理对象某些器官、组织物理特征的一种检查方法，如脉搏的跳动、皮肤的温度与湿度、器官的大小与形状等。

3）听觉观察：护士运用耳朵辨别护理对象的各种声音，如护理对象谈话时的语调、呼吸的声音、咳嗽的声音、器官的叩诊音，也可借助听诊器听诊心音、肠鸣音及血管的杂音等。

4）嗅觉观察：护士运用嗅觉辨别发自患者的各种气味，如来自皮肤黏膜、呼吸道、胃肠道、呕吐物、分泌物、排泄物的异常气味，以判断疾病的性质和变化。

（2）交谈　通过与护理对象及其家属的交谈来收集有关护理对象健康状况的信息，是收集主观资料的主要方法，同时也有助于与护理对象建立起互相信任的关系。

1）交谈方式：交谈有正式交谈和非正式交谈两种。①正式交谈：是事先通知护理对象，有目的、有计划地交谈，如入院评估时采集资料。②非正式交谈：是指护士日常护理工作中与护理对象随意而自然地交谈。护士应重视非正式交谈的内容，因为从中可获得护理对象真实的想法和感受。在交谈过程中护士应灵活运用沟通技巧，对一些敏感的隐私话题应予以保护。

2）提问方式：提问的方式有开放式与封闭式两种。开放式提问能引导护理对象无约束、不受限制地说出自己的真实想法与感受，有助于护士获取护理对象病情和心理方面等的资料，如“昨晚睡得如何？”“今天感觉怎么样？”等；封闭式提问用于说明具体问题或澄清某些事实，如“你今天服降压药了吗？”“现在身上还冷吗？”等，提问简明扼要，占用时间少，资料获取率高，但不利于护理对象表达心理变化和情感信息，不利于护理人员与护理对象的沟通与交流。

护士可依据护理对象的状态、配合程度、时间、场合的不同选择不同的提问方式，也可遵循开放式提问与封闭式提问方式交替运用的原则，如“您感觉哪儿不舒服？”“多长时间了？”这种提问方式，既可使护理对象畅所欲言，又可掌握时间节奏，确保谈话的预期效果。

3）注意事项：①事先拟好交谈提纲。②交谈环境应安静、舒适、不受干扰。③做好自我介绍，说明交谈的目的及需要的时间，使护理对象有充分的心理准备。④交谈要避免封闭式。⑤尊重护理对象的隐私，其不愿表述的内容不得追问或套问。⑥引导护理对象抓住交谈的主题，防止偏离，但应注意避免生硬打断护理对象的叙述或只考虑收集资料而对护理对象的提问置之不理。⑦和护理对象保持目光交流。⑧不要使用护理对象难以理解的医学术语。

（3）健康评估　是收集客观资料的重要方法之一。护士运用视、触、叩、听、嗅等方法，对护理对象进行全面的体格检查，了解护理对象的阳性体征，确立护理诊断，制订护理计划。

（4）查阅相关资料　包括患者的病历、各种护理记录及有关文献等。

（二）整理资料

整理资料是将收集的资料进行归纳、分析、分类，暴露护理对象的护理需求，确定护理问题。资料分类的方法如下。

1. 按马斯洛的人类基本需要层次论进行整理分类

（1）生理的需要　如生命体征、饮食、睡眠、排泄等。

（2）安全的需要　如夜间睡眠需开灯，术前精神紧张、焦虑等。

（3）爱与归属的需要　如害怕孤独，想念亲友等。

（4）自尊的需要　如因疾病导致自卑等。

（5）自我实现的需要　如担心住院会影响学习、工作，难以实现自己的理想等。

2. 按照戈登的 11 种功能性健康型态整理分类

（1）健康感知 - 健康管理型态　如疾病起因、疾病的治疗效果、本次入院期望等。

（2）营养 - 代谢型态　如营养状态、生长发育等的需求。

（3）排泄型态　包括排尿、排便、皮肤的排泄情况。

（4）活动 - 运动型态　如活动方式、活动量等。

（5）睡眠 - 休息型态　如睡眠、休息、精神放松的状况。

（6）认知 - 感知型态　如对健康的认识程度、眩晕等。

（7）角色 - 关系型态　如家庭关系、同事关系等。

（8）自我认识 - 自我概念型态　如对自我价值的认识，疾病对自我概念的影响等。

（9）性 - 生殖型态　如生育史、月经等。

（10）应对 - 压力耐受型态　如主要生活变化、解决问题的能力等。

（11）价值 - 信念型态　如宗教信仰、个人理念等。

3. 按北美护理诊断协会（NANDA）的人类反应型态分类法Ⅱ进行诊断分类　分为 13 类：健康促进；营养；排泄 / 交换；活动 / 休息；感知 / 认知；自我感知；角色关系；性；应对 / 压力耐受性；人生准则；安全 / 保护；舒适；生长 / 发展。

（三）分析资料

将资料进行整理分类后，仔细检查有无遗漏，以保证资料的完整性和准确性。将所收集到的资料与正常值进行比较，并在此基础上进行综合分析，以发现异常情况。有些资料情况虽然目前还在正常范围，但是由于存在危险因素，若不及时采取预防措施，很可能会出现异常，损害护理对象的健康。因此，护士应及时收集资料评估这些危险因素。

（四）记录资料

记录资料是护理评估的最后一步，记录应遵循全面、客观、准确、及时的原则，并符合医疗护理文件书写规范的要求。具体要求如下。

1. 记录及时准确，不可遗漏，不能涂改。

2. 主观资料应尽量用护理对象本身的语言，并加上引号。如“我从没这么疼过”。

3. 记录描述应确切，正确使用医学术语，避免护士的主观判断。

4. 记录时避免使用含糊不清、无法衡量的词，如“食量尚可”，应具体记录为“每日主食6两，早、中、晚各2两”。

考点 记录资料的具体要求

入院护理评估单是护理病历的首页（表3-1），是患者入院后首次进行初步护理评估的记录。主要内容为护理对象的一般资料、生活状况及自理程度、体格检查、心理社会方面等的资料。护士使用时在留有空白处填写、在符合的项目上画“√”即可。

表3-1 入院护理评估单

姓名：李×× 床号：3 科别：心内科 病室：3 住院号：××××××××

（一）一般资料

性别：男 年龄：55岁 职业：职员 民族：汉 籍贯：××省 婚姻：已婚

文化程度：本科 宗教信仰：无 联系地址：××××× 小区××-×-×××栋

联系人：李×× 电话：139×××××××× 主管医师：杨×× 护士：陈××

收集资料时间：2022-3-3 15：30

入院时间：2022-3-3 15：30

入院方式：步行 扶行 轮椅 平车√

入院医疗诊断：急性广泛前壁心肌梗死

入院原因（主诉和简要病史）：心前区持续压榨性疼痛，有濒死感，出冷汗，舌下含化硝酸异山梨酯，疼痛仍不缓解

既往史：冠心病 过敏史：无√ 有（药物 食物 其他）

家族史：高血压病√ 冠心病 糖尿病 癫痫 精神病 传染病 遗传病 其他

（二）生活状况及自理程度

1. 饮食

基本饮食：普食 软饭 半流质√ 流质 禁食

食欲：正常√ 增加 亢进______天/周/月 下降/厌食______天/周/月

近期体重变化：无√ 增加/下降______kg/月（原因________________________）

其他____

2. 睡眠/休息

休息后体力是否容易恢复：是√ 否（原因________________________）

睡眠：正常 入睡困难 易醒 早醒 噩梦 多梦 失眠√

辅助睡眠：无 药物 其他方法

其他____

3. 排泄

排便：1次/天 性状：正常√ 便秘 腹泻 失禁 造瘘

排尿：5次/天 颜色：黄 性状：透明 尿量：1800ml/24h 尿失禁

4. 烟酒嗜好

吸烟：无 偶尔 经常√：25年 20支/天 已戒____年

饮酒，酗酒：无 偶尔 经常√：12年 300ml/日 已戒____年

续表

5. 活动

自理：全部　部分障碍：进食　沐浴　卫生√　穿着/修饰　如厕√

步态：稳√　不稳原因 ______

医疗/疾病限制：医嘱卧床√　持续静脉滴注　石膏固定　牵引　瘫痪

6. 其他 ______

（三）体格检查

T 37℃　P 112次/分　R 28次/分　BP 110/65mmHg　身高：178cm　体重：85kg

1. 神经系统

意识状态：清醒√　意识模糊　嗜睡　谵妄　昏迷

语言表达：清醒√　含糊　语言困难　失语

定向能力：准确√　障碍：自我　时间　地点　人物

2. 皮肤黏膜

皮肤颜色：正常√　潮红　苍白　发绀　黄染

皮肤温度：温√　凉　热

皮肤湿度：正常　干燥　潮湿　多汗√

完整性：完整√　皮疹　出血点　其他

压力性损伤：Ⅰ　Ⅱ　Ⅲ度　部位，范围 ______

口腔黏膜：正常√　充血　出血点　糜烂　溃疡　疱疹　白斑

其他 ______

3. 呼吸系统

呼吸方式：自主呼吸√　机械呼吸

节律：规则√　异常　频率：28次/分　深浅度：正常√　深　浅

呼吸困难：无√　轻度　中度　重度　咳嗽：无√　有

痰：无√　容易咳出　不易咳出　痰：色 ______ 量 ______ 黏稠度 ______

其他 ______

4. 循环系统

心律：规则√　心律不齐　心率112次/分

水肿：无√　有（部位 ______　程度 ______）

其他 ______

5. 消化系统

胃肠道症状：无√　恶心　呕吐：颜色 ______ 性质 ______ 次数 ______ 总量 ______

嗳气　反酸　烧灼感　腹痛部位 ______　性质 ______

腹部：软√　肌紧张　压痛/反跳痛　可触及包块部位 ______　性质 ______

腹水（腹围 ______ cm）　其他 ______

6. 生殖系统

月经：正常　紊乱　痛经　月经量过多　绝经

其他 ______

7. 认知，感受

疼痛：无　有√　部位：心前区　性质：压榨性

视力：正常√　远　近视　失明：左　右　双侧

续表

听力：正常√　耳鸣　重听　耳聋：左　右　双侧
触觉：正常√　障碍部位＿＿＿＿＿＿＿＿＿＿＿＿＿＿＿＿＿＿
嗅觉：正常√　减弱　缺失
思维过程：正常√　注意力分散　远/近期记忆力下降　思维混乱
其他＿＿＿＿＿＿＿＿＿＿＿＿＿＿＿＿＿＿＿＿＿＿＿＿
（四）心理社会方面
1. 情绪状态：镇静√　易激动　焦虑　恐惧　悲哀　无反应
2. 就业状态：固定职业　丧失劳动力　失业√　待业
3. 沟通：希望与更多的人交往　语言交流障碍　不愿与人交往√
4. 医疗费用来源：自费√　劳保　公费　医疗保险　其他
5. 与亲友关系：和睦√　冷淡　紧张
6. 遇到困难最愿向谁倾诉：父母　配偶√　子女　其他
（五）入院介绍（患者知道）
责任护士姓名、医生姓名、病室环境、病室制度（查房、进餐、探望、熄灯时间），以及粪便、尿常规标本留取法等

二、护理诊断

根据收集的资料做出护理诊断是护理程序的第二步。护士运用评判性思维分析收集的健康资料，以判断护理对象现存的或潜在的健康问题，以及引起健康问题的原因。

（一）护理诊断的概念

1990年北美护理诊断协会（NANDA）提出并通过护理诊断的定义："护理诊断是关于个人、家庭、社区对现存的或潜在的健康问题及生命过程中问题的反应的一种临床判断，是护士为达到预期结果选择护理措施的基础，这些预期结果应能通过护理职能达到。"NANDA护理诊断（2021～2023）见附录。

（二）护理诊断的组成

护理诊断由名称、定义、诊断依据和相关因素四个部分组成。

1. 名称　每一项NANDA公认的护理诊断都有其特定名称。名称是对护理对象健康状况概括性的描述。一般用改变、缺陷、受损、无效或有效等特定描述语，如"皮肤完整性受损"。根据护理对象的健康状态可分为现存的、潜在的、健康的、综合的四种类型。

（1）现存的　是护理对象当前正存在的健康问题或反应的描述。书写时，通常将"现存的"省略，如"清理呼吸道无效""体温过高"即为现存的护理诊断。

（2）潜在的　是对易感的护理对象可能出现的健康问题或生命过程中问题反应的描述，又称为危险的护理诊断。护理对象目前尚未发生问题，但因为危险因素存在，若不进行预防处理就可能会发生问题。潜在的护理诊断要求护士有预见性，能够识别当前危险因素，预测可能出现的问题。常用"有……的危险"进行描述，如术后患者抵抗力下降，即"有感染的危险"。

（3）健康的　是对个体、家庭或社区护理对象具有的达到更高健康水平潜能的描述。如

“母乳喂养有效”。

（4）综合的　是指一组由某种特定的情境或事件引起的现存的或者潜在的护理诊断。如“强暴创伤综合征”是指受害者遭受违背其意愿的、强迫的、粗暴的性侵犯后所表现出的持续不良反应，包括情感反应、多种躯体症状、生活方式等发生紊乱和生活方式重整的漫长过程等。

2. 定义　是对护理诊断名称的一种清晰的、精确的描述和解释，并以此与其他护理诊断相鉴别。例如“腹泻”的定义为“个体排便次数增多，大便稀烂不成形或排出松散、水样便的状态”。

3. 诊断依据　是做出护理诊断的临床判断标准，常常是护理对象所具有的一组症状、体征，以及相关病史，也可以是危险因素。诊断依据根据其在特定诊断中的重要程度不同可分为主要依据和次要依据。主要依据是指形成某一特定诊断所应具备的一组症状、体征及有关病史。次要依据是指在形成诊断时，大多数情况下会出现的症状、体征和病史，对诊断的形成起支持作用，但不一定每次均存在。例如，“腹泻”的主要依据是“排便次数增多（多于3次/日）；松散、水样便”。次要依据是“腹痛、肠鸣音亢进；大便颜色变化及量增多；有里急后重感”。

4. 相关因素　是指引发护理对象健康问题的原因或情境，常见的相关因素如下。

（1）病理生理方面　指与病理生理改变有关的因素。例如，“体液不足”的相关因素可能是高热。

（2）心理方面　指与心理状况有关的因素。例如，“活动无耐力”可能由疾病后护理对象处于较严重的抑郁状态引起。

（3）治疗方面　指与治疗措施有关的因素（特殊用药、手术创伤等）。例如，“便秘”的相关因素可能是某些药物的副作用所致。

（4）情境方面　指环境、生活习惯改变等方面的因素（陌生环境、应激刺激等）。例如，“体温过低”可能与在低温环境暴露过久有关。

（5）年龄方面　指在生长发育或成熟过程中与年龄有关的因素，如老年人的“便秘”常与活动过少，肠蠕动减慢有关。

一个护理诊断可以有很多相关因素，如睡眠型态紊乱，可以是与手术后疼痛有关、与夜间持续输液有关、与焦虑有关、与环境不适应有关。明确护理诊断的相关因素可以为护理措施的制订提供依据。

链　接

护理诊断的组成举例

名称：皮肤完整性受损。

定义：个体的皮肤处于破损的状态。

诊断依据：①主要依据：表皮、真皮组织破损。②次要依据：皮肤潮红、瘙痒、剥脱、有渗液。

相关因素：①病理生理因素：皮肤水肿引起皮肤抵抗力降低，糖尿病、肝硬化、肾衰竭、癌症等引起皮肤缺血、缺氧。②治疗因素：应用化疗药物、激素、放射治疗等引起皮肤抵抗力降低，骨折后使用石膏、夹板、牵引固定等。③情境因素：皮肤受到潮湿、摩擦的刺激，疼痛、感觉或运动障碍、昏迷等引起身体不能活动，床垫较硬等。

（三）护理诊断的陈述

护理诊断的陈述包括三个要素：即P——健康问题（problem），指护理对象现存的和潜在的健康问题；E——相关因素（etiology），指引起护理对象健康问题的直接因素、促发因素或危险因素；S——症状或体征（symptom or signs），指与健康问题有关的症状或体征。

1. 三部分陈述　即PES方式，多用于现存的护理诊断。

清理呼吸道无效（P）：痰鸣、呼吸费力、发绀（S）　与痰液过于黏稠有关（E）。

2. 二部分陈述　即PE方式，多用于“有……危险”的护理诊断。例如，有皮肤完整性受损的危险（P）　与长期卧床有关（E）。

3. 一部分陈述　即P方式，多用于健康的护理诊断，也可用于综合的护理诊断。例如，母乳喂养有效（P）。

（四）书写护理诊断的注意事项

1. 应使用NANDA统一的护理诊断名称，名称应准确、规范，以利于护理人员之间的交流与探讨，规范教学。

2. 一个护理诊断只针对一个健康问题，一名护理对象可有多个护理诊断，并随病情发展而变化。

3. 避免用症状或体征（S）代替护理诊断（P）。

4. 护理诊断应指明相关因素，因为护理措施多是针对相关因素制订的。相同的护理诊断可因相关因素的不同而制订不同的护理措施。

5. 护理诊断确定的问题应是护理措施能解决或缓解的。

6. 护理诊断不应有易引起法律纠纷的描述。

7. 护理诊断是对护理对象的健康问题的描述，而不是反映护理人员遇到的困难。

考点 书写护理诊断的注意事项

（五）护理诊断与医疗诊断的区别

医疗诊断是对一种疾病、一组症状体征的叙述，是用一个名词说明一个疾病或病理改变，以指导治疗措施；护理诊断是描述护理对象现存的或潜在的健康问题的反应，促进制订合理的护理计划，帮助其适应和改善健康问题，两者的主要区别见表3-2。

表3-2　护理诊断与医疗诊断的区别

项目	护理诊断	医疗诊断
临床研究对象	对个体、家庭及社区的健康问题或生命过程问题反应的临床判断	对个体病理生理变化的临床判断
描述内容	描述个体对健康问题的反应	描述一种疾病
问题状态	现存的或潜在的	多是现存的
决策者	护理人员	医疗人员
职责范围	属于护理职责范围	属于医疗职责范围
适用范围	适用于个体、家庭、社区	适用于个体疾病的健康问题
数量	可同时有多个	通常只有一个
稳定性	随着健康状况变化而变化	一旦确诊不会改变

（六）医护合作性问题——潜在并发症

在临床护理工作中，护士常遇到一些健康问题不包含在NANDA制定的护理诊断中，而这些健康问题又确实需要护士提供护理措施。因此，护士需要解决的问题可分为两类：一类可以通过采取措施解决的问题，属于护理诊断；另一类是需要与其他健康保健人员，尤其是医生共同合作解决的问题，护士主要任务是进行观察、监测，属于合作性问题。合作性问题的陈述方式是“潜在并发症：……”。潜在并发症的英文简写为PC，如“潜在并发症：心律失常”可简写为“PC：心律失常”。

护理诊断与医护合作性问题的区别见表3-3。

表3-3 护理诊断与医护合作性问题的区别

区别点	护理诊断	医护合作性问题
决定治疗者	护理人员	医生与护士合作处理
陈述的方式	PES、PE或P公式	潜在并发症：……
预期目标	需要确定预期目标，作为护理效果评价的标准	不强调确定预期目标，因为不是护理职责范围内能单独解决的
护理措施的原则	减轻、消除、预防、排除病痛，促进健康	预防、监测并发症的发生和病情的变化，医护共同进行干预

三、护理计划

护理计划是护理程序的第三步，是基于护理诊断，制订出预期目标和护理措施，预防、缓解和解决护理诊断中确定的健康问题的过程，它是护理过程中的具体决策，是对护理对象实施护理的行动指南。护理计划包括四个方面：排列护理诊断的优先顺序、确定预期目标、制订护理措施、护理计划成文。

（一）排列护理诊断的优先顺序

面对护理对象的多个健康问题时，为了确保护理工作的高效，应根据问题的轻、重、缓、急来确定解决问题的先后顺序，所以需要对护理诊断进行合理排序。排序时，将患者的健康问题分为首优问题、中优问题、次优问题。

1. 排序方法

（1）首优问题　主要指对护理对象生命有威胁，需要立即采取行动解决的问题。如清理呼吸道无效、气体交换受损。

（2）中优问题　主要指虽不会威胁护理对象生命，但能导致护理对象身体上的不健康或情绪上变化的问题，如活动无耐力、便秘等。

（3）次优问题　主要指人们在应对发展和生活变化时所遇到的问题。这些问题常常不是很急迫或需要较少帮助就可解决，如家庭应对无效、知识缺乏等。

2. 排序原则

（1）优先解决危及护理对象生命的问题。

（2）按人类需要层次排列，首先解决低层次需要的问题，然后解决高层次需要的问题，可以根据具体情况适当调整。

（3）在无原则性冲突的情况下，可考虑护理对象认为最重要的问题给予优先解决。

（4）对于潜在性问题，应根据性质决定其序列。

（5）排序只是明确护理重点的方向，解决问题有时候往往是同时进行的。

考点 护理问题的排序原则

（二）确定预期目标

预期目标指通过护理干预，护士期望护理对象达到的健康状态或在行为上的改变，是评价护理效果的标准，其目的是指导护理措施的制订。预期目标不是护理行为本身，但能指导护理行为。每一个护理诊断都要有相应的预期目标。

1. 目标的种类　根据实现预期目标所需时间的长短可分为短期目标和长期目标两大类。

（1）短期目标　指在相对较短的时间内要达到的目标（一般在1周内），适合于病情变化快、住院时间短者。

（2）长期目标　指需要相对较长时间才能实现的目标（一般指1周以上）。

2. 目标的陈述方式　一般包括以下几种成分：主语、谓语、行为标准、条件状语及时间状语。陈述公式：时间状语 + 主语 + 谓语 + 行为标准 + 条件状语。

（1）主语　是护理对象，也可以是护理对象的生理功能或机体的一部分，如尿量、体重、体温、皮肤，有时主语可以省略，但句子的逻辑主语一定是护理对象。

（2）谓语　即行为动词，指护理对象将要完成的动作，该行为必须是可观察的。

（3）行为标准　是护理对象完成该行为所要达到的程度，包括时间、距离、速度、次数等。

（4）条件状语　指护理对象完成某行为所具备的条件状况，包括地点、方式或范围，如在护士的指导下、借助支撑物等。条件状语不一定在每个目标中都出现。

（5）时间状语　是指护理对象完成目标中陈述的结果所需要的时间。限定了评价时间，护士须尽心尽力地帮助护理对象尽快达到目标。

例1：1周后（时间状语）　患者（主语）　学会（谓语）　自己注射胰岛素（行为标准）。

例2：住院期间（时间状语）　患者的皮肤（主语）　保持（谓语）　完整（行为标准）。

3. 确定预期目标的注意事项

（1）目标应以护理对象为中心。目标是期望护理对象接受护理后发生的改变，而不是护理行为本身，更不是护理措施。如“出院前教会患者自己注射胰岛素”应改为“出院前患者学会自己注射胰岛素”。强调主语是患者才能真正保证患者是实施护理计划的受益者。

（2）目标应有明确针对性，即一个目标针对一个护理诊断，但一个护理诊断可有多个护理目标。

（3）一个目标中只能出现一个行为动词，避免出现多个行为动词，否则在评价时，若只完成了一个行为动词的行为标准就无法判断目标是否实现。

（4）目标应是具体的、可测量、可观察、可评价的，避免使用含糊的、不明确的词句。如使用掌握、增强、减轻、好、坏、尚可等词语。

（5）目标应是护理范畴内的，可以通过护理措施达到的，并且应该与医嘱保持一致。

（6）目标必须具有现实性和可行性，要在护理对象的能力范围之内，要考虑其身体心理状况、智力水平、经济条件、目标完成期限的可行性、目标结果设定的可行性，同时要患者认可并乐意接受。

（7）应让护理对象参与目标的制订，这样可以使护理对象认识到对自己健康负责不仅是医护人员的责任，也是自己的责任，护患双方应共同努力以保证目标的实现。

（8）关于潜在并发症的目标，潜在并发症属于合作性问题，有些潜在并发症通过护理措施能预防，但有的潜在并发症通过护理措施却无法避免其发生，护士的主要任务是监测并发症的发生及发展。潜在并发症的目标陈述应为："护士能及时发现并发症的发生并积极配合处理"，而不能写为"住院期间无并发症的发生"。

（三）制订护理措施

护理措施是护士为帮助护理对象达到预定目标而制订的具体方法和内容，规定了解决健康问题的护理活动方式与步骤。护理措施的制订是针对护理对象的护理诊断、相关因素及预期目标做出决策的过程。

1. 护理措施的类型

（1）依赖性护理措施　护士遵照医嘱采取的护理措施，它贯彻了医疗措施的行为。如遵医嘱给药等。

（2）合作性护理措施　护士与其医务人员相互合作共同完成的护理活动。如患者出现"营养失调：高于机体的需要量"的问题时，为帮助护理对象达到理想体重的目标，护士需要和营养师一起制订符合患者病情的饮食计划。

（3）独立性护理措施　护士依据所收集的资料，凭借自己的知识、经验、能力独自为护理对象解决问题而采取的护理措施。这类措施完全由护士制订并实施，如长期卧床导致"有皮肤完整性受损的危险"，护士定时给患者翻身、用温水擦拭等措施都是独立性护理措施。

2. 制订护理措施的要求

（1）措施具有针对性　措施应针对预期目标，一个预期目标可通过多项护理措施来实现，按主次、承启关系排列。

（2）措施必须切实可行　制订护理措施时应考虑护理对象的基本情况、认知水平和寻求恢复健康状况的愿望，以及医院的硬件设施及技术水平等。

（3）措施应明确、具体、全面 护理措施必须具有可操作性，一项完整的护理措施包括具体的日期、内容、用量、执行的方法、执行的时间和签名。

（4）保证护理对象安全 护理措施应考虑护理对象的病情和耐受力，使护理对象乐于接受，避免损伤。

（5）以科学理论为依据 每项护理措施都应有科学依据，应以医学基础知识、行为科学知识、社会科学知识等为基础。

（6）鼓励护理对象及家属参与措施的制订 护理措施的执行需要有护理对象及家属的参与配合，这有利于护理对象及家属理解护理措施的意义和功能，更好地接受、配合护理活动，从而达到最佳的治疗效果。

（四）护理计划成文

护理计划是将护理诊断、预期目标、护理措施等多种信息按一定规格组合而形成的重要护理文件。护理计划一般都制成表格形式，一般包括日期、护理诊断、预期目标、护理措施、效果评价等几项内容（表3-4）。一份护理计划只对一个患者的护理活动起指导作用，体现护理计划的个体差异性。护理计划还应具有动态发展性，随着护理对象病情的变化、护理效果的优劣而补充调整。

根据患者入院护理评估的资料，护士按先后顺序将患者的护理诊断列于计划单上（表3-4），并设定各自的预期目标，制订相应的护理措施，及时评价。

四、护理实施

实施是护理程序的第四步，是执行护理计划，实现护理目标的实践过程。这一步要求护士具备丰富的专业知识、熟练的操作技能和良好的人际沟通能力，保证护理对象得到高质量的护理。

（一）实施的步骤

这一阶段要求护士思考与解决以下几个问题。

1. 准备 包括进一步熟悉和理解计划，分析实施所需的护理知识和技术，预测可能发生的并发症及其预防措施，合理安排，科学运用时间、人力、物力。

2. 执行计划 在执行计划过程中护理活动要与医疗密切配合，与其他医务人员协调一致，要取得护理对象与家属的合作与支持，并在实施中进行健康教育，以满足其学习的需要。熟练运用各项护理技术，密切观察实施后护理对象的反应及效果，有无新的问题出现，并及时收集相关资料，以便能迅速、正确地处理新出现的健康问题。

3. 记录 在实施中，护士要把各项护理活动的内容、时间、结果及护理对象的反应及时进行完整、准确的文字记录，即护理病程记录或护理记录。

表 3-4　护理计划单

姓名：李 ×× 　性别：男　年龄：55 岁　科别：心内科　病室：3　床号：3　住院号：××××××××　疾病诊断：急性广泛前壁心肌梗死

开始日期	时间	护理诊断	预期目标	护理措施	签名	评价		
						日期时间	结果	签名
2022-3-3	16：00	疼痛（胸痛）　与心肌缺血、缺氧、坏死有关	2 日内患者诉说疼痛减轻或消失	1. 密切观察疼痛的性质、部位、程度、持续时间及用药效果 2. 持续吸氧 2 ～ 4L/min 3. 遵医嘱及时静脉输入硝酸甘油等血管扩张药物及给予哌替啶或吗啡镇痛，注意观察用药后止痛效果 4. 急性期应绝对卧床休息，取舒适体位，减少心肌耗氧量，防止病情加重 5. 严格限制探视，保持情绪稳定，避免激动 6. 连接心电监护仪，持续监测心电图变化，定时监测心肌酶，并询问患者胸痛有无缓解	曲 ×	2022-3-5 16：00	目标完全实现	刘 ×
2022-3-3	16：00	恐惧　与预感生命受到威胁有关	2 日内患者的恐惧感减轻，心情平静，可安静休息或入睡	1. 评估患者恐惧的原因及心理承受程度；安慰患者，嘱患者多休息，使患者处于放松状态 2. 当患者胸痛剧烈时，应尽量保证有一名护士陪伴在患者身旁 3. 向患者讲解心肌梗死患者及时治疗的预后情况；给患者解释进行心电监护的必要性；向患者讲解积极配合医生治疗的意义 4. 关心患者的生活需求，消除患者的顾虑	曲 ×	2022-3-5 16：00	目标完全实现	刘 ×
2022-3-4	14：00	自理缺陷　与绝对卧床休息有关	1. 1 日内患者能了解限制活动的目的 2. 在绝对卧床期间，生活需求得到满足	1. 向患者和家属讲解该患者限制活动的目的 2. 加强巡视，关心体贴患者，给予精神支持，解除思想顾虑，鼓励患者说出需求 3. 急性期患者绝对卧床休息。由护理人员协助患者洗漱、进食、排便、翻身等，满足生活需求 4. 鼓励患者遵医嘱进食低热量、低盐、低脂及高纤维素饮食，记录患者摄入量，尽量顾及患者个人的饮食喜好 5. 嘱患者排便困难时勿用力，可应用缓泻剂，以防止因用力而诱发再次心肌梗死	曲 ×	2022-3-4 15：00	目标完全实现	刘 ×

续表

开始日期	时间	护理诊断	预期目标	护理措施	签名	评价		
						日期时间	结果	签名
2022-3-4	16：00	潜在并发症：心律失常	护士及时发现并及时报告医生处理	1. 持续心电监护，观察有无室性、室上性心律失常 2. 备齐抢救设备及药品 3. 遵医嘱使用抗心律失常药物，监测药物的作用及相关副作用 4. 严密观察有无心力衰竭及心源性休克的发生 5. 监测血清电解质情况 6. 嘱患者身心休息，限制探视 7. 一旦发生心室颤动，立即除颤	曲 ×	2022-3-4 17：00	未发生并发症	刘 ×
2022-3-6	11：00	知识缺乏：缺乏心脏病的预防、治疗、饮食及运动等医学知识	3 日内患者能清楚了解有关急性心肌梗死的相关知识。对治疗过程表示理解，并积极配合	1. 评估患者的文化知识、医学知识及学习态度，鼓励患者提出问题，并做正确的解释 2. 解释影响疾病的危险因素，劝其改变吸烟、饮酒不良习惯 3. 告知患者少量多餐，避免过饱，保持大便通畅，禁忌用力排便 4. 解释疾病诱发因素，患者发作时的症状及应采取的自救措施 5. 告诉患者保持心境平和，不急躁易怒、不争强好胜 6. 让患者学会自我控制活动量	曲 ×	2022-3-6 14：30	目标完全实现	曲 ×
2022-3-10	13：00	活动无耐力 与心肌缺血致全身组织器官供血不足有关	出院时日常生活能基本自理	1. 制订活动计划 2. 逐渐增加活动量，监测不同阶段的耐受力。开始由床上坐起，逐渐过渡到坐在床边或椅子上、自己在床边完成洗漱等活动，以后根据病情可到室外走廊活动，到卫生间如厕或洗漱 3. 教会患者在活动前及活动后 3min 测脉搏的方法 4. 嘱患者活动时可适当短暂休息，动作应缓慢，避免过度劳累 5. 告知患者若出现头晕、心悸、呼吸困难、心前区疼痛，应立即停止活动，卧床休息	曲 ×	2022-3-10 14：30	目标完全实现	曲 ×

记录要求及时、真实、准确、重点突出，可采取文字描述或填表（在相应项目上打“√”）的方式。常见的记录格式有 PIO 记录方式，P（problem）健康问题、I（intervention）措施、O（outcome）结果，PIO 护理记录单见表 3-5。

考点 PIO 记录方式

表 3-5 PIO 护理记录单

姓名：李 ×× 性别：男 年龄：55 岁 科别：心内科 病室：3 床号：3 住院号：××××××××

疾病诊断：急性广泛前壁心肌梗死

日期	时间	护理记录（PIO）	护士签名
2022-3-3	16：00	P1 疼痛（胸痛） 与心肌缺血、缺氧、坏死有关	王 ×
2022-3-3	16：30	I1 1. 哌替啶 50mg 肌内注射 2. 绝对卧床休息 3. 持续吸氧 2 ～ 4L/min	王 ×
2022-3-4	14：00	P2 自理缺陷 与绝对卧床休息有关	王 ×
2022-3-4	16：30	I2 护士协助完成进食、排便、洗漱、翻身等活动	王 ×
2022-3-5	16：00	P3 恐惧 与预感生命受到威胁有关	王 ×
2022-3-5	16：30	I3 1. 评估患者恐惧的原因、心理承受程度 2. 给患者讲解进行心电监护的必要性 3. 对患者进行必要的心理疏导	王 ×
2022-3-5	17：00	O1 疼痛缓解	刘 ×
2022-3-5	19：30	O2 未发生并发症	刘 ×
2022-3-5	22：00	O3 恐惧感减轻，安静入睡	李 ××
2022-3-6	11：00	P4 知识缺乏：缺乏冠心病心绞痛的预防、治疗、饮食、运动等知识	王 ×
2022-3-6	11：00	I4 1. 评估患者的文化知识、医学知识及学习态度，鼓励患者提出问题，并作正确的解释 2. 解释影响疾病的危险因素，劝其改变吸烟、饮酒不良习惯 3. 告知患者少量多餐，避免过饱，保持大便通畅，禁忌用力排便 4. 解释疾病诱发因素及应采取的自救措施 5. 告诉患者保持心境平和，改变急躁易怒、争强好胜的性格，有利于恢复健康 6. 让患者知道自我控制活动量的标准	王 ×
2022-3-10	14：00	O4 对冠心病的预防、饮食及活动知识有所了解	王 ×

（二）实施的方法

1. 分管护士直接为护理对象提供护理。
2. 与其他医务人员之间合作完成护理措施。
3. 教育并指导护理对象及其家属共同参与护理。

五、护理评价

评价是有计划地将护理对象实施护理措施后的健康状况与确定的预期目标进行比较，并做出判断的过程。评价是护理程序的最后一步，但并不意味着护理程序的结束。相反，通过评价发现护理新问题、重新修订计划，从而使护理程序循环往复地进行下去。

（一）评价的方式

1. 护士进行自我评价。

2. 护士长、护理教师、护理专家的检查评定。

3. 护理查房。

（二）评价的内容

1. 护理过程的评价　评价护士在进行护理活动中的行为是否符合护理程序的要求。

2. 护理效果的评价　确定护理对象健康状况是否达到预期目标，是评价中最重要的方面。

3. 评价目标实现程度　护理评价目标程度一般分为目标完全实现、目标部分实现、目标未实现。

（三）评价的步骤

1. 收集资料　重新收集护理对象各方面的资料进行分析。

2. 判断护理效果　将护理对象的反应与预期目标进行对照，判断目标实现的情况。

3. 分析原因　分析目标未实现的原因。

4. 修订计划　对已经完全实现的目标及解决的问题，可以停止原来的护理措施；对仍存在护理问题，修正不适当的护理诊断、预期目标及护理措施，进行新的护理活动，使护理对象达到最佳的健康状态。

护理诊断是随着护理对象的身心变化而变化的，因此护理计划也是动态的，需要随时在对护理对象评价的基础上，增加新的内容。

出院前要针对护理对象现状，指出在饮食、服药、休息、功能锻炼和定期复查等方面的注意事项，必要时可为护理对象或家属提供有关的书面材料，护理人员要帮助不同护理对象在各自原有的基础上，获得更高水平的身心健康。出院护理评估单见表 3-6。

表 3-6　出院护理评估单

姓名：李 ×× 性别：男 年龄：55 岁 科别：心内科 病室：3 床号：3 住院号：××××××××

疾病诊断：急性广泛前壁心肌梗死

入院日期：2022-3-3 出院日期：2022-3-10 住院天数：8 天

一、出院小结（护理过程与效果评价）

患者李 ××，男，55 岁，以“急性广泛前壁心肌梗死”于 2022 年 3 月 3 日 15：30 入院，神志清楚，心前区持续疼痛 1h，急性病容

护理诊断：①疼痛（胸痛） 与心肌缺血、缺氧、坏死有关；②潜在并发症：心律失常；③恐惧 与预感生命受到威胁有关；④自理缺陷 与绝对卧床休息有关；⑤知识缺乏：缺乏冠心病心绞痛的预防、治疗、饮食、运动等知识

护理措施：遵医嘱给予哌替啶或吗啡镇痛，持续心电监护，持续吸氧 2 ～ 4L/min，急性期绝对休息，入院 2 天后疼痛缓解，未发生潜在并发症。向患者讲解及时治疗的预后情况，配合医生治疗的意义，告知患者常用药的名称、剂量、用法及药物的保存方法，以及吸烟、饮酒对病情的影响。嘱患者保持大便通畅，排便困难时勿用力，制订活动及恢复计划，使患者逐渐过渡到能够自理

续表

二、出院指导
1. 保持心情稳定，生活有规律
2. 低盐、低脂饮食，少量多餐，避免过饱，戒烟酒
3. 保持排便通畅，避免用力排便
4. 适量活动，控制体重
5. 定期复查，如有不适及时就诊
三、特殊指导
1. 按时口服用药，循序渐进锻炼，避免过度劳累
2. 若有胸痛、气短或胃部胀痛、恶心、呕吐，舌下含服硝酸甘油，1片/5分，最大限量3片，同时呼叫急救车
3. 复诊频率2次/月
四、评价（由护士长全面了解情况后负责评价）
1. 患者评价：优√　良　中　差
2. 整体护理效果评价：优√　良　中　差

护士长签名：吴××　护士签名：王×
2022年3月10日

自 测 题

A_1/A_2 型题

1. 下列关于护理程序的说法正确的是
   A. 一种护理工作的分工类型
   B. 一种护理工作的简化形式
   C. 一种系统的解决问题的方法
   D. 一种技术操作的程序
   E. 一种护理活动的循环过程
2. 根据患者健康问题的轻重缓急，将多个护理诊断按紧迫性的次序排序，可依据
   A. 人类基本需要层次论　B. 一般系统论
   C. 适应理论　D. 信息交流论
   E. 人际关系理论
3. 护理程序的理论框架是
   A. 系统论　B. 信息论
   C. 控制论　D. 应激理论
   E. 解决问题论
4. 护理程序的步骤依次是
   A. 计划、评估、诊断、实施、评价
   B. 评估、诊断、实施、评价、计划
   C. 计划、诊断、评价、实施、评估
   D. 评估、诊断、计划、实施、评价
   E. 评价、计划、诊断、实施、评估
5. 属于主观资料的是
   A. 血压120/80mmHg　B. 黄疸
   C. 发绀　D. 心脏杂音
   E. 乏力
6. 在对患者进行评估时，健康资料最主要的来源是
   A. 患者的既往病历记录
   B. 患者的入院记录
   C. 患者家属
   D. 患者本人
   E. 患者的主管医生
7. 患者入院后护士收集相关资料可除外的是
   A. 患者的年龄、民族、职业、宗教信仰
   B. 患者对健康和疾病的认识、精神及情绪状态
   C. 患者的现病史
   D. 患者的手术、过敏史

E. 患者家庭成员的生活方式

8. 患儿，女，3岁。肺炎，T 39.0℃，P 98次/分，呼吸30次/分。咳嗽，痰液不易咳出，颜面潮红。其中一项护理诊断为体温过高，该护理诊断的必要依据是

A. 皮肤发红，触之有热感

B. 体温高于正常范围

C. 呼吸、心跳均加快

D. 痰液不易排出

E. 不能出汗

9. 患者，男，33岁。因转移性右下腹痛收入院，护理人员按护理程序为其护理，不正确的是

A. 护理程序是指导护士发现问题及解决问题的工作方法

B. 护理程序的首要目标是减轻患者的痛苦

C. 护理程序以系统论为理论框架

D. 护理程序是一个有计划的、具有决策与反馈功能的过程

E. 护理程序是对护理对象进行整体护理

10. 患者，女，38岁，因急性肺炎发生脓毒症休克。下列收集资料的方法属于观察法的是

A. 测量患者的脉搏

B. 听右下肺有无湿啰音

C. 触摸皮肤温度、湿度

D. 阅读患者查体记录

E. 查看患者尿液的颜色与性状

11. 患者，女，28岁，车祸外伤急诊入院。急诊护士收集资料评估患者后，确诊存在以下健康问题，其中应优先解决的问题是

A. 皮肤完整性受损 B. 尿失禁

C. 呼吸道阻塞 D. 有感染的危险

E. 处理缺陷

A_3/A_4 型题

（12～14题共用题干）

患者，男，60岁。患2型糖尿病10年，皮下注射胰岛素控制血糖。入院时大汗淋漓、高热，呼出气体有烂苹果味。住院治疗1周，患者血糖控制在正常范围。

12. “患者呼出气体有烂苹果味”，收集此资料的方法属于

A. 视觉观察法 B. 触觉观察法

C. 听觉观察法 D. 嗅觉观察法

E. 味觉观察法

13. 患者认为出院后不需监测血糖。此时患者主要的护理问题是

A. 潜在的血糖升高 B. 感染的危险

C. 知识缺乏 D. 食欲下降

E. 不合作

14. 护士根据患者的情况制订了相应的护理诊断，关于护理诊断，不妥的是

A. 叙述患者由疾病引起的健康问题

B. 一个患者可以有几个护理诊断

C. 一项护理诊断只针对一个问题

D. 说明一种疾病的病理变化

E. 以收集的资料作为诊断依据

（15、16题共用题干）

患者，女，45岁。因子宫肌瘤入院准备行手术治疗。入院2天，主诉失眠、眩晕、乏力、胸部有压迫感、尿频。查体：P 100次/分，血压较入院时明显增高，腱反射亢进。

15. 该患者最可能的护理诊断是

A. 焦虑

B. 有暴力行为的危险

C. 个人应对无效

D. 预感性悲哀

E. 恐惧

16. 对该患者的护理措施不包括

A. 鼓励患者表达其内心的感受

B. 提供安静舒适的环境

C. 不与有焦虑情绪的护理对象接触

D. 适当限制其行为

E. 向患者讲解子宫肌瘤的相关知识

（巩占伟）

第4章 护理安全与职业防护

安全是人类的基本需要，保障患者安全是医疗行业共同关注的话题，也是评价医院质量的核心标准之一。患者的安全与护士的职业安全，共同构成护理安全。护理安全管理是提高护理质量的首要保证。因此，护士在确保患者安全的同时，也应做好职业防护，保障自身的职业安全。

第1节 护理安全防范

案例 4-1

患者，男，56岁。以“急性广泛前壁心肌梗死”急诊送入重症监护室，入院时患者神志清楚，体格检查：T 36.0℃，P 118次/分，R 24次/分，BP 90/56mmHg，由于重症监护室近期人员短缺，护士工作量较大，工作时间较长，家属看到护士工作的忙碌状态，担心自己家人没有得到细致的护理。

问题： 1. 患者住院期间可能会发生哪些护理风险？

2. 患者发生不安全的相关因素有哪些？

为了保证患者的身心健康及用药安全，避免护理差错、事故的发生，应采取有效措施消除或控制不安全因素，保护护理人员自身安全，为护理对象提供满意而安全的护理服务。

一、护理安全的相关概念

（一）护理安全

护理安全是指在实施护理的全过程中，患者不发生法律和法定规章制度允许范围以外的心理、机体结构或功能上的损害、障碍、缺陷或死亡。

（二）护理差错

护理差错是指在护理工作中，由于护理人员责任心不强、工作粗疏、不严格执行规章制度或违反技术操作规程等原因，给患者造成精神及肉体的痛苦，或影响医疗护理工作的正常进行，但未造成严重后果和构成事故。

（三）护理事故

护理事故是指在护理工作中，由于护理人员的过失，直接造成患者死亡、残疾、组织器官损伤，导致功能障碍或造成患者明显人身损害的其他后果。

考点 护理事故的概念

二、护理安全的影响因素

（一）患者因素

患者由于疾病致使身体虚弱、自理能力受限、感 - 知觉及意识障碍、免疫力低下、心理压力过大等，容易发生各种各样的伤害。

（二）护理人员因素

护理人员是护理措施的实施者，首先，护理人员素质水平的高低、人员配备情况是影响护理安全的首要因素。其次，护士技术水平，以及随着新技术、新业务的大量引进，护理工作量大、复杂程度高、技术要求严格，不仅加大了护士的工作压力，还增加了护理工作中技术方面的风险，影响护理安全。

（三）医院环境因素

医院的基础设施、设备性能及物品配置是否设置完善规范，也是影响患者安全的因素。医院患者的安全文化，是保障患者安全的重要组织行为。熟悉的环境能使人较好地与他人进行交流和沟通，从而获得各种信息与帮助，增加安全感；陌生的环境易使人产生焦虑、害怕、恐惧等心理反应，因而缺乏安全感。

（四）管理因素

医院的管理制度、业务培训、监督制度、人力资源配备、设备物资管理、交接班制度等问题的存在，均会影响到护理安全。

链 接

《中国医院协会患者安全十大目标（2022 版）》

①正确识别患者身份；②确保用药与用血安全；③强化围手术期安全管理；④预防和减少医院相关性感染；⑤加强有效沟通；⑥防范与减少意外伤害；⑦提升导管安全；⑧加强医务人员职业安全与健康管理；⑨加强孕产妇及新生儿安全；⑩加强医学装备及医院信息安全管理。

三、护理安全的防范原则

（一）加强护理职业安全的教育

加强护理安全教育，提高全体护理人员的安全意识，是保证护理安全的基础。通过经常性的安全强化教育，树立“安全第一”的观念，提高护理人员的风险意识，提高护理安全工作的自觉性，严格执行安全规章制度，促使安全护理良好行为的养成。

（二）强化法制观念、增强法律意识

护理人员要学习相关法律知识，增强自身法律意识和法制观念，自觉遵守法律、法规，以防范由于法制观念不强所造成的护理差错和事故。在工作中善于运用法律武器保护患者及维护自身的合法权益。

（三）加强专业理论和技术培训

在临床护理工作中，要不断提高护理人员的业务素质。护士要具备扎实的专业理论知识及娴熟的护理操作技术，严格执行操作规范。要坚持不断学习新知识、新技术、新业务，以

适应临床护理发展的需要，从根本上杜绝技术性护理差错、事故的发生，保证患者的安全及健康。

（四）提高护理系统安全性和有效性

建立健全的各项安全管理制度，从提高整个护理系统运行的安全性和有效性入手，有效落实各项安全管理措施，根据护理工作岗位的需求及护理服务的质量，最大限度地减少不安全的隐患。

（五）建立连续监测的安全网络

一定规模的医院应实行“护理部 - 科护士长 - 病区护士长”三级护理监控管理体系，监督检查护理物品的质量、性能等是否符合安全要求。对有可能影响全局或最容易出问题的环节给予高度重视，加强监控，如急诊科、重症监护室、手术室、供应室等。

第 2 节　护理职业防护

案例 4-2

张护士，在内科病房工作 2 年。近期在为某乙肝患者治疗护理时，不慎被患者用过的污染器具损伤。该护士非常担心自己是否会被感染。

问题： 1. 该护士发生血源性传播疾病危险性高的一项操作是什么？

2. 被污染器具损伤后，该护士应采取的措施有哪些？

护士在为患者提供各项检查、治疗和护理的过程中，有可能受到各种职业性有害因素的损害。因此，护士应增强对各种职业性有害因素的认识，掌握处理及防范各种职业性有害因素的基本知识和技能，以减少职业损害。既要关爱生命、全心全意为患者的健康做好服务，也要保护好自身安全和维护自身健康。

一、护理职业防护的相关概念

1. 护理职业防护　指在护理工作中采取各种有效措施，避免护士受到职业损伤因素的侵袭，或将其所受伤害降到最低程度。

2. 护理职业暴露　指护士在为患者提供护理服务过程中，经常会处于感染患者的血液、体液及排泄物污染的环境中，有感染某种疾病的危险，即称为护理职业暴露。如接触污染的注射器、针头、各种敷料、导管等，以及光、热、电磁辐射等各种理化损伤因素的影响。

3. 标准防护　指假定所有人的血液、体液、分泌物等体内物质都有潜在的传染性，接触时均应采取防护措施，防止因职业感染传播疾病的策略。

4. 护理职业风险　指护士在工作过程中可能发生的一切不安全事件。

二、护理职业损伤的危险因素

护士工作环境主要是治疗与护理患者的场所，在与患者接触过程中会经常暴露在各种职业危害中，直接影响护士的健康和安全，这些危险因素主要有以下几个方面。

（一）生物性因素

生物性因素是最常见的职业损伤危险因素。护理工作环境中主要的生物性因素为细菌和病毒。常见的致病菌有葡萄球菌、链球菌、肺炎球菌及大肠埃希菌等，广泛存在于患者的各种分泌物、排泄物及用过的衣物和器具中，它们通过呼吸道、消化道、血液、皮肤等多种途径感染护理人员；常见的病毒有肝炎病毒、人类免疫缺陷病毒（HIV）及冠状病毒等，传播途径以呼吸道和血液传播较为常见。

（二）物理性因素

在护理工作中，常见的物理性损伤因素有以下几种。

1. 机械性因素　常见的机械性损伤包括扭伤、撞伤、跌倒等。临床护理工作中体力劳动较多，并且劳动强度较大，负重过度、用力不当、不正确弯腰等，容易发生腰肌劳损，引发腰椎间盘突出，造成自身伤害。此外，超时站立、走动还可引起下肢静脉曲张等。

2. 锐器因素　锐器伤是护理人员最容易受到的职业损伤之一。而感染的针刺伤是导致医务人员血源性传播疾病的最主要因素，其中最常见、危害性最大的是乙型肝炎病毒、丙型肝炎病毒和人类免疫缺陷病毒。另外，针刺伤还可对受伤者造成极大的心理伤害，产生焦虑和恐惧，严重者引发中度或重度的悲观情绪，甚至影响护理职业生涯。针刺伤主要发生在输液结束后拔针处置时，针头使用后回套针帽、分离针头时，抽血后处置、整理用后针头时。切割伤主要发生在开启瓶盖、折断安瓿、清理玻璃碎屑等过程中。

3. 放射性因素　在为患者进行放射性诊断和治疗时，护理人员自我保护不当，可导致放射性皮炎、皮肤溃疡坏死，甚至会引发皮肤癌。紫外线照射是医院最常用的消毒灭菌方法之一，日常工作中，护理人员长时间接触到紫外线会引起不同程度的皮肤红斑、紫外线性角膜炎等疾病。

4. 温度性损伤　高温和低温均可造成身体损伤，常见的温度性损伤有热水瓶、热水袋等所致的烫伤及冰袋所致的冻伤；易燃易爆物品如氧气、乙醇等所致的烧伤；各种电器使用，如烤灯、频谱仪所致的烧伤等。

5. 噪声　医院中噪声主要来源于监护仪和呼吸机的机械声、电话铃声、报警声、患者的呻吟声、物品及机器移动的声音等。护理人员长期处于高分贝的工作环境中，可引起听觉系统、神经系统等损伤，也可使其产生苦恼、烦躁不安等心理反应。

（三）化学性因素

护士在护理工作中，会接触到化学消毒剂或化疗药物，如不注意防护会使身体受到不同程度的损伤。

1. 化学消毒剂　护士在工作中，常接触到各种化学消毒剂，如甲醛、过氧乙酸、戊二醛、含氯消毒剂等。这些消毒剂可通过皮肤、呼吸道、眼等途径对护士造成损伤。轻者可引起皮肤过敏、流泪、恶心、呕吐、气喘等症状；重者可引起眼结膜灼伤、上呼吸道炎症、喉头水肿、支气管痉挛、肺炎等，严重者可造成肝脏损害及肺纤维化，还会损害中枢神经系统。

2. 化疗药物　不仅会使患者出现毒性反应，对经常接触化疗药物的护士，如果防护不当也会造成潜在的危害。护士在配药、注射及废物丢弃的过程中，化疗药物均可通过皮肤、呼吸道、消化道等途径侵入护士体内。长期接触化疗药物的护士，更有可能受到化学性伤害，常表现为白细胞数量减少，流产率增高，甚至导致畸形、肿瘤及器官损伤等。

（四）心理、社会因素

护士长期面对意外伤害、疾病、死亡及负面情绪的刺激导致身心健康失衡。长期的三班倒造成护士心理压力过重、角色及生物钟紊乱，随着医疗环境的恶化，医护人员得不到社会的尊重，某些患者及家属对护理工作存在偏见，无理取闹，甚至发生暴力殴打事件，使护理工作的风险和紧张感大大增加，这些都会影响护士的精神状态和生活态度，进而影响心理健康。

考点 护理职业损伤的危险因素

三、常见护理职业损伤的防护措施

（一）洗手

洗手是预防传染病传播的最重要措施之一，护士在实施护理操作前后，特别是接触血液、排泄物、分泌物及污染物品前后，无论是否戴手套都要洗手。

（二）防护用物的使用

1. 戴手套　护士接触患者的血液或体液、有创伤的皮肤黏膜、进行侵入性治疗或在接触和处理被患者血液等污染的物品和锐器时，均应戴手套操作，特别是护士手上有伤口时更应注意。

2. 戴帽子、口罩、防护镜、面罩等　护士在处理患者的血液、体液及分泌物时有可能溅出，特别是在行支气管镜、内镜及支气管插管等操作时，应戴口罩和护目镜。

3. 穿隔离衣　护士在身体有可能被血液、体液、分泌物和排泄物污染，或进行特殊手术时应穿隔离衣。

（三）锐器伤的防护

1. 防护措施　锐器伤防护的关键是建立防护制度，提高自我防护意识，规范操作行为。

（1）在进行侵袭性操作过程中，光线要充足，严格按规程操作，防止被各种针头、缝合针、刀片、破裂安瓿等医用锐器刺伤或划伤。

（2）使用安瓿制剂时，先用砂轮划出痕迹后再掰安瓿，并垫棉球或纱布以防损伤皮肤，

（3）抽吸药液时严格使用无菌针头，抽吸后立即单手操作套上针帽。经三通装置静脉加药时须去除针头。

（4）制订完善的手术器械如刀、剪、针等摆放及传递规定，规范器械护士的基本操作。

（5）手持针头或锐器时，勿将针尖或锐器面对他人，以免刺伤他人。

（6）禁止用手直接接触使用后的针头、刀片等锐器。禁止用手直接传递锐器，可以使用小托盘传递。

（7）禁止将使用后的针头重新套上针帽；禁止用双手分离污染的针头和注射器。

（8）严格执行医疗废物标准。使用后的锐器应直接放入耐刺、无渗漏的锐器盒内，不应与其他医疗垃圾混放，以防被刺伤。锐器盒要有明显的标志。

（9）为不合作的人做治疗、护理时，须有他人协助。

（10）选用有安全装置、性能好的护理器材，如采用真空采血器采集血液标本，使用自动毁形的安全注射器、带保护性针头护套的注射器及安全型静脉留置针等。

2. 锐器伤的紧急处理方法　临床护理工作中一旦发生锐器伤，应迅速采取下列紧急处理措施。

（1）保持镇静。

（2）挤血　立即用健侧手从伤口的近心端向远心端挤出伤口部位的血液。禁止在伤口局部来回挤压，以免产生虹吸现象，将污染血液回吸入血管，增加感染机会。

（3）清洗　用肥皂水彻底清洗伤口，并在流动干净水下反复冲洗污染的创面及暴露的黏膜。

（4）消毒　用 75% 乙醇或 0.5% 碘伏，进行伤口局部消毒，并包扎。

（5）登记　及时填写锐器伤登记表，并向主管部门、预防保健科及医院感染管理科汇报。

（6）评估　请有关专家评估锐器伤并指导处理，依据患者血液中含病毒的多少和伤口的深度、范围及暴露时间进行评估，并做相应的处理。相应的治疗处理应在受伤 1 ～ 2h 内开始，不要超过 24h。如果超过 24h 也应采取补救措施。

（7）血清学检测与处理原则符合要求（表 4-1）。

表 4-1　锐器伤后的血清学检测结果与处理原则

检测结果	处理原则
患者 HBsAg 阳性，受伤护士 HBsAg 阳性或抗 -HBs 阳性或抗 -HBc 阳性者	不需要注射疫苗或乙肝免疫球蛋白（HBIg）
受伤护士 HBsAg 阴性或抗 -HBs 阴性且未注射疫苗者	24h 内注射 HBIg 并注射疫苗。于受伤当天、3 个月、6 个月、12 个月随访和监测
患者抗 -HCV 阳性，受伤护士抗 -HCV 阴性者	于受伤当天、3 周、3 个月、6 个月随访和监测
患者 HIV 阳性，受伤护士 HIV 抗体阴性	①专家经过评估后可立即预防性用药，并进行医学观察 1 年；②于受伤当天、4 周、8 周、12 周、6 个月时检查 HIV 抗体；③预防性用药的原则：若被 HIV 污染的针头刺伤，应在 4h 内最迟不超过 24h 进行预防用药。可选用反转录酶抑制剂、蛋白酶抑制剂。即使超过 24h，也应实施预防性用药

考点　锐器伤的紧急处理

（四）化疗药物损害的防护

1. 加强药物防护知识教育　执行化疗的护士应经过专业培训，包括药物学基础、操作规程、废弃物处理等知识教育，提高护士对化疗药物危险性的认识，提高防护意识。

2. 配制化疗药物的环境要求　配药区域应为相对独立的空间，宜在Ⅰ级或亚级垂直层流生物安全柜内配制，防止含有药物微粒的气溶胶或气雾对护士产生伤害。使用化疗药物的环境中可配备溢出包，内含防水隔离衣、一次性口罩、乳胶手套、面罩、护目镜、鞋套、吸水垫及垃圾袋等。

3. 配制化疗药物的操作要求 ①配药时操作者应戴双层手套（内层为PVC手套，外层为乳胶手套）、一次性口罩；宜穿防水、无絮状物材料制成、前部完全封闭的隔离衣；可佩戴护目镜；配药操作台面应垫以防渗透吸水垫，污染或操作结束时应及时更换。②划开安瓿前应轻弹其颈部，使附着的药粉降落至瓶底。折断安瓿时应垫以纱布，避免药粉、药液外溢，或防止玻璃碎片划破手套。③溶解药物时，溶媒应沿瓶壁缓慢注入瓶底，待药粉浸透后再摇动，防止药溅出。④抽取药液后，在药瓶内进行排气和排液后再拔针，不可将药物排于空气中。⑤抽取药液时用一次性注射器和针腔较大的针头，以防注射器内压力过大，药液外溢。所抽药液不可超过注射器容量的3/4，防止针栓从针筒中意外滑落。⑥操作完毕，先脱去手套，再用流动水和洗手液彻底洗手并沐浴，减轻药物毒性作用。

4. 执行化疗药物的操作要求 ①给药时，操作者宜戴双层手套和一次性口罩。②静脉给药时宜采用全密闭式输注系统，确保注射器及输液器接头处连接紧密，以防药液外渗。③茂菲氏滴管内加入药物时，先用无菌棉球围在滴管处再加药，速度不宜过快，以防药液从管口溢出。

5. 化疗药物污染的处理 化疗药物不慎外溢时按以下步骤进行处理：①操作者应穿戴个人防护用品。②应立即标明污染范围，粉剂药物外溢应使用湿纱布垫擦拭，水剂药物外溅应使用吸水纱布垫吸附，污染表面应使用清水清洗。③如药液不慎溅在皮肤或眼睛内，应立即用清水反复冲洗。④记录外溢药物名称、时间、溢出量、处理过程及受污染的人员。

6. 化疗废弃物和污染物品的处理要求 ①接触过化疗药物的注射器、针头、棉签、输液管等，必须放置在防刺破、无渗漏的有毒性药物标识的容器中，不能与普通垃圾等同处理。②一次性污染物品须经焚烧处理。③非一次性物品应与其他物品分开放置，并经高温处理。④处理48h内接受过化疗患者的分泌物、呕吐物、排泄物及血液时，必须穿隔离衣、戴手套；化疗患者使用过的物品，应先用热水冲洗2次，然后分装标记，集中处理。

链 接

全自动化疗药物配制机器人

全自动化疗药物配制机器人由药品配制区、装卸区和暂贮区、空气处理装置和HEPA过滤器、自动废弃物处理装置、电控舱5个部分组成。另外，还有1台与之连接的服务器电脑，负责录入并传递医嘱及打印标签等工作。药品的配制全程均在百级洁净密封舱内自动进行操作，设备启动后会自行对气流、压力等参数进行检测，确保设备运行正常。

（五）负重伤的防护

1. 加强身体锻炼 健康操、广播体操、太极拳等可以提高肌肉的柔韧性、关节的灵活性，预防下肢静脉曲张；加强腰部锻炼，尤其是腰背肌、腰椎活动度的锻炼，改善局部血液循环，预防椎间盘退变。

2. 保持正确的工作姿势 ①工作间歇适当变换体位或姿势，缓解肌肉、关节疲劳，减轻脊柱负荷；尽可能抬高锻炼下肢，促进静脉回流。②站立时，双下肢轮流支撑身体重量，适当做踮脚动作，促进小腿肌肉收缩及静脉血回流。③站立或坐位时，保持腰椎伸直，使脊柱支撑力增大，避免过度弯曲造成腰部韧带劳损。④弯腰搬重物时，伸直腰部，双脚分开，屈髋下蹲，后髋及膝关节用力，挺身搬起重物。

3. 使用劳动保护用品　①工作期间，护士可以佩戴腰围以加强腰部的稳定性，休息时解下，以免长时间使用造成腰肌萎缩。②协助患者翻身时采用合适的辅助器材。③穿弹力袜或绑弹力绷带，减轻肢体沉重感或疲劳感，促进下肢静脉血回流，穿软底鞋。

4. 养成良好的生活习惯　①选用硬板床或硬度、厚度适宜的床垫。②从事家务劳动或活动时，避免长时间弯腰，或尽量减少弯腰次数。③减少持重物的时间和重量。④合理膳食，均衡营养，适当增加蛋白质的摄入，多食富含维生素 B、维生素 E 的食物，以营养神经，促进血液流动，改善血液循环。

5. 避免过重工作负荷　合理排班，避免护士工作强度过大，或一次性工作时间过长，以减轻身体负荷和职业压力。

（六）心理社会性损伤的防护

1. 减轻工作压力　护理管理者应科学优化人员组合，合理分工，营造和谐健康的工作环境，增加护士编制，提高护士待遇，创造晋升和深造的机会，尽量减轻护士的工作压力，避免因工作量过大导致工作疲溃感的产生。

2. 提高护士的心理素质　加强护士心理素质的培养，如接受社会心理干预技能培训，提高护士对压力的积极应对能力。定期对护士进行人际关系、社会技能、时间管理等培训。指导护士学会总结自己和同事优秀的工作技巧，合理宣泄消极情绪，保持积极、稳定的良好情绪。

3. 增强家庭支持和提高社会地位　护理管理者应制订家庭支持政策，增强护士的家庭支持，当护士因家庭原因需要请假时护理管理者应表示理解和关心。另外，还应努力加大护士的正面宣传与培养，积极提高护士的社会地位。

自 测 题

A_1/A_2 型题

1. 护士职业安全中最常见的职业性有害因素是
   A. 机械性因素　B. 生物性因素
   C. 物理性因素　D. 化学性因素
   E. 心理社会性因素
2. 护士由于锐器伤感染的疾病主要是
   A. 梅毒　B. 弓形虫病
   C. 疟疾　D. 肝炎和艾滋病
   E. 伤寒
3. 患者，男，47 岁。肺癌术后化疗。护士在给其行经外周静脉穿刺的中心静脉导管置管过程中发现手套破损，此时应
   A. 用无菌纱布覆盖破损处
   B. 用消毒液消毒破损处
   C. 用胶布粘贴破损处
   D. 加戴一副手套
   E. 立即更换手套
4. 护士给某乙肝患者拔针时，不小心被沾有该患者血液的针头刺伤，伤口的即刻处理方法不妥的是
   A. 按压止血
   B. 用肥皂液和流动水冲洗
   C. 尽可能挤出损伤处的血液
   D. 消毒后包扎伤口
   E. 用 75% 乙醇或 0.5% 碘伏消毒
5. 护士小王在给肿瘤患者配制化疗药物的过程

中，不慎将化疗药物溅到眼睛里面，不恰当的处理方法是

A. 量少可以不用特殊处理

B. 立即用清水反复冲洗

C. 立即用生理盐水反复冲洗

D. 做好相应的记录，并及时上报

E. 如若不适及时就医

6. 护士小李，在某肿瘤病房工作 5 年，经常接触化疗药物，如果防护不当，可能出现的毒性反应不包括

A. 肿瘤　　B. 畸形

C. 流产率增高　　D. 细菌性肺炎

E. 白细胞数量减少

7. 某重症监护室，近期因人员短缺，护士工作量较大，一个班次的工作时间较长，护士预防负重伤的恰当做法，不包括

A. 工作间歇适当变换体位或姿势

B. 站立时双下肢轮流支撑身体重量

C. 搬重物时双脚分开，弯腰用力

D. 坐位时腰椎伸直以增大脊柱支撑力

E. 使用辅助器材协助患者翻身

8. 护士小王，在神经内科工作 10 年，由于经常需要帮助患者翻身，劳动强度大，出现腰椎间盘突出，导致其损伤的职业因素属于

A. 化学性因素　　B. 生物性因素

C. 放射性因素　　D. 机械性因素

E. 心理、社会因素

A_3/A_4 型题

（9、10 题共用题干）

新护士小刘正在给肿瘤患者进行粉剂化疗药物给药前准备。

9. 在配药过程中，小刘手滑，不慎将药瓶摔落于台面，导致部分药粉溅出，台面处理方法不妥的是

A. 立即标明污染范围

B. 立即用湿纱布轻轻抹擦

C. 立即用吸水毛巾吸附

D. 肥皂水擦洗台面

E. 告知他人避免接触

10. 小刘在处理被化疗药物污染的废弃物过程中，不妥的是

A. 抽吸化疗药物的注射器放入专用密闭容器中

B. 一次性防护衣焚烧处理

C. 非一次性物品高温处理

D. 处理 72h 内接受过化疗的患者的排泄物须穿隔离衣、戴手套

E. 患者使用过的洗手池、马桶用清洁剂清洗

（任　静）

第5章 医院和住院环境

第1节 医院概述

案例 5-1

患者，女，55岁。诊断为阑尾炎，需择期进行手术治疗，患者担心县医院医疗水平，想去市级大医院治疗，又听说大医院治疗费用高，内心很纠结。最后经过咨询，患者决定在县医院接受治疗，前天已痊愈出院。

问题： 1. 患者治疗前认为的县医院和市级大医院有什么区别？

2. 患者得知病情后如果向你咨询，你应如何解释？

3. 我国的医院是如何分类分级的？

医院是指具备一定数量的床单元、相应的医务人员和必要的医疗设备，通过医务人员的团队协作，运用医学和护理理论及技术，对群众或特定人群进行防病治病的场所，以对服务对象进行科学和正确预防、诊疗、护理为主要目的的卫生事业机构。

一、医院的性质和任务

（一）医院的性质

《全国医院工作条例》指出："医院是治病防病、保障人民健康的社会主义卫生事业单位，必须贯彻党和国家的卫生工作方针政策，遵守政府法令，为社会主义现代化建设服务。"这是我国医院的基本性质。

（二）医院的任务

《全国医院工作条例》指出："医院必须以医疗工作为中心，在提高医疗质量的基础上，保证教学和科研任务的完成，并不断提高教学质量和科研水平。同时做好扩大预防、指导基层和计划生育的技术工作。"

1. 医疗　是医院的中心任务。医院的医疗工作以诊疗与护理两个方面为主体，与医技部门密切配合形成一个完整的医疗服务体系为患者服务。医院医疗分为门诊医疗、住院医疗、急救医疗和康复医疗。门诊、急诊医疗是第一线，住院医疗是中心，住院医疗是针对疑难、复杂、危重患者进行的诊断治疗。

2. 教学　开展并做好临床教学是广大医护人员义不容辞的责任。每个不同专业不同层次的专业人员、技术人员的培养，都必须经过学校教育和临床实践两个阶段。医学院校学生需要通过临床实践巩固知识、熟练技能；在职人员也需要不断接受继续教育更新知识，提高服务质量与技术水平。

3. 科研　医院也承担着科学研究任务，临床上许多疑难问题都是医学研究课题。通过科学研究，可以解决临床上的疑难问题，提高医疗护理水平。

4. 预防保健和社区卫生服务　随着医院职能的不断扩大，医院既要对患者进行诊疗，也要进行预防保健和社区卫生服务。各级医院要发挥预防保健功能，如进行健康教育、健康咨询及疾病普查等工作，倡导健康的生活方式，加强自我保健意识，提高人民群众的生活质量。

二、医院的类型及分级

（一）医院的类型

根据不同的划分方法，可将医院划分为不同的类型，见表 5-1。

表 5-1　医院的分类

划分方法	医院类型
按收治范围	综合医院、专科医院
按特定任务	军队医院、企业医院、医学院校附属医院
按所有制	公立医院、私立医院、股份制医院、中外合资医院
按经营目的	非营利性医院和营利性医院
按分级管理	三级（一、二、三级），十等（每级分甲、乙、丙三等，三级增设特等）

（二）医院的分级

医院分级管理是按照医院的功能和相应规模、技术建设、管理及服务质量综合水平，将其划分为一定等级和等次的标准化管理。我国从 1989 年开始实行医院分级管理制度，并于 2011 年 12 月 24 日下发执行《三级综合医院评审标准（2011 年版）》。

1. 一级医院　是指直接为本地区提供预防、医疗、护理、康复、保健等综合服务的基层医院。如农村乡、镇卫生院和城市街道社区服务中心等。主要功能是直接对人群提供一级预防，并进行多发病、常见病的管理，对疑难重症做好正确转诊，协助高层次医院搞好住院前后的服务。

2. 二级医院　是指向多个社区提供医疗卫生服务并承担一定教学、科研任务及指导基层卫生机构开展工作的地区性医院。如一般市、县医院及省辖市的区级医院，以及相当规模的工矿、企事业单位的职工医院。主要功能是提供医疗护理、预防保健和康复服务，参与指导对高危人群的监测，接受一级医院转诊，对一级医院进行业务指导，进行一定程度的教学和科研。

3. 三级医院　是指向多个地区甚至全国范围提供高水平医疗卫生服务，并承担医学高等教学、科研任务，同时指导一、二级医院的医疗工作和相互合作的区域性以上的医疗卫生机构。如全国、省、市直属的市级大医院，以及医学院的附属医院。主要功能是提供全面连续的医疗护理、预防保健、康复服务和高水平的专科医疗服务，解决危重疑难病症，接受二级医院转诊，对下级医院进行指导和培训，并承担教学、科研任务。

三、医院的组织结构

根据我国国家卫生健康委员会统一颁布的组织编制原则，医院的组织结构大致由三大系统构成：诊疗系统、辅助诊疗部门和行政后勤部门（图 5-1）。各部门之间既分工明确，各尽其责，又相互协调，相互合作。

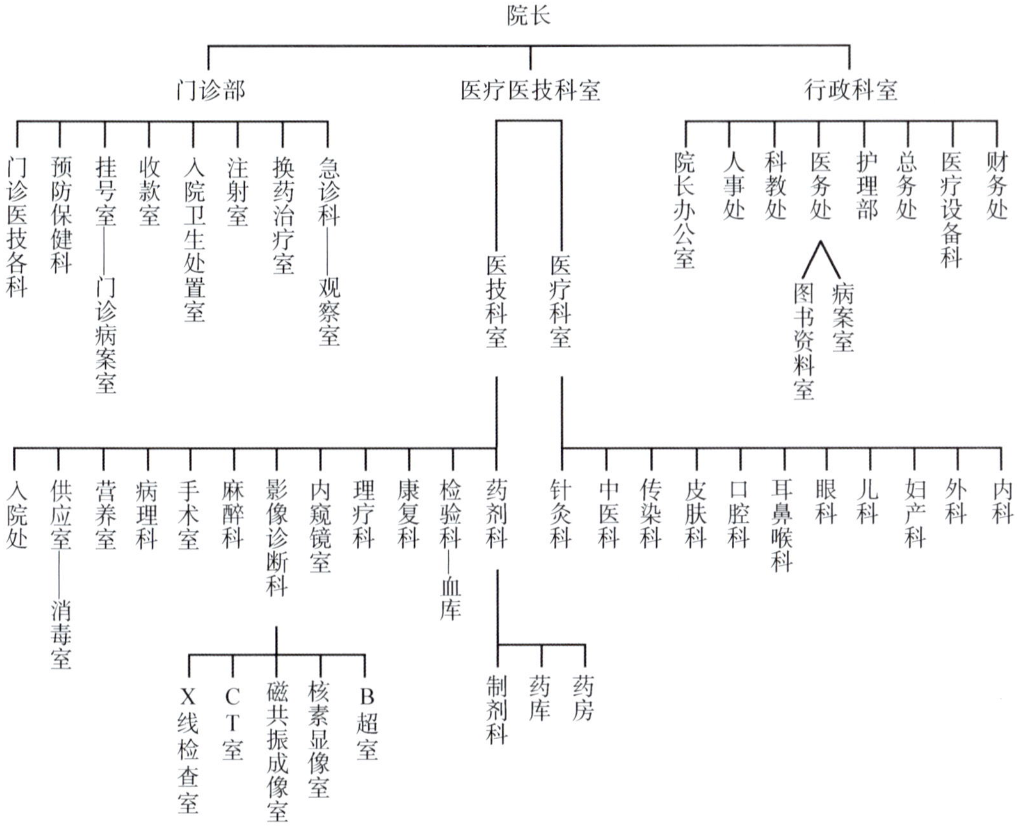

图 5-1　医院的组织结构

第 2 节　住院环境和护理工作

案例 5-2

患者，女，65 岁，近日因头痛、头晕在女儿的陪同下去医院看病。去医院后，女儿认为母亲需看急诊，而患者认为看普通门诊即可。最后，女儿尊重母亲的选择，同意母亲在普通门诊接受检查，经门诊医生的询问及检查后，患者需住院治疗。

问题： 1. 门诊和急诊有什么区别？

2. 患者住院后，护士需做哪些工作？

一、门　诊　部

门诊是医院医疗、护理工作的第一线，是直接为公众提供诊断、治疗和预防保健服务的场所。具有人员多、流动性大、病种复杂、季节性强、就诊时间短等特点，医护人员应提供优质的服务，使患者能得到及时的诊断和治疗。门诊的工作直接反映医院的医疗护理质量和综合管理水平。

（一）门诊部的设置和布局

门诊除设有和医院各科室相对应的诊室外，还设有挂号处、收费处、化验室、药房、治疗室等。其中各科诊室内配备有诊察床，床前设有遮挡设备，室内设有洗手池和诊断桌，各种检查用具、处方、化验及检查申请单等放置有序。治疗室内备有急救物品和设备，如氧气、电动吸引器、急救药品等。

门诊的候诊、就诊环境以方便患者为目的，以注重公共卫生为原则，设施布局合理，流程简便，有醒目标志和指路牌，并体现医院对患者的人文关怀。

（二）门诊部的护理工作

1. 预检分诊　预检分诊的护士应具有丰富的实践经验和良好的职业素质。接诊时应热情主动，先简要询问病史，经观察病情后，做出初步判断，再给予合理的分诊，做到先预检分诊，再指导患者挂号就诊。对传染病或疑似传染病患者，应分诊到隔离门诊。

2. 安排候诊和就诊　患者在护士指导下挂号后，分别到各科室门诊候诊处等候就诊。为保证患者能够顺利就诊，护士应做好下列工作。

（1）开诊前准备，检查候诊、就诊环境，备齐各种检查器械及用物等。

（2）开诊后，按挂号先后顺序安排就诊。收集整理初诊、复诊病案和检验报告等。

（3）根据病情测量体温、脉搏、呼吸、血压等，记录于门诊病案上。必要时应协助医生进行诊断和检查等工作。

（4）随时观察候诊患者的病情变化，如遇高热、剧痛、呼吸困难、出血、休克、意识丧失等患者，应立即安排提前就诊或送急诊处理，必要时配合医生进行抢救；对病情较重或年老体弱者，可适当调整就诊顺序。

（5）指导就诊患者正确留取标本，耐心解答患者及家属提出的有关问题。认真听取患者及其家属的意见，不断改进护理工作。

（6）门诊结束后，做好用物整理及消毒工作。

3. 健康教育　充分利用候诊时间对患者进行健康教育。内容可根据不同季节、不同科室、不同病种特点灵活掌握。采用讲座、板报、电视录像或发放宣传册等不同方式开展健康教育。对患者提出的询问应耐心、热情地予以解答。

4. 实施治疗　执行需要在门诊进行的治疗，如注射、换药、导尿、灌肠、穿刺等。治疗中严格遵守操作规程，确保治疗安全、及时。

5. 消毒隔离　门诊患者集中且流动性大、病种复杂，易发生交叉感染，这就对消毒隔离工作提出了很高的要求。门诊走廊、诊室、候诊处、治疗室等各部门及其用物做好清洁、消毒处理。对传染病或疑似传染病的患者执行严格的隔离措施，防止传染病传播扩散，并按规定做好疫情报告工作。

6. 保健工作　护士经过培训可直接参与健康体检、疾病普查、预防接种、健康教育等保健工作，以满足人们日益增长的卫生保健需求。

考点 门诊部的护理工作

二、急 诊 科

急诊科是抢救患者生命的第一线，是医院诊治急危重症患者的场所。急诊实行 24h 开放服务，对危重患者及意外灾害事件，提供快速高效服务。急诊科护士应具有良好的素质，具备一定的抢救知识和经验、技术熟练、动作敏捷。急诊科组织管理和技术管理应最优化，达到标准化、程序化、制度化，以保证抢救及时、有效。

（一）急诊科的设置与布局

急诊一般设有预检处、诊室、抢救室、治疗室、观察室、监护室、清创室、药房、化验室、X 线室、心电图室、挂号室及收费室等，形成一个相对独立的单元。

急诊环境以方便患者就诊为目的，以最大限度地缩短候诊时间，争取抢救时机，提高抢救效率为原则。急诊环境应宽敞、明亮、整洁，有专用的路线和通道出入口，方便患者就诊和救治。

（二）急诊科的护理工作

1. 预检分诊　预检护士要掌握急诊就诊标准，做到一问、二看、三检查、四分诊。

（1）急危重症患者应立即通知值班医生及抢救室护士。

（2）将传染病或疑似传染病的患者安排到隔离室就诊。

（3）遇意外灾害事件应立即通知护士长及有关科室组织抢救。

（4）遇有法律纠纷、刑事案件、交通事故等，应迅速报告医院保卫部门或与公安部门取得联系，请家属或陪送者留下。

2. 抢救工作

（1）物品准备　包括一般物品、无菌物品、抢救设备、急救药品及通信设备（表 5-2）。一切抢救物品要做到“五定”，即定数量品种、定点放置、定人保管、定期消毒灭菌和定期检查维修，使急救物品完好率达 100%。护士必须熟知抢救物品性能和使用方法，并且能排除一般性故障。

表 5-2　急诊常用的抢救物品

物品种类	物品名称
一般物品	血压计、听诊器、开口器、压舌板、舌钳、手电筒、止血带、输液架、氧气管、吸痰管、胃管等
无菌物品	注射器、输液器、输血器、静脉切开包、气管插管包、气管切开包、开胸包、导尿包、各种穿刺包、无菌手套及各种无菌敷料等
抢救设备	供氧装置、心电监护仪、超声波诊断仪、吸引器、电除颤器、心脏起搏器、呼吸机、洗胃机等，有条件可备 X 线机、手术床、多功能抢救床等
急救药品	各种中枢神经兴奋剂、镇静剂、镇痛剂，抗休克、抗心力衰竭、抗心律失常、抗过敏药及各种止血药，急救用激素、解毒药、止喘药，纠正水、电解质紊乱及酸碱平衡失调类药，局部麻醉药，抗生素类药，以及各种输入液体等，并有简明扼要的说明卡片
通信设备	自动传呼系统、电话、对讲机等

（2）配合抢救　①严格按抢救程序、操作规程，实施抢救措施，应做到分秒必争。医生未到抢救现场之前，护士应根据病情做出初步判断，并给予紧急处理，如测血压、吸痰、给氧、止血、配血、建立静脉通道、实施人工呼吸、胸外心脏按压等；医生到达后，立即报告处理情况及病情，正确执行医嘱，积极配合抢救，严密观察病情变化，为医生提供抢救资料。②做好抢救记录，严格执行查对制度。要求抢救记录字迹清晰、及时、准确；必须注明时间，包括患者和医生到达时间、抢救措施实施及停止时间（如用药、吸氧、心肺复苏等）；记录执行医嘱的内容及病情的动态变化。③抢救中在执行口头医嘱时，必须向医生复诵一遍，双

方确认无误后方可执行。抢救完毕后，请医生在6h内据实补写医嘱。抢救中使用的药品空瓶、空液体瓶、输血空袋等应集中放置，需经两人核对是否与医嘱相符后方可弃去。

3. 病情观察　急诊应设急诊观察室，配备有一定数量的床位，主要收治一些暂时不能确诊或已明确诊断、病情危重但暂时住院困难或只需短时观察即可离院的患者。留观时间一般是3～7天。护士应对留观的患者进行入室登记、建立病案，认真填写各项记录，书写病情观察报告；对留观的患者要主动巡视和观察，及时处理医嘱，做好心理护理及各项治疗护理工作；做好出入急诊观察室的患者及其家属的管理工作，保持良好的秩序。

考点 急诊科的护理工作

医者仁心

护佑“生命之光”的王荃

王荃是首都医科大学附属北京儿童医院急诊科主任，她所在的北京儿童医院急诊科每年接诊患儿近20万人次，每年抢救急危重症患儿超过2万人次。几乎每一天，王荃和她的团队都在争分夺秒地进行着一场又一场惊心动魄的紧急救护。她在团队协作中一次次帮助患儿化险为夷、战胜病魔。

三、病　　区

病区是住院患者接受诊疗、护理及康复休养的场所。病区的设置、布局和管理直接影响着医疗、护理、教学、科研任务的完成。因此，创造一个整洁、安静、舒适、安全的物理环境及和谐的社会环境，对促进患者早日康复尤为重要。

（一）病区的设置和布局

每个病区均设有普通病室、危重病室、抢救室、治疗室、医生办公室、护士办公室（护士站）、配餐室、盥洗室、浴室、洗涤间、厕所、库房、医护休息室、示教室等，如有条件可设置患者娱乐室、会客室等。

病区的布局应科学合理，以方便治疗和护理工作。如护士站应设在病区的中心位置，与抢救室、危重病室及治疗室邻近，以便观察病情、抢救患者和准备用物。根据医院条件，每个病区设病床30～40张，每间病室设1～3张病床。两床之间应设隔帘，有利于治疗、护理及维护患者的隐私权；两床之间的距离不少于1m，有条件的医院还可以设置中心供氧及中心吸引装置、呼叫系统、电话、电视、卫生间等，或设立单人间，促进患者舒适和恢复健康。病区实行科主任、科护士长领导下的主治医生、护士长分工负责制。

（二）病区的环境要求

病区的环境包括物理环境和社会环境。良好的环境能够帮助患者康复，促进人的健康，不良的环境则给人带来危害。作为护士应协助人们识别和避免环境中的不利因素，利用环境中的有利因素，并努力为患者创造良好的物理环境和社会环境，以维持患者的健康。

1. 物理环境　良好的医院物理环境应具备安静、整洁、舒适、安全的特点。

（1）安静　当人的健康状况不良时，对声音的耐受能力下降，即使是美妙的音乐也会被视为噪声。凡是不悦耳、不想听，使人生理及心理产生不舒服的声音都属于噪声。衡量声音强度的单位是“分贝”（dB）。病区内应避免噪声。世界卫生组织规定，白天病区比较理想的噪声强度是 35 ～ 40dB，噪声强度在 50 ～ 60dB 时则能产生相当程度的干扰，影响休息和睡眠；长时间暴露于 90dB 以上的环境中，能引起头痛、头晕、耳鸣、失眠等症状。当声音强度达到或超过 120dB 时，可造成听力丧失或永久性失聪。

因此，护理人员在执行各项操作时要做到“四轻”，即说话轻、走路轻、操作轻、关门轻；病室的门、窗及桌、椅脚应加橡皮垫；推车的轮轴定时加注润滑油；护士应向患者及家属宣传，共同保持病室安静。

（2）整洁　主要指病区护理单元和医疗护理操作环境应整洁。要求达到避免污垢积存，防止细菌滋生的目的。保持病区环境整洁的措施如下。

1）病区陈设齐全，规格统一，布局合理，摆放整齐，方便取用。

2）做到物有定位，用后归位。

3）及时清理环境，病区内墙、地面及所有物品采用湿式清扫法，保持清洁。

4）及时清除治疗护理后的废弃物及患者排泄物。

5）保持患者及床单元清洁，床单、被套及衣裤及时更换。

6）患者的非生活及医疗护理必需品不得带入病区。

（3）舒适　主要指通过对病室温度、湿度、通风、采光、装饰等调控，增强患者舒适感。

1）温度：一般病室的温度以 18 ～ 22℃为宜，婴儿室、产房、手术室、老年病室以 22 ～ 24℃为宜；室温过高，影响机体散热而使患者感到烦躁；室温过低，患者出现肌肉紧张，且易着凉。因此，病室应备室温计，以便观察室温变化并给予调节。夏天采用风扇、空调设备调节室温，冬天采用暖气、空调或其他取暖设备保持合适的室温。

2）湿度：病室湿度一般指相对湿度，即在一定温度条件下，单位体积的空气中所含水蒸气的量与其达到饱和度时含量的百分比。湿度会影响皮肤蒸发散热速度，从而影响患者的舒适感。病室的相对湿度在 50% ～ 60% 为宜。室内湿度过高，空气潮湿，有利于细菌繁殖，同时机体水分蒸发减少，出汗受到抑制，患者感到闷热、不适，尿液排泄增加，对心、肾疾病患者不利；室内湿度过低，空气干燥，水分蒸发快，导致呼吸道黏膜干燥、咽痛、口渴，对急性喉炎、气管切开和呼吸道感染的患者十分不利。

病室应备湿度计，以便观察湿度变化并给予调节。当室内湿度过低时，可用加湿器、地面洒水、暖气上放置湿毛巾等措施；当室内湿度过高时，采用开窗通风或空调设备等。

3）通风：空气流通可以调节室内温、湿度，增加氧含量，降低二氧化碳及空气中微生物的密度。为保持空气新鲜，病室应定时开窗通风换气，每次通风 30min 左右。通风时避免对流风直吹患者，冬天要注意保暖。

4）采光：室内明暗度，可影响患者的舒适度。充足的光线，可使患者愉悦，且有利于观察病情。光线较弱有利于患者休息和放松。病室的采光有自然光线和人工光线两种，护士可根据治疗、护理和患者需求予以满足。适量的日光照射，能使血管扩张、血流增快，改善皮肤和组织的营养状况，使人食欲增加，舒适愉快。此外，阳光中的紫外线，有杀菌作用，并能促进机体生成维生素 D。采用自然光源时，应注意阳光不要直射眼睛，防止引起目眩；午睡时应用窗帘遮挡光线。为了夜间照明及保证特殊检查和治疗护理的需要，病室需要配备相应的人工光源。病室除了普通照明灯外，还应装有地灯或可调节床头灯，既方便护士夜间巡视工作，又可减少对患者睡眠的干扰，还能防止患者夜间下床活动时因光线暗而出现跌倒等意外事件。如破伤风患者的病室要求遮光，防止噪声，并保持病室安静。

5）装饰：病室装饰应以简洁、美观为主。医院的装饰应根据不同护理对象的需求合理选择，如儿科病区的墙壁采用柔和的暖色，再配一些可爱的卡通图案，护士服饰采用粉红色，可使患儿感到温馨甜蜜，减轻儿童的恐惧感；手术室选用绿色或蓝色，使患者安静、产生信任感；还可以在病室内外和病区走廊上适当摆设鲜花和种植绿色植物（过敏性疾病患者病室除外），在病室周围建设花坛、草坪，种植树木，优化住院环境，既美观，又增添生机。病床、桌、椅、窗帘、被套、床单等趋向家居化，以满足患者的需要。

（4）安全　是指无危险、无伤害的环境。如病室、浴室、厕所地面防滑，减少障碍物，并设呼叫系统；走廊、浴室、厕所应设置扶手；对神志不清、偏瘫患者及婴幼儿使用保护具；有易燃、易爆品的使用和管理规范等。

2. 社会环境　病区是社会的一个特殊组成部分，对初次住院的患者来说，病区陌生的人际关系和规章制度会使之感到不适应。护士应帮助患者尽快适应新环境，建立和维持良好的人际关系，以促进疾病康复。

（1）人际关系　是指人们在社会生活中，通过相互认知、情感互动和交往行为所形成和发展起来的人与人之间的相互关系。和谐的人际关系是保持患者良好心理状态的重要条件。在医院环境中，人际关系可直接或间接影响患者的康复。

1）护患关系：是一种特殊的人际关系，是保持患者良好心理状态的重要条件。因此护理人员应做到：①工作中以患者为中心，尊重患者，一视同仁。②技术娴熟，增加安全感、信任感。③态度和蔼，乐观开朗。④发挥语言的积极作用，帮助患者树立战胜疾病的信心。

2）病友关系：同病室患者构成一个群体，积极的群体气氛可促进患者尽快适应医院的环境，利于疾病恢复。护士应引导患者间相互关心、相互帮助、相互鼓励，患者之间建立良好的情感交流，消除不良情绪，使病室呈现和谐、愉快的气氛。

3）患者与家属的关系：家属对患者的理解、关心和支持，可增强患者战胜疾病的信心和勇气。护理人员应做到：①尊重患者家属，热情接待，并给予必要的帮助和指导。②鼓励患者家属共同参与患者的治疗、护理过程，耐心解答家属的问题。③给予患者家属心理支持，帮助家属正确认识疾病，提供心理支持，减轻家属的心理负担。因此，护士应多与患者家属沟通，共同做好患者的身心护理。

（2）医院规章制度　医院为了保证医疗、护理工作的顺利开展及预防医院内感染等而制订各种医院规章制度，如入院须知、陪护制度、探视制度等。院规既是对患者行为的指导，也是一种约束，会对患者产生一定影响。因此，护理人员应做到：①向患者耐心解释每一项院规的内容和执行的必要性，取得患者及家属的理解，使其自觉遵守医院的规章制度。②允许患者在不违反医院规章制度的前提下，对个人周围环境有一定的自主权，护士应对其居住空间表示尊重，如进门时先敲门取得同意，帮助患者整理床单元或生活物品时，先取得患者的同意等。③满足患者需求，尊重探视人员。④在病情允许的情况下，护士应创造条件并鼓励患者参与自我照顾，恢复其自信心与自护能力，利于其早日康复。

考点 病区的环境

（三）病区的护理工作

病区护理工作的核心是以患者为中心，运用护理程序对患者实施整体护理，为患者提供优质服务，满足其生理、心理和社会的需求，促使患者早日康复。有以下主要的护理内容。

1. 迎接新患者　对于新入院的患者，护士应立即根据病情做好所有准备工作，包括准备合适的床单元，建立住院病历，必要时准备抢救设备和物品等。

2. 做好入院初期的护理工作　包括介绍主管医生、护士、病区环境、各种制度，护理体检，书写护理病历，制订护理计划，依据患者病情做好自理能力及各种危险因素的评估，落实护理措施，评价护理效果等。

3. 做好住院期间的护理工作　包括正确执行医嘱，及时实施治疗和护理措施，观察病情变化，评估治疗与护理效果，及时解决患者生理、心理及社会问题，做好住院患者的各项生活护理和基础护理。

4. 做好出院、转出及死亡患者的护理工作　慢性疾病患者要做好定期随访及健康宣教的工作。

5. 做好病区环境管理工作　避免和消除一切不利于患者康复的环境因素。

6. 开展临床护理教学工作　培养优秀的护理人才，促进学科的可持续发展。

7. 开展临床护理科研工作　不断提高临床护理工作的质量和水平，促进学科建设。

四、铺床技术

（一）床单元及设备

床单元是指医院为住院患者所提供的用以检查、诊疗、护理、休息、睡眠、饮食的基本家具、设施、设备的总称。

每个床单元应配备固定的设施，包括病床、床上用品、床旁桌、床旁椅，另外床头墙壁上有照明灯、呼叫装置、供氧和负压吸引管道（图 5-2）等设施。病床及床上用品的规格与要求见表 5-3。

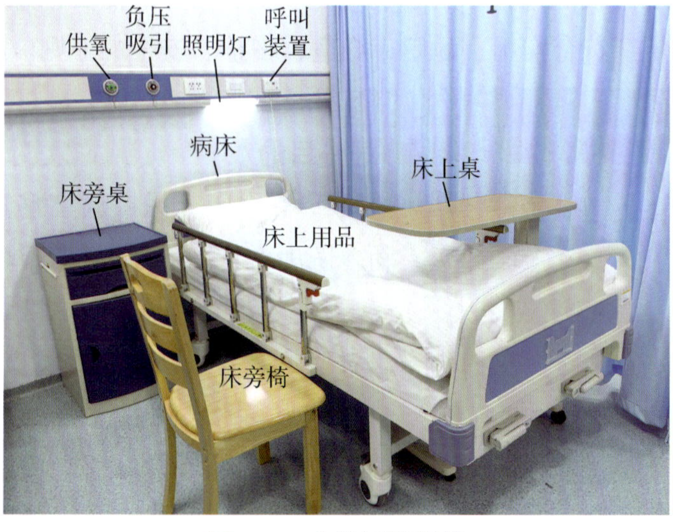

图 5-2　床单元及设施

表 5-3　床单元设备的规格要求

物品名称	规格与要求
病床	普通病床（图 5-3）：长 200cm、宽 90cm、高 60cm，床头、床尾可支起或摇起。电动多功能床（图 5-4），长 200cm、宽 90cm、高 60cm、电压 220V、双摇三折（床头、中间、床尾能升降）、配有可收折护栏等，均有电动按钮控制，床脚有制动万向轮，配有餐桌、输液架
床垫	长度比床面长度减少 5cm，宽度与床面宽度相同，厚度 10 ～ 15cm
床褥	长度和宽度与床垫相同，褥芯应选用易于清洗消毒和拆洗的材质
棉胎	长度 210cm、宽度 155cm，应选用易于清洗消毒的材质
枕芯	长度 60cm、宽度 40cm，应选用易于清洗消毒的材质
大单	长度 250cm、宽度 180cm
被套	长度 250cm、宽度 165cm，开口在尾端，有系带
枕套	长度 65cm、宽度 45cm
橡胶中单	长度 85cm、宽度 65cm，左右两端与棉布缝制，棉布长 40cm
中单	长度 170cm、宽度 85cm

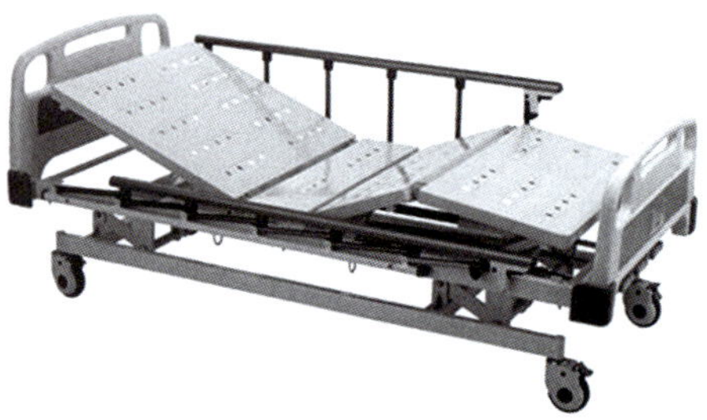

图 5-3　普通病床

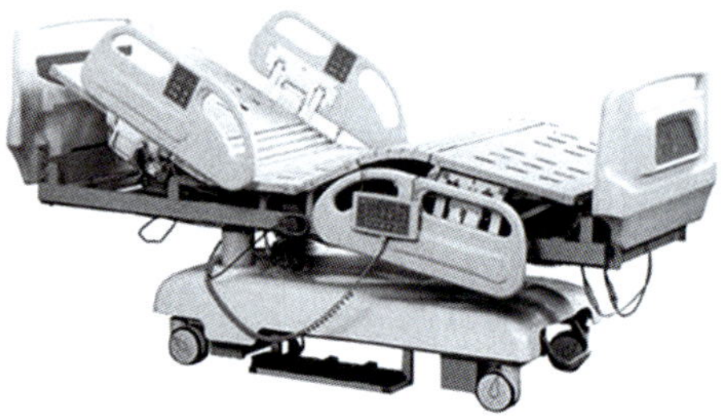

图 5-4　电动多功能床

链 接

家 庭 病 床

家庭病床是指医疗机构为了最大限度地满足社会医疗需求，派出医护人员，选择适宜在家庭环境中治疗和康复的病种，让患者在自己熟悉的环境里，在家人陪伴照顾下接受治疗和护理。

（二）铺床法

病床是患者休息和睡眠的地方，由于疾病的限制和治疗的需要，患者许多活动只能在床上进行，所以病床一定要符合实用、耐用、舒适、平整、安全的原则。常用的有备用床、暂空床和麻醉床。

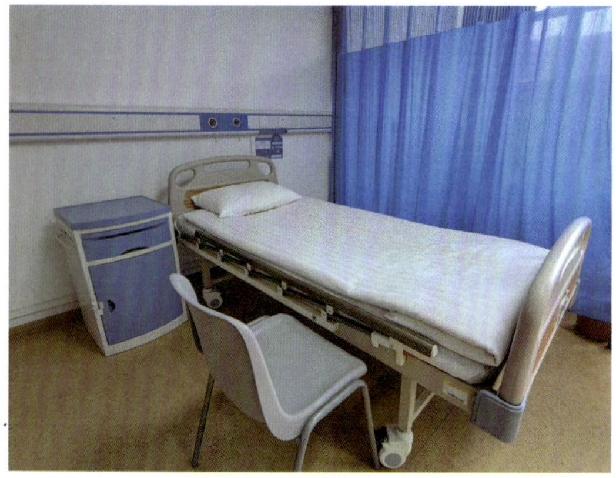

图 5-5　备用床

【目的】

1. 备用床　保持病室整洁、美观，准备迎接新入院患者（图 5-5）。

2. 暂空床　保持病室整洁、美观，供新入院患者或暂离床活动的患者使用（图 5-6）。

3. 麻醉床　①便于接受和护理麻醉手术后的患者。②使患者安全、舒适，预防并发症。③保持床铺整洁，不被血液、呕吐物、排泄物等污染

（图 5-7）。

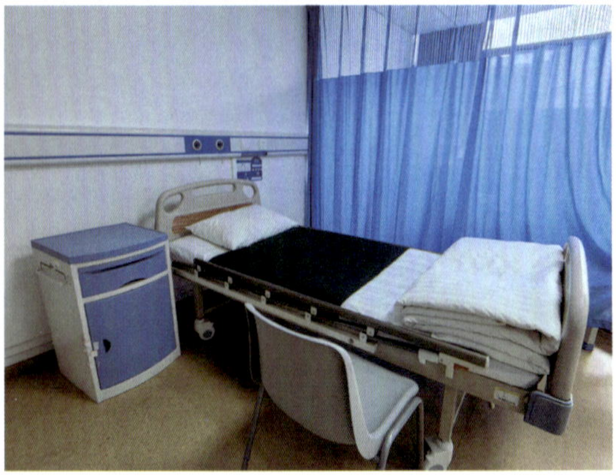

图 5-6　暂空床

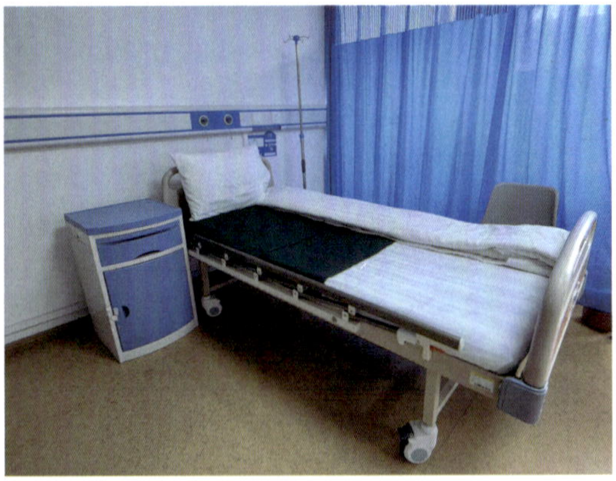

图 5-7　麻醉床

【操作程序】

1. 备用床

（1）护士准备　着装整洁，洗手、戴口罩；评估床单元设施、功能；评估床上用品、床旁设施等。

（2）用物准备　床、床垫、床褥、大单、棉胎、被套、枕芯、枕套、床旁桌、床旁椅等。必要时备橡胶单及中单。

（3）环境准备　病室整洁、通风，病室内无患者治疗、进餐。

（4）操作步骤　见表 5-4。

表 5-4　铺备用床法

操作步骤	操作方法
备物检查	备齐用物，按取用顺序放置于护理车上（自下而上放置枕芯、枕套、棉胎或毛毯、被套、大单、床褥），推车至床旁；检查床、床垫的功能是否完好，调整床至合适高度
移开桌椅	移床旁桌距床约 20cm，移床旁椅至床尾正中，距床约 15cm
翻转床垫	护士站在床的右侧，固定床轮，由床头向床尾或由近侧向远侧翻转床垫，上缘齐床头
铺好床褥	将床褥齐床头平铺在床垫上
铺好大单	取大单放于床褥上，大单横、纵中线与床的横、纵中线对齐，依次按照床头、床尾、近侧、远侧顺序分别展开。先铺近侧床头，一手托起近侧床头的床垫，一手伸过中线，将大单平整塞入床垫下，在距床头约 30cm 处，向上提起大单边缘，使其与床边垂直，呈一等边三角形，以床沿为界将三角形分为两半，上半三角覆盖于床上，下半三角平整地塞于床垫下，再将上半三角翻下塞于床垫下（图 5-8）。同法铺好近侧床尾大单。双手同时拉平拉紧大单中部，塞于床垫下，转至对侧，同法铺好对侧大单
套好被套（S 式）	将被套横、纵中线对齐床头中线放置，分别向床尾、床两侧打开，将被套开口端上层打开至 1/3 处，将折好的棉胎放于开口处，拉棉胎上缘中部至被套封口处，棉胎上缘与被套封口紧贴，将竖折的棉胎向两边打开和被套平齐，对好两上角，盖被的上缘平齐床头，至床尾，逐层拉平被套底层、棉胎、被套上层，系好被套开口端系带（图 5-9）
折成被筒	将盖被的两侧边缘向内折叠与床沿平齐，折成被筒，将盖被尾端向内折叠，与床尾平齐
套枕放置	于床尾处将枕套套于枕芯上，系好系带。轻轻拍松枕芯，平放于床头，开口背门
桌椅归位	将床旁桌椅移回原处，保持床单元整洁美观，洗手

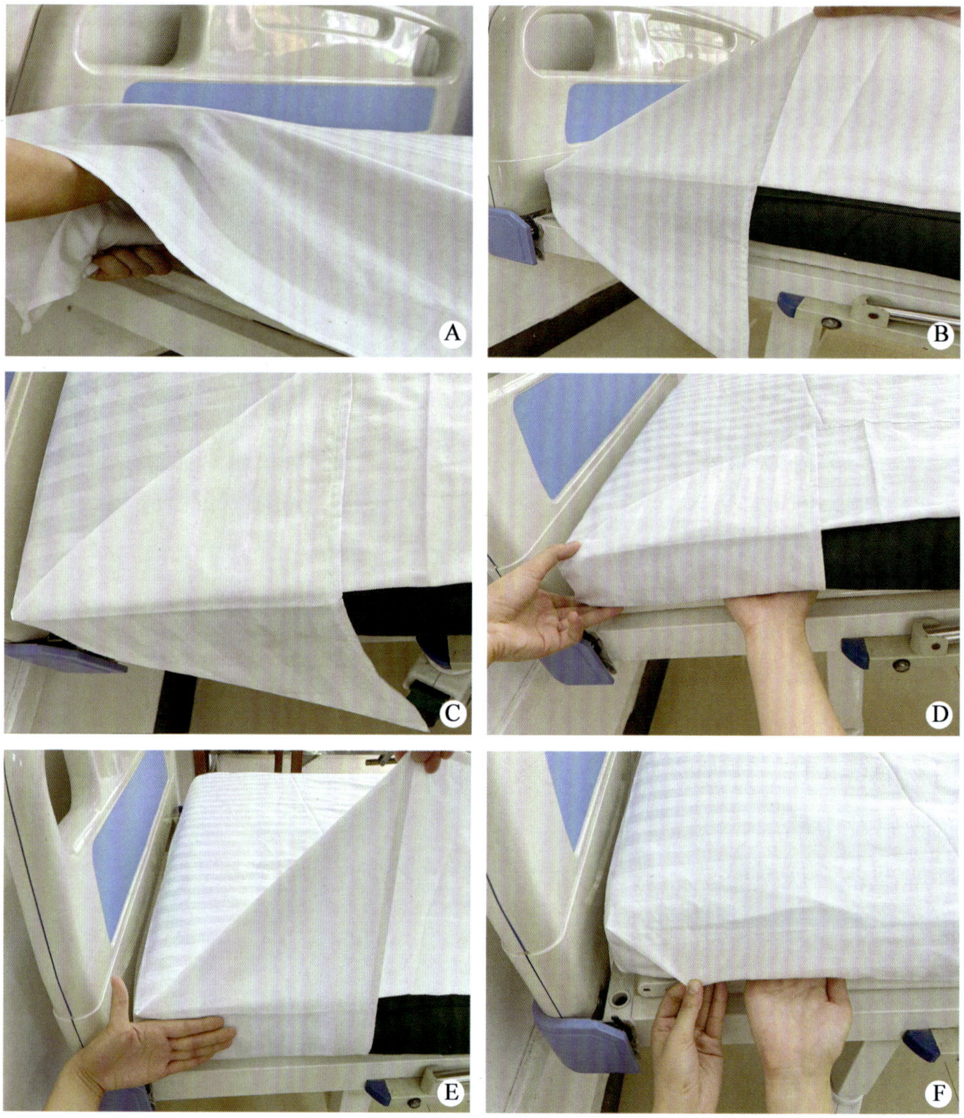

图 5-8 铺大单

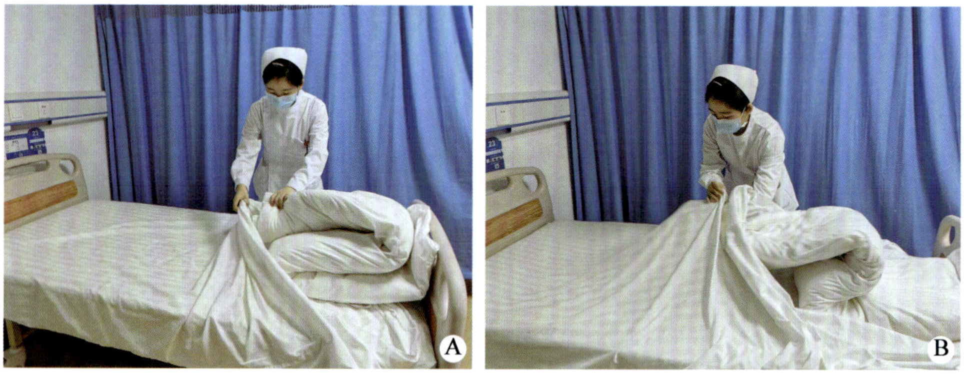

图 5-9 S 式套被套

2. 暂空床

（1）护士准备 着装整洁，洗手、戴口罩；评估住院患者病情、意识、诊断、有无伤口及引流管等，是否允许暂时离床活动。

（2）用物准备 同备用床。必要时备橡胶单及中单。

（3）环境准备 同备用床。

（4）操作步骤 见表 5-5。

表 5-5 铺暂空床法

操作步骤	操作方法
折叠盖被	将备用床的盖被头端向内折 1/4，再扇形三折于床尾，并使各层平齐
酌情铺单	根据病情需要铺橡胶单和中单：取橡胶单放于床上，上缘距床头 45 ～ 55cm，中线与床中线齐，展开；取中单以同法铺在橡胶单上，两单边缘下垂部分一起拉紧平整塞入床垫下；转至对侧，同法拉紧橡胶单和中单，铺平
整理归位	将枕头放回床头，移回床旁桌椅，洗手

3. 麻醉床

（1）护士准备 着装整洁，洗手、戴口罩；评估患者的病情、手术方式、麻醉方式等；评估术后所需用物、床单元设施性能等。

（2）用物准备 ①床上用物同备用床，另备橡胶单和中单各 2 条。②麻醉护理盘：无菌治疗巾内置张口器、压舌板、舌钳、牙垫、通气导管、治疗碗、镊子、输氧导管、吸氧导管和纱布数块。无菌巾外放血压计、听诊器、护理记录单和笔、弯盘、棉签、胶布、手电筒。③其他用物：输液架，必要时备负压吸引器、氧气、胃肠减压器，冬天按需备热水袋及布套、毛毯。

（3）环境准备 同备用床。

（4）操作步骤 见表 5-6。

表 5-6 铺麻醉床法

操作步骤	操作方法
撤除原物	拆除原有枕套、被套、大单等物，放于污物袋内
洗手备物	洗手，备齐用物，按取用顺序放于治疗车上（自下而上放置枕芯、枕套、棉胎或毛毯、被套、中单、橡胶中单、中单、橡胶中单、大单），推车至床旁
铺单包角	按备用床法展开大单，铺近侧大单，按暂空床法将橡胶单及中单分别对好中线铺在床中部。根据病情和手术部位的需要，可将另一橡胶单及中单分别对好中线，铺在床头或床尾。铺在床头时，上缘平齐床头，下缘压在中部橡胶单及中单上，边缘塞入床垫下。铺床尾时，则下缘齐床尾，上缘压在中部橡胶单及中单上，边缘塞入床垫下。至对侧用同样的方法铺好大单、橡胶单和中单
折叠盖被	同备用床法套好被套后，上端齐床头，两侧边缘内折与床沿齐，被尾向内折叠与床尾齐，将盖被纵向扇形三折叠于一侧床边，开口处向门（图 5-7）
套枕放置	按备用床法套好枕套，将枕头横立放置于床头，枕套开口背门
桌椅归位	移回床旁桌，床旁椅置于盖被折叠侧
置盘整理	将麻醉护理盘置于床旁桌上，其他用物按需要放置；整理床单元，洗手

【注意事项】

1. 病室内如有患者进行治疗、护理或进餐应暂停铺床。

2. 操作中，动作要轻、稳，避免抖动、拍打等动作，以免微生物传播。

3. 遵循节力原则 ①能升降的床，应将床升起，以免腰部过度弯曲。②铺床时护士身体尽量靠近床边，上身保持直立，两膝稍弯曲以降低重心，两脚根据活动情况左右或前后分开，以扩大支撑面，有利于操作及维持身体的稳定性。③操作中使用肘部力量，动作要平稳连续，有节律。④先铺床头，后铺床尾，再铺中部，铺好一侧，再铺另一侧，避免多余无效动作，减少走动次数。

4. 铺麻醉床时应更换洁净的被单，保证患者术后舒适，避免感染的发生。

5. 中单要遮盖橡胶单，避免橡胶单与患者皮肤接触，引起患者的不适。

6. 护理术后患者所需用物应齐全，以便实施抢救和护理。

考点 铺床法

链 接

床垫罩铺床法

目前临床上铺床倾向用床垫罩代替大单，此法操作简便，将布制床垫罩从床头套向床尾即可。床垫罩的使用使得患者上下床或抬高床头、床尾时致床单松散现象明显减少，从而减少了每天反复整理床单元的时间，使实际花费在铺床上的时间减少，保持了安全、有效、整洁、舒适的医疗环境。

附 5A 卷筒式套被套法

1. 将被套正面向内平铺于床上，开口端朝床头（附图 5-1）。
2. 将棉胎平铺在被套上，上缘与被套封口边对齐。
3. 将棉胎与被套一起自床尾卷至床头，自开口处翻转，向床尾展开拉平各层，系带。
4. 将被子“S”形折成被筒，被尾向内折叠齐床尾或塞于床垫下。

附 5B 床单两头打结铺床法

目前临床上很多医院在铺床时采用床单两头打结铺床法（附图 5-2），此法操作简单，操作者将床单对齐床中线散开，双手持床头的床单与床基齐平后，按床垫边缘将床单返折至床垫下，将床单头端压于床单的两角下。抬起床垫将床单的两角进行打结。同法将床单床尾部分的另两角进行打结。最后将床单中间塞于床垫下。其中床单两头打结均为死结，避免打结不牢而影响床单固定的作用。床单平整、床基四角紧密无松散为基本要求。

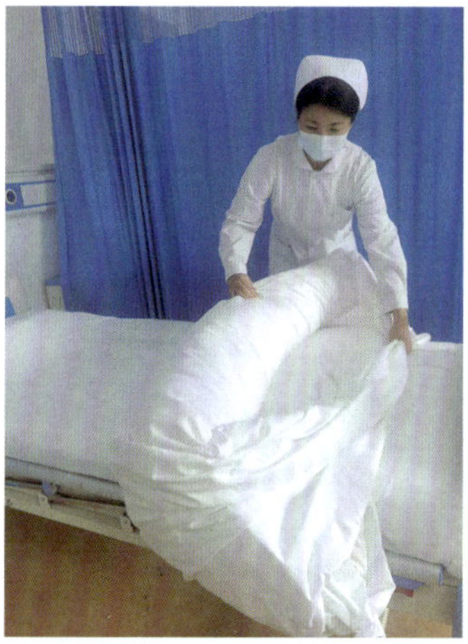

附图 5-1 卷筒式套被套法

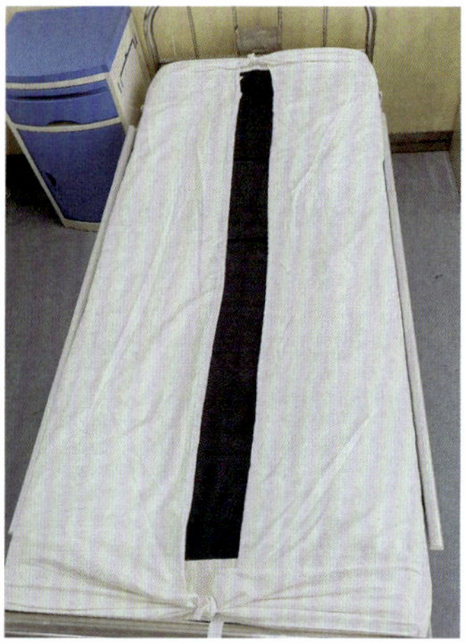

附图 5-2 床单两头打结铺床法

此铺床法的优点：由于床单的两头均已打结，患者床上活动后床单不易松散，晨、午间护理时床单平整，无须再次整理床单元，既减少了护士的工作量，也减少因整理床铺对患者休息的干扰，提高患者满意度。同时床垫随着使用周期也要进行定期更换，原有的床罩式床单与新床垫常常存在不相匹配的情况，而新床罩在洗涤后容易出现缩水、变形现象，常需重新制作。床单两头打结铺床法，无须改制床单，并可适应多种型号的床垫，节约了成本。

附 5C　拆床单法

1. 移开床旁桌椅。

2. 拆下枕套，置于污衣袋内，枕芯放于椅面上。

3. 一手抬起近侧床垫中部，另一手自垫下向床头松单。随即换手向床尾垫下松单。

4. 将近侧棉被松开。

5. 转至对侧，同法松开大单、棉被。

6. 解开被套系带，从被套开口处将棉胎一侧纵行向上折叠 1/3，同法折对侧棉胎，手持棉胎前端，呈 S 形折叠，将折好的棉胎拉出，放于椅面上。

7. 将大单、被套、枕套由两端和两侧污面向内卷起。

8. 将枕芯、棉胎放回床垫上，移回床旁桌椅。

9. 污单放入污衣袋送洗。

自　测　题

A_1/A_2 型题

1. 医院的中心任务是
   A. 以医疗为中心
   B. 以科研任务为中心
   C. 以教学任务为中心
   D. 以卫生宣传为中心
   E. 以预防保健为中心

2. 候诊室护士的工作内容，不包括
   A. 测量生命体征并记录
   B. 收集整理各种体检报告
   C. 随时观察候诊者病情变化
   D. 候诊者多时协助医生诊治
   E. 按先后顺序安排就诊

3. 配合抢救时，在医生未到之前，护士可给予的紧急处理不包括
   A. 测血压、呼吸、脉搏
   B. 吸痰、吸氧
   C. 静脉输入药物
   D. 止血、配血
   E. 进行人工呼吸、胸外心脏按压

4. 需要铺暂空床的患者是
   A. 脑外伤手术后患者
   B. 胆囊造影检查患者
   C. 心电监护患者
   D. 胃溃疡待手术患者
   E. 急性胃肠炎患者

5. 一般病室适宜的温度为
   A. 12 ～ 15℃　　B. 18 ～ 22℃
   C. 23 ～ 25℃　　D. 26 ～ 28℃
   E. 29 ～ 30℃

6. 如图所示铺床的目的是

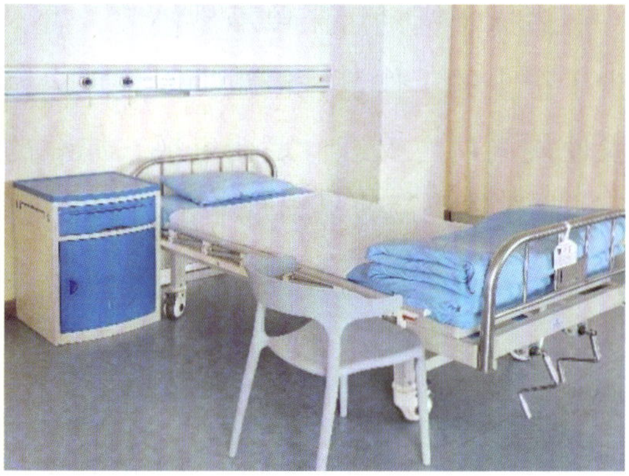

A. 使患者安全、舒适

B. 方便患者治疗、护理

C. 预防并发症

D. 保持病室整洁，迎接新患者入院

E. 保持病室整洁，准备接收新患者

7. 不符合铺床时节力原则的是

A. 将用物备齐

B. 按使用顺序放置物品

C. 铺床时身体靠近床沿

D. 先铺远侧，后铺近侧

E. 下肢前后分开并降低重心

8. 铺麻醉床操作中，错误的步骤是

A. 换铺清洁被单

B. 按要求将橡胶中单和中单铺于床头、床中部

C. 盖被纵向三折于门同侧床边

D. 枕头横立于床头，开口背门

E. 椅子置于门对侧床边

9. 不属于预检分诊的内容是

A. 询问病史　　B. 观察病情

C. 初步判断　　D. 健康宣教

E. 分诊指导

10. 在抢救过程中，执行口头医嘱时应

A. 医生写医嘱单后执行

B. 核对医嘱单后执行

C. 立即执行

D. 护士复述一遍后即执行

E. 护士向医生复述一遍，双方确认无误后再执行

11. 患者，男，66岁。因呼吸道阻塞行气管切开，其病室环境应特别注意

A. 调节温度、湿度　B. 保持安静

C. 加强通风　　D. 合理采光

E. 适当绿化

12. 患儿，男，6岁。因溺水心搏、呼吸骤停，送急诊室。护士采取措施不恰当的是

A. 开放气道　　B. 人工呼吸

C. 立即给药　　D. 胸外心脏按压

E. 做好抢救记录

13. 患者，男，60岁。在门诊候诊时，突然主诉“腹痛难忍”，并伴有恶心、呕吐、腹部膨隆、体温升高、脉搏增快等症状，此时护士应采取的措施是

A. 按次序就诊

B. 安排提前就诊

C. 给予镇静剂注射

D. 让患者尽可能平卧

E. 协助医生加快诊治

A_3/A_4 型题

（14、15 题共用题干）

患者，男，60岁。突发脑卒中送急诊科，因暂无病床被收入急诊观察室。

14. 患者在急诊观察室的留住时间为

A. 1～2天　　B. 3～7天

C. 4～6天　　D. 2～5天

E. 5～8天

15. 患者留观期间，护士的工作内容不包括

A. 建立病案记录病情

B. 认真执行医嘱

C. 做好晨晚间护理

D. 指导患者的功能锻炼

E. 做好家属的管理工作

（常丽霞）

第 6 章 入院和出院护理

患者在门诊或急诊科（室）就诊，经医生初步诊断，确定需要住院进一步检查和治疗时，需带上医生签发的住院证办理住院手续。护士应掌握患者入院的一般程序，按照整体护理的要求，对患者进行评估，了解患者的护理需求，并给予针对性的护理措施，使患者尽快适应住院环境，配合治疗护理。

通过医护人员的治疗和护理活动，患者病情好转或痊愈，可以出院时，需办理出院手续。护士应掌握患者出院的一般程序，协助办理出院手续，同时做好出院指导和卫生宣教，提高患者的自护能力，使其恢复健康。

第 1 节 入院护理

案例 6-1

患者，男，51 岁。颅脑外伤急诊收入神经外科，现在患者烦躁，意识障碍，呕吐。医嘱：颅脑 CT 检查，st；颈椎 CT 检查，st。

问题：1. 怎样安全有效地搬运患者？

2. 患者痊愈出院时怎样做好出院指导？

入院护理是指患者入院时，护理人员对其进行的一系列护理工作。入院护理的目标：使患者与家属感到受欢迎和被关心；促使患者尽快适应医院的环境；观察与评估患者的情况；拟定护理计划；实施个性化、整体化的护理，维护患者身心安全与舒适。

一、入院程序

（一）办理入院手续

患者经医生初步诊断，确定需要住院进一步治疗时，由医生签发住院证。患者或家属持住院证到住院处办理相应住院手续，并缴纳住院保证金及填写登记表格等。住院处接收患者后，应立即通知相应病区的值班护士，根据患者病情做好接纳新患者的准备。对病情危重或需要急诊手术的患者，应先入院抢救或急诊手术后，再补办入院手续。

（二）进行卫生处置

患者在入病区前，住院处护士应根据患者的病情及身体状况，协助患者进行卫生处置，如洗漱、沐浴、更衣、修剪指甲等。急危重患者或即将分娩者可酌情免浴。遇有头虱或体虱者，先行灭虱处理，再进行卫生处置。对传染病患者或疑似传染病患者应送隔离室处置。患者换下的衣服和不需用的物品（包括贵重品）交家属带回或由住院处按手续存放。

（三）护送患者入病区

根据患者病情及身体状况选择合适的护送方式，如平车、轮椅、步行等，由住院处护士携带病历护送患者入病区。护送患者时注意安全和保暖，不应停止必要的治疗，如输液、给氧等。护送患者入病室后，与病室值班护理人员就患者病情、治疗、护理措施、个人卫生情况及物品进行交接。

考点 住院处护理工作内容

二、入病区后的护理

【目的】

1. 接收新入院患者，为新入院患者创造一个舒适、安全的住院环境。
2. 使患者能够尽快适应住院生活。
3. 收集患者的相关健康资料。

【操作程序】

1. 护士准备　衣帽整齐，修剪指甲、洗手、戴口罩。
2. 用物准备　枕芯、枕套、棉胎、被套、大单、治疗盘（内备血压计、听诊器、体温计、秒表）、病历、护理记录单、床尾卡等。
3. 环境准备　病室内无患者进行治疗或进餐，清洁、通风等。
4. 操作步骤　见表 6-1。

表 6-1　患者入病区后的护理

操作步骤	操作方法	沟通与人文关怀
◆一般患者的护理		
接待患者	热情迎接新患者，并将其安置在指定的床单元，主动向患者作自我介绍，介绍同室的病友，消除患者的不安情绪，增强患者的安全感和对护士的信任度，建立良好的护患关系	（患者尊称）您好！我是护士 ××，请坐。您先把这个腕带戴在左手腕上，我会尽快为您安排好病房 请您到这儿测量一下体重 现在请您跟我一起到床位。这里是我们的病区，最前面的房间是开水间。这是您的病房，房间里配有卫生间，有 24h 热水，这是您的床位，床头床尾可以根据需要升降，有床头柜和标注床号的壁柜供您使用。这是呼叫器，有事您可以按这里，我们马上会过来的 这是您的病友 ××，您先休息一下，医生马上过来看您
通知医生	通知医生诊察患者，必要时协助医生为患者体检、治疗	×× 医生，×× 患者已经送到 ×× 号病房，现在 ×× 床位，请您过去看一下
入院评估	评估患者一般情况、发病情况、症状、体征、既往史、过敏史等。测量并记录体温、脉搏、呼吸、血压、体重（能站立者），必要时测量身高	（患者尊称），我需要了解并记录您目前的基本情况 您是什么时候开始出现症状的，有哪些不舒服？我检查一下。您曾经治疗过什么疾病吗？用过哪些药物，有没有过敏史？我给您测量一下体温和血压

续表

操作步骤	操作方法	沟通与人文关怀
健康指导	向患者及家属介绍科室相关人员、病区环境和安全、医院有关规定及要求、疾病相关知识、常规检查要求、等级护理要求等	（患者尊称），现在我向您介绍一下科室的情况。我们的科主任是 ××，护士长是 ××，您的管床医生是 ××，我是您的管床护士 ××，这是住院须知和关于您病情的健康指导，您先看一下，有什么不清楚的可以问我，我会尽快帮助您
整理病历	建立患者住院病历、填写有关护理表格（详见第 19 章）	—
处理医嘱	遵照医嘱实施相关的治疗与护理措施	—
◆急诊患者的护理		
通知医生	接到住院处通知后，护士应立即通知有关医生做好抢救准备	×× 医生，接住院处通知，即将到病区的 ×× 患者病情较重，需要做好抢救准备
备床单元	危重患者应安置于重危病室或抢救室，如为急诊手术患者，应铺麻醉床	—
备好用物	备齐急救药品及器材，如氧气、吸引器、急救车、输液物品及各种无菌包等	—
配合抢救	将患者安置在已经备好床单元的危重病室或抢救室，立即测量体温、脉搏、呼吸、血压，并做好护理记录，积极主动配合医生抢救	××，能听到我说话吗 哪位是 ×× 的家属？目前患者情况很危险需要抢救，请您在抢救室外等候，暂时不要离开
注意安全	对昏迷、意识不清、烦躁不安者，以及老年人、婴幼儿，需放置床挡，加以保护，以防发生坠床等意外事故	抢救过程中注意保护患者安全
询问病史	对意识不清的患者或婴幼儿，需暂留陪送人员，以便询问病史等有关情况	×× 的家属，您好，我是管床护士 ×× 您知道患者是什么时候出现这种症状的吗？您还知道哪些情况？请您先在门外等候，我们会全力救治的

【注意事项】

1. 注意应用沟通技巧，切勿漠视患者。
2. 鼓励患者及其家属参与评估。
3. 注意保护患者隐私，全面评估患者。
4. 急危重症患者入院应立即通知医生，备齐急救物品，并协助抢救。

链接

患者标识腕带

患者标识腕带是住院患者及门急诊（留观）患者的身份标记。使用时将标有患者病历号、病区、床号、姓名、性别、年龄和过敏史等重要资料的标识带系在患者手腕上，24h 贴身佩戴，便于医务人员随时对患者身份进行快速而准确地识别，确保标识对象的唯一性及正确性，可有效地防止因错误识别患者而引发的医疗事故。

三、分级护理

分级护理是在患者住院期间，医护人员对患者病情和（或）自理能力进行评定而确定其护理级别。临床上根据患者病情和（或）自理能力分为四级护理：特级护理、一级护理、二级护理、三级护理（表 6-2），并做出统一标记，显示在患者一览表和床头卡上。

表 6-2 分级护理

护理级别	适用对象	举例	护理要点
特级护理	病情危重，随时可能发生病情变化需要进行抢救的患者	①各种复杂或者大手术后的患者；②使用呼吸机辅助呼吸，并需要严密监护病情的患者；③严重创伤或大面积烧伤的患者；④其他有生命危险，需要严密监护生命体征的患者；⑤重症监护患者	①专人 24h 严密观察患者病情变化，监测生命体征，准确测量出、入液量；②备好急救药品及物品，随时做好抢救准备；③根据患者病情，正确实施基础护理和专科护理，如口腔护理、压力性损伤护理、气道护理及管路护理等，严防并发症；④保持患者的舒适和功能体位，实施床旁交接班
一级护理	病情趋向稳定的重症患者；需要绝对卧床休息的患者	各种大手术后、休克、大出血、昏迷、高热、肝肾衰竭者、瘫痪、早产儿等	①每 1h 巡视患者，观察患者病情变化，监测生命体征，准确测量出入液量；②根据患者病情，正确实施基础护理和专科护理，如口腔护理、压力性损伤护理、气道护理及管路护理等；③提供护理相关的健康指导
二级护理	病情稳定，仍需卧床的患者；生活部分自理且处于康复期的患者	大手术后病情稳定者、年老体弱者、慢性疾病不宜过多活动者、幼儿等	①每 2h 巡视患者，观察患者病情变化，根据患者病情，测量生命体征；②根据医嘱，正确实施给药措施；③提供护理相关的健康指导
三级护理	生活基本能自理，且病情稳定的患者	一般慢性疾病患者、疾病恢复期患者、择期手术术前患者等	①每 3h 巡视患者，观察患者病情变化；②根据患者病情，测量生命体征；③根据医嘱，正确实施治疗、给药措施

第 2 节 出院护理

出院护理是指住院患者经住院治疗和护理，病情好转、稳定、痊愈需出院或转院，或不愿意接受治疗自动离院时，护士对患者进行的一系列护理工作，其主要内容包括对患者进行出院指导；协助患者办理出院手续；清洁、整理床单元。

一、出院方式

（一）同意出院

患者经过治疗和护理，疾病已痊愈或病情好转，经医生决定可以出院。

（二）转院

根据患者的病情需转往其他医院继续诊治。医生需告知患者及家属，并开具转院医嘱。

（三）自动出院

患者的疾病尚需住院治疗，但因经济、家庭等因素，患者和家属向医生提出出院要求。这种情况下，医生应讲清自行出院的后果。患者及家属不接受医生的建议而坚持离院时，要求患者及家属在病历上签字，再由医生开具自动出院医嘱。

（四）死亡

患者因病情或伤情过重抢救无效而死亡，需医生开具死亡医嘱，并办理出院手续。医生开具医嘱后，护士应协助患者家属办理出院手续。

出院护理为护患关系终末期，护理人员应尽可能考虑患者离开后可能发生的问题，做好必要的准备。所以，出院指导是从患者入院起就开始酝酿并贯穿于患者住院的整个过程中。

二、出院程序

【目的】 帮助患者重新适应社会生活，形成健康的生活习惯。

【操作程序】

1. 护士准备 衣帽整齐，修剪指甲、洗手、戴口罩。
2. 用物准备 病历、出院通知单、枕芯、枕套、棉絮、被套、大单、水桶（内盛消毒液）、抹布等。
3. 环境准备 病室内无患者进行治疗或进餐，清洁、通风等。
4. 操作步骤 见表 6-3。

表 6-3 出院护理

操作步骤	操作方法	沟通与人文关怀
提前告知	提前通知患者及家属做好出院准备	（患者尊称）您好！根据您的病情和医生的医嘱，您今天可以出院了，这是您的出院证和出院小结。您的家属在吗？我们可以提前做好出院的准备
健康指导	主要内容：自我护理、保健、养生知识、用药知识、复诊要求、疾病复发的征兆及应对措施、社区医疗保健资源、双方联系方法等	（根据患者病情进行健康宣教） 这是我们科室的联系方式，您有什么事可以随时和我们联系
执行医嘱	填写出院通知书，协助患者领取出院用药，协助患者及家属办理出院手续	—
征求意见	向患者及家属征求其对医院工作的意见及建议	您住院半个多月，在住院期间，您对我们的工作有什么意见和建议吗？这里有一张出院意见征询表，请您帮忙填一下好吗？填好后请您在这儿签字，谢谢您的配合
护送出院	热情护送，不能行走者，用轮椅或平车送出病房	（患者尊称），您的东西都整理好了，现在我送您出院。我们会打电话进行病情回访的，您多保重
处理文件	填写出院时间，注销各种卡片，整理病历（详见第 19 章）。送病案室保存	—

续表

操作步骤	操作方法	沟通与人文关怀
终末处理	将布类撤下，置于污物袋内送洗衣房，床垫、棉胎、枕芯等物用紫外线照射消毒或日光下暴晒 6h，床单元用消毒液擦拭，病室开启门窗通风	—
铺备用床	铺好备用床，准备迎接新患者	—

考点 床垫、褥、枕芯、棉胎放日光下暴晒的时间

链 接

互联网 + 护理服务

“互联网 + 护理服务”是指医疗机构利用在本机构注册的护士，依托互联网等信息技术，以“线上申请、线下服务”的模式，为出院患者或罹患疾病且行动不便的特殊人群提供的护理服务。根据中华人民共和国国家卫生健康委员会《“互联网 + 护理服务”试点工作方案》，“互联网 + 护理服务”模式现阶段将更多集中于高龄或失能老年人、康复期患者和终末期患者等行动不便的人群，切实解决出院居家患者面临的实际困难，打通服务患者的“最后一公里”。

第 3 节　运送患者法

在患者入院、接受检查或治疗、出院时，凡不能自行移动的患者均需护理人员根据患者病情选用不同的运送工具，如平车、轮椅或担架等运送患者。在运送患者过程中，护理人员应将人体力学原理正确地运用于操作中，以避免发生损伤，减轻双方疲劳，提高工作效率，减轻患者痛苦，并保证患者安全与舒适。

一、轮椅运送法

【目的】

1. 运送不能行走但能坐起的患者入院、出院、检查、治疗或室外活动。
2. 帮助患者下床活动，促进血液循环和体力恢复。

【操作程序】

1. 护士准备　衣帽整齐，修剪指甲、洗手、戴口罩。评估患者的体重、意识状态、病情与躯体活动能力、损伤的部位和合作程度。
2. 患者准备　清楚轮椅运送的目的、过程、注意事项及配合方法。
3. 用物准备　轮椅（性能良好）、拖鞋，根据季节准备毛毯、别针、软枕。
4. 环境准备　环境宽敞，明亮，通道干燥、平坦，便于轮椅通行。
5. 操作步骤　见表 6-4。

表 6-4　轮椅运送法

操作步骤	操作方法	沟通与人文关怀
核对解释	检查轮椅性能，将轮椅推至病床旁，核对床号、姓名、手腕带，向患者解释，以取得合作，按需给予便器	（患者尊称）您好！我是护士 ××，麻烦您告诉我您的床号和姓名好吗？让我核查一下您的腕带（核对无误） 今天天气挺好的，我用轮椅推您出去转转吧，您需要用便器吗
放置轮椅	推轮椅至床尾，面向床头，椅背与床尾平齐，翻起脚踏板，固定车闸（图 6-1）	
协助起床	扶患者坐起，嘱其双手掌撑在床面上维持坐姿，协助穿衣裤、鞋袜	（患者尊称），我扶您坐起来。用手撑住床面，坐稳，我帮您穿好衣裤、鞋袜
协助上椅	嘱患者双手扶于护士肩上，护士双手环抱患者腰部，协助患者下床，然后协助其慢慢转身，扶住轮椅把手，坐入轮椅中（图 6-2），翻下脚踏板，协助患者双脚置于脚踏板上。天气寒冷时，铺毛毯于轮椅上，毛毯上端高过患者颈部 15cm，患者坐入轮椅中后，将毛毯翻折围在患者颈部，用别针固定，两侧用毛毯围住双臂做成两个袖筒各用别针固定在腕部，再用毛毯将身体和下肢包裹（图 6-3）	现在我协助您起来，您用手抱住我的肩膀 起。好，慢慢坐下 我们往后面挪一下，现在这样坐着舒服多了吧 给您盖上一个小毛毯
整理床铺	铺暂空床，保持病室整洁、美观	
推送患者	嘱患者手扶把手，尽量靠后坐，系好安全带，松闸，推送患者至目的地	您抓好扶手，我们要出门了。您的头和背向后靠在轮椅背上，抓好扶手，一定不要向前倾或者自己站起来
推回患者	推轮椅至床尾，将轮椅背与床尾平齐，患者面向床头，固定车闸，翻起脚踏板；解除患者身上固定的毛毯和别针	我们回来了，您先别动，坐稳 我帮您把毛毯取下来
协助回床	协助患者站立、转身、坐于床沿，帮助患者脱去鞋和外衣，取舒适卧位	我们坐回床上，像之前一样，您抱住我的肩膀，用腿使劲，我们一起站起来 起。好，慢慢坐下
整理用物	整理床单元，推轮椅至原处放置	××，出去转一转是不是心情好多了呢，您还有什么需要吗？您休息一下，我一会儿来看您

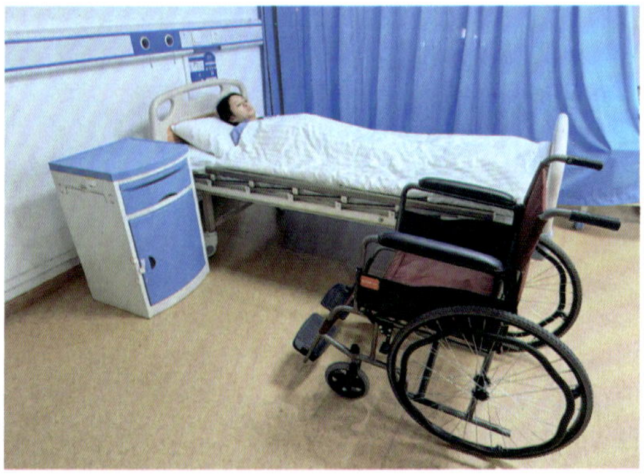

图 6-1　轮椅的放置

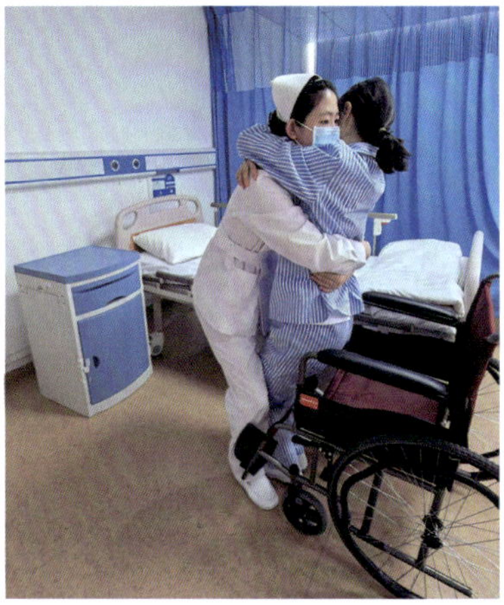

图 6-2　协助患者坐进轮椅

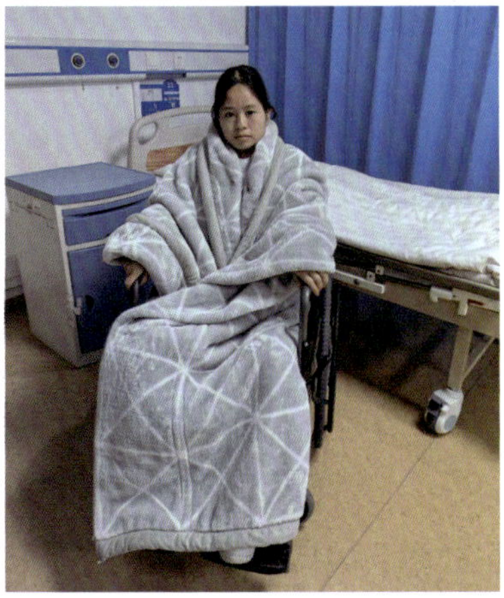

图 6-3　毛毯包裹法

【注意事项】

1. 使用轮椅前应检查其性能是否完好，确保患者安全。

2. 推轮椅时应控制车速，保持平稳，使患者舒适。

3. 根据室外温度适当增加衣服，盖被，注意保暖。

4. 上坡时使患者面朝坡上，注意观察患者病情变化。

考点 轮椅放置的位置

二、平车运送法

【目的】　运送不能起床的患者入院、做各种特殊检查、治疗、手术或转运等。

【操作程序】

1. 护士准备　根据患者情况决定护士人数，衣帽整齐，修剪指甲、洗手、戴口罩。评估患者的体重、意识状态、病情与躯体活动能力、损伤的部位和合作程度。

2. 患者准备　清楚平车运送的目的、过程、注意事项及配合方法。

3. 用物准备　平车（性能良好，车上置以被单和橡胶单包好的棉褥和枕头）、盖被或毛毯，按需要准备大单、中单、木板。

4. 环境准备　环境宽敞，明亮，通道平坦，便于平车通行。

5 操作步骤　见表 6-5。

表 6-5　平车运送法

操作步骤	操作方法	沟通与人文关怀
核对解释	检查平车性能，将平车推至病床旁，核对床号、姓名、腕带，向患者解释，以取得合作，按需给予便器	（患者尊称）您好！我是护士 ××，麻烦您告诉我您的床号和姓名好吗？让我核查一下您的腕带（核对无误） 现在我们要去放射科做检查，需要用平车推您去。您需要用便器吗
安置导管	妥善安置患者身体上的导管、输液装置等，避免导管脱落、受压或液体逆流	我现在将帮您把输液管和引流管固定好，以免滑脱如果您有感觉到不适，请及时告诉我

续表

操作步骤	操作方法	沟通与人文关怀
◆挪动法	适用于病情许可，能配合的患者	您自己能坐到平车上来吗 好，请按照我说的步骤做
放置平车	移开床旁桌椅，松开盖被，将平车与病床纵向平行紧靠，大轮靠床头，固定车闸或抵住平车	—
协助上车	协助患者依次移动上半身、臀部、下肢于平车上（下车时相反）	平车我固定好了，您用双脚踩着床面，手肘撑床，将臀部抬起，上半身和臀部移到平车上来，然后将双腿也移到平车上，注意要移到平车的正中间
◆一人搬运法	适用于小儿或体重较轻，不能自行移动的患者	
放置平车	移开床旁桌椅，松开盖被，推平车至床尾，使平车头端与床尾呈钝角，固定车闸	—
搬运患者	护士屈膝，两脚前后分开，一手从患者腋下伸至对侧肩部，另一手伸至患者大腿下，患者双臂交叉于护士颈后，护士抱起患者，移步转向平车，先将患者臀部轻放于平车中央，再放脚及上身（回床搬运与离床搬运方法相同）（图 6-4）	请把双手交叉放在我的颈后，双手抓住了吗？我数到三，您就用力抓紧双手，我把您抱到车上 好，一、二、三，起 您配合得很好
◆二人搬运法	适用于不能活动，体重较重者	
放置平车	同一人搬运法	—
搬运患者	护士甲、乙站在床的同一侧，将患者双手交叉置于胸腹部；护士甲两手分别托住患者的头、颈、肩部和腰部；护士乙分别托住患者臀部和腘窝，由一人发出口令，二人同时抬起患者至近侧床沿，再同时抬起患者稳步向平车移动，将患者放于平车中央（回床搬运与离床搬运方法相同）（图 6-5）	请把双手交叉放在胸腹部，以免搬运的时候碰伤。我数到三时，我们就一起使力把您抱到车上 好，一、二、三，起，放 您配合得很好
◆三人搬运法	适用于病情较重或不能活动、体重超重的患者	
放置平车	同一人搬运法	—
搬运患者	护士甲、乙、丙站在床的同一侧，将患者双手交叉置于胸腹部；护士甲两手分别托住患者的头、颈、肩部和背部；护士乙两手分别托住患者腰部和臀部；护士丙两手分别托住患者腘窝和小腿，由一人发出口令，三人同时抬起患者至近侧床沿，再同时抬起患者稳步向平车移动，将患者轻放于平车中央（回床搬运与离床搬运方法相同）（图 6-6）	同二人搬运法
◆四人搬运法	适用于颈椎、腰椎骨折或病情危重的患者	
放置平车	同挪动法	—

续表

操作步骤	操作方法	沟通与人文关怀
搬运患者	在患者腰部、臀部下铺帆布单或大单，护士甲站于床头，握住大单头端或托住患者的头、颈、肩；护士乙站于床尾，握住大单尾端或托住患者的双腿；护士丙、丁分别站于病床及平车两侧，紧握大单。由一人喊口令，四人同时抬起患者向平车处移动，将患者轻轻移放于平车中央（回床搬运与离床搬运方法相同）（图 6-7）	我现在要在您身下垫一张布单，我先帮您翻身至对侧，注意保持身体中线不扭曲，不弯头、不弯腰。再翻身至近侧，注意不弯头、不弯腰，布单已经垫好了 请把双手放在身体两侧，我数到三时，我们就一起使力把您移到车上 好，一、二、三，起，放 您配合得很好
盖好盖被	协助患者躺好，用盖被包裹患者（先足部，再两侧，头部盖被向外翻折，露出患者头部）	您感觉怎样？我帮您盖好被子
推送患者	松闸，平稳推送患者到指定地点	现在我们去做检查，路上如果有不舒服的地方请及时告诉我
整理床铺	铺暂空床，保持病室整洁、美观	—

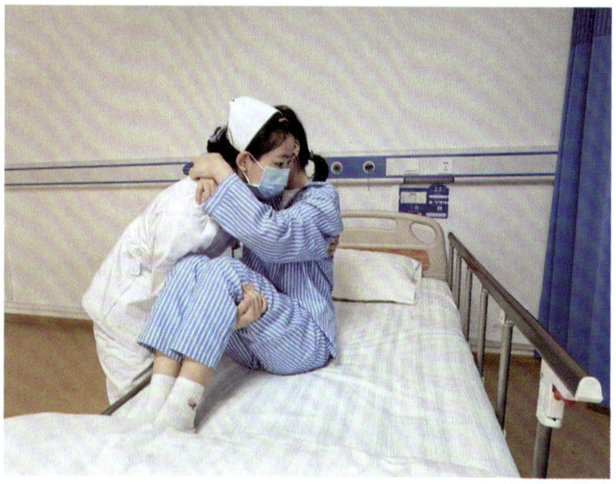

图 6-4 一人搬运法

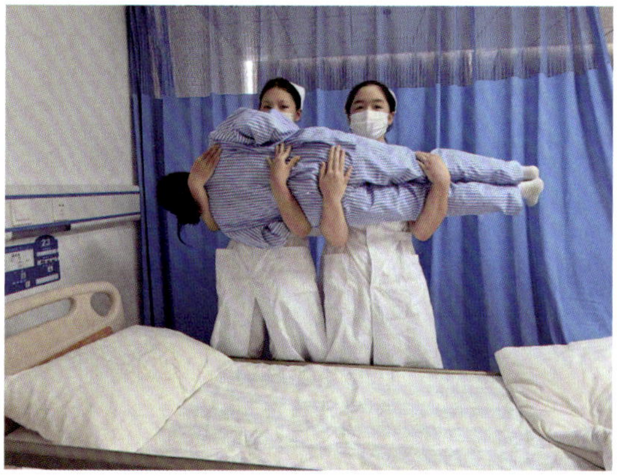

图 6-5 二人搬运法

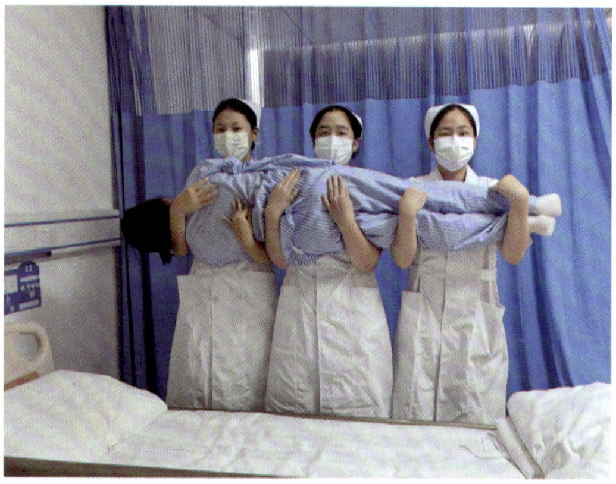

图 6-6 三人搬运法

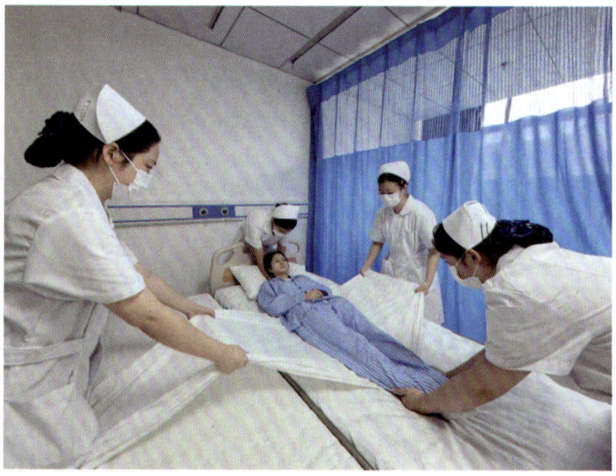

图 6-7 四人搬运法

考点 搬运患者的方法

【注意事项】

1. 搬运前，检查患者身体上的导管是否通畅，避免脱落、受压或液体逆流。
2. 搬运时，动作轻稳，协调一致。

3. 上平车后，患者躺卧在平车中央，冬季注意保暖；搬运骨折患者，车上需垫木板，并固定好骨折部位；颅脑损伤、颌面部外伤及昏迷的患者，应将头转向一侧。

4. 推车时，护士应站在患者头侧，便于观察病情，注意患者面色、呼吸及脉搏的变化。

5. 平车上、下坡时车速要适宜，患者头部应在高处一端，以免引起不适。

6. 推车进出门时，应先将门打开，不能用车撞门，以免震动患者及损坏建筑物，确保患者安全、舒适。

考点 平车运送法的注意事项

链 接

医用转运板（过床易）

过床易是将患者从手术台、推车、病床、CT台换床，移位、护理的最佳工具，可避免在搬运患者过程中造成不必要的损伤，使患者平稳、安全地过床，既减轻其被搬运时所产生的痛苦，又提高了护理质量，彻底解决了由此而造成的纠纷及风险，极大地降低了护理工作人员的劳动强度。过床易工作原理：通过过床板与过床板外套之间的摩擦滑动而使过床板外套循环滚动，从而使躺在过床器上的患者轻松转移到另外一张床上。

三、担架运送法

在急救过程中，担架是运送患者最基本、最常用的工具，其特点是运送患者平稳舒适，乘各种交通工具上、下方便，体积小。

担架运送的目的、操作，同平车运送技术。由于担架位置低，运送患者时，应由两人将担架抬起（高个子在头端，矮个子在脚端）与病床平齐，便于搬运患者。行进时，应使伤员头在后、脚在前，以便观察伤员的面部表情、脸色及呼吸。

医者仁心

上海复旦大学附属中山医院青年医务人员刘凯——日落下最美的身影

2020年3月，一张日落下一老一少两个身影的照片，感动了无数国人。武汉大学人民医院东院，援鄂的上海复旦大学附属中山医院青年医务人员刘凯，陪着一位卧床的老年患者沐浴在夕阳下，金色的阳光洒在他们身上。由于87岁的老人住院日久，对他来说，阳光已经久违。当刘凯陪老人做完CT，在返回病房的途中，刘凯轻轻询问老人，要不要看一眼夕阳？于是，就有了让人们深受触动的一幕。医者，生而平凡，却因爱与善良浑身闪光，而这样的光，会驱散病魔、穿透黑暗，带来光明、带来希望。

自 测 题

A_1/A_2 型题

1. 患者住院期间，病案中排列在最前面的是

A. 医嘱单 B. 体温单

C. 入院记录 D. 门诊病历

E. 住院病案首页

2. 关于出院护理，下列错误的是

A. 办理出院手续

B. 通知患者和家属

C. 协助患者整理用物
D. 介绍出院后注意事项
E. 停止用药

3. 对出院患者床单元的处理下列哪项不妥
A. 撤下被服送洗
B. 床垫、棉胎置于日光下暴晒 6h
C. 痰杯、便盆浸泡于消毒液中
D. 床单元用消毒液擦拭
E. 立即铺好暂空床

4. 关于二人搬运法说法正确的是
A. 将患者的手搭在护士的肩部
B. 甲托患者腰部和臀部，乙托患者的肩部头部和腘窝
C. 甲托患者的臀部和头部，乙托患者的腰部和腘窝
D. 甲托住患者的头颈肩部和腰部，乙托住患者的臀部和腘窝
E. 甲托住患者的头颈肩部和腘窝，乙托住患者的腰部和臀部

5. 用平车搬运腰椎骨折患者，下列措施哪项不妥
A. 车上垫木板
B. 先做好骨折部位的固定
C. 宜用四人搬运法
D. 下坡时头在后
E. 让家属推车，护士在旁密切观察

6. 患者，男，25 岁，患肺炎入院治疗，患者进入病区后，护士的初步护理工作不包括
A. 迎接新患者　B. 通知病区医生
C. 测量生命体征　D. 准备急救物品
E. 建立患者住院病历

A_3/A_4 型题

（7、8 题共用题干）

患者，男，30 岁。因工作不慎皮肤出现大面积灼烧，神志不清。

7. 根据病情应给予
A. 一级护理　B. 二级护理
C. 三级护理　D. 特级护理
E. 四级护理

8. 巡视病房时间应做到
A. 每日要巡视两次　B. 每 1h 巡视一次
C. 每 2h 巡视一次　D. 专人 24h 护理
E. 每班巡视一次

（9、10 题共用题干）

患者，男，30 岁。自感全身不适前来就诊。门诊护士巡视时发现他面色苍白，出冷汗，呼吸急促，主诉腹痛剧烈。

9. 门诊护士应采取的措施是
A. 安排患者提前就诊
B. 让患者就地平卧休息
C. 为患者测量脉搏、血压
D. 安慰患者，仔细观察
E. 让医生加快诊治速度

10. 医生检查后，建议立即将患者护送至急诊室，用轮椅运送患者，错误的做法是
A. 推轮椅至诊察床旁
B. 使椅背和床头平齐
C. 翻起轮椅的脚踏板
D. 站在轮椅背后固定轮椅
E. 嘱患者靠后坐，手握扶手

（王　瑜）

第 7 章 卧位和安全护理

第 1 节 卧　　位

案例 7-1

患者，女，25 岁。因持续腹痛近 6h，同时伴有畏寒、恶心、呕吐等症状就诊，经门诊医生检查以“急性阑尾炎”收入外科，进行手术治疗，随即在硬膜外麻醉下实施了阑尾切除术。手术顺利，回到病房。

问题：1. 该患者由手术室回到病房，需采取什么卧位？

2. 患者术后第 2 天需采取什么卧位，为什么？

一、卧位的性质

卧位是指患者休息和适应医疗护理需要所采取的卧床姿势。按照卧位的自主性通常可分主动卧位、被动卧位和被迫卧位三种。

（一）主动卧位

患者身体活动自如，能根据自己的意愿改变体位，称主动卧位。

（二）被动卧位

患者自身无变换卧位的能力，处于被安置的卧位，称被动卧位。常见于极度衰弱、昏迷、瘫痪的患者。

（三）被迫卧位

患者意识清晰，也有变换卧位的能力，由于疾病或治疗的原因，被迫采取的卧位，称被迫卧位。如哮喘急性发作患者，由于呼吸极度困难而被迫采取端坐位。

考点 卧位的性质

二、常用的卧位

（一）仰卧位

【适用范围】

1. 去枕仰卧位

（1）昏迷或全身麻醉未清醒的患者　避免呕吐物误入气管而引起窒息或肺部感染。

（2）椎管内麻醉或脊髓腔穿刺后的患者　预防颅内压降低而引起的头痛。

2. 中凹卧位（休克卧位）　用于休克患者。抬高头胸部，保持气道通畅，有利于通气，从而改善缺氧症状。抬高下肢，有利于静脉血液回流，增加心输出量而缓解休克症状。

3. 屈膝仰卧位

（1）腹部检查　可使腹部肌肉放松，便于检查。

（2）导尿术及会阴冲洗　暴露操作部位，便于操作。

【安置方法】

1. 去枕仰卧位　协助患者去枕仰卧，头偏向一侧，两臂放于身体两侧，两腿自然放平，将枕头横立于床头（图 7-1）。

2. 中凹卧位（休克卧位）　患者仰卧，抬高头胸部 10° ～ 20°，抬高下肢 20° ～ 30°（图 7-2）。

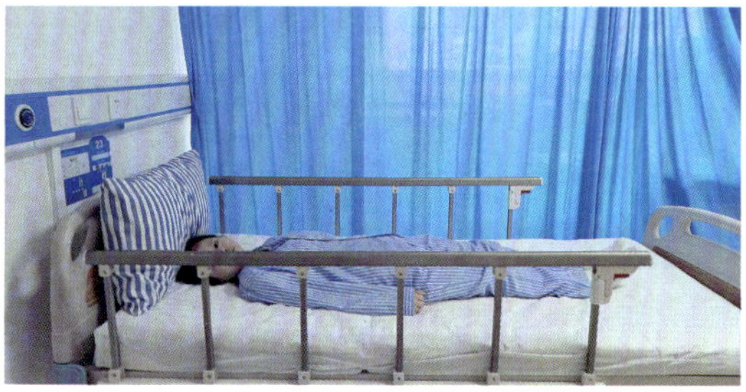

图 7-1　去枕仰卧位

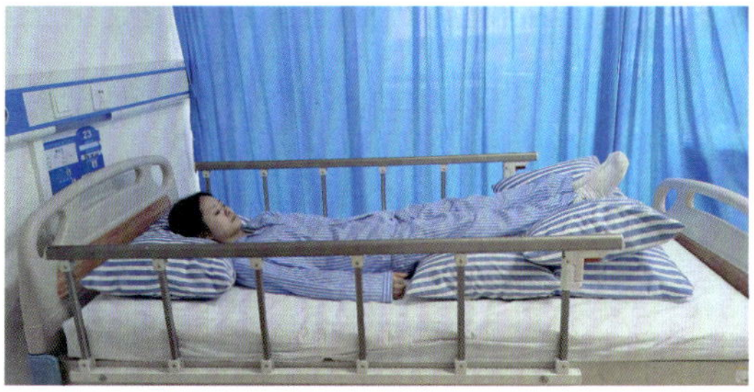

图 7-2　中凹卧位

3. 屈膝仰卧位　患者仰卧，头下垫枕，两臂放于身体两侧，两膝屈曲，并稍向外分开（图 7-3）。检查或操作时注意保暖及保护患者隐私。

（二）侧卧位

【适用范围】

1. 肛门、胃镜、肠镜等检查及灌肠　暴露操作部位，方便操作。

2. 预防压力性损伤　与仰卧位交替，可避免局部组织长期受压，防止压力性损伤发生。

3. 臀部肌内注射　以充分放松注射侧的臀部肌肉。

【安置方法】　患者侧卧，臀部稍后移，两臂屈肘，一手放于胸前，一手放于枕旁，上腿弯曲，下腿稍伸直（臀部肌内注射时，应上腿稍伸直，下腿弯曲，使臀部肌肉放松）。必要时在两膝之间、胸腹部、背部可放置软枕支撑患者，稳定卧位，增进患者舒适和安全（图 7-4）。

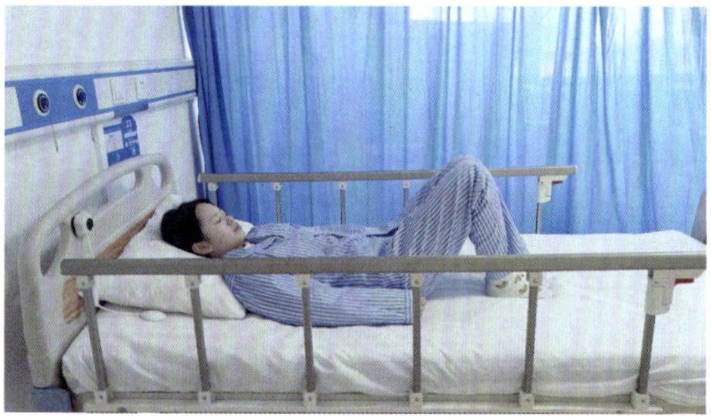

图 7-3　屈膝仰卧位

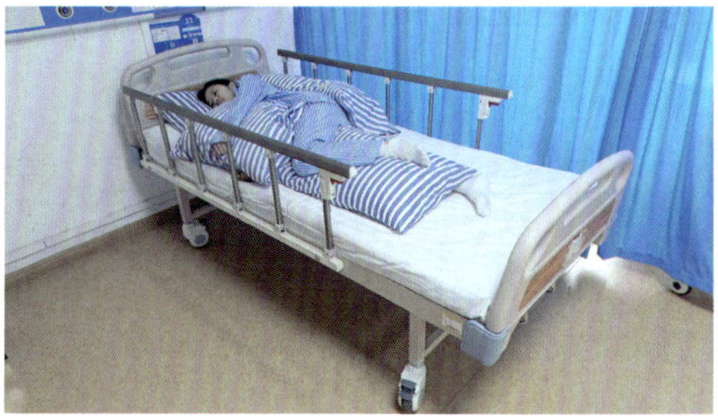

图 7-4　侧卧位

（三）俯卧位

【适用范围】

1. 腰背部检查或配合胰、胆管造影检查。

2. 脊椎手术后或腰、背、臀部有伤口，不能平卧或侧卧的患者。

3. 缓解肠胀气所致腹痛　采取俯卧位时，腹腔容积增大，可用于缓解胃肠胀气所致的腹痛。

【安置方法】　患者俯卧，头偏向一侧，两臂屈曲放于头的两侧，两腿伸直，胸下、髋部及踝部各放一软枕（图 7-5）。

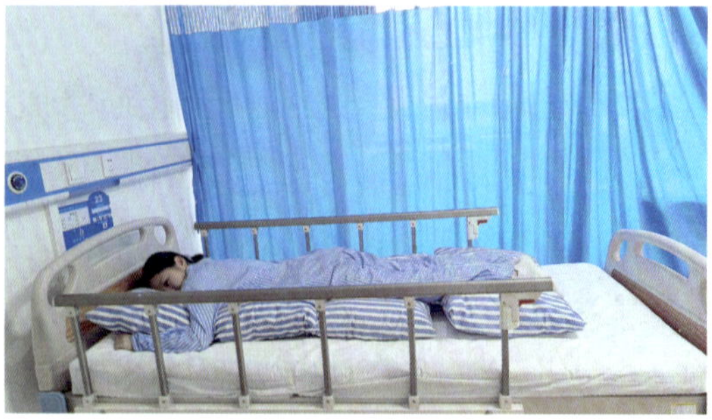

图 7-5　俯卧位

（四）半坐卧位

【适用范围】

1. 某些面部及颈部手术后的患者　可减少局部出血。

2. 心肺疾病引起呼吸困难的患者　由于重力作用，部分血液滞留于下肢和盆腔，使回心血量减少，从而减轻肺瘀血和心脏负担。同时可使膈肌位置下降，胸腔容量扩大，减轻腹腔内脏器对心肺的压力，肺活量增加，有利于气体交换，使呼吸困难的症状得到改善。

3. 腹腔、盆腔手术后或有炎症的患者　半坐卧位可使腹腔渗出液流入盆腔，以减少炎症扩散和毒素吸收，减轻中毒反应，便于引流。因为盆腔腹膜抗感染性较强，而吸收性较弱。同时采取半坐卧位可防止感染向上蔓延引起膈下脓肿。此外，腹部手术后患者采取半坐卧位可松弛腹肌，减轻腹部切口缝合处的张力，缓解疼痛，增进舒适感，有利于切口愈合。

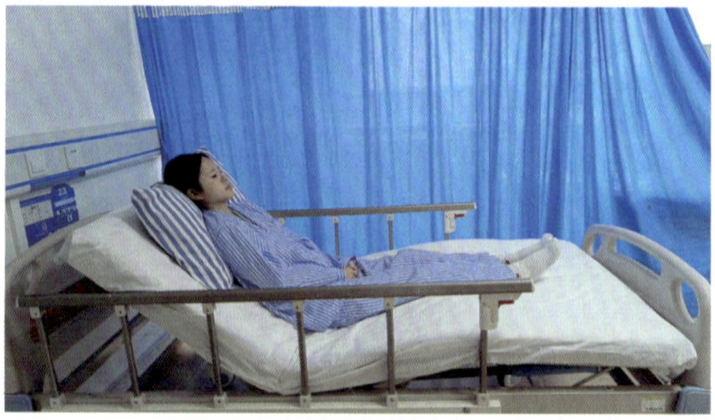

图 7-6　半坐卧位

4. 疾病恢复期体质虚弱的患者　采取半坐卧位有利于患者向站立位过渡，使其有一个适应过程。

【安置方法】　患者仰卧，先摇起床头支架与床呈 30° ～ 50°，再摇起膝下支架，以防患者下滑。必要时，床尾可置一软枕，垫于患者的足底，增进患者舒适感，防止足底触及床尾栏杆。放平时，先摇平膝下支架，再摇平床头支架（图 7-6）。

考点　半坐卧位的适用范围

（五）端坐位

【适用范围】　急性肺水肿、心包积液、支气管哮喘发作时的患者等。由于呼吸极度困难，患者被迫端坐。

【安置方法】　扶患者坐起，并用床头支架或靠背架将床头抬高 70° ～ 80°，患者身体稍向前倾，床上放一跨床桌，桌上放一软枕，患者可伏桌休息，患者背部放置一软枕。同时，膝下支架抬高 15° ～ 20°，以防身体下滑。必要时加床挡，保证患者安全（图 7-7）。

考点　端坐位的适用范围

（六）头低足高位

【适用范围】

1. 肺部分泌物引流　有利于痰液排出。

2. 十二指肠引流　有利于胆汁引流排出，患者需同时采取右侧卧位。

3. 妊娠时胎膜早破　可防止脐带脱垂。

4. 下肢骨折牵引时　可利用人体重力作为反牵引力。

5. 空气栓塞　使气体浮向右心室心尖部，避开肺动脉入口，患者需同时采取左侧卧位。

【安置方法】　患者仰卧，床尾用支托物垫高 15 ~ 30cm，枕头横立于床头，以防碰伤头部（图 7-8）。该体位易使患者感到不适，故不宜长时间使用，颅内压增高患者禁用。

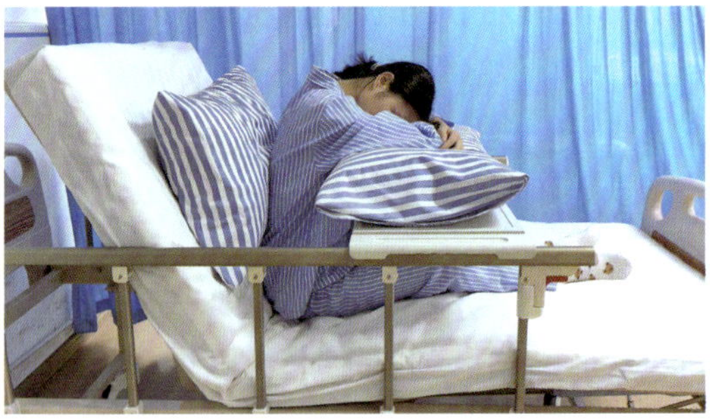

图 7-7　端坐位

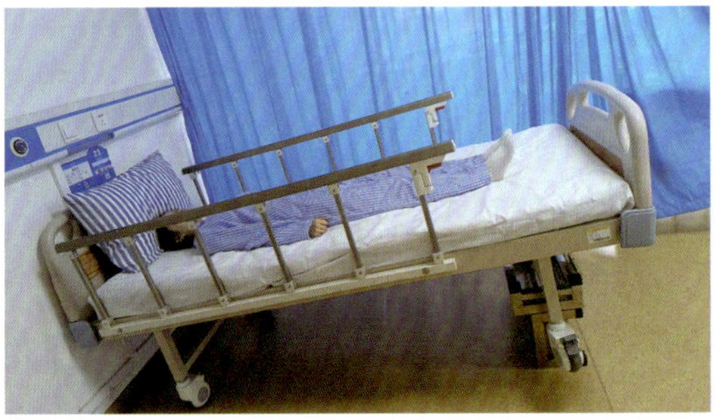

图 7-8　头低足高位

（七）头高足低位

【适用范围】

1. 颅脑损伤、颅脑手术后的患者　可减轻颅内压，预防脑水肿。

2. 颈椎骨折的患者行颅骨牵引时，作为反牵引力。

【安置方法】　患者仰卧，床头用支托物垫高 15 ~ 30cm 或根据病情而定，床尾横立一软枕，以防足部触及床尾栏杆（图 7-9）。

考点　头高足低位的适用范围

（八）膝胸卧位

【适用范围】

1. 肛门、直肠、乙状结肠镜检查及相应治疗。

2. 矫正胎位不正或子宫后倾。

3. 促进产后子宫复原。

【安置方法】　患者跪卧，两小腿平放于床上，稍分开，大腿和床面垂直，胸贴床面，腹部悬空，臀部抬起，头转向一侧，两臂屈肘，放于头的两侧（图 7-10）。

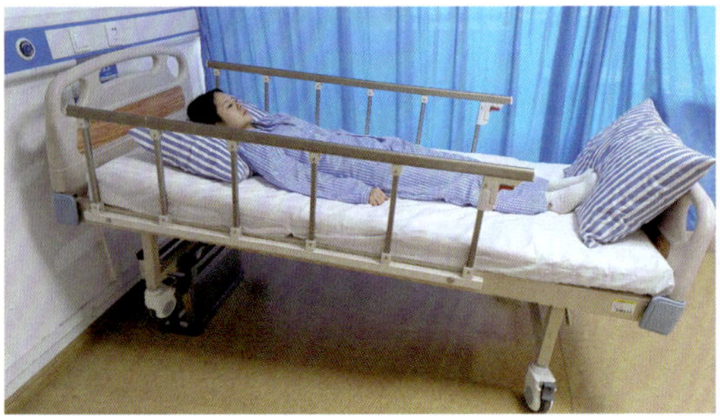

图 7-9　头高足低位

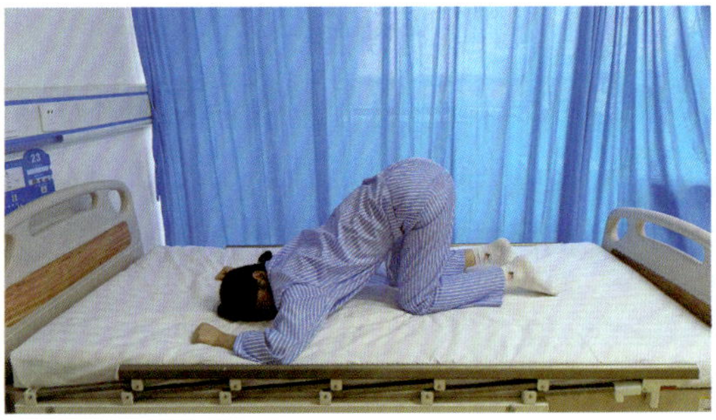

图 7-10　膝胸卧位

（九）截石位

【适用范围】

1. 会阴、肛门部位的检查、治疗或手术　如膀胱镜检查、阴道灌洗、妇科检查等。

2. 产妇分娩。

【安置方法】　患者仰卧于检查台上，两腿分开，放于支腿架上，支腿架上放软垫，臀部齐台边，两手放在身体两侧或胸前（图 7-11）。安置这种卧位时应注意保护患者隐私并做好保暖。

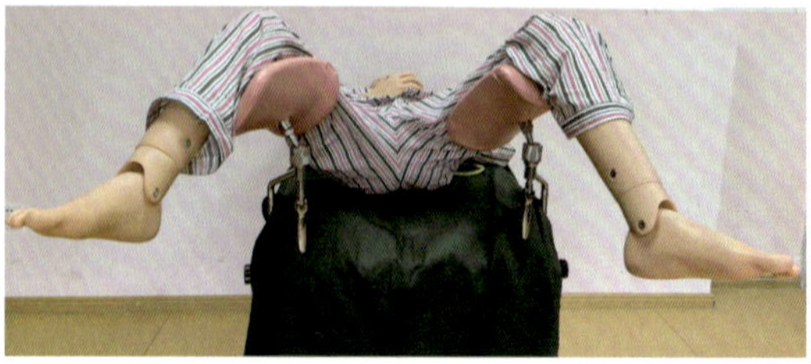

图 7-11　截石位

三、协助患者更换卧位

长期卧床的患者，由于疾病或治疗的限制，无法自主翻身更换卧位，局部皮肤长期受压，血液循环障碍，容易发生压力性损伤。呼吸道分泌物不易咳出，易发生坠积性肺炎。同时因缺乏适当运动还会出现精神萎靡、消化不良、便秘、肌肉萎缩等并发症。因此，护士应定时协助患者更换体位，以保持患者舒适安全，预防并发症的发生。

（一）协助患者翻身侧卧法

【目的】

1. 协助长期卧床不能自行翻身的患者更换体位，增进舒适。

2. 预防并发症，如压力性损伤、坠积性肺炎等。

3. 满足治疗、护理的需要，如背部皮肤护理、肌内注射等。

【操作程序】

1. 护士准备　仪表端庄、衣帽整齐，操作前洗手、戴口罩；评估患者的生命体征、意识状况、躯体、四肢活动能力、局部皮肤受压情况、合作程度、伤口及引流情况、有无骨折牵引、对更换卧位的认知等。

2. 患者准备　了解更换卧位的目的、过程及需要注意的事项。

3. 环境准备　环境整洁、安静、光线充足，温度适宜，必要时进行遮挡。

4. 用物准备　根据病情准备好枕头等物品。

5. 操作步骤　见表 7-1。

表 7-1　协助患者翻身侧卧法

操作步骤	操作方法	沟通与人文关怀
核对解释	核对患者床号、姓名、腕带，向患者及家属解释操作目的、过程及注意事项，取得患者配合	（患者尊称）您好！我是护士 ××，麻烦您告诉我您的床号和姓名好吗？让我核查一下您的腕带（核对无误） 根据您的病情，我现在需要给您翻一下身，这样可以让您更加舒适，可以配合我吗

续表

操作步骤	操作方法	沟通与人文关怀
安置导管	将各种导管和输液装置安置妥当	我现在将导管安置好，您翻身时也要小心一点，防止导管受压、扭曲或脱出等情况的发生。您感觉怎么样？如果您感觉到不适，请及时告诉我
安置患者	患者取仰卧位，双手放于腹部，双腿屈曲	请您把双手放在肚子上，双腿屈曲，您做得非常好
◆一人协助法	适用于体重较轻的患者	
协助翻身	先将患者肩部、臀部向护士侧移动，再将患者双下肢移向靠近护士侧的床沿，一手托肩，一手扶膝（图 7-12A），轻轻将患者转向对侧，使患者背向护士（图 7-12B）	您不用紧张，配合我就好
◆二人协助法	适用于体重较重或病情较重的患者	
协助翻身	两名护士站在床的同一侧，一人托住患者颈肩部和腰部，另一人托住患者臀部和腘窝部。两人同时将患者稍抬起移向近侧，两人分别托扶患者的肩、腰部和臀、膝部，轻轻将患者转向对侧，使患者背向护士（图 7-13）	您不用紧张，配合我们就好
◆轴线翻身法	适用于脊椎损伤或手术后的患者	
协助翻身	护士甲固定患者头部，沿纵轴向上略牵引，护士乙双手分别置于患者肩部、背部，护士丙双手分别置于患者腰部和臀部，三人同时缓慢移动，使头、颈、肩、腰、髋保持在同一水平，将患者平移至近侧，翻转侧卧，角度不超过 60°	您不用紧张，配合我们就好
检查安置	按侧卧位要求，在患者的背部、胸前及两膝间放置软枕，保持患者各肢体处于功能位，检查各管道通畅	您好，我来给您垫一下软垫。现在您的管路都是通畅的，请您放心
整理记录	整理床单元，洗手，记录翻身时间和皮肤状况，做好交接班	（患者尊称）您好，您感觉怎么样？您还有什么需要吗？没有的话您现在先休息，有事可以按铃，我们也会及时来看您，谢谢您的配合

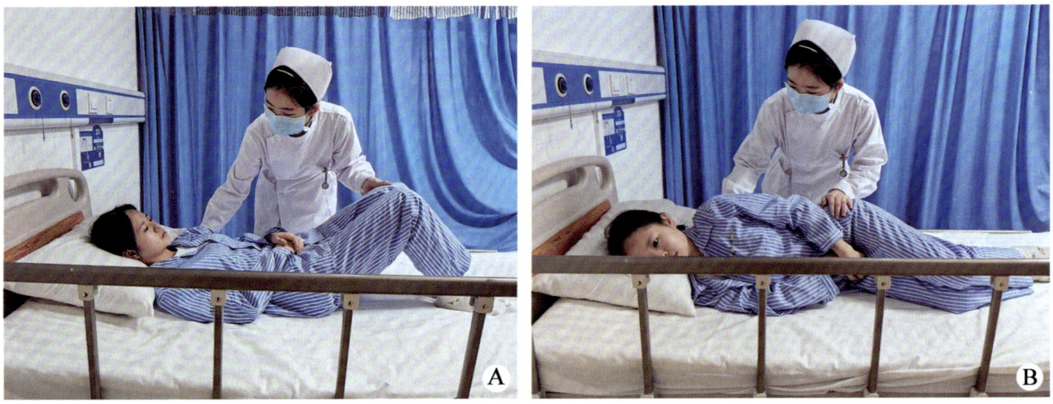

图 7-12　一人协助患者翻身侧卧法

【注意事项】

1. 护士应注意节力原则。如翻身时，尽量让患者靠近护士，动作轻稳、协调一致。

2. 移动患者时应将患者身体稍抬起，再行翻身。不可拖拉，以免擦伤皮肤。

3. 翻身时注意为患者保暖并防止坠床。

4. 根据病情及皮肤受压部位情况，确定翻身间隔时间，如发现患者皮肤红肿或破溃，应及时变换卧位并且增加翻身次数，同时做好记录。

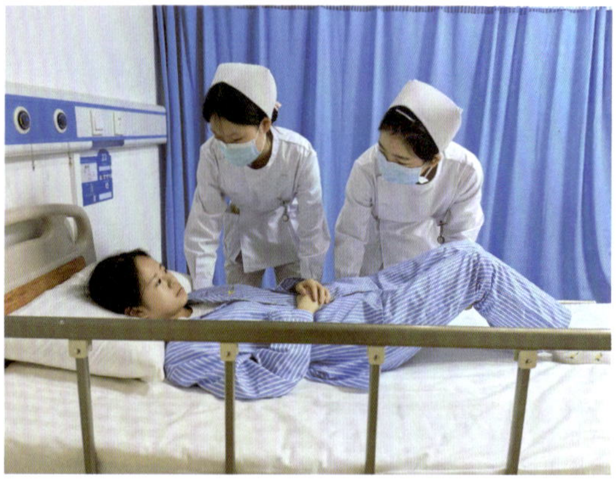

图 7-13　二人协助患者翻身侧卧法

5. 为各种特殊情况的患者翻身时应注意

（1）若患者身上置有多种导管及输液装置时，翻身前应先将导管安置妥当，翻身后检查并保持各导管通畅。

（2）为手术后患者翻身时，翻身前先检查敷料是否脱落或潮湿，必要时先换药再翻身。

（3）颅脑手术后的患者，一般只能采取健侧卧位或平卧位；翻身时动作不能过于剧烈，以免引起脑疝，压迫脑干，导致患者突然死亡。

（4）颈椎骨折、颅骨牵引等患者采用轴线翻身法，翻身时不可放松牵引。

（5）石膏固定或伤口较大的患者，翻身后应将患处放于适当位置，防止受压。

考点 协助患者翻身侧卧的注意事项

（二）协助患者移向床头法

【目的】　协助滑向床尾而自己不能移动的患者移向床头，恢复安全而舒适的卧位。

【操作程序】

1. 护士准备　仪表端庄、衣帽整齐，操作前洗手、戴口罩；评估患者的生命体征、意识状况、躯体情况、四肢活动能力、局部皮肤受压情况、合作程度、伤口及引流情况、有无骨折牵引，以及对更换卧位的认知等。

2. 患者准备　了解移向床头的目的、过程及需要的注意事项。

3. 环境准备　环境整洁、安静、光线充足，温度适宜，必要时进行遮挡。

4. 用物准备　根据病情准备好枕头等物品。

5. 操作步骤　见表 7-2。

表 7-2　协助患者移向床头法

操作步骤	操作方法	沟通与人文关怀
核对解释	核对患者床号、姓名、腕带，向患者及家属解释操作目的、过程及注意事项，取得患者配合	（患者尊称）您好！我是护士××，麻烦您告诉我您的床号和姓名好吗？让我核查一下您的腕带（核对无误） 根据您的病情，我现在协助您移向床头，您可以配合我吗

续表

操作步骤	操作方法	沟通与人文关怀
安置导管	将各种导管和输液装置安置妥当	我现在将导管安置好，您移动时也要小心一点，防止导管受压、扭曲或脱出等情况的发生。您感觉怎么样？如果您有感觉到不适，请及时告诉我
安置患者	患者屈膝仰卧，两手握住床头栏杆，两脚蹬住床面	请您两手握住床头栏杆，两脚蹬住床面，您做得非常好
◆一人协助法	适用于体重较轻或者能协助完成上移的患者	
协助移位	护士靠近床沿，一手托住患者肩部，一手托住臀部，将患者抬起，同时嘱患者两脚蹬床面，移向床头（图 7-14）	您不用紧张，配合我就好
◆二人协助法	适用于体重较重或病情较重的患者	
协助移位	两名护士分别站在床的两侧，交叉托住患者颈肩部和臀部（或者两护士位于同侧，一人托住头颈、肩及腰部，一人托住臀部和腘窝），同时抬起将患者移向床头（图 7-15）	您不用紧张，配合我们就好
检查安置	检查、保持患者各肢体处于功能位，各管道通畅	您这样躺着舒服吗
整理记录	整理床单元，洗手，记录	（患者尊称）您好！您感觉怎样？您还有什么需要吗？没有的话您现在先休息，有事可以按铃，我们也会及时来看您，谢谢您的配合

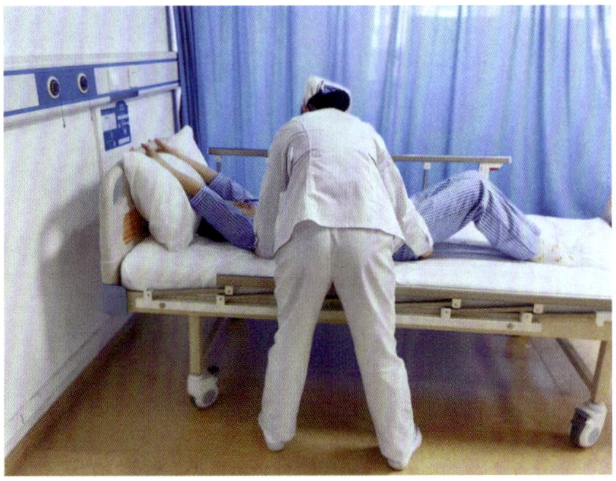

图 7-14 一人协助患者移向床头法

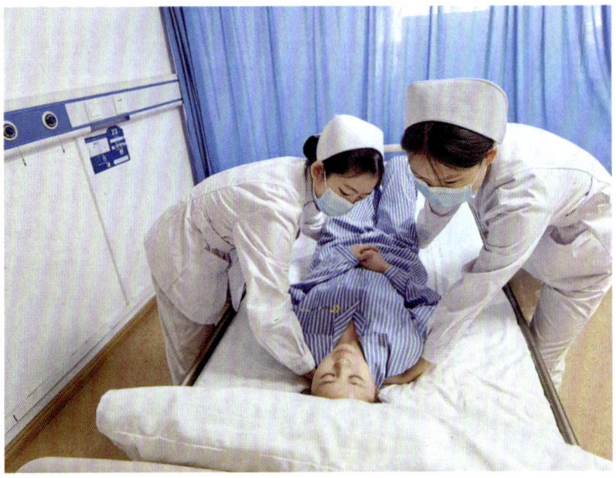

图 7-15 二人协助患者移向床头法

【注意事项】

1. 移动患者时应将患者抬离床面，不可拖、拉、推等，以免擦伤皮肤。

2. 两人协助移向床头时动作应一致，协调平稳。

3. 移动患者时应将枕头横立于床头以保护头部，避免撞伤。

4. 如患者身上有各种导管，移动前应安置妥当，移动后检查是否脱落、移位、扭曲等，以保持通畅。

第 2 节　保护具的应用

案例 7-2

患者，男，51 岁，酒精中毒兴奋期。情绪不稳定，易激惹，不配合治疗，为限制患者坐起需使用保护具。

问题： 1. 此患者应使用何种保护具？

2. 在使用保护具的过程中应重点监测哪些内容？

保护具是用来限制患者身体或机体某部位的活动，以达到维护患者安全与治疗效果的器具。防止年幼、高热、谵妄、昏迷、躁动及危重患者因意识不清而发生坠床、撞伤及抓伤等意外，确保患者安全和确保治疗护理工作的顺利进行。

一、适用范围

1. 儿科患者　因认知及自我保护能力尚未发育完善，尤其是未满 6 岁的儿童，易发生坠床、撞伤、抓伤等意外或不配合治疗等行为。

2. 易发生坠床的患者　如麻醉后未清醒者、意识不清者、躁动不安者、失明者、痉挛者或老年人。

3. 施行了某些手术的患者　如白内障摘除术后患者。

4. 精神病患者　如躁狂症患者、自我伤害者。

5. 长期卧床、极度消瘦、虚弱及其他易发生压力性损伤者。

二、保护具的种类及使用方法

（一）保护具的种类

1. 床挡　也称床栏。保护患者安全，预防坠床。医院常用的床挡，多为半自动床挡（图 7-16）。

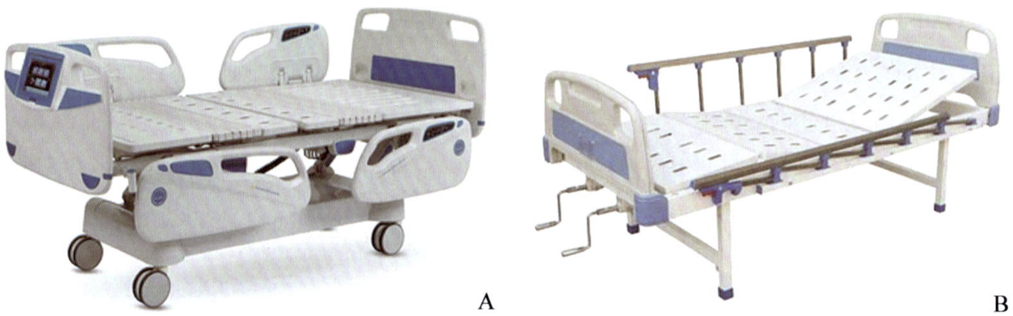

A　B

图 7-16　半自动床挡

2. 约束带　用于保护躁动患者，限制患者身体及某一部位的活动。

（1）绷带　常用于固定患者的手腕及踝部，以限制上肢和下肢的活动范围。

（2）肩部约束带　用于固定患者的肩部以限制其坐起（图 7-17）。

（3）膝部约束带　用于固定膝部，限制患者下肢活动（图 7-18）。

3. 支被架　主要用于肢体瘫痪或极度衰弱的患者，防止盖被压迫肢体而造成足下垂、足尖压力性损伤和不舒适，影响肢体的功能位置，而造成永久性伤害。也可在烧伤患者采用暴露疗法需保暖时使用（图 7-19）。

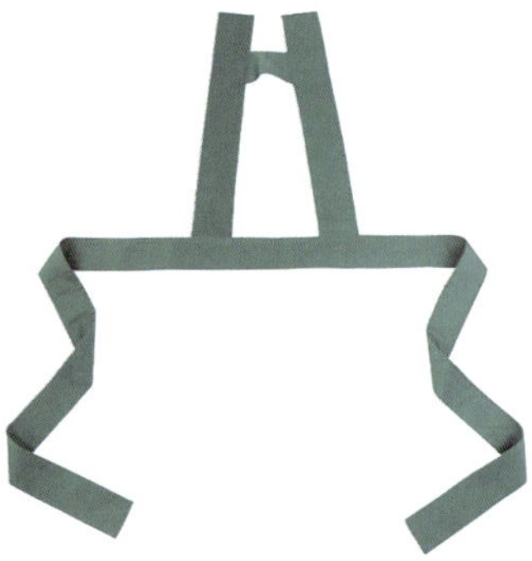

图 7-17　肩部约束带

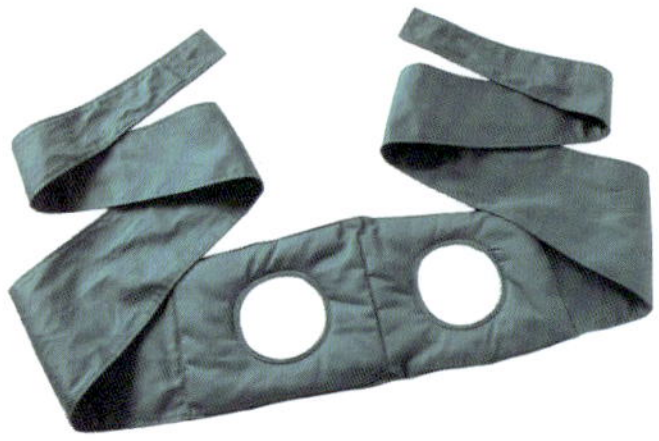

图 7-18　膝部约束带

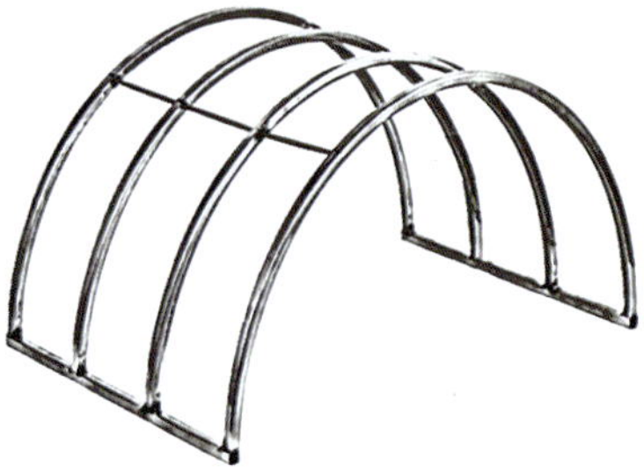

图 7-19　支被架

（二）保护具的使用方法

1. 床挡　可按需升降，不用时可固定在床沿两侧。

2. 约束带

（1）宽绷带约束　使用时先用棉垫包裹手腕部或踝部，再用宽绷带打成双套结（图 7-20），套在棉垫外稍拉紧，使肢体不易脱出（图 7-21），以不影响血液循环为宜，然后将宽绷带的两端系于床沿。

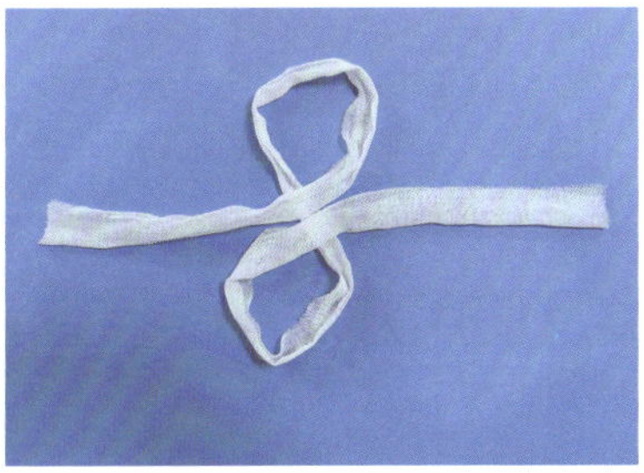

图 7-20　双套结

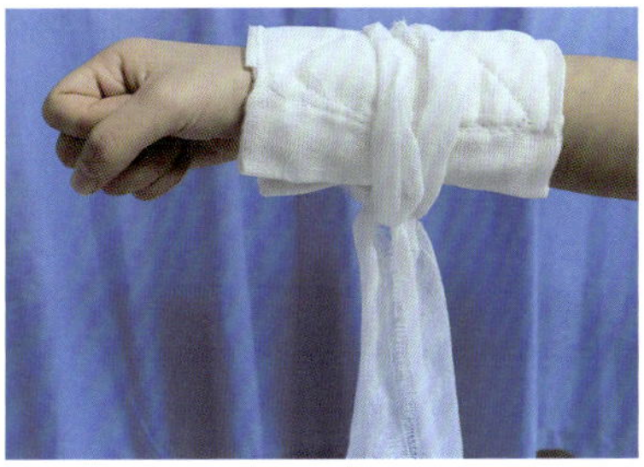

图 7-21　宽绷带约束法

（2）肩部约束带　将约束带从患者头部套下，使两侧肩带搭于患者肩上，两端长带从腋下绕至后背分别穿过肩带（图 7-22A），再把两条长带尾端系于两侧床挡（图 7-22B），也可用大单斜折成长条形进行固定（图 7-23）。

（3）膝部约束带　将约束带横放于两膝上，两孔放于膝盖处，宽带两端分别绕过膝下从两孔穿出，然后将宽带两端系于床沿（图 7-24）。也可用大单斜折成长条形进行固定（图 7-25）。

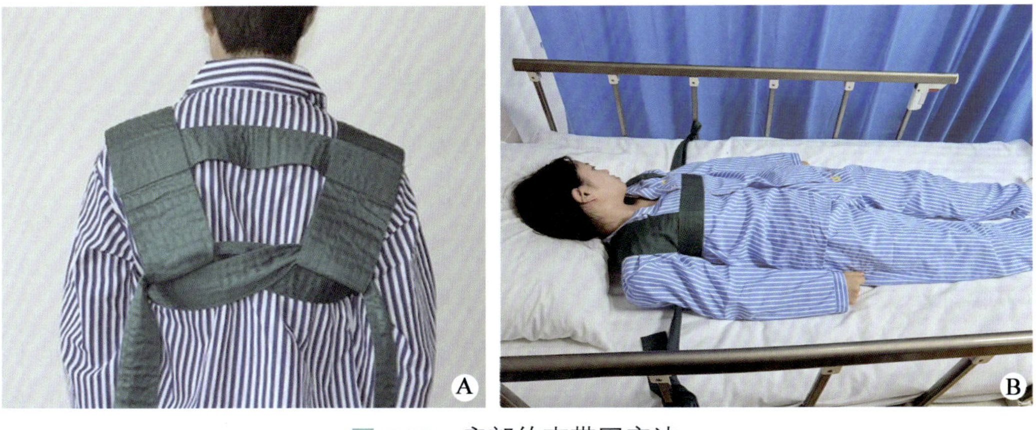

图 7-22　肩部约束带固定法

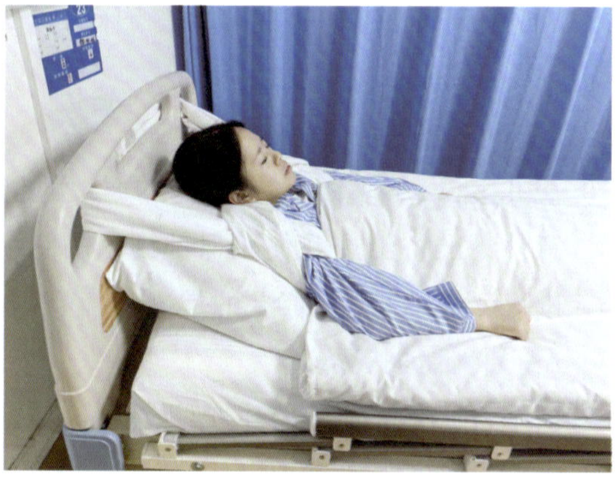

图 7-23 肩部大单固定法

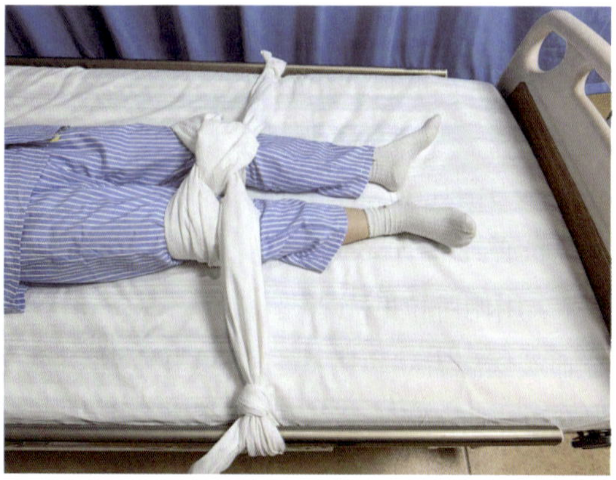

图 7-24 膝部约束带固定法

3. 支被架 根据需保护的部位及损伤的大小选择合适的支被架，使用时将支被架罩于防止受压的部位，盖好盖被。

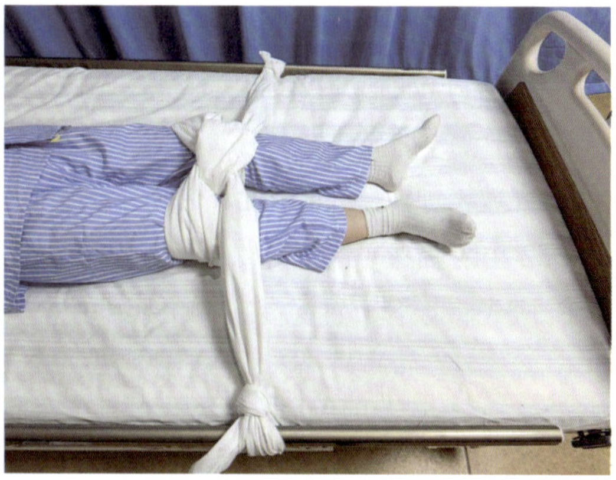

图 7-25 膝部大单固定法

三、注意事项

1. 严格掌握保护具应用的适应证，在可用也可不用的情况下尽量不用，维护患者的自尊。使用前要向患者及家属做好解释工作。

2. 保护具只能短期使用，约束带要定时松解，每 2h 放松一次，并协助患者翻身，保证患者安全、舒适。

3. 使用时患者肢体及关节处于功能位，约束带下应垫衬垫，固定时松紧适宜（能伸入 1 ～ 2 个手指为宜）。

4. 注意观察，每 15 ～ 30min 观察一次约束部位的皮肤颜色、温度、活动及感觉，若发现肢体苍白、麻木、冰冷时，应立即放松约束带。必要时进行局部按摩，促进血液循环。

5. 记录使用保护具的原因、时间、部位，每次观察结果，相应的护理措施及解除约束的时间。

考点 使用约束带的注意事项

自 测 题

A_1/A_2 型题

1. 屈膝仰卧位不适于
   A. 导尿术　B. 胸部检查
   C. 会阴检查　D. 腹部检查
   E. 背部检查

2. 昏迷患者可以采取
   A. 俯卧位　B. 中凹卧位
   C. 头低足高卧位　D. 去枕仰卧位
   E. 屈膝仰卧位

3. 下列患者无须取去枕仰卧位的是
   A. 全身麻醉未清醒者
   B. 面部手术后
   C. 昏迷者
   D. 蛛网膜下腔阻滞麻醉者

E. 脊髓腔穿刺后

4. 患者取被迫卧位的目的是

A. 减轻病痛　B. 保证安全

C. 减少体力消耗　D. 预防并发症

E. 愉悦身心

5. 下列宜采用俯卧位的患者是

A. 心肺疾病患者　B. 十二指肠引流者

C. 腹部手术者　D. 面部手术者

E. 腰背部检查者

6. 患者，男，60岁。车祸导致颈椎骨折、脾破裂。手术后，护士为患者更换卧位做法不正确的是

A. 更换卧位前应检查伤口敷料，先换药再翻身

B. 动作轻，不拖拉

C. 先放松颈椎骨折牵引处，更换卧位后继续牵引

D. 2小时翻身一次

E. 应先将导管放置稳妥，再更换卧位

7. 患者，女，60岁。颅脑术后第3天，护士在为患者翻身时，不可将头部翻转过剧，原因是翻转过剧可引起

A. 剧烈头痛　B. 脑疝

C. 颅内出血　D. 休克

E. 死亡

8. 患者，女，38岁。因腹痛、腹泻、果酱样便入院就诊。经检查确诊为阿米巴痢疾，遵医嘱行保留灌肠，采取右侧卧位的目的为

A. 利于药物达到治疗部位，提高治疗效果

B. 减轻患者的腹痛

C. 防止药液溢出

D. 使患者舒适安全

E. 使患者易于忍受

9. 患者，男，60岁。消瘦，胆结石手术后第1天，一名护士帮助患者移向床头，下列操作不正确的是

A. 护士扶住患者双脚，同时在臀部助力

B. 患者取屈膝仰卧位，双手握住床头栏杆，双脚蹬床面

C. 放平床头支架，将枕头横立于床头

D. 放回枕头，按需要抬高床头

E. 整理床铺使患者舒适

10. 患儿，男，6岁。高热惊厥。护士为防止发生意外，准备给患儿使用保护具，在使用前应进行评估，下列不必要的是

A. 肢体活动状况

B. 有无损伤、血液循环障碍或皮肤破损

C. 患儿家长经济能力

D. 意识状态、生命体征

E. 家属对保护具的接受和配合程度

A_3/A_4 型题

（11～14题共用题干）

患者，男，35岁。因头部外伤急诊入院。浅昏迷。CT提示颅内血肿，挫裂伤。在全身麻醉下行颅内血肿清除术。

11. 患者术后返回病房，正确的体位是

A. 去枕仰卧位，头偏向一侧

B. 侧卧位

C. 头高足低位

D. 头低足高位

E. 中凹卧位

12. 术后第2天，患者应采取的体位是

A. 头高足低位　B. 半坐卧位

C. 头低足高位　D. 中凹卧位

E. 俯卧位

13. 采取此卧位的目的是

A. 促进排痰　B. 利于呼吸

C. 便于观察瞳孔　D. 促进引流

E. 预防脑水肿

14. 患者出现躁动，使用约束带时护士采取的护理措施不包括

A. 听患者主诉　B. 观察末梢皮肤温度

C. 记录约束时间　D. 观察末梢皮肤颜色

E. 观察约束带长度

（巩占伟）

第8章 医院感染的预防和控制

医院聚集着各种患者，病原微生物种类繁多，又因抗生素和免疫制剂的使用，新医疗技术如导管介入、腔镜等的广泛应用，导致医院感染不断增多。医院感染的发生，延长了患者的康复时间，增加了患者的痛苦，还给家庭、社会和国家造成重大损失，同时也威胁着医护人员的健康。医院感染的预防与控制，是保证医疗护理质量和医疗护理安全的重要内容，也是医院和医务工作者的共同责任。预防与控制医院感染的本质在于“预防”，关系到卫生保健的各个方面，包括清洁、消毒和灭菌、手卫生、无菌技术、隔离技术、注射安全、合理使用抗生素和消毒灭菌效果的监测等，这些也是目前预防与控制感染的关键措施。

第1节 医院感染

案例 8-1

某医院先后在血液透析治疗的患者中，检测出丙型肝炎（丙肝）病毒抗体（抗 HCV）阳性 59 例的报告，其中 9 名患者明确为入院透析治疗前已经感染了丙肝，其余的患者确定为与血液透析有关的丙肝感染，该事件对患者的健康造成了严重影响。

问题： 1. 该案例是否属于医院感染？

2. 医院感染的形成需要哪些条件？

一、医院感染的概念与分类

（一）医院感染的概念

《医院感染管理办法》（中华人民共和国卫生部令第 48 号，2006 年 9 月 1 日起施行）中，关于医院感染的定义是住院患者在医院内获得的感染，包括在住院期间发生的感染和在医院内获得出院后发生的感染，但不包括入院前已开始或者入院时已处于潜伏期的感染。医院工作人员在医院内获得的感染也属医院感染。

考点 医院感染的概念

（二）医院感染的分类

1. 根据病原体的来源　可分为外源性感染和内源性感染。

（1）外源性感染（又称交叉感染）　是指病原体来自患者体外，通过直接或间接途径而引起的感染。如患者与患者、患者与探视者、患者与工作人员之间的直接感染，也可以通过水、空气、物品间接感染。

（2）内源性感染（又称自身感染）　是指患者自身携带的正常菌群，在一定条件下引起的感染。寄居在患者体内或体表的正常菌群，通常不致病，但当人体免疫力低下时就可能引起感染。

2. 根据病原体的种类　可分为细菌感染、病毒感染、真菌感染、支原体感染、衣原体感染等，目前引起医院感染的病原体以细菌和真菌为主。

考点　外源性感染与内源性感染

链接

医院感染的病原体

医院感染多为免疫力低下宿主的机会性感染，以内源性感染为主。细菌是引起医院感染的主要病原体，占90%以上；真菌是导致医院感染的一个重要病原体组成部分，最常见的是念珠菌属，其中白念珠菌约占80%，成为医院内肺部感染和消化道感染的常见病原体。

二、医院感染发生的主要因素

（一）医院感染发生的条件

医院感染必须具备三个基本条件：感染源、传播途径和易感人群。当三者同时存在，并且相互联系构成感染链时，医院感染才可能发生。

1. 感染源　是指病原微生物生存、繁殖及排出的场所或宿主（人或动物）。在医院感染中，引起外源性感染的主要的感染源包括已感染的患者、病原携带者和医院环境；引起内源性感染的主要感染源有患者自身。

（1）已感染的患者　是最重要的感染源。一方面已感染的患者不断地排出大量病原微生物，另一方面排出的病原微生物具有较强的致病性，且常常具有耐药性，很容易在另一易感宿主的体内生长繁殖。

（2）病原携带者　是重要感染源。一方面病原携带者体内的病原微生物不断生长繁殖并排出体外，另一方面病原携带者因无自觉症状而常常被忽视。病原携带者可以是住院患者、探视者、陪护人员和医院工作人员。

（3）患者自身　患者特定部位（如皮肤、泌尿生殖道、胃肠道、呼吸道及口腔黏膜等）寄生的正常菌群，在个体抵抗力下降、菌群易位或菌群失调时，可引起患者自身感染，也具有传播他人的能力。

（4）医院环境　医院的环境、设备、食品、垃圾及用于患者的器械等，都容易受各种病原微生物的污染而成为感染源。

2. 传播途径　是指病原体从感染源传播到易感人群的途径。医院感染的主要传播途径有以下几点。

（1）接触传播　病原体通过手、物体表面等媒介物直接或间接接触导致的传播，是医院感染中最常见、最重要的传播方式之一。

1）直接接触传播：感染源直接将病原微生物传播给易感宿主，如母婴间风疹病毒、艾滋病病毒等传播感染。

2）间接接触传播：感染源排出的病原微生物通过媒介传播给易感宿主。最常见的传播媒介是医院工作人员的手。

（2）空气传播　由悬浮于空气中、能在空气中远距离传播（＞1m），并长时间保持感染性的飞沫核（≤5μm）导致的传播。如含出血热病毒的家禽，通过排泄物污染尘埃后形成气溶胶颗粒传播流行性出血热。

（3）飞沫传播　带有病原体的飞沫核（＞5μm），在空气中短距离（≤1m）移动到易感人群的口、鼻黏膜或眼结膜等导致的传播。主要通过飞沫传播的常见疾病有开放性肺结核、猩红热、百日咳、白喉、麻疹、严重急性呼吸综合征（SARS）、流行性脑脊髓膜炎、肺鼠疫等。

（4）消化道传播　是指病原微生物通过污染水、食物而造成的传播。常可导致医院感染的暴发流行。如细菌性痢疾、霍乱、伤寒等。

（5）注射、输液、输血传播　是指使用被病原微生物污染的注射器、输液（血）器、药物、血制品而造成的疾病传播。如输血导致艾滋病、丙肝等。

（6）生物媒介传播　是指动物或昆虫携带病原微生物，作为人体之间疾病传播的中间媒介。如蚊子传播疟疾、流行性乙型脑炎等。病原体在动物中感染、繁殖并传播，通过接触、叮咬、刺蜇、注毒等方式使易感宿主致病。

3. 易感人群　是指对某种疾病或传染病缺乏免疫力的人群。医院内的易感人群较集中，易发生感染和感染的流行。

病原体传播到易感人群后是否引起感染，主要取决于病原体的毒力和机体的易感性。病原体的毒力取决于其种类和数量；而机体的易感性取决于病原体的定植部位和个体的防御功能。医院感染常见的易感人群主要有：①老年人和婴幼儿；②机体免疫功能严重受损者；③营养不良者；④接受各种免疫抑制剂治疗者；⑤不合理使用抗生素者；⑥接受各种侵入性诊疗操作者；⑦手术时间长者；⑧住院时间长者；⑨精神状态差，缺乏主观能动性者。

（二）医院感染的主要因素

在医院特定的环境中，造成医院感染的主要因素有以下几点。

1. 机体自身因素　主要包括机体的生理因素、病理因素及心理因素。

（1）生理因素　由于患者的年龄、性别等不同，获得医院感染的难易程度不同。如婴幼儿尤其是低体重儿、早产儿等的自身免疫系统发育不完善、防御功能低下；老年人的器官功能衰退、抵抗力下降；女性的特殊生理时期，如月经期、妊娠期、哺乳期时，个体敏感性增加，抵抗力下降。

（2）病理因素　由于患者罹患各种疾病，如恶性肿瘤、血液病、糖尿病、肝脏疾病等，导致个体免疫力低下、免疫功能受损，医院感染的发生率也会增高。

（3）心理因素　患者的情绪、主观能动性，医务人员的暗示作用等，在一定程度上可影响其免疫功能和抵抗力。

2. 机体外在因素

（1）诊疗活动　现代诊疗技术和药物应用，对医学的进步与发展具有强大的推动作用，同时也增加了医院感染发生的危险性。如介入性诊疗手段增多；抗生素的不合理应用，导致耐药菌株的增加、菌群失调和二重感染；放射治疗、化疗、免疫抑制剂等的应用，在治疗的同时也对患者的免疫系统起着破坏作用，这些都增加了医院感染发生的机会。

（2）医院环境　医院是各类患者聚集的场所，病原体来源广泛、种类繁多，导致医院环境污染严重；医院的某些布局不合理，隔离措施和设施不健全，均会增加医院感染的发生概率。

（3）医院感染的管理　医院领导和各类工作人员缺乏医院感染的相关知识，对医院感染的严重性认识不足，管理机构和管理制度不健全，监管不到位，执行医院感染的防控措施不严格、培训不全面等，都是造成医院感染的主要因素。

考点 造成医院感染的主要因素

链　接

滥用抗生素与医院内感染

滥用抗生素（如用药剂量过大、疗程过长、联合用药过多、无适应证的预防性用药等）易导致抗药菌株增加和菌群失调。抗药菌株增加致使感染易扩散和蔓延，菌群失调致使人体免疫力低下时，引发内源性感染。

三、医院感染的预防与控制

为保障医疗安全、提高医疗质量，各级医院应建立健全医院感染管理机构和制度，完善医院感染监控体系，有效预防和控制医院感染。

（一）建立医院感染三级管理体系

医院感染管理机构应有独立完整的体系，通常设置三级管理组织，即医院感染管理委员会、医院感染管理科（或办公室）、各科室医院感染管理小组。在医院感染管理委员会的领导下及医院感染管理科的指导下，建立三级护理管理体系（一级是病区护士长和兼职监控护士；二级是科护士长；三级是护理部副主任）加强医院感染管理，形成从医院到科室、再到病区的管理网络，有效预防和控制医院感染。

（二）健全各项规章制度

医院感染管理制度必须依照国家有关卫生行政部门的法律、法规，如《医院感染管理办法》《医疗机构消毒技术规范》《医院消毒卫生标准》《医疗废物管理条例》等，制定与之相适应的清洁卫生制度、消毒隔离制度、感染管理报告制度、消毒灭菌效果监测制度、一次性医疗器材监测制度、感染高发科室（如手术室、供应室、监护室、血透室等）消毒卫生监测管理制度等。完善医院感染监控网，建立医院感染暴发应急处置预案，依法管理医院感染。发现医院感染病例或疑似病例，及时进行病原学检查及药敏试验，查找感染源和感染途径，控制蔓延，积极治疗患者，隔离其他患者，及时准确地上报，协助调查。发现法定传染病，按《中华人民共和国传染病防治法》中有关规定报告。

（三）医院合理布局，落实管理措施

具体措施主要包括：改善医院的结构与布局，二级以上的医院必须建立规范、合格的感染性疾病科；加强重点部门（重症监护室、手术室、母婴病房、消毒供应室、导管室、门诊和急诊等）的消毒隔离；做好清洁、消毒、灭菌工作，并严格执行效果监测；开展手卫生、无菌技术、隔离技术的监督和监测；合理使用抗生素；做好医院污水、污物的处理；严格执

行探视与陪护制度；对易感人群实施保护性隔离；加强主要感染部位，如呼吸道、手术切口等的感染管理；对医院工作人员定期进行健康检查等。

（四）加强医务人员教育和技能培训

医院感染管理科要定期对全院各级各类医务人员，进行预防和控制医院感染的知识和技能培训，增强预防与控制医院感染的自觉性和主动性，并认真执行各项预防医院感染的制度；同时，还应加强患者、陪护人员的医院感染教育。

第 2 节　清洁、消毒、灭菌

案例 8-2

护士小李负责手术室的消毒监控，每天需要对手术室的物品和空气进行检测，并对消毒灭菌工作进行管理。

问题： 1. 什么是消毒？什么是灭菌？

2. 在医院中使用最广泛的灭菌方法是哪一种？适用于哪些物品？

清洁、消毒、灭菌是预防和控制医院感染的重要措施，消毒、灭菌的质量是保证医院生物环境安全的关键。因此，护士必须熟练掌握正确的清洁、消毒、灭菌的方法。实施标准预防，以维护患者和医务人员的安全。

一、清洁、消毒、灭菌的概念

1. 清洁　是指用清洗、擦拭等物理方法清除物体表面的污垢、尘埃和有机物，以去除或减少有害微生物的过程。

2. 消毒　是指利用化学品或其他方法清除和消灭污染在物体上的鼠疫菌及其他病原微生物的措施。

3. 灭菌　是指用物理或化学方法，杀灭传播媒介上的一切微生物的方法。包括致病的和非致病的微生物，也包括细菌芽孢。

考点　消毒、灭菌的概念

链　接

清洁的方法

一般清洁法有以下三个过程：清水冲洗—洗涤剂刷洗—清水洗净。常用于地面、墙壁、家具等物体表面的处理，以及物品消毒灭菌前的准备。常见污渍的清除技术：先进行相应的特殊处理，再以清水洗净。常见的污渍处理方法：①碘酊污渍用乙醇擦拭；②甲基紫污渍用乙醇或草酸擦拭；③高锰酸钾污渍用维生素 C 溶液或 0.2% ～ 0.5% 过氧化氢溶液浸泡；④陈旧血渍用过氧化氢溶液浸泡。

二、物理消毒、灭菌技术

（一）热力消毒灭菌法

热力消毒灭菌法是利用热力破坏微生物的蛋白质、核酸、细胞壁和细胞膜，从而导致其死亡的方法。包括干热法（燃烧法、干烤法）和湿热法（煮沸法、压力蒸汽灭菌法）两类。前者以空气导热，传热较慢；后者以空气和水蒸气导热，传热较快，穿透力强。湿热法较干热法所需时间短，温度低。

1. 燃烧法　是一种简单、迅速、彻底的灭菌法。又分为以下三种方法。

（1）焚烧法　将无保留价值的污染物品直接置于焚烧炉内焚烧，如污染的纸张，破伤风、气性坏疽等特殊感染的敷料等。

（2）火焰烧灼法　①急用的某些金属器械：在火焰上烧灼 20s，但刀剪等锐器不可烧灼，以免锋刃变钝；②临时用的培养试管或烧瓶口：在火焰上来回旋转烧灼 2 ～ 3 次。

（3）乙醇燃烧法　将搪瓷类容器倒入少量 95% 以上乙醇后，转动使溶液分布均匀，然后点火燃烧，使容器内面全部被火焰烧灼到。

注意事项：①远离氧气、乙醇、乙醚、汽油等易燃易爆物品。②在燃烧过程中不得添加乙醇，以免引起火灾或烧伤。③贵重器械及锐利刀剪禁用燃烧法灭菌，以免刀刃变钝或器械被破坏。

考点 燃烧灭菌法用途、方法和注意事项

2. 干烤灭菌法　是利用特制的烤箱进行灭菌。其热力传播与穿透主要是靠热空气的对流与介质的传导，灭菌效果可靠。适用于高温下不易变质、损坏和蒸发物品（如金属器械、玻璃器皿、油剂、粉剂等）的灭菌。灭菌条件一般为：160℃持续 2h；170℃持续 1h；180℃持续 0.5h。

注意事项：①物品要洗净，玻璃类需干燥。②包装通常不超过 10cm×10cm×20cm 大小。③烤箱内放入物品以箱体高度的 2/3 满为宜。④物品勿与烤箱底部和四壁接触。⑤途中不宜打开烤箱重新放入物品。⑥灭菌后待温度降至 40℃以下再打开烤箱，防炸裂。

考点 干烤灭菌法用途和方法

3. 煮沸消毒法　是一种经济、方便、家庭常用的消毒方法。适用于耐湿、耐高温的物品，如金属、搪瓷、玻璃和橡胶类等。将物品刷洗干净，全部浸没在水中，加热煮沸 100℃，从水沸开始计时，经 5 ～ 10min 达到消毒效果（如中途加入物品，从再次水沸后开始计时）。

注意事项：①物品在煮沸消毒前须刷洗干净，全部浸没。空腔导管需在腔内预先灌水。②器械的轴节及容器的盖先打开再放入水中。③大小、形状相同的容器不能重叠。④玻璃类物品用纱布包裹，应在冷水或温水中放入。⑤橡胶类物品用纱布包好，水沸后放入。⑥在水中加入少许 1% ～ 2% 的碳酸氢钠，沸点可达到 105℃，增强杀菌效果，并有去污防锈的作用。⑦高原地区海拔每增高 300m，煮沸延长 2min。

考点 煮沸消毒法的方法和注意事项

4. 高压蒸汽灭菌法　是物理消毒灭菌法中效果最可靠、临床使用最广泛的一种方法。高压蒸汽灭菌法主要是利用高压饱和蒸汽的高热所释放的潜热灭菌（1g 100℃的水蒸气变成 1g 100℃的水时，能释放出 2255 J 的热能）。常用于耐高温、耐高压、耐潮湿物品的灭菌，如金属、搪瓷、橡胶、玻璃、敷料及溶液等，不能用于油类和粉剂的灭菌。目前，医院使用的压力蒸汽灭菌器，根据排放冷空气的方式和程度不同，分为下排气式压力蒸汽灭菌器和预真空式压

力蒸汽灭菌器。

（1）下排气式压力蒸汽灭菌器　包括手提式压力蒸汽灭菌器（图 8-1）和卧式压力蒸汽灭菌器（图 8-2）。灭菌条件：压力在 103 ～ 137kPa（预真空式 205.8kPa），温度达 121 ～ 126℃（预真空式 132℃），经过 20 ～ 30min（预真空式 4 ～ 5min）即能达到灭菌效果。

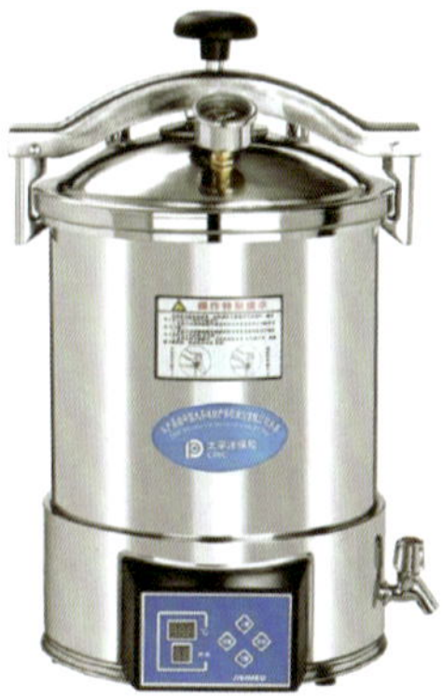

图 8-1　手提式压力蒸汽灭菌器

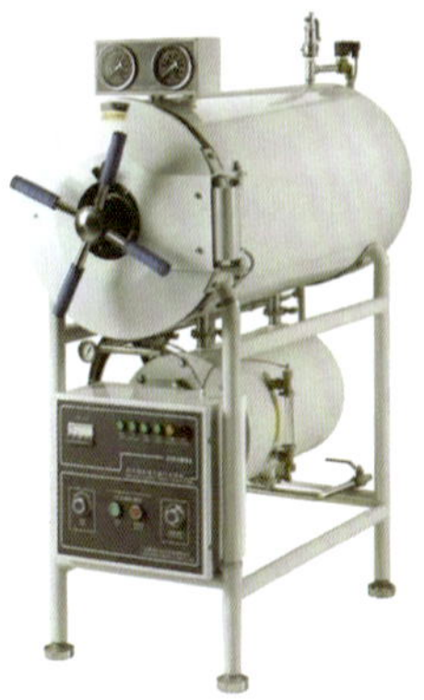

图 8-2　卧式压力蒸汽灭菌器

考点　压力蒸汽灭菌法的原理、灭菌条件

1）手提式压力蒸汽灭菌器：①先在外层锅腔内加入一定量的水，内层锅腔装入物品后加盖旋紧。②排冷空气：接通电源加热，开放排气阀，待冷空气排尽后再关闭排气阀。③继续加热使压力至所需数值，持续 20 ～ 30min，关闭热源。④开放排气阀，待压力降至 0 时，缓慢打开盖子，冷却、干燥后取出物品。

2）卧式压力蒸汽灭菌器：结构原理和灭菌条件同手提式压力蒸汽灭菌器，但它是通过输入热蒸汽供给热源，并且容量大，可供医院大批量物品的灭菌。操作人员须经过专业培训，合格后方能持证上岗。

（2）预真空式压力蒸汽灭菌器（图 8-3）　是利用机械抽真空的方法，使灭菌柜内形成 2.0 ～ 2.7kPa 的负压，蒸汽便能迅速穿透到物品内进行灭菌。

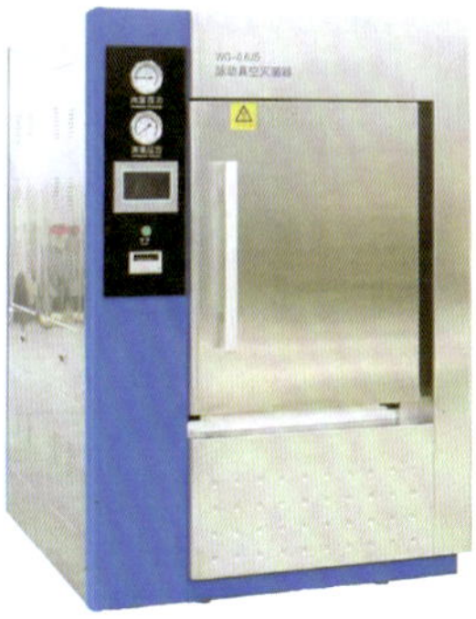

图 8-3　预真空式压力蒸汽灭菌器

注意事项：①物品灭菌前需洗净擦干或晾干。②包裹不宜过大（下排气式压力蒸汽灭菌器，不能大于 30cm×30cm×25cm，预真空式压力蒸汽灭菌器，不能大于 30cm×30cm×50cm）。③包裹不宜过多（不应超过灭菌器柜室容积的 80%）。④包裹不宜过紧，各包之间要有空隙。⑤包裹放置合理，布类物品应放在金属、搪瓷物品之上。⑥灭菌前打开无菌容器的盖子，灭菌完毕立即关闭容器的盖子。⑦灭菌的物品须干燥后才能取出备用。

压力蒸汽灭菌效果的监测：①化学监测法：此法简便，是目前广泛使用的常规检测方法。常用化学指示胶带（图 8-4），使用时将其粘贴在所有待灭菌物品的包或容器外面；也可用化学指示卡，使用时将其放在所有待灭菌物品包的中间。经灭菌后，将指示胶带（卡）的颜色及性状与标准合格色块对比以判断灭菌质量是否合格。化学监测法须每包应用，对手术包应指示胶带和指示卡同时应用。②生物监测法：是最可靠的监测法。利用对热耐受力较强的

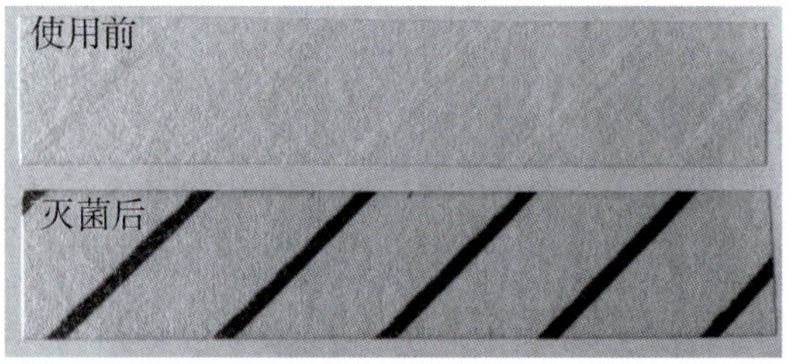

图 8-4 化学指示胶带（灭菌前后对照）

非致病性嗜热脂肪杆菌芽孢作为检测菌株，制成菌纸片，使用时将 10 片菌纸片分别置于待灭菌包的中央和四角，灭菌结束后用无菌持物钳取出放入培养基内，在 56℃温箱中培养 2 ～ 7 天，如全部菌纸片均无细菌生长则表示灭菌合格。③物理监测法：将 150℃或 200℃的留点温度计甩至 50℃以下，放入包裹内，灭菌后检视其读数是否达到灭菌温度。

考点 压力蒸汽灭菌的注意事项、效果监测

（二）光照消毒法

光照消毒法又称为辐射消毒法，主要利用紫外线的杀菌作用，使菌体蛋白光解、变性而导致细菌死亡。其对杆菌杀灭作用强，对球菌次之，对真菌更弱，对生长期细菌敏感，对芽孢敏感性差。

1. 日光暴晒法　利用其热、干燥和紫外线的作用发挥杀菌作用。常用于床垫、毛毯、棉被、枕、书籍等物品的消毒。日光暴晒时，要将物品放在阳光下暴晒 6h，每 2h 翻动 1 次，使其各面被照射。

考点 日光暴晒消毒法的消毒时间

2. 紫外线消毒　常用的紫外线装置有移动式，如紫外线空气消毒器（图 8-5）；紫外线灯车（图 8-6）。悬吊式，如紫外线灯管（图 8-7）。紫外线灯管有 15W、20W、30W、40W 四种。紫外线属于电磁波，根据波长分为 A 波、B 波、C 波和真空紫外线。具有消毒作用的是 C 波紫外线，其波长范围在 200 ～ 275nm，其杀菌作用最强的波段为 250 ～ 270nm。

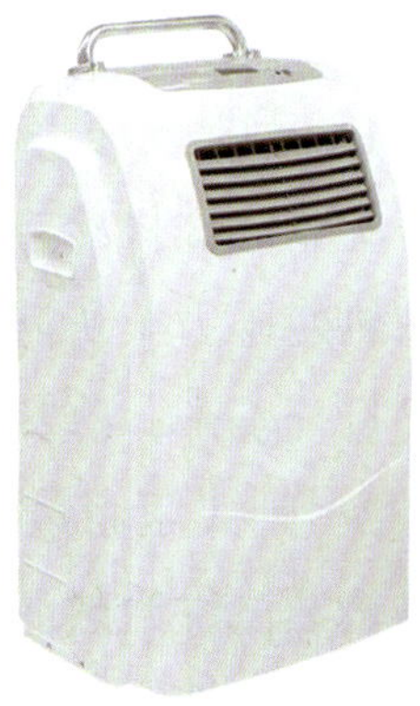
图 8-5 紫外线空气消毒器

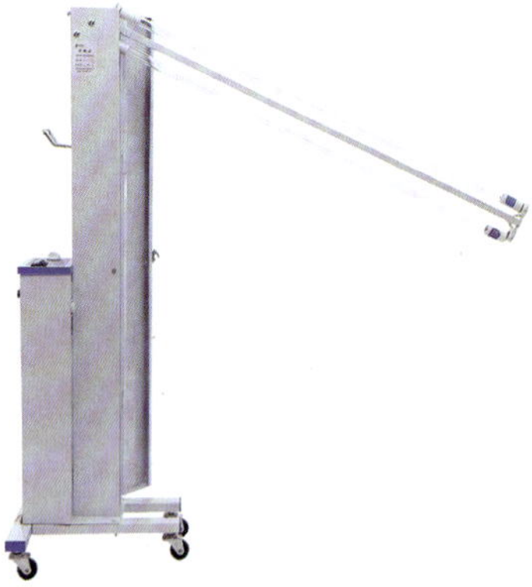
图 8-6 紫外线灯车

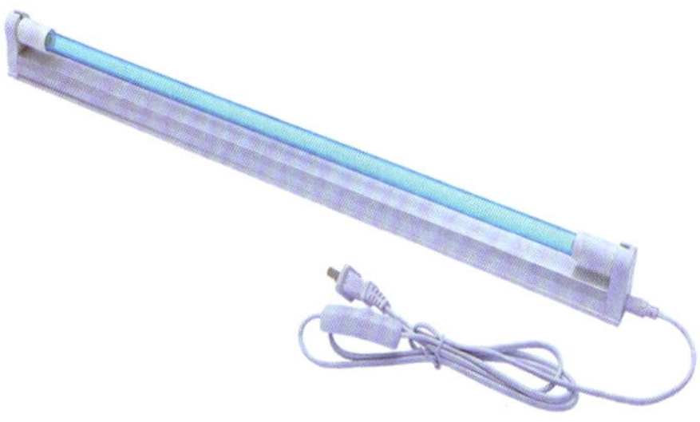
图 8-7 紫外线灯管

紫外线消毒法多用于空气和物体表面消毒。①空气消毒：首选紫外线空气消毒器，不仅效果好，且室内有人仍可使用；也可紫外线灯管照射消毒，室内每 $10m^2$ 安装 30W 紫外线灯管一只，照射前先进行室内清洁卫生（紫外线易被灰尘微粒吸收），关闭门窗，有效距离不超过 2m，自灯亮 5 ～ 7min 后计时，照射时间为 30 ～ 60min。②物品表面消毒：消毒时将

物品摊开或挂起，以使物品各面受到直接照射，有效距离为 25 ～ 60cm，自灯亮 5 ～ 7min 开始计时，照射时间为 20 ～ 30min。

注意事项：①保持灯管清洁，灯管表面至少每 2 周用无水乙醇擦拭 1 次。②消毒物品时将物品摊开或挂起，定时翻动。③照射时保护好眼睛和皮肤，必要时给患者戴防护镜或用纱布遮住眼睛、用被单遮盖躯体。④紫外线消毒的适宜温度为 20 ～ 40℃，适宜湿度为 40% ～ 60%。⑤消毒计时须从灯亮 5 ～ 7min 后开始，照射结束应通风换气。⑥定期监测紫外线灯的照射强度，用紫外线强度测定仪监测，一般 3 ～ 6 个月检测 1 次，如辐照强度低于 70μW/cm^2 应更换；也可建立使用登记卡，凡累计使用超过 1000h 应予以更换。⑦定期进行空气培养，以监测消毒效果。

3. 臭氧灭菌器消毒法 在灭菌器内装臭氧发生管，在电场作用下，将空气中的氧气转化成高纯度的臭氧。臭氧以其强大的氧化作用广谱杀菌，可杀灭细菌繁殖体、细菌芽孢、病毒、真菌和破坏肉毒杆菌毒素。主要用于室内空气、医院污水、诊疗用水、物品表面等的消毒。

注意事项：①用于室内空气时，为确保消毒效果，应关闭门窗。②臭氧对人体有害，消毒时人员须离开现场，消毒结束后 30min 方可进入室内。③根据物品的种类，按照相关的标准选择相应规格的臭氧消毒器，按说明书要求安装和使用。④温湿度、有机物、pH、水的浑浊度、水色度等多种因素可影响臭氧的杀菌作用。⑤臭氧具有强氧化性，可损坏多种物品，浓度越高对物品损坏越重。

考点 臭氧灭菌器消毒法的注意事项

（三）微波消毒法

微波是一种波长短、频率高的电磁波。在电磁波的高频交流电场中，物品中的极性分子会极化而发生高速运动，并频繁改变方向，相互摩擦，使温度迅速升高，达到消毒灭菌作用。其适用于餐具、食品、票证、耐热非金属物品的消毒灭菌。

注意事项：①微波消毒时，不能用金属容器盛放物品，物品高度不能超过微波消毒柜的柜室高度 2/3，宽度不能超过转盘周边，不能接触装置的四壁。②适当增加待消毒物品的含水量，会提高消毒效果。③微波对人体有一定伤害，应避免小剂量长期接触或大剂量照射。

考点 微波消毒法的注意事项

（四）电离辐射灭菌法

电离辐射灭菌法又称为“冷灭菌”，是应用放射性核素 ^{60}Co（钴 -60）发射的 γ 射线或电子加速器产生的高能电子束（阴极射线）杀灭微生物的低温灭菌法。适用于不耐热的物品在常温下的灭菌。如塑料、橡胶、高分子聚合物（如一次性注射器、输液器、输血器，血液透析膜等）、精密医疗器械、生物制品等的灭菌。

注意事项：①应在有氧环境下灭菌以增强 γ 射线的杀菌作用；②湿度越高，杀菌效果越好；③射线对人体有伤害，应加强个人防护。

（五）过滤除菌法

空气中的细菌多附着于 5μm 以上的尘粒，通过净化空气除尘，可有效去除微生物。过滤除菌法是指采用生物洁净技术，通过三级空气过滤器，用合理的气流方式，除掉空气中0.5 ～ 5μm 的尘埃或微生物，以达到洁净空气的目的。适用于手术室、烧伤病房、器官移植病房等。

注意事项：①过滤器应定期清洁、维修和更换。②室内墙角宜为弧形结构设计，避免出现清除不尽的死角，使微生物无处可藏。

三、化学消毒灭菌技术

化学消毒灭菌技术是利用化学药物使微生物蛋白质凝固变性，酶蛋白失去活性，从而抑制微生物的代谢和生长，或破坏细菌的细胞膜结构，改变其通透性，使细胞破裂、溶解，以达到消毒灭菌的作用。凡不适宜热力消毒灭菌的物品，都可采用化学消毒灭菌技术，如患者的皮肤、黏膜、金属锐器等的消毒。

（一）化学消毒灭菌剂的使用原则

1. 根据被消毒物品的性能和微生物的特性，选用合适的消毒剂。

2. 严格掌握消毒剂的有效浓度、消毒时间及使用方法。

3. 定期更换消毒剂，易挥发的消毒剂要加盖，并定期检测，调整浓度。

4. 消毒剂中不宜置纱布、棉花等物，避免降低消毒效力。

5. 待消毒的物品必须洗净、擦干，并全部浸没在消毒液内，注意管腔内应注满消毒液，并打开器械的轴节和容器盖。

6. 气体消毒后的物品，使用前应待气体散发后才能使用；浸泡消毒的物品，使用前应用无菌蒸馏水或无菌生理盐水冲洗，以避免消毒剂刺激人体组织。

7. 合理使用化学消毒剂，能采取物理方法消毒灭菌的，尽量不用化学消毒灭菌法。

8. 熟悉各类消毒剂的毒副作用，使用时注意做好个人防护。

考点 化学消毒剂的使用原则

（二）化学消毒灭菌剂的使用方法

1. 浸泡法　将物品洗净、擦干后，全部浸没于消毒剂中，按规定的浓度和时间达到消毒灭菌作用。适用于大多数器械和物品。注意事项：①将器械轴节或套盖打开。②有管腔的物品，腔内应注满消毒灭菌剂。

2. 擦拭法　用标准浓度的消毒灭菌剂擦拭物品表面或皮肤等的方法。如皮肤、桌椅、墙壁、家具等。常选用易溶于水、穿透力强、无显著刺激的消毒剂。

3. 喷雾法　将标准浓度的消毒灭菌剂用喷雾器均匀喷洒于空气中和物体表面的方法。如墙壁、地面、空气等。

4. 熏蒸法　是指在密闭的空间内，将消毒剂加热或加入氧化剂，使其产生气体，在标准浓度和时间内进行消毒灭菌的方法。主要用于空气和不耐高温物品的消毒，熏蒸法的常用消毒剂见表 8-1。

表 8-1　熏蒸法常用消毒剂

名称	剂量	消毒方法	适用范围
纯乳酸	$0.12ml/m^3$	加等量水，密闭门窗后加热熏蒸 30 ～ 120min	手术室、病室、治疗室、换药室等
2% 过氧乙酸	$8ml/m^3$	密闭门窗后加热熏蒸 30 ～ 120min	手术室、病室、治疗室、换药室等
食醋	$5 \sim 10ml/m^3$	加热水 1 ～ 2 倍，密闭门窗加热熏蒸 30 ～ 120min	流行性感冒、流行性脑脊髓膜炎病室

5. 环氧乙烷气体密闭消毒灭菌法　环氧乙烷是一种广谱灭菌剂，可在常温下杀灭各种微生物，包括芽孢、细菌、病毒、真菌等。目前医疗器械广泛采用环氧乙烷进行灭菌（图 8-8）。

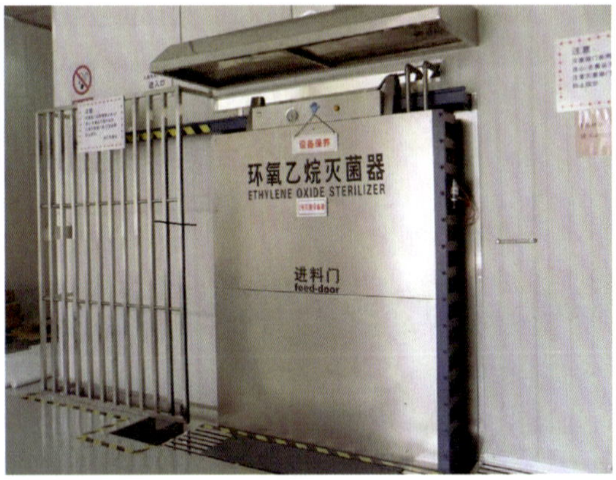

图 8-8　环氧乙烷灭菌柜

考点 化学消毒灭菌剂的使用方法

（三）常用的化学消毒灭菌剂

临床上常用的化学消毒灭菌剂详见表 8-2。

表 8-2　常用化学消毒灭菌剂

名称	效力	使用范围	注意事项
过氧乙酸	灭菌剂	① 0.2% 过氧乙酸溶液浸泡消毒手，需 1 ～ 2min；② 0.2% ～ 0.5% 溶液擦拭物体表面或浸泡 10min；③ 0.5% 溶液浸泡餐具 30 ～ 60min；④ 2% 溶液空气消毒 $8ml/m^3$	①对金属有腐蚀性；②易氧化分解而降低杀菌力，应加盖并现配现用；③高浓度溶液有刺激性及腐蚀性，配制时需戴口罩和橡胶手套，加强个人防护；④存于阴凉避光处，防高温引起爆炸
戊二醛	灭菌剂	2% 戊二醛液浸泡不耐高温的金属器械、精密仪器、内镜等，消毒需 10 ～ 30min，灭菌需 7 ～ 10h	①每周过滤 1 次，每 2 周更换消毒剂；②浸泡金属物品时需加入 0.5% 亚硝酸钠防锈；③内镜连续使用，需间隔消毒 10min，每日使用前后各消毒 30min；④碱性戊二醛稳定性差，加盖并现配现用
含氯消毒剂（常用的有漂白粉、漂粉精、84 消毒液、二氯异氰尿酸钠等）	高、中效	① 0.5% 漂白粉溶液、0.5% ～ 1% 氯胺溶液浸泡消毒餐具、便器等，需 30min；② 1% ～ 3% 漂白粉液、0.5% ～ 3% 氯胺溶液喷洒或擦拭地面、墙壁或物品；③排泄物消毒：漂白粉 1 份与粪便 5 份搅拌，放置 2h；每 100ml 尿液，加漂白粉 1g 放置 1h	①置于阴凉、干燥、通风处，密闭保存，减少有效氯的丧失；②配制的溶液不稳定，应现配现用；③有腐蚀及漂白作用，不宜用于金属制品、有色衣物及油漆家具的消毒；④被消毒物品上有大量有机物时，须适当增加浓度，并延长作用时间
碘酊	中效	2% 碘酊溶液皮肤擦拭消毒，待干后用 70% ～ 75% 乙醇脱碘	①不能用于黏膜、创面及敏感部位的皮肤消毒；②对碘和乙醇过敏者禁用；③避光、密闭保存于阴凉、干燥、通风处

续表

名称	效力	使用范围	注意事项
乙醇	中效	① 70% ~ 75% 乙醇溶液消毒皮肤、浸泡金属器械及体温计；② 95% 乙醇溶液用于燃烧灭菌	①易挥发须加盖保存，定期测定，保持有效浓度；②有刺激性，不宜用于黏膜及创面消毒；③易燃，忌明火
碘伏	中效	① 0.5% ~ 1.0% 有效碘溶液手术及注射部位皮肤消毒，擦拭 2 遍；②体温计消毒：0.1% 有效碘溶液，浸泡 30min；③黏膜及创面消毒：0.05% ~ 0.1% 有效碘溶液，3 ~ 5min	①稀释后稳定性差，宜现用现配；②置于阴凉、干燥、避光处，密闭保存；③皮肤消毒后不用乙醇脱碘；④对二价金属有腐蚀作用，不做相应金属制品的消毒
氯己定（洗必泰）	低效	① 0.02% ~ 0.1% 溶液用于浸泡消毒手，需 3 ~ 5min；② 0.05% 溶液用于创面、黏膜擦拭消毒；③ 0.05% ~ 0.1% 溶液用于阴道、膀胱冲洗和外阴擦拭消毒	①不与肥皂、洗衣粉、碘、高锰酸钾等阴离子表面活性剂共用，有拮抗作用；②冲洗消毒时如有脓性分泌物，适当延长时间；③不可放入纱布、棉花等有吸附作用的物品

注：①灭菌剂能杀灭一切微生物，包括芽孢；②高效消毒剂广谱、高效、低毒、速效，能杀灭一切细菌繁殖体（包括分枝杆菌）、病毒、真菌及其孢子，并对芽孢也有显著杀灭作用；③中效消毒剂速效、无毒或低毒，能杀灭除芽孢外的细菌繁殖体、结核分枝杆菌、病毒；④低效消毒剂能杀灭细菌繁殖体、部分真菌和亲脂性病毒，不能杀灭结核分枝杆菌和亲水性病毒；⑤高浓度碘、含氯消毒剂属高效消毒剂，低浓度时属中效消毒剂。

考点 常用化学消毒剂使用范围、注意事项

第3节 手 卫 生

案例 8-3

患者，男，40 岁，建筑工人，因“左足部被生锈铁钉扎伤出血 2h”入院治疗。患者自诉 5 年前曾患急性乙肝，经治疗肝功能正常，现为慢性乙肝，乙肝五项检查结果显示乙肝病毒表面抗原和核心抗体阳性。护士配合医生为该患者进行清创治疗后，遵医嘱为其进行药敏试验和注射破伤风抗毒素。

问题：1. 什么是手卫生？在什么情况下需要实施手卫生？

2. 在本案例中，护士进行“药敏试验、注射”等操作前后，应如何进行手卫生？

在临床护理实践中，各项治疗技术、护理技术都离不开医务人员的双手。手卫生是国际公认的控制医院感染的最简单、最有效、最方便、最经济的措施，是标准预防的重要措施之一。为保障患者安全、防止交叉感染、提高医疗质量，医护人员应加强手卫生的规范化管理，提高手卫生的依从性。

一、手卫生的基本概念

1. 手卫生　是医务人员在从事诊疗、护理活动过程中的洗手、卫生手消毒和外科手消毒等的总称。

2. 卫生洗手法　即手的清洁，俗称洗手，是将双手涂满清洁剂并对其所有表面按顺序进行强而有力的短时揉搓，然后用流动水冲洗的过程。

3. 卫生手消毒　是医务人员用手消毒剂揉搓双手，以减少手部暂居菌的过程，包括快速手消毒和刷手消毒。

4. 外科手消毒　是在外科手术前，医护人员用流动水和洗手液揉搓双手、前臂至上臂下 1/3，再用手消毒剂清除或杀灭手部、前臂至上臂下 1/3 暂居菌和减少常居菌的过程（详见《外科护理学》）。

二、卫生洗手法

医务人员用流动水和洗手液（肥皂）揉搓冲洗双手，去除手部皮肤污垢、碎屑和部分微生物。有效的洗手可以清除手上 99% 以上的暂居菌。

【目的】　除去手上的污垢及大部分暂居菌，避免污染无菌物品及清洁物品，切断通过手传播的感染途径，避免交叉感染。适用于各种操作前、操作后手的清洁。

【操作程序】

1. 护士准备　衣帽整洁，修剪指甲，取下手表、饰物，卷起衣袖。

2. 用物准备　流动水洗手设备（采用感应式、脚踏式或肘式开关），洗手液（肥皂液）、干手设施（消毒小毛巾、纸巾或红外线干手机），盛放小毛巾或纸巾的容器；必要时备护手液。

3. 环境准备　环境整洁、宽敞、安全，物品放置合理。

4. 操作步骤　见表 8-3。

表 8-3　卫生洗手法

操作步骤	操作方法
评估双手	各种操作前、后手的清洁度
湿润双手	打开水龙头，湿润双手
取洗手液	取适量的洗手液或肥皂液于掌心
揉搓双手	揉搓步骤：①掌心相对，手指并拢，相互揉搓（图 8-9A）。②掌心对手背，沿指缝相互揉搓，双手交换进行（图 8-9B）。③掌心相对，手指交叉，沿指缝相互揉搓（图 8-9C）。④弯曲手指，使指关节在另一掌心，旋转揉搓，双手交换进行（图 8-9D）。⑤一手握住另一只手的大拇指，旋转揉搓，双手交换进行（图 8-9E）。⑥五个手指尖并拢，在另一掌心旋转揉搓，双手交换进行（图 8-9F）。必要时可进行第七步：一手握住另一手的手腕，回旋揉搓，双手交换进行。每次揉搓时间至少持续 15s，范围至腕上 10cm；每个步骤双手交换进行，每个部位最少揉搓 10 次
流水冲洗	打开水龙头，让流水自腕部流向指尖，进行冲洗
擦干双手	用纸巾或消毒毛巾自上而下擦干双手，也可用干手机烘干双手
整理用物	按医疗废物处理办法处置用物

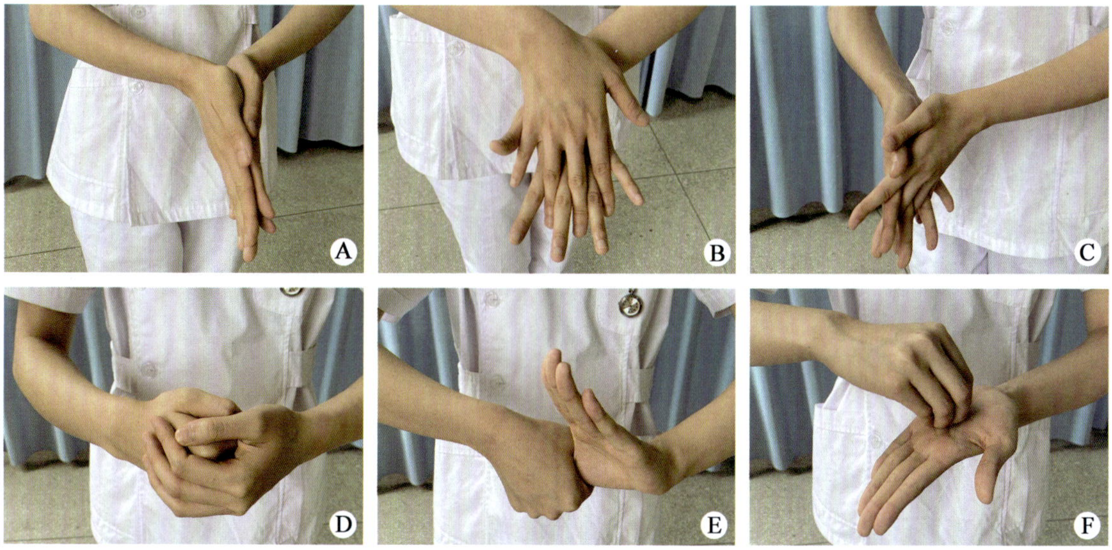

图 8-9 卫生洗手法

【注意事项】

1. 揉搓要稍用力，每个部位至少揉搓 10 次，双手揉搓不少于 15s；双手若有明显污染，应适当延长洗手时间，最好达到 30s。

2. 在揉搓时，还要注意清洗指背、指尖、指缝和指关节等易污染的部位；流水下冲洗双手时，要注意指尖向下。

3. 掌握洗手时机 ①直接接触每位患者的前和后。②从同一位患者身体的污染部位移动到清洁的部位时。③接触患者黏膜、破损皮肤或伤口的前后。④接触患者的血液、体液、分泌物、排泄物、伤口敷料等之后。⑤接触患者周围环境及物品后。⑥穿脱隔离衣前后，脱手套之后。⑦进行无菌操作，接触清洁、无菌物品之前。⑧处理药物或配餐前。

4. 洗手时，注意身体勿过于靠近水池，避免工作服被水溅湿。

5. 戴手套不能代替洗手，摘手套后仍应洗手。

6. 擦手的毛巾应一用一消毒。

考点 卫生洗手法的操作步骤和注意事项

三、卫生手消毒

医护人员的手直接或间接地接触患者和污染物品，很易引起医院感染。手的清洁与消毒是预防医院感染最重要的措施之一。

（一）快速手消毒

使用速干手消毒剂代替卫生洗手法来加强医护人员手的卫生。

【目的】

清除致病性微生物，预防感染与交叉感染，避免污染无菌物品和清洁物品。

【操作程序】

1. 护士准备 衣帽整洁，修剪指甲，取下手表、饰物，卷起衣袖，洗手。

2. 用物准备 手消毒剂。

3. 环境准备 清洁、宽敞。

4. 操作步骤　见表 8-4。

表 8-4　快速手消毒

操作步骤	操作方法
取手消毒剂	取适量手消毒剂于掌心，均匀涂抹双手
揉搓干燥	方法按以上卫生洗手法步骤，揉搓至手部干燥，双手无须再烘干或冲洗
整理用物	按医疗废物处理办法处置用物

【注意事项】

1. 选择合适的手消毒剂　首选速干手消毒剂；过敏人群可选用其他手消毒剂；针对某些对乙醇不敏感的肠道病毒感染时，选择其他有效的手消毒剂。

2. 揉搓双手全覆盖　揉搓双手时方法正确，注意手的各个部位都需揉搓到位。

3. 牢记卫生手消毒时机。

（1）如果手部没有肉眼可见污染，宜使用手消毒剂进行卫生手消毒。

（2）下列情况下应先洗手，再进行手消毒：①接触患者的血液、体液和分泌物，以及可能被病原微生物污染的物品后。②直接为患者进行检查、治疗、护理或处理传染病患者污物之后。③摘手套后也应进行手消毒。

考点 快速手消毒的注意事项

（二）刷手消毒

在接触传染源后，为了除去手上的病原微生物，避免交叉感染。用刷子蘸取肥皂液按照前臂、腕关节、手背、手掌、指缝及指甲的顺序，认真仔细刷手的消毒方法。

【目的】　传染病区的工作人员在接触传染源后，除去手上的污垢及病原微生物，避免交叉感染。适用于接触传染源，被致病微生物污染的物品，传染病患者的血液、体液和分泌物后。

【操作程序】

1. 护士准备　着装整洁，修剪指甲，取下手表，卷袖过肘。

2. 用物准备　流动水洗手设施（无流动水源设备，可备消毒液和清水各一盆）、洗手液或肥皂液（含盛放容器）、消毒手刷（含盛放容器）、干手物品（消毒毛巾或擦手纸巾）、手消毒剂、计时装置、布类桶、手刷桶等。

3. 环境准备　清洁、宽敞、光线充足、安全、物品放置合理。

4. 操作步骤　详见表 8-5。

表 8-5　刷手消毒法

操作步骤	操作方法
◆流水下刷手	有流动水洗手设施时，在流动水下刷手消毒
湿润双手	感应打开水龙头，湿润双手
刷洗双手	用手刷蘸洗手液或肥皂液，按前臂、腕部、手背、手掌、手指、指缝、指尖的顺序彻底刷洗（范围超过被污染的部位），每一只手要刷 30s，用流水冲净，更换刷子，同法刷另一只手。按上述顺序再刷洗一遍，一共刷 2min（图 8-10）

续表

操作步骤	操作方法
冲洗双手	打开水龙头，让流水自前臂向指尖进行冲洗
擦干双手	用消毒毛巾或者擦手纸巾自前臂至手尖擦干一只手，然后更换毛巾的另一面，同法擦另一只手；也可以用干手机烘干，注意手尖朝下
◆消毒液刷手	无流动水源设备，备消毒液和清水各一盆
泡手刷手	将双手浸在盛有消毒液的盆中，用小毛巾或手刷反复擦洗 2min
洗净干手	在清水盆内洗净双手，用小毛巾或纸巾自上而下擦干
整理用物	用物按医疗废物处理办法处置

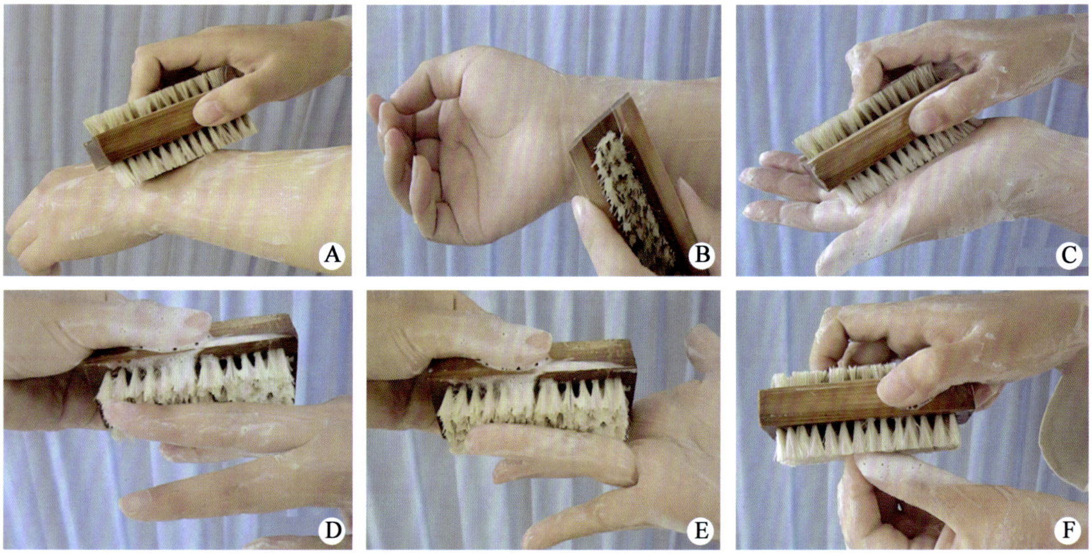

图 8-10　刷手消毒法

A. 刷洗前臂；B. 刷洗手腕；C. 刷洗手背、手掌；D. 刷洗手指；E. 刷洗指缝；F. 刷洗指尖

【注意事项】

1. 洗手时身体勿靠近水池，以免隔离衣污染水池边缘或溅湿工作服。
2. 刷洗范围应超过被污染的部位。
3. 流水冲洗时，腕部应低于肘部，使污水从前臂流向指尖，避免水入衣袖内。
4. 肥皂液应每日更换，手刷及容器应每日消毒。

考点 刷手消毒法的操作步骤、注意事项

链接

常居菌与暂居菌

手部皮肤的细菌，寄生于皮肤表面和深层的汗腺、毛囊和皮脂腺内。可分为①常居菌：存在于皮肤深层，能从大部分人体皮肤上分离出来的微生物，是皮肤上持久的固有寄生菌，数量相对固定，多为非致病菌，如凝固酶阴性葡萄球菌、棒状杆菌等。不易被机械摩擦清除，一般情况下不致病，在一定条件下能引起导管和手术部位感染等。②暂居菌：寄居在皮肤表层，常规洗手容易被清除的微生物。这类菌群数量和种类变化不定，有的是致病菌，如大肠埃希菌、葡萄球菌、铜绿假单胞菌等。直接接触患者或被污染的物体表面时可获得，可通过手传播，与医院感染密切相关。

第 4 节　无菌技术

案例 8-4

护士小林是一名实习护士，在治疗室为患者准备无菌换药物品，带教老师要求小林要按照无菌操作原则进行无菌操作。

问题：1. 小林在进行无菌操作时，应如何区分无菌区域和非无菌区域？

2. 小林在取无菌棉签时多取了一根，可以放回无菌棉签袋中吗？

3. 带教老师告诉小林，在倾倒无菌溶液前，要先倒出一些在弯盘里，为什么？

4. 小林在戴无菌手套时，要注意什么？

一、无菌技术的基本概念

1. 无菌技术　指在执行医疗和护理操作过程中，防止一切微生物侵入人体和防止无菌物品、无菌区域被污染的操作技术。

2. 无菌物品　指经过灭菌后，未被污染的物品。

3. 非无菌物品　指未经过灭菌处理；或经过灭菌处理后，被污染的物品。

4. 无菌区　指经过灭菌处理后，未被污染的区域。

5. 非无菌区　指未经过灭菌处理；或经过灭菌处理后，被污染的区域。

二、无菌技术操作原则

1. 操作环境　应清洁、宽敞，光线适宜。操作前 30min 停止清扫；减少走动，以避免尘埃飞扬。

2. 操作者准备　无菌操作前，操作者应修剪指甲并洗手，戴好帽子和口罩，必要时穿无菌衣，戴无菌手套。

3. 无菌物品存放　无菌物品与非无菌物品应分开放置，并有明显标志；无菌物品必须存放于无菌容器或无菌包内；无菌包外应注明物品的名称、灭菌日期，并按灭菌日期的先后放置；无菌包应放置在清洁干燥处，有效期为 7 天，过期或包布受潮应重新灭菌。

4. 操作中保持无菌　操作时，操作者应面向无菌区，身体与无菌区域保持一定距离；手臂应保持在腰部水平或治疗台面以上，不可跨越无菌区；不可面对无菌区讲话、咳嗽、打喷嚏；未戴无菌手套的手不可接触无菌物品。

5. 取用无菌物品　取无菌物品必须使用无菌持物钳；无菌物品一经取出，即使未用，也不可放回无菌容器内；无菌物品已被污染或怀疑被污染，必须更换或重新灭菌后方可使用。

6. 一物一用　一份无菌物品仅供一位患者使用，防止交叉感染。

考点　无菌技术的概念和操作原则

三、无菌技术操作方法

（一）无菌持物钳的使用

【目的】　用于取用和传递无菌物品。

【操作程序】

1. 护士准备　衣帽整洁，修剪指甲、洗手、戴口罩。

2. 用物准备　三叉钳、卵圆钳、镊子（图 8-11）。①三叉钳：用于夹取盆、罐等较重的无菌物品。②卵圆钳：用于夹取无菌剪、镊、治疗碗、弯盘等无菌物品。③镊子：用于夹取纱布、棉球、缝针等较小的无菌物品。

无菌持物钳的存放要求：①打开无菌持物钳的轴节浸泡在盛有消毒液的大口有盖容器中，或者是无菌干燥容器中。②容器中的消毒液量，要以浸没轴节以上 2 ～ 3cm 或镊子长度的 1/2 为宜（图 8-12）。③每个容器只能放置一把无菌持物钳或镊子。④无菌持物钳（镊）、浸泡容器、浸泡液每周灭菌更换两次；使用较多的部门如手术室、注射室等每日灭菌更换一次。⑤干燥无菌容器和持物钳（镊）每 4h 更换一次。

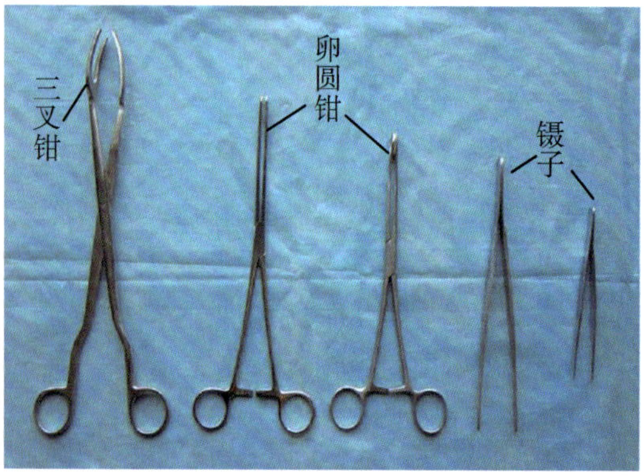

图 8-11　持物钳、镊种类

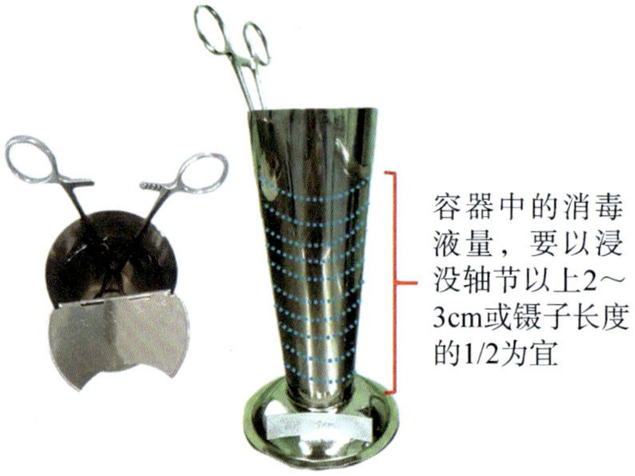

图 8-12　无菌持物钳浸泡法

3. 环境准备　环境整洁、光线充足，操作台面宽敞、干燥、平坦，物品摆放合理。

4. 操作步骤　见表 8-6。

表 8-6　无菌持物钳（镊）的使用方法

操作步骤	操作方法
检查核对	检查无菌持物钳（镊）包的名称、化学指示胶带、灭菌时间，开包取出无菌持物钳（镊），并注明无菌持物钳（镊）使用时间
开盖取钳	打开容器盖子，手持无菌持物钳（镊）上 1/3 处，将钳移至容器中央，钳（镊）端闭合，垂直取出。钳（镊）端不可触及液面以上容器内壁和容器边缘
正确使用	使用时始终保持钳（镊）端向下，在持物者腰部以上，肩部以下范围活动。不可倒转向上，以免消毒液反流污染钳（镊）端
及时放回	使用后保持钳（镊）端闭合向下，垂直放回容器中，避免触及非无菌区，打开无菌持物钳轴节，盖上容器盖
记录整理	在标签上注明无菌持物钳开启日期和时间，签名；整理和处置用物

【注意事项】

1. 无菌持物钳（镊）使用过程中应始终保持钳（镊）端向下，取放时钳（镊）端应闭合，不可触及液面以上容器内壁和容器边缘（图 8-13，图 8-14）。

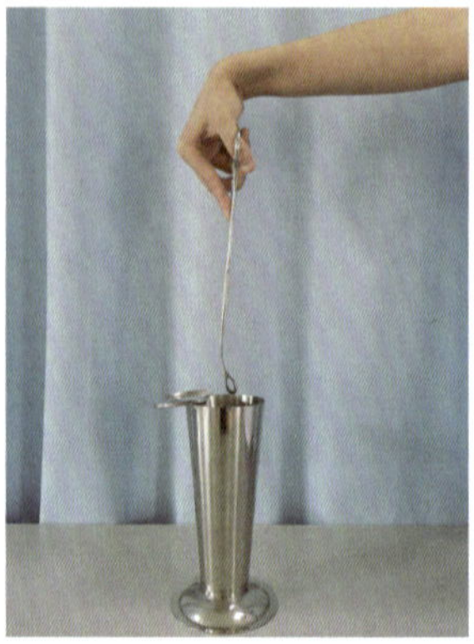

图 8-13　无菌持物钳取放

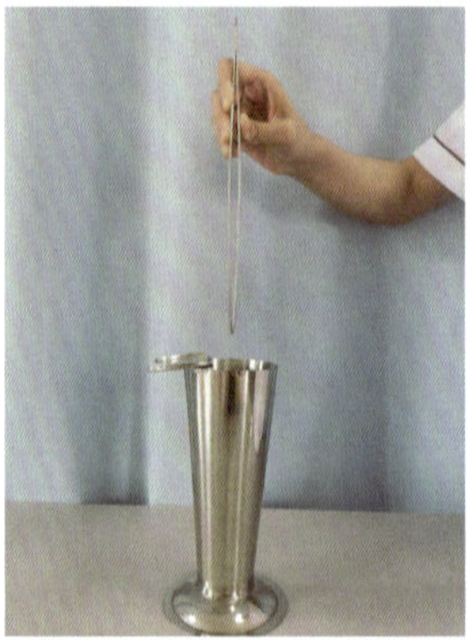

图 8-14　无菌持物镊取放

2. 无菌持物钳（镊）只能夹取无菌物品，不能夹取油纱布，不能用于换药或消毒皮肤，以防交叉感染。

3. 取远处的无菌物品时，应同容器一起搬移到物品旁使用，以免无菌持物钳（镊）在空气中暴露过久而受污染。

考点 无菌持物钳使用的方法和注意事项

（二）无菌容器的使用

【目的】 存放无菌物品，并使其在一定时间内保持无菌状态。

【操作程序】

1. 护士准备　衣帽整洁，修剪指甲、洗手、戴口罩。

2. 用物准备　常用的无菌容器有无菌盒、无菌罐、无菌盘等，内放无菌棉球、纱布、器械等。

3. 环境准备　环境整洁、光线充足，操作台面宽敞、干燥、平坦，物品摆放合理。

4. 操作步骤　见表 8-7。

表 8-7　无菌容器的使用法

操作步骤	操作方法
检查开盖	检查无菌容器外标签、灭菌日期，查看化学指示胶带是否有效，打开无菌容器盖，将盖内面向上放于稳妥处（图 8-15）或内面向下握于手中（图 8-16），手不可触及盖的边缘和内面
夹取物品	用无菌持物钳，从无菌容器中夹取物品，不可触及容器边缘
用毕盖严	随时将盖内面向下移至容器口上方盖严，防止无菌物品在空气中暴露过久而污染
手持容器	手托住容器底部，手指不可触及容器的边缘和内面（图 8-17）
记录整理	在标签上注明无菌容器开启日期和时间，签名。整理和处置用物

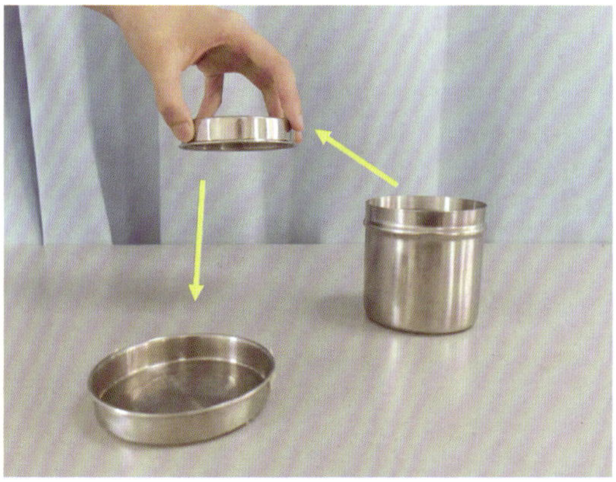

图 8-15　打开无菌容器（盖置于稳妥处）

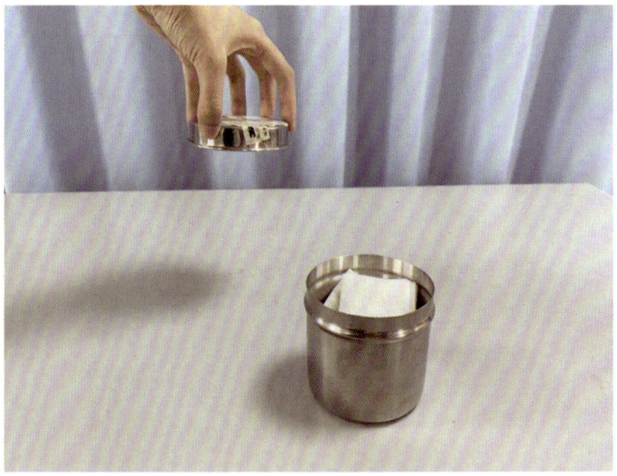

图 8-16　打开无菌容器（盖置于手上）

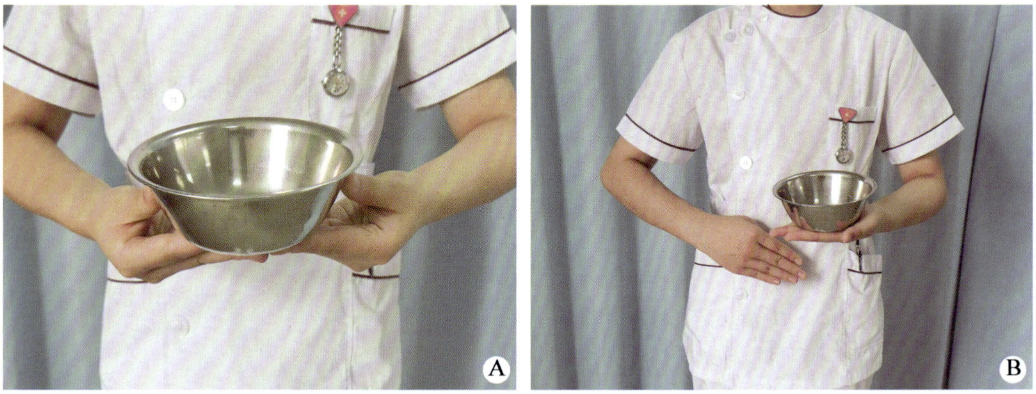

图 8-17　手持无菌容器

【注意事项】

1. 使用无菌容器时，不可污染容器盖的内面和边缘，避免手臂和物品跨越已打开容器的上方。

2. 无菌容器打开后，记录开启日期和时间，有效使用时间为 24h。

考点　无菌容器的使用方法和注意事项

（三）无菌包的使用

【目的】　存放无菌物品，并使包内无菌用物在一定时间内保持无菌状态。

【操作程序】

1. 护士准备　衣帽整洁，修剪指甲、洗手、戴口罩。

2. 用物准备　包布选用质厚、致密、未脱脂的双层棉布；包内物品有治疗巾、敷料、治疗碗、器械等；其他如化学指示卡、标签、无菌持物钳及容器、笔。

3. 环境准备　环境整洁、光线充足，操作台面宽敞、干燥、平坦，物品摆放合理。

4. 操作步骤　见表 8-8。

表 8-8　无菌包的灭菌准备和使用法

操作步骤	操作方法
◆包扎法	
放置物品	将待灭菌的物品放在包布的中央，化学指示卡放于其中
包扎封包	将近侧一角向上折叠盖在物品上，折盖左右两角并尖端外翻，最后一角折叠盖好物品后，用化学指示胶带或粘住搭扣封包（图 8-18）；如包布为系带，则采用十字包扎法封包（图 8-19）
标记灭菌	贴化学指示胶带，注明物品名称及灭菌日期，送灭菌处理
◆开包法	
核对检查	取出无菌包，查看无菌包的名称、日期、化学指示胶带的颜色，包装有无潮湿和破损
开包取物	将无菌包放于清洁、干燥、平坦处，撕开搭扣、胶带或系带，依次打开包的外角、左右角和内角。如为双层包布则内层用无菌持物钳打开，检视化学指示卡颜色，用无菌持物钳取出所需物品（图 8-20），放在准备好的无菌区内。如需要一次性将包内无菌物品全部取出，可将无菌包托在手上打开，另一手抓住包布四角，稳妥地将包内物品放入无菌区内（图 8-21）
原折痕包好	如包内物品一次未用完，按无菌原则原折痕包好，粘好搭扣；如包布为系带，则采用一字包扎法封包（图 8-22）
记录整理	注明开包日期、时间并签名。整理和处置用物

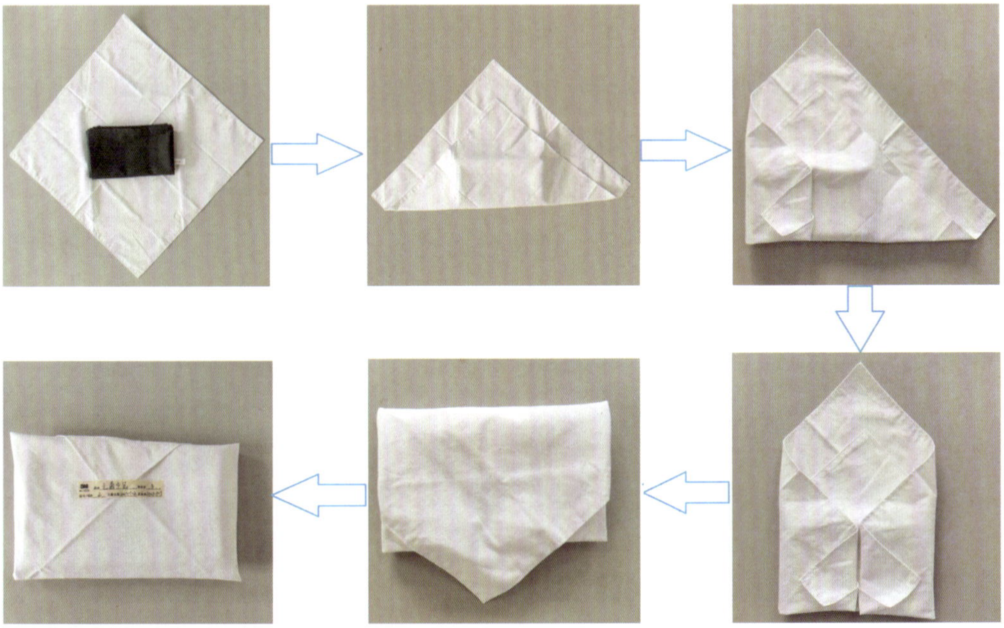

图 8-18　无菌包包扎法（化学指示胶带封包）

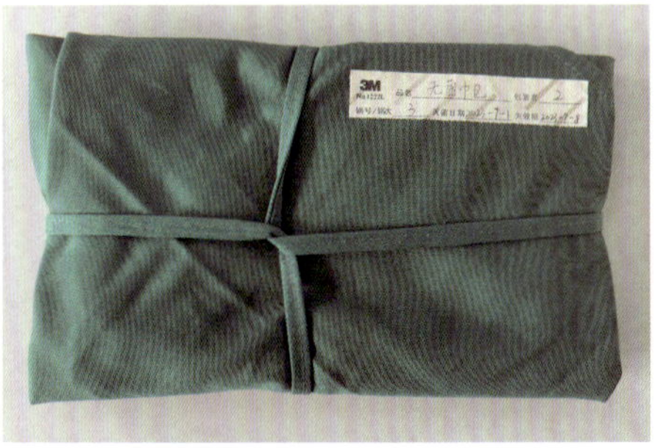

图 8-19　无菌包系带包扎（十字包扎法）

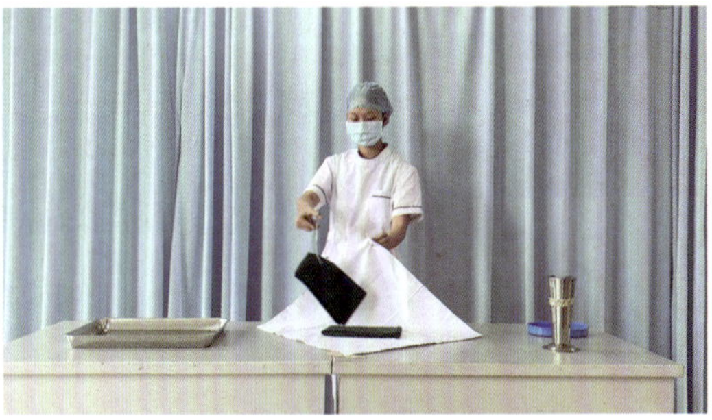

图 8-20　无菌持物钳取出法

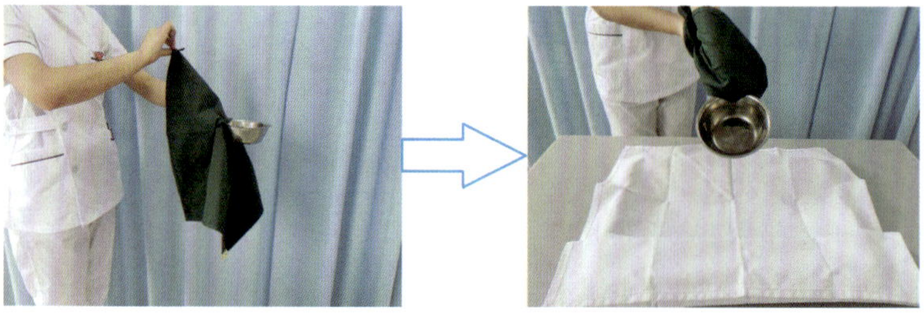

图 8-21　包内一次性取出法

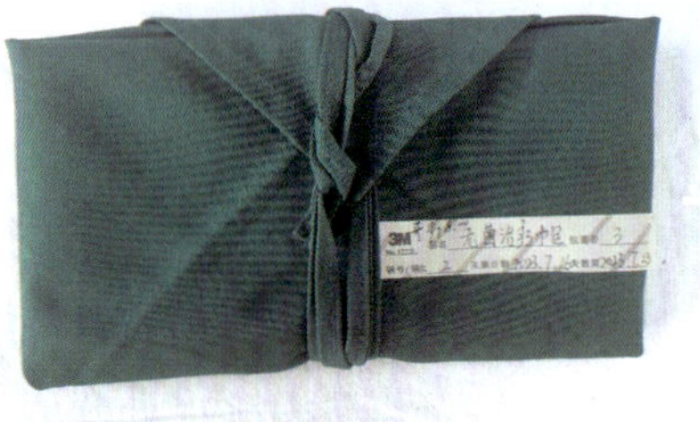

图 8-22　一字包扎法

【注意事项】

1. 打开无菌包时，手不可触及包布的内面，操作时手臂勿跨越无菌区。

2. 无菌包过期、潮湿或包内物品被污染时，须重新灭菌，包布有破损不可使用。

3. 打开的无菌包，如包内物品未一次用完，有效期为 24h。

考点 无菌包使用注意事项

（四）铺无菌盘

【目的】　将无菌治疗巾铺在清洁、干燥的治疗盘内，形成一个无菌区，用于短时间内放置无菌物品。

【操作程序】

1. 护士准备　衣帽整洁，修剪指甲、洗手、戴口罩。

2. 用物准备　无菌持物钳、无菌治疗巾包、治疗盘、无菌罐（内置无菌物品）、卡片、笔。治疗巾准备：①横折法：将治疗巾横折后再纵折，折成 4 折，再重复一次（图 8-23）。②纵折法：将治疗巾纵折两次成 4 折，再横折两次，开口边向外（图 8-24）。

3. 环境准备　环境整洁、光线充足，操作台面宽敞、干燥、平坦，物品摆放合理。

4. 操作步骤　见表 8-9。

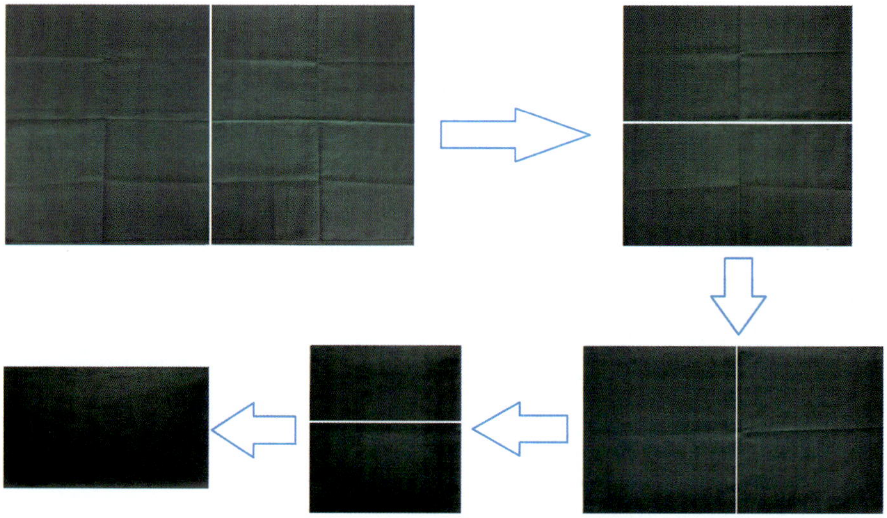

图 8-23　治疗巾横折法示意图

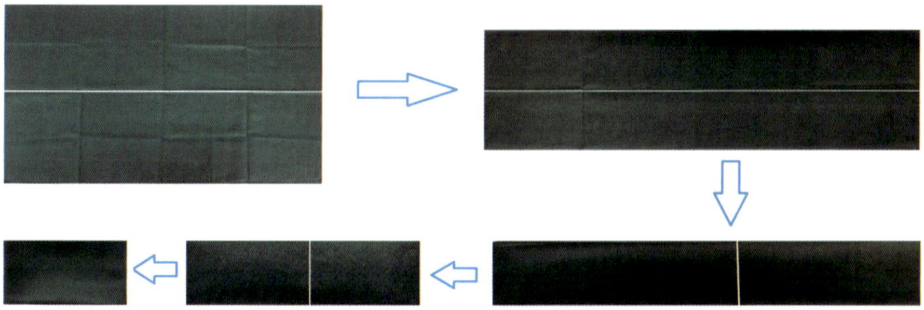

图 8-24　治疗巾纵折法示意图

表 8-9　铺无菌盘操作法

操作步骤	操作方法
开无菌包	取无菌包，检查名称、灭菌日期、指示胶带，检查有无潮湿及破损，打开无菌包
取无菌巾	用无菌持物钳取出一块治疗巾，放于清洁干燥的治疗盘内，如包内治疗巾未用完，按原折痕包好，注明开包日期和时间
铺无菌巾	①单层底铺无菌盘法：双手指捏住无菌巾上层两角的外面，轻轻抖开，双折铺于治疗盘上，内面为无菌面，将上层向远端呈扇形折叠，开口边缘向外，治疗巾内面构成无菌区（图 8-25） ②双层底铺无菌盘法：取出无菌治疗巾，双手指捏住无菌巾上层两角的外面，轻轻抖开，由远及近 3 折成双层底和上层盖布，铺于治疗盘上。上层盖布扇形折叠，开口边向外（图 8-26）
置物盖巾	放入无菌物品后，手持上层两角的外面，拉平盖于无菌物品上，上下两层边缘对齐，将开口处向上翻折两次，两侧边缘向下翻折一次
记录整理	记录无菌盘名称、铺盘时间并签名。整理和处置用物

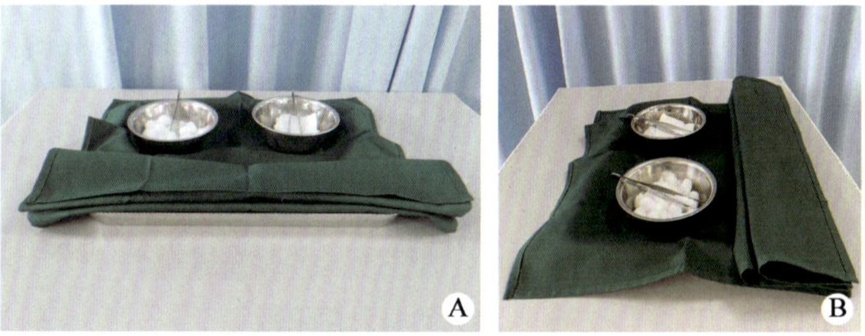

图 8-25　单层底铺无菌盘

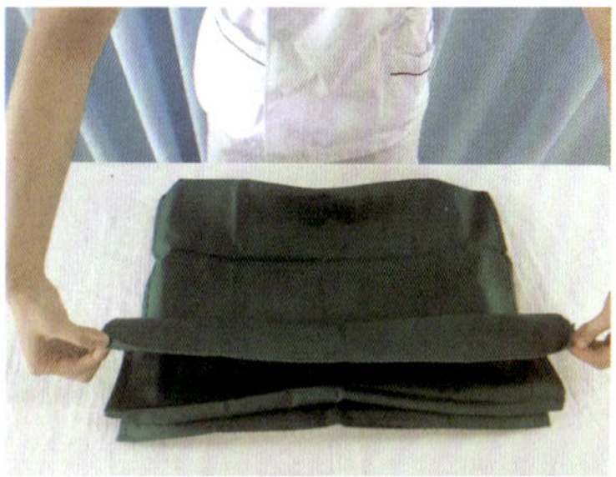

图 8-26　双层底铺无菌盘

【注意事项】

1. 铺无菌盘的区域及治疗盘必须清洁干燥，避免无菌巾潮湿。
2. 操作者的手、衣袖及其他非无菌物品不可触及和跨越无菌区域。
3. 注明无菌盘的名称、日期和时间，有效时间为 4h。

考点　铺无菌盘的方法和注意事项

（五）无菌溶液的取用

【目的】　取用无菌溶液，并使其在一定时间内保持无菌状态。

【操作程序】

1. 护士准备　衣帽整洁，修剪指甲、洗手、戴口罩。

2. 用物准备　无菌溶液、启瓶器、弯盘、换药碗、消毒液、无菌纱布、棉签、笔、表；其他所需无菌物品等。

3. 环境准备　环境整洁、光线充足，操作台面宽敞、干燥、平坦，物品摆放合理。

4. 操作步骤　见表 8-10。

表 8-10　取用无菌溶液操作法

操作步骤	操作方法
检查溶液	取无菌溶液瓶，擦去瓶外灰尘。先核对标签（标签上的药名、浓度、剂量、生产日期和失效期等），再检查瓶盖有无松动，瓶身有无裂痕，最后检查液体性质（有无变质、沉淀、变色、浑浊等），符合要求方可使用
打开外盖	用启瓶器打开液体瓶的铝盖
开启瓶塞	无翻胶瓶塞，用 75% 乙醇或安尔碘溶液消毒瓶塞和瓶口，再用无菌纱布包住瓶塞拉出；有翻胶瓶塞用双手拇指或拇指与示指，于瓶签侧将橡胶塞边缘向上翻起，一手拇指、示指和中指配合将橡胶塞拉出
冲洗瓶口	手握溶液瓶标签侧，先倒少量溶液旋转冲洗瓶口于弯盘内（图 8-27）
倒取溶液	再由原处倒所需溶液量至无菌容器内，倾倒高度距容器不小于 6cm（图 8-28）
盖好瓶塞	倒后立即塞上瓶塞，弃纱布于弯盘中；有翻胶瓶塞，用安尔碘溶液从瓶口开始螺旋向上消毒至瓶塞上边缘，盖好瓶塞
记录整理	在瓶签上注明开瓶时间及签名；废弃用物按照医疗废物处理办法处理

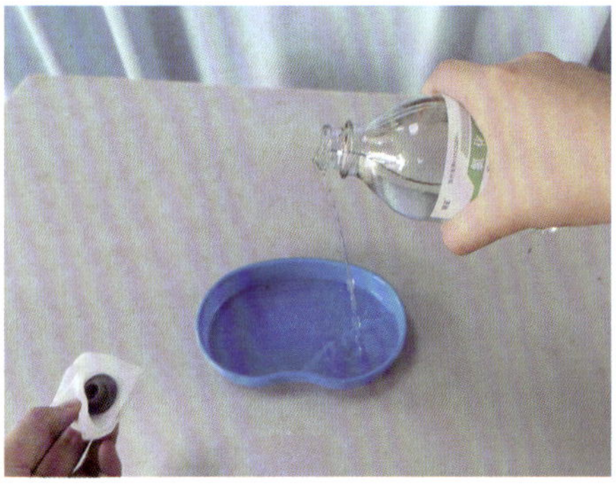

图 8-27　开无菌溶液瓶塞并冲洗瓶口

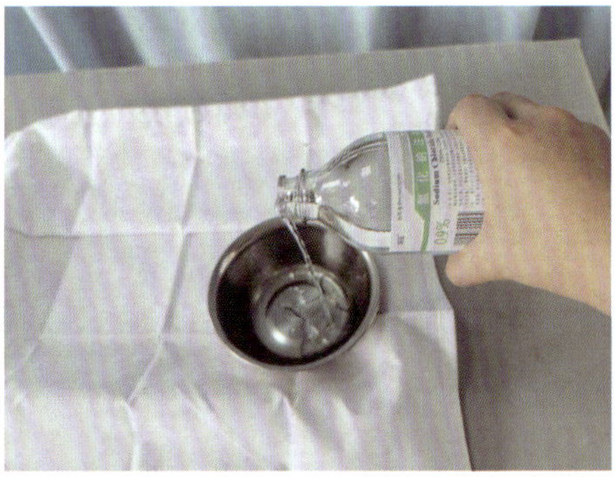

图 8-28　倒取无菌溶液

【注意事项】

1. 取用无菌溶液时，不可将无菌敷料、器械直接伸入瓶内蘸取或接触瓶口倒液。
2. 已经倒出的液体不可再倒回瓶中，以免污染剩余的无菌液体。
3. 打开的无菌溶液，如未被污染，有效使用时间是 24h。
4. 取用无翻胶瓶塞液体时，防止纱布碎屑或纤维进入液体内。

考点　无菌溶液的取用方法和注意事项

（六）无菌手套的使用

【目的】　确保医疗护理操作无菌和安全，防止交叉感染。适用于医务人员进行严格的无菌操作时，接触患者破损皮肤、黏膜时。

【操作程序】

1. 护士准备　衣帽整洁，修剪指甲，取下手表和饰物，洗手、戴口罩。

2. 用物准备　无菌手套包或一次性无菌手套（图 8-29）、手消毒液、其他所需无菌物品。

无菌手套包准备：①把手套包布和手套袋打开置于操作台面上。②在手套内面均匀涂上滑石粉。③将手套开口处向外反折 7 ～ 10cm，掌心向上分别放入手套袋的左右。④按无菌包打包或置于储槽，贴好标签，注明型号和灭菌日期，送灭菌处理。

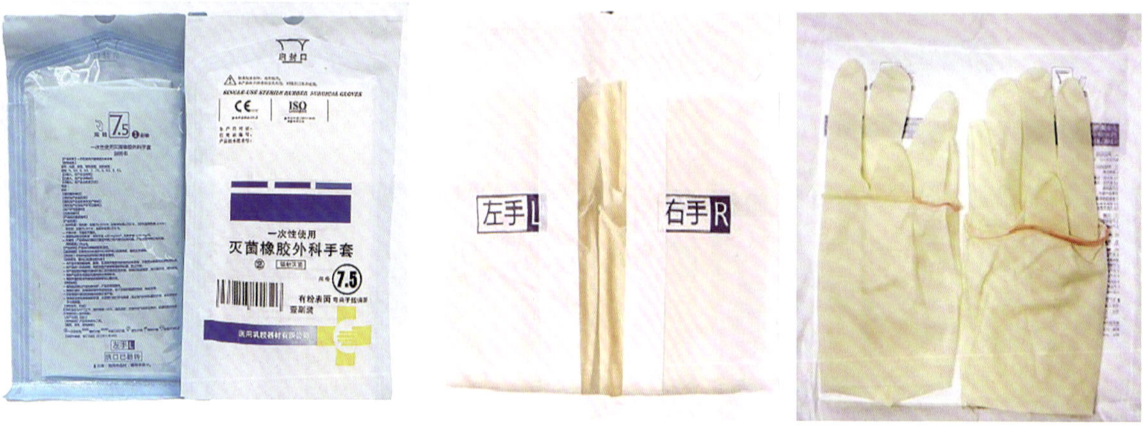

图 8-29　一次性无菌手套

3. 环境准备　环境整洁、光线充足，操作台面宽敞、干燥、平坦，物品摆放合理。

4. 操作步骤　见表 8-11。

表 8-11　戴、脱无菌手套操作法

操作步骤	操作方法
核对检查	核对手套袋外的号码、灭菌日期，检查有无破损和潮湿，一次性手套检查手套的生产日期、有效期、手套型号及有无漏气
取戴手套	从标记“撕开处”将手套袋撕开，取出手套内袋放于操作台上，双手同时提起手套袋开口处上层，分别捏住两只手套的反折部分，取出手套将两只手套掌心相对，先戴一只手（图 8-30A），再用已戴手套的手指插入另一手套的反折面（图 8-30B）可将示指、中指、环指分开呈三角形，以免手套边卷曲而污染），同法将手套戴好（图 8-30C、D）
检查调整	将手套反折部套在工作服的衣袖上，手指交叉轻推使贴合，检查破损
准备操作	如为有粉手套，要用无菌纱布擦去手套外面的滑石粉，或用生理盐水冲净，方可使用
脱下手套	冲净手套表面的污渍和血渍，用戴手套的手捏住另一手套腕部外面翻转脱下（图 8-31A），已脱下手套的手插入另一手套内，将其翻转脱下（图 8-31B、C），放入医用垃圾袋内，洗手

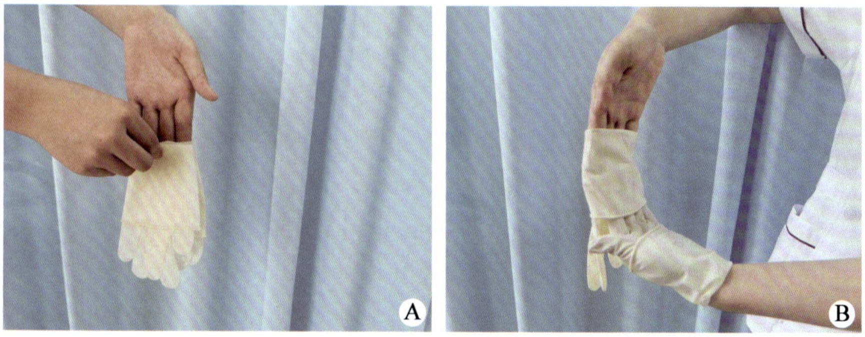

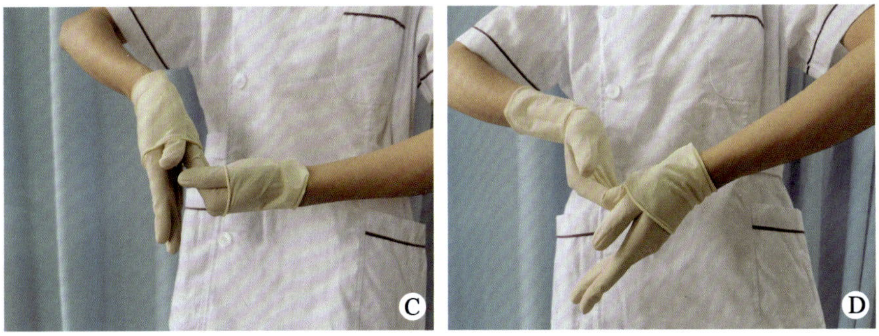

图 8-30 戴无菌手套法

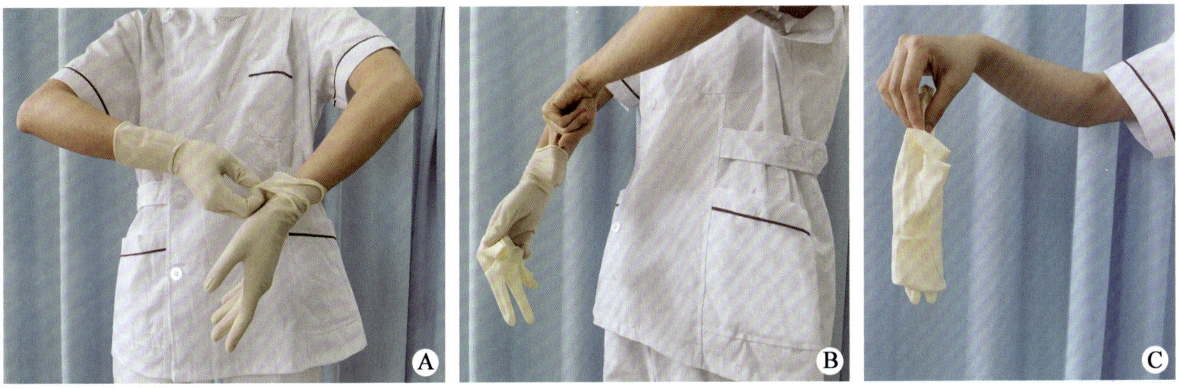

图 8-31 脱无菌手套法

【注意事项】

1. 戴手套时应避免手套外面（无菌面）触及任何非无菌物品。

2. 未戴手套的手不可触及手套的外面，已戴手套的手不可触及手套内面。

3. 戴手套和进行无菌操作时，如手套破损应立即更换。

4. 戴手套后双手应在操作台面和腰部以上，视线范围以内，避免污染。

5. 脱手套时，应洗净污渍，从手套翻转处脱下，不可强拉手指和手套边缘，以免损坏。

6. 诊疗、护理不同患者时应更换手套；一次性手套应一次性使用；戴手套不能替代洗手，必时进行手消毒。

考点 戴手套的注意事项

第5节 隔离技术

案例 8-5

小宋从农村进城务工，2月来出现午后低热、盗汗、乏力、消瘦、食欲不振，近1周高热、咳嗽、咳痰、痰中带血，实验室检查示痰结核分枝杆菌阳性，入院治疗。

问题： 1. 对该患者应采取的隔离种类和隔离措施有哪些？

2. 医务人员为该患者进行诊疗护理时，应如何做好自我防护？

3. 隔离区域如何划分及管理？

一、隔离的基本知识

（一）隔离的概念

隔离是采用各种方法、技术，防止病原体从患者、携带者及场所传播给他人的措施。具体来说就是将传染源或高度易感人群安置在指定地点，暂时避免和周围人群接触。对前者采取传染源隔离，防止传染病病原体向外传播；对后者采取保护性隔离，使其免受感染，如器官移植病区、无菌病房等。

隔离的目的是控制传染源，切断传播途径，保护易感人群免受感染，隔离是防止传染性疾病传播的重要措施之一。因此，护理人员必须重视和认真做好隔离工作，严格执行消毒隔离技术，并对患者及家属做好健康教育，使其了解隔离的意义，自觉遵守消毒隔离制度，积极配合实施各种隔离措施。

链　接

标 准 预 防

标准预防是基于患者的体液（组织液等）、分泌物（不包括汗液）、排泄物、黏膜和非完整皮肤均可能含有病原体，针对医院患者和医务人员采取的一组预防感染措施。注：包括手卫生，根据预期可能的暴露穿戴手套、隔离衣、口罩、帽子、护目镜或防护面罩等个人防护用品，安全注射，以及穿戴合适的防护用品处理污染的物品与医疗器械等。

（二）隔离区域的设置

传染病区与普通病区分开，并远离食堂、水源和其他公共场所，相邻病区楼房相隔30m，侧面防护距离为10m，以防空气对流传播。病区设多个出入口，使工作人员和患者分道进出（图 8-32），病区内配置有必要的卫生、消毒设备。

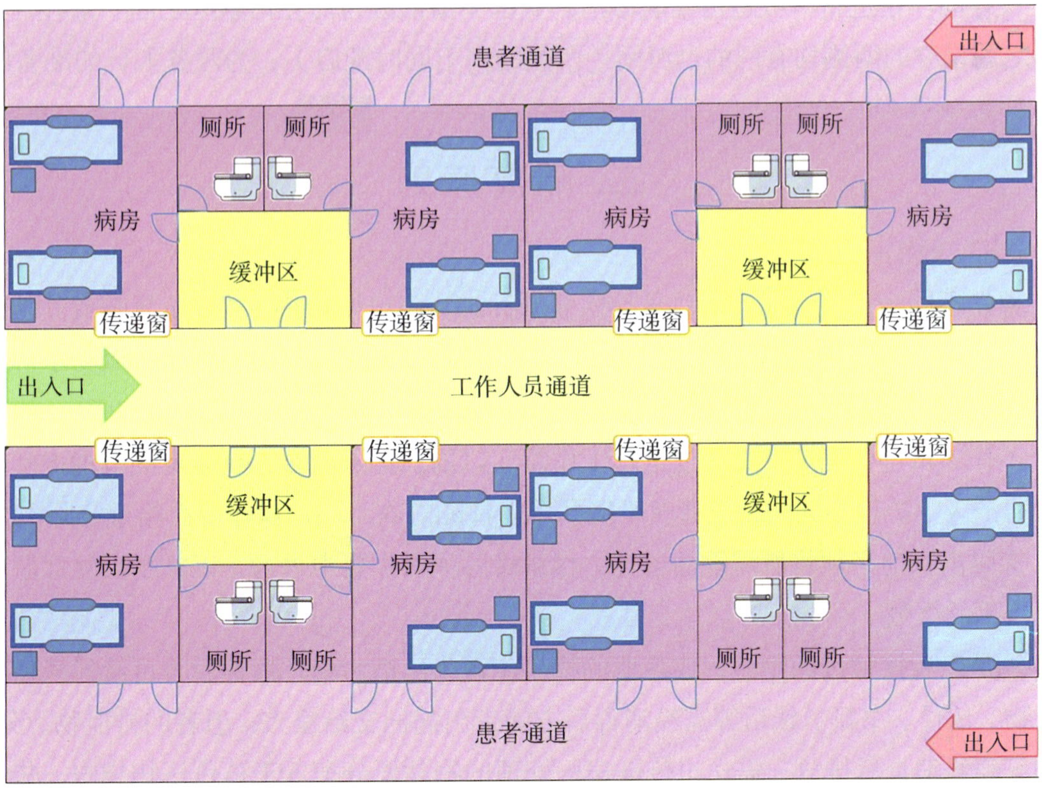

图 8-32　传染病区布局

1. 单人隔离　每人有单独的环境与用具，与其他患者及不同病种的患者间进行隔离。凡未确诊、发生混合感染或有强烈传染性及危重患者应住单人隔离室。

2. 同病种隔离　为充分利用病室，可将同种传染病的患者，安排在同一病室，与其他病种传染病患者隔离。

（三）隔离区域的划分及要求

1. 清洁区　进行呼吸道传染病诊治的病区中，不易受到患者体液和病原体等物质污染，以及传染病患者不应进入的区域。包括医务人员的值班室、卫生间、男女更衣室、浴室，以及储物间、配餐间等。隔离要求：患者及其接触过的物品不得进入清洁区；工作人员接触患者后需消毒手、脱去隔离衣及鞋，方可进入清洁区。

2. 潜在污染区　进行呼吸道传染病诊治的病区中，位于清洁区与污染区之间，有可能被患者体液和病原体等物质污染的区域。包括医务人员的办公室、治疗准备室、护士站、内走廊等。隔离要求：患者经过走廊时，不得接触墙壁、家具等物；各类检验标本有存放盘和架，检查完的标本及玻璃、玻片等严格按要求分别处理。

3. 污染区　进行呼吸道传染病诊治的病区中，传染病患者和疑似传染病患者接受诊疗的区域，以及被其体液、分泌物、排泄物污染物品暂存和处理的场所。包括病室、患者用后复用物品和医疗器械等的处置室、污物间、患者用卫生间，以及入院、出院处理室等。隔离要求：污染区的物品未经消毒处理，不得带到他处；工作人员进入污染区时，必须穿隔离衣，戴口罩、帽子，必要时换隔离鞋；离开时脱隔离衣、鞋，消毒双手。

4. 两通道　进行呼吸道传染病诊治的病区中的医务人员通道和患者通道。医务人员通道、出入口设在清洁区一端，患者通道、出入口设在污染区一端。

5. 缓冲间　指进行呼吸道传染病诊治的病区中清洁区与潜在污染区之间、潜在污染区与污染区之间设立的两侧均有门的过渡间（两侧的门不同时开启），为医务人员的准备间。

考点　隔离各区域的概念和隔离要求

二、隔离原则

（一）一般消毒隔离

1. 根据不同病种，在病室门口悬挂疾病的标志。门口设脚垫（经 1% 氯胺或其他消毒溶液浸湿），以供出入时消毒鞋底。门外设消毒溶液、清水各一盆（或感应式流动水源），以及手刷、毛巾、手消毒液等用物；并设立柜或架，以挂隔离衣，配备帽子、口罩、鞋套等。

2. 工作人员进入隔离室要按规定戴工作帽、口罩，穿隔离衣，在规定的范围内活动。不得进入清洁区，护理不同病种患者时不能共用一件隔离衣。一切操作要严格遵守隔离规程。

3. 穿隔离衣前必须将所需物品备齐，尽量将各项操作集中进行，以减少反复穿脱隔离衣及消毒洗手的次数。

4. 凡是患者接触过的物品，或落地的物品应视为已被污染，消毒后方可给他人使用；患者的衣物、信件、书籍、钱币等需经消毒后方能带出病区交给家人；患者的排泄物、分泌物、呕吐物等须经消毒后排放；需送出传染病区处理的物品要分类置于黄色污物袋内、袋子外面应有明显的标志。

5. 病室每日进行空气消毒，可用紫外线照射或消毒液喷雾，在每日晨间护理后，用消毒液擦拭病床及床旁桌椅；患者的床垫、被子、被褥等应定期消毒。

6. 污染物品不得放于清洁区，任何污染物必须先经消毒处理，然后进行常规清洁，以防病原体播散。

7. 在严格执行隔离要求的同时，要对患者热情、关心，尽力消除患者的恐惧感和因被隔离而产生的孤独、悲观等不良心理反应。向患者及家属解释隔离的重要性及暂时性，以取得其信任与合作。

8. 阳性分泌物三次培养结果均为阴性，或已度过隔离期，医生开出医嘱后，方可解除隔离。

（二）终末消毒处理

终末消毒是对出院、转科或死亡患者，及其用物、所住病室和医疗器械等进行的消毒处理。

1. 患者的终末处理　患者转科或出院前应洗澡，换上清洁的衣服，个人用物经消毒处理后方可带出隔离区。若患者已死亡，尸体须用消毒液擦洗，并用浸有消毒液的棉球塞住口、鼻、耳、肛门或瘘管等孔道，更换伤口处敷料。用一次性尸体单包裹尸体，送传染科太平间。

2. 病室的终末处理　患者用物须分类进行消毒（表 8-12）。将病室的门窗封闭，打开床旁桌，摊开棉被，竖起床垫，用消毒液熏蒸或紫外线照射消毒。熏蒸后打开门窗，用消毒液擦拭家具。被服类放入标明“隔离”字样的污物袋内，消毒后再清洗。床垫、棉被和枕芯还可用日光暴晒 6h 或送消毒室进行处理。

考点 隔离消毒的原则

表 8-12　传染病污染物品消毒法

物品	消毒方法
病室空间	消毒剂熏蒸、喷雾，紫外线照射
地面、墙壁、家具	0.2% ～ 0.5% 过氧乙酸、0.5% ～ 3% 氯胺喷洒擦拭
医疗用金属、橡胶、搪瓷、玻璃	消毒剂喷雾、浸泡、擦拭消毒，压力蒸汽灭菌
血压计、听诊器、手电筒	环氧乙烷熏蒸消毒或消毒剂擦拭
体温计	① 1% 过氧乙酸溶液浸泡 30min 连续 2 次。② 3% 碘伏浸泡 30min
餐具、茶具、药杯	①煮沸 15 ～ 30min。②环氧乙烷气体消毒。③ 0.5% 过氧乙酸溶液浸泡
信件、书报、票证	甲醛、环氧乙烷气体熏蒸
布类、衣服	消毒剂浸泡、煮沸、压力蒸汽灭菌
被褥、枕芯、毛纺织品	熏蒸、日光暴晒、消毒室处理
便器、痰盂、痰具	3% 漂白粉澄清液浸泡或 0.5% 过氧乙酸溶液浸泡
排泄物、分泌物	①用漂白粉或生石灰消毒。②痰盛于蜡纸盒内
剩余食物	煮沸 30min 后倒掉
垃圾	焚烧

链 接

污物袋的使用及处理

凡被污染而无须回收的物品，可集中于不透水的塑料袋或双层布的污物袋中，封口或扎紧袋口，袋上应有“污染”标记，送指定地点焚烧处理。可再用的物品按上述袋装标记后，按先消毒后清洁的原则处理。

三、隔离的种类和措施

根据病原体传播途径的不同常将隔离分为以下几种，并按不同种类实施相应的隔离措施，见表 8-13。

表 8-13 隔离的种类和措施

隔离种类	适用范围	隔离措施
严密隔离	适用于经飞沫、分泌物、排泄物直接或间接传播的烈性传染病，如霍乱、鼠疫、严重急性呼吸综合征等	①患者应住单间病室，通向过道的门窗须关闭。室内用具力求简单、耐消毒，室外门上挂有明显隔离标志，禁止探视、陪护及患者出病室。②接触患者时必须戴帽子、口罩，穿隔离衣和隔离鞋，必要时戴手套，消毒措施必须严密。③患者的分泌物、呕吐物及排泄物须严格消毒处理。④污染敷料装袋标记后进行焚烧处理。⑤病室内空气及地面用消毒液喷洒或紫外线照射消毒，每天 1 次
呼吸道隔离	用于通过空气中飞沫传播的感染性疾病，如肺结核、百日咳、流行性脑脊髓膜炎、流行性感冒、麻疹、水痘、流行性腮腺炎、猩红热、白喉、支原体肺炎及新型冠状病毒感染等	①同一病原菌感染者可住同一病室，有条件时尽量使隔离病室远离其他病室。②通向过道的门窗须关闭，患者离开病室时需戴口罩。③医务人员进入病室时需戴口罩，并保持口罩干燥，必要时穿隔离衣。④为患者准备专用的痰杯，口、鼻分泌物须经消毒处理后方可丢弃。⑤病室内空气用消毒液喷洒或紫外线照射消毒，每天 1 次
消化道隔离	适用于由患者的排泄物直接或间接污染了食物或水源而引起传播的疾病，如伤寒、甲肝、细菌性痢疾等。肠道隔离可切断粪 - 口传播途径	①不同病种患者最好分室居住，如同居一室，须做好床边隔离，每张病床应加隔离标记，患者之间不可互换物品，以防发生交叉感染。②接触不同病种患者时需分别穿隔离衣，接触污物时戴手套。③病室应有防蝇设备，并做到无蟑螂、无鼠。④患者食具、便器各自专用，严格消毒，剩余食物及排泄物均应消毒处理后才能排放。⑤被粪便污染的物品要随时装袋，做好标记后送消毒或焚烧处理
接触隔离	适用于经体表或伤口直接或间接接触而感染的疾病，如破伤风、气性坏疽等	①患者应住单间病室，不许接触他人。②接触患者时需戴帽子、口罩、手套，穿隔离衣；医务人员的手或皮肤有破损时应避免接触患者，必要时戴手套。③凡是患者接触过的一切物品，如床单、被套、衣物、换药器械均应先灭菌，然后再进行清洁、消毒、灭菌。④被患者污染的敷料应装袋，做好标记后送焚烧处理

续表

隔离种类	适用范围	隔离措施
血液、体液隔离	适用于预防直接或间接接触血液和体液传播的传染性疾病，如艾滋病、梅毒、乙肝等	①同种病原体感染者可同室隔离，必要时单人隔离。②若血液和体液可能污染工作服时需穿隔离衣。③接触血液和体液时应戴手套。④注意洗手。若手被血液和体液污染或可能污染时，应立即用消毒液洗手，护理另一个患者前也应洗手。⑤被血液和体液污染的物品，应装袋做好标记后送消毒或焚烧。⑥严防被采血或注射针头等利器刺伤，患者用过的各种针头应放入防水、防刺破、有标记的容器内，直接送焚烧处理。⑦被血液和体液污染的室内表面物品，立即用消毒液擦拭或喷洒。⑧探视及陪护应采取相应的隔离措施
昆虫隔离	适用于以昆虫为媒介而传播的疾病，如疟疾、流行性乙型脑炎、流行性出血热、斑疹伤寒、回归热等	①疟疾、流行性乙型脑炎主要由蚊子传播，所以病室内应有纱窗、纱门、蚊帐或其他防蚊设施。②斑疹伤寒、回归热由虱子传播，患者入院时要灭虱处理，沐浴更衣，换下的衣物须灭虱处理。③流行性出血热由螨传播，患者入院时要沐浴更衣，换下的衣物须煮沸或高压蒸汽灭螨处理
保护性隔离（反向隔离）	适用于抵抗力低下或极易感染的患者，如早产儿，严重烧伤、白血病、器官移植、免疫力低下等患者	①设专用隔离室，患者居住单间病室隔离。②凡是进入病室人员，应穿、戴灭菌后的隔离衣、帽子、口罩、手套及拖鞋。③接触患者前、后或护理另一位患者前均要洗手。④凡患呼吸道疾病或咽部带菌者，包括医务人员，均应避免接触患者。⑤未经消毒处理的物品不得带入隔离区。⑥病室内空气、地面、家具等均应严格消毒并通风换气。⑦探视者应采取相应的隔离措施

链　接

埃博拉出血热的隔离

埃博拉出血热是由埃博拉病毒引起的急性出血性传染病，20 世纪 70 年代在非洲首次发现，病死率达 50% ～ 90%。人类通过密切接触患者或感染动物的血液、排泄物、分泌物或其他体液而感染，接触传播是最主要的传播途径。临床表现为发热、出血和多脏器损害。与患者接触时，要戴口罩、手套、眼镜、帽子与穿防护服，防止直接接触污染物；若环境中患者的血液、体液、分泌物、排泄物较多，还应穿腿罩和鞋罩。对患者的分泌物、排泄物及污染物品均应严格消毒。

四、隔离技术操作

（一）帽子、口罩的使用

【目的】 提供屏蔽保护，防止感染性血液、体液溅到医护人员口腔及鼻腔黏膜。口罩可保护患者和工作人员，避免互相传染，并防止飞沫污染无菌物品或清洁食物等；帽子可防止工作人员的头发、头屑散落或头发被污染。

【操作程序】

1. 护士准备　着装整洁，清洁双手。

2. 用物准备　①帽子：分为一次性帽子和布制帽子。②口罩：根据不同的诊疗要求选用不同种类的口罩。一般诊疗活动，可佩戴一次性使用医用口罩或医用外科口罩；手术部（室）

工作或诊疗护理免疫功能低下患者、进行有体液喷溅的操作或侵入性操作时应戴医用外科口罩；接触经空气传播传染病患者、近距离（≤ 1m）接触飞沫传播的传染病患者或进行产生气溶胶操作时，应戴医用防护口罩。

3. 环境准备 环境清洁、安全。

4. 操作步骤 见表 8-14。

表 8-14 口罩、帽子的使用

操作步骤	操作方法
戴工作帽	洗手后取出清洁、合适的帽子戴上，帽子应遮住全部头发
◆一次性医用外科口罩	
取戴口罩	洗手后检查口罩，区分上下内外，有鼻夹的一侧朝上，鼻夹明显的一侧朝外，将口罩罩住鼻、口及下巴，系带式口罩下方带系于颈后，上方带系于头顶中部（图 8-33A）；挂耳式口罩将两侧系带直接挂于耳后（图 8-33B）。将双手指尖放在鼻夹上，从中间位置开始，用手指向内按压，并逐步向两侧移动，根据鼻梁形状塑造鼻夹，调整系带的松紧度
取下口罩	不应接触口罩前面（污染面）。系带式口罩先解开下面的系带，再解开上面的系带，挂耳式口罩双手直接捏住耳后系带取下。用手仅捏住口罩的系带放入废物容器内
◆ N95 医用防护口罩	
戴口罩	①一手托住口罩，有鼻夹的一面背向外（图 8-34A）。②将口罩罩住鼻、口及下巴，鼻夹部位向上紧贴面部（图 8-34B）。③用另一手将下方系带拉过头顶，放在颈后双耳下（图 8-34C）。④将上方系带拉过头顶中部（图 8-34D）。⑤将双手指尖放在金属鼻夹上，从中间位置开始，用手指向内按鼻夹，并分别向两侧移动和按压，根据鼻梁的形状塑造鼻夹，注意不应一只手按压鼻夹（图 8-34E）。⑥将双手完全盖住口罩，快速呼气，检查密合性，如有漏气应调整鼻夹位置，调整到不漏气为止（图 8-34F）
脱口罩	用手慢慢地将颈部的下头系带从脑后拉过头顶，拉上头系带摘除口罩，不应用手触及口罩的前面，仅捏住口罩系带放入医疗废物容器内
整理洗手	按医疗废物处置用物；洗手消毒

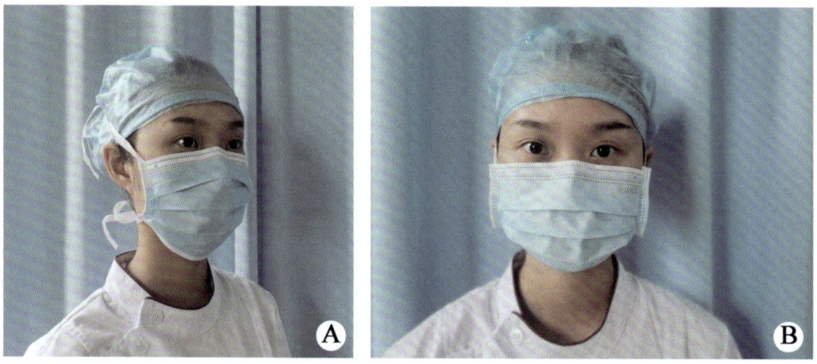

图 8-33 戴口罩、帽子

A. 系带式；B. 挂耳式

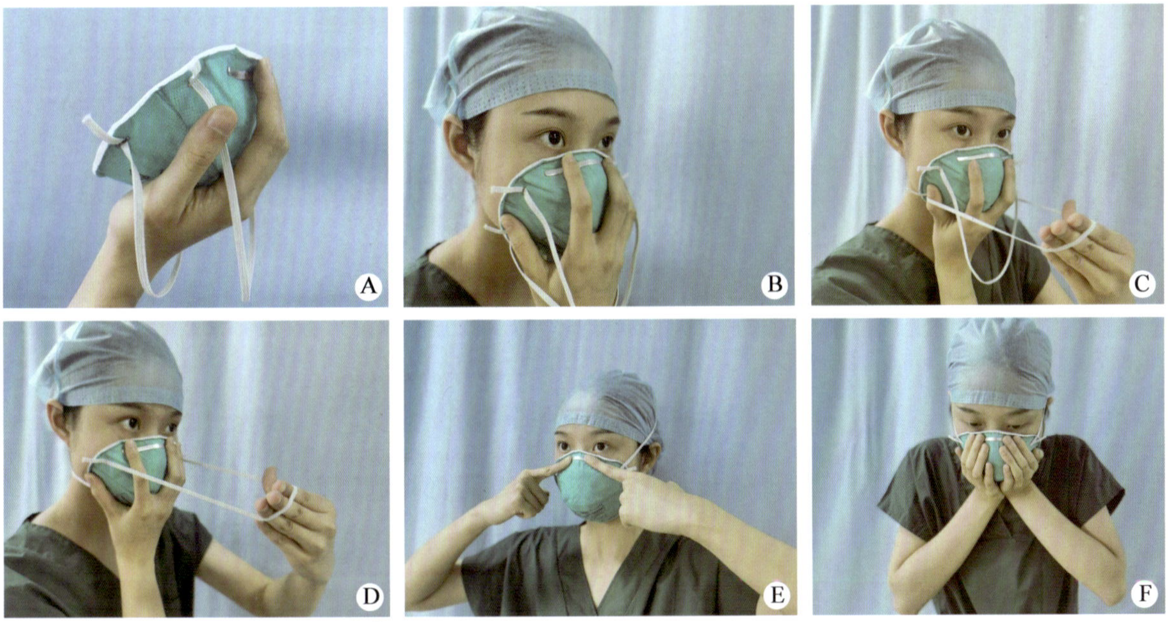

图 8-34　戴医用防护口罩

【注意事项】

1. 工作帽大小适宜，头发全部塞入帽内，不得外露。进入污染区和洁净环境前、进行无菌操作等应戴帽子。一次性帽子应一次性使用后，放入医疗垃圾袋集中处理。

2. 正确佩戴口罩，不应一只手捏鼻夹。

3. 医用外科口罩和医用防护口罩只能一次性使用。

4. 一次性口罩使用时间不得超过 4h。在传染病区，一般情况下口罩使用 4 ～ 8h 应更换；若接触严密隔离或呼吸道隔离的患者，应每次更换。口罩潮湿后或受到患者体液（血液、组织液等）污染后，应及时更换。

5. 选用医用防护口罩时，宜做适合性检验，适合性检验应参照《呼吸防护用品的选择、使用与维护》（GB/T 18664-2002）的要求进行。每次佩戴医用防护口罩进入工作区域之前，应做佩戴气密性检查。检查方法：将双手完全盖住防护口罩，快速地呼气，若鼻夹附近有漏气应调整鼻夹；若四周有漏气，应调整到不漏气为止。

6. 离开呼吸道传染病区域时，在摘脱各类防护用品时，应最后摘脱医用防护口罩。

考点　使用口罩、帽子的注意事项

（二）避污纸的使用

【目的】　避污纸是备用的清洁纸片。用避污纸隔着做简单的操作，保持双手或物品不被污染，以省略消毒手的程序。

【操作程序】

1. 护士准备　着装整洁，修剪指甲，洗手，戴口罩。

2. 用物准备　避污纸、污物桶。

3. 环境准备　整洁、宽敞。

4. 操作步骤　取避污纸时，应从页面抓起，不可掀页撕取，以保持一面为清洁面（图 8-35）。避污纸用后随即弃于污物桶内，集中焚烧处理。使用过程中注意保持避污纸的清洁，以防交叉感染。

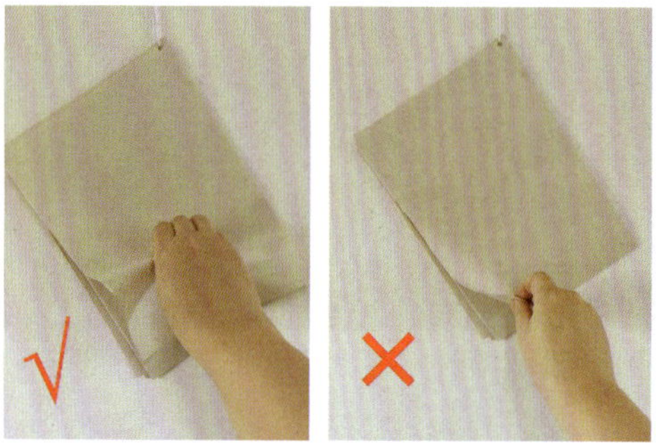

图 8-35　取拿避污纸的方法

【注意事项】　使用避污纸时不可掀页撕取，应从页面抓起，保持一面为清洁面。

考点　避污纸使用的注意事项

（三）穿、脱隔离衣（布制）

【目的】　防止病原体的传播，保护患者和工作人员免受病原体的侵袭。

【操作程序】

1. 护士准备　衣帽整洁，修剪指甲，取下手表；卷袖过肘、洗手、戴口罩。
2. 用物准备　隔离衣、挂衣架、消毒手的设备、污衣袋。
3. 环境准备　环境整洁、宽敞、安全，物品放置合理，符合隔离要求。
4. 操作步骤　详见表 8-15。

表 8-15　穿、脱隔离衣法

操作步骤	操作方法
◆穿隔离衣	
准备工作	备齐操作用物，取下手表，卷袖过肘，洗手，戴好帽子、口罩
取隔离衣	手持衣领取隔离衣（图 8-36A），将衣领的两端向外折齐，露出袖口，清洁面朝向自己（图 8-36B）
穿左右袖	右手提衣领，左手伸入袖内，右手将衣领向上拉，露出左手（图 8-36C）。换左手持衣领，右手伸入袖内，露出右手，勿触及面部（图 8-36D）
扣好颈带	两手持衣领由领子中央，顺边缘向后系好颈带，注意袖口不可触及衣领、面部和帽子（图 8-36E）
扣好袖扣	再扎好袖口，不应露出里面衣物（图 8-36F）
折襟系带	将隔离衣一边（约在腰下 5cm）处渐向前拉，见到边缘捏住（图 8-36G）。同法捏住另一侧边缘（注意手勿触及衣的内面），双手在背后将衣边对齐，将背部完全覆盖（图 8-36H），向一侧折叠，一手按住折叠处，另一手将腰带拉至背后折叠处（图 8-36I），将腰带在背后交叉，回到前面将带子系好（图 8-36J）
消毒鞋底	离开隔离病房，在门口消毒鞋垫上来回踩踏，消毒鞋底
◆脱隔离衣	
松带打结	松开腰带，在前面打一活结（图 8-37A）
解扣塞袖	解开袖带，塞入袖袢内，充分暴露双手，便于刷洗消毒（图 8-37B）
刷手消毒	按前臂、腕部、手背、手掌、手指、指缝、指尖的顺序蘸肥皂水或消毒液刷洗，每只手刷 30s 后用流水冲净，再重复刷洗一次（共 2min）。若为消毒液则每手各刷 1min 后清水冲净，擦干（图 8-37C）

续表

操作步骤	操作方法
解领脱袖	解开颈后带子（图 8-37D），右手伸入左手腕部袖内，拉下袖子过手（图 8-37E）。用遮盖的左手握住右手隔离衣袖外面将袖拉下（图 8-37F），两手在袖内对齐衣袖，双臂逐渐退出（图 8-37G）
持领挂衣	左手握住领子，右手将隔离衣两边对齐，污染面向外悬挂污染区（图 8-37H）；如果悬挂污染区外，则污染面向里。不再使用时，将脱下的隔离衣，污染面向内，卷成包裹状，放入医疗废物容器内或放入回收袋中

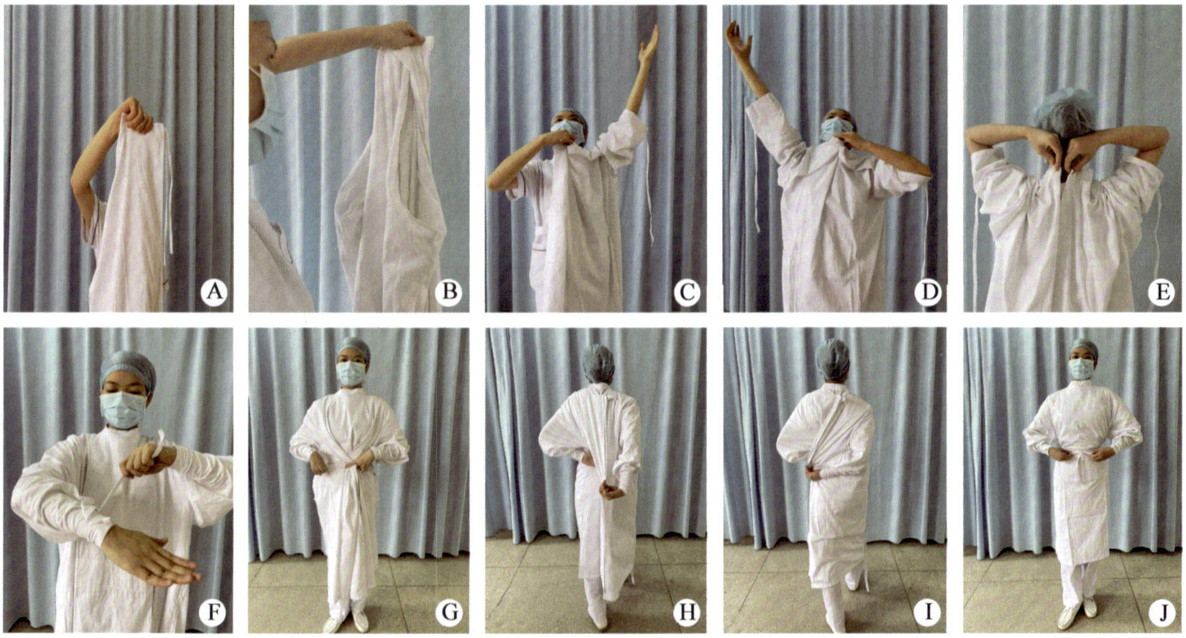

图 8-36　穿隔离衣

A. 取隔离衣；B. 清洁面朝自己；C. 穿左侧衣袖；D. 穿右侧衣袖；E. 系颈带；F. 系袖带；G. 分别将两侧衣襟拉到前面；H. 将两侧衣襟在背后对齐；I. 将对齐的衣襟向一边折叠；J. 系腰带

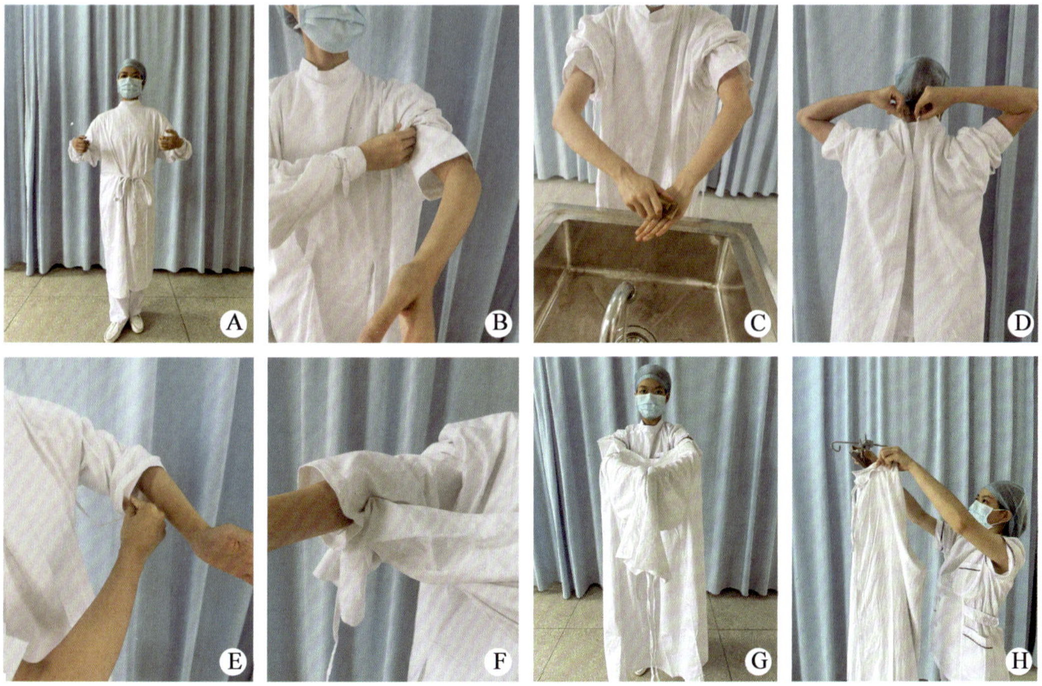

图 8-37　脱隔离衣

A. 松带打结；B. 解开袖带（扣）塞袖；C. 刷手消毒并擦干；D. 解颈带；E. 拉衣袖内面将衣袖拉下；F. 一手包在衣袖内，拉另一手衣袖；G. 对齐袖口双臂逐渐退出；H. 衣襟两边对齐，持领挂衣

【注意事项】

1. 隔离衣长短要合适，需全部遮盖工作服，不可有破洞。
2. 保持衣领及内面清洁，污染的袖口不可接触衣领、面部和帽子。
3. 隔离衣挂在半污染区，清洁面向外，挂在污染区，则污染面向外。
4. 穿隔离衣前，应备齐全部操作用品；穿隔离衣后，不能进入清洁区。
5. 隔离衣应每天更换、清洗与消毒，如潮湿或污染应立即更换。

考点 穿脱隔离衣的注意事项

（四）护目镜、防护面罩的使用

在下列情况，护士应使用护目镜或防护面罩：①在进行诊疗、护理操作，可能发生患者血液、体液、分泌物等喷溅时。②近距离接触经飞沫传播的传染病患者时。③为呼吸道传染病患者进行气管切开、气管插管等近距离操作，可能发生患者血液、体液、分泌物喷溅时，应使用全面型防护面罩，如处于核酸采样操作区、进入隔离点污染区等情形时使用。

【目的】 护目镜能防止患者的血液、体液等具有感染性的物质溅入人体眼部。防护面罩能防止患者的血液、体液等具有感染性的物质溅到人体面部。

【操作程序】

1. 护士准备　衣帽整洁，修剪指甲，取下手表；卷袖过肘，洗手，戴口罩、帽子，根据需要穿防护服或者隔离衣。

2. 用物准备　护目镜、防护面罩、消毒手的设备、消毒桶（分类装用后防护面罩和护目镜）。

3. 环境准备　环境整洁、宽敞、安全、光线充足，物品放置合理。

4. 操作步骤　见表 8-16。

表 8-16　护目镜、防护面罩的使用方法

操作步骤	操作方法
检查评估	护目镜的大小、型号，护目镜、防护面罩是否完好，佩戴装置有无松脱。评估工作场所、患者病情、目前采取的隔离种类等
◆护目镜	根据情况选择护目镜
戴护目镜	将护目镜罩住眼睛，佩戴后应调节舒适度（图 8-38）
脱护目镜	洗手后，摘护目镜时，应双手拉住护目镜侧方的系带，轻轻摘掉；放入专用容器中
◆防护面罩	根据情况选择防护面罩
戴防护面罩	一手将防护面罩海绵垫对准额头，一手将系带拉过头顶中部，佩戴后应调节舒适度
脱防护面罩	洗手后，摘防护面罩时应捏住防护面罩侧边的系带，轻轻摘掉；放入专用容器中
整理洗手	护目镜或防护面罩如需重复使用，放入回收容器内，以便清洁、消毒；其他用物按医疗废物处置用物。洗手消毒

【注意事项】

1. 佩戴装置前要检查有无破损、用物有无松脱。
2. 佩戴后应调节舒适度。

（五）一次性防护鞋套的使用

一次性防护鞋套应具有良好的防水性能，并一次性使用。从潜在污染区进入污染区时和从缓冲间进入负压病室时应穿鞋套。应在规定区域内穿鞋套，离开该区域时应及时脱掉放入医疗垃圾袋内；发现鞋套破损应及时更换。一般包括内层鞋套和外层鞋套（图 8-39）。

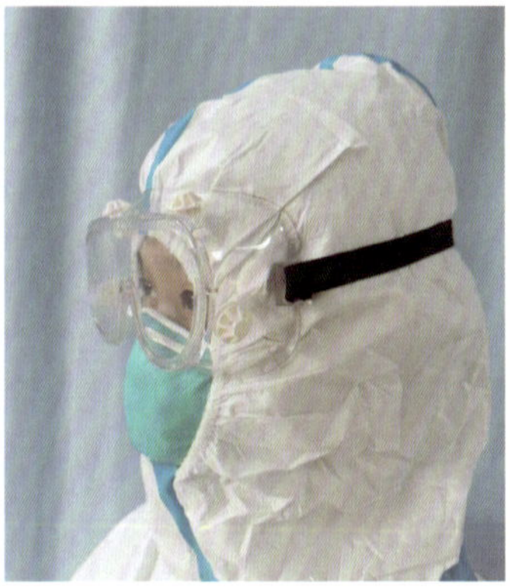

图 8-38　戴护目镜

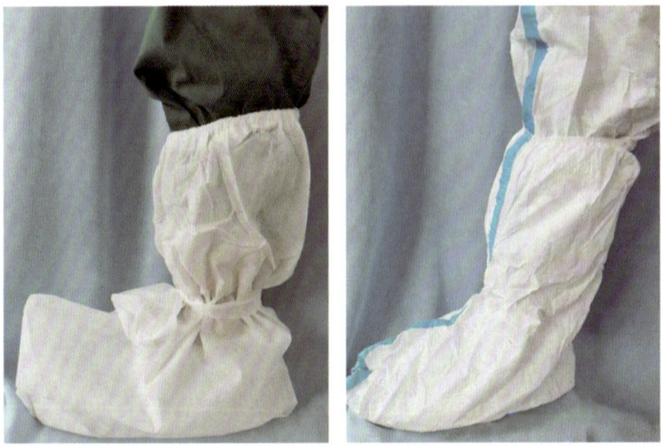

内层鞋套　　外层鞋套

图 8-39　穿鞋套

（六）穿、脱一次性防护服

防护服是临床医务人员在接触甲类或按甲类传染病管理的传染病患者时所穿的一次性防护用品。下列情况应穿防护服：①临床医务人员在接触甲类或按甲类传染病管理的传染病患者时；②接触经空气传播或飞沫传播的传染病患者，可能受到患者血液、体液、分泌物、排泄物喷溅时，如核酸采样、样本转运、进入隔离点污染区等污染区域时。

【目的】　保护工作人员和患者，避免交叉感染。

【操作程序】

1. 护士准备　衣帽整洁，修剪指甲，取下手表；内穿洗手衣；女性扎起头发、夹起刘海；洗手，戴一次性帽子，戴好医用防护口罩（N95）。

2. 用物准备　一次性防护服、消毒手的设备、黄色医用垃圾桶、护目镜或防护面罩、鞋套、手套、穿衣镜、一次性医用口罩等。

3. 环境准备　环境整洁、宽敞、安全、光线充足，物品放置合理，符合隔离要求。

4. 操作步骤　详见表 8-17。

表 8-17　穿、脱一次性防护服

操作步骤	操作方法
评估检查	评估患者的病情，目前采取的隔离种类；检查是否准备好操作全部用物、环境条件、洗手设施等
穿前准备	按照要求：洗手→戴 N95 医用防护口罩和帽子→戴内层手套
◆穿防护服	①检查：选择一次性防护服型号，检查有效期、包装密封性等是否符合质量标准。②取衣：打开包装，查对防护服是否完好、无破损；确定内面和外面。③展衣：展开防护服注意不要触及地面，打开拉链至底端，卷好防护服。④穿衣：穿下衣→穿上衣→戴帽子→拉拉链（图 8-40），贴密封胶条，防护服的颈部不能遮挡医用防护口罩
穿戴其他防护用品	按照要求：戴护目镜或防护面罩，并调整舒适，检查有无戴牢→检查手套型号、包装、有效期和是否漏气，戴外层手套→穿内层鞋套，并整理到防护服内→穿外层鞋套→用手消毒液消毒手套外面

续表

操作步骤	操作方法
检查穿戴完整性	检查：在镜子前面检查防护服的完整性；活动双臂、下蹲，检查防护服的延展性，适当调整
◆脱防护服	
进入一脱间	①脱防护服前：先用手消毒液进行卫生手消毒。②摘护目镜或防护面罩：按要求摘护目镜或防护面罩，放入指定专用回收容器内回收消毒，卫生手消毒外层手套。③脱帽子：揭开密封胶条，拉开拉链到底（图 8-41A），向上提拉翻帽，使头部脱离帽子（图 8-41B）。④脱衣服：污染面向里，由上向下脱防护服，边脱边卷（图 8-41C），污染面向里，直至连同外层鞋套、外层手套全部脱下（图 8-41D）。⑤脱去的防护服：丢于医疗废物容器中。⑥脱防护服后：卫生手消毒内层手套
进入二脱间	①脱内层鞋套：丢于医疗废物容器中。②脱内层手套：丢于医疗废物容器中，注意手不可触碰到手套外面。③卫生手消毒双手。④摘一次性帽子：丢于医疗废物容器中。⑤摘医用防护口罩：不可接触口罩前面（污染面），先解开下面的系带，再解开上面的系带，用手只捏住口罩的系带，丢于医疗废物容器中。⑥流动水下洗手，消毒双手
卫生处置	带一次性医用口罩，戴近视眼镜者应清洁和消毒眼镜，可以进行洗澡。用物按医疗废物处置用物

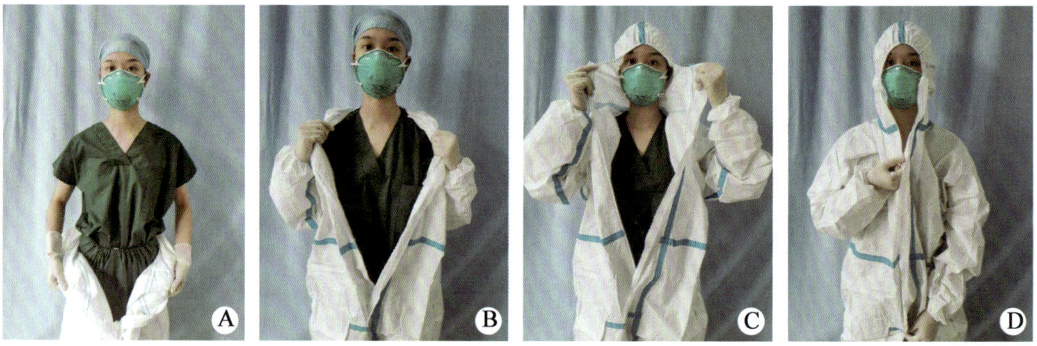

图 8-40　穿一次性防护服

A. 穿下衣；B. 穿上衣；C. 戴帽子；D. 拉拉链

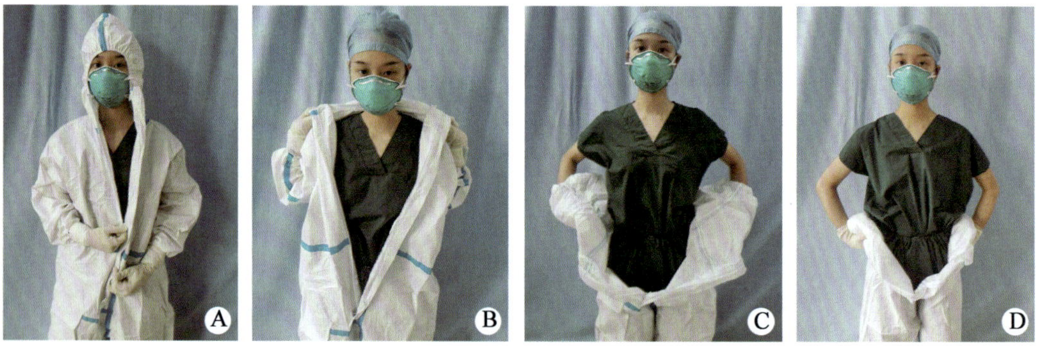

图 8-41　脱一次性防护服

A. 将拉链拉到底；B. 向上提拉翻帽，使头部脱离帽子；C. 污染面向里，从上向下边脱边卷；D. 直至连同外层鞋套和外层手套全部脱下

【注意事项】

1. 防护服只能在规定的区域内穿脱，穿前检查有无潮湿、破损，长短是否合适。防护服如有潮湿、破损或污染，应立即更换。

2. 接触多位同类传染病患者时，防护服可连续使用；接触疑似患者时，防护服应每次更换。

3. 使用后的一次性使用防护服用品严格按照医疗废物处置，应做到内层向外，将污染接触面包裹在里面。

4. 脱防护服前手消毒，每脱一件，手消毒一次；手消毒揉搓时间宜达到 20 ～ 30s；不留遗漏，覆盖到位；脱防护服时应小心，动作轻稳，避免扬起污染物；脱下全部防护用品后，应仔细手消毒，重新佩戴新的一次性医用口罩。

链 接

防护服一脱间和二脱间

防护服一脱间和二脱间，是医护人员为了更好地落实个人防护，在脱防护服时设置的两道区域。医护人员在一脱间脱去的是一次性隔离衣、防护面罩或护目镜、一次性防护服、外层鞋套和外层手套；在二脱间脱去的是医用防护口罩、帽子、内层手套和内层鞋套。对医护人员的穿、脱防护用品进行全程监督，是在保护好自己的同时，保护患者。

第 6 节　消毒供应中心

消毒供应中心是医院中的一个特殊科室，担负着供应全院各种无菌物品、器械的工作。其工作质量与医院感染发生有密切的联系，直接影响医疗护理质量、患者的安危和医务人员的健康。消毒供应中心常被人们称为医院的“心脏”，已从原来辅助科室的位置“晋级”到关键科室的行列，它是现代化医院不可缺少的重要部分。因此，应加强消毒供应中心的建设，严格执行消毒供应中心管理制度，掌握现代科学的消毒灭菌方法，以保证诊疗物品的完好齐全和消毒灭菌效果。

一、消毒供应中心的设置

消毒供应中心设置宜接近手术室、产房和临床科室，或与手术室之间有物品直接传递专用通道，不宜建在地下室或半地下室。周围环境应清洁、无污染源区域，相对独立；内部通风采光良好。

建筑布局应分为辅助区域和工作区域。辅助区域包括工作人员更衣室、值班室、办公室、休息室、卫生间等。工作区域包括去污区，检查、包装及灭菌区（含独立的敷料制备或包装间）和无菌物品存放区。

工作区域应遵循：物品由污到洁，不交叉、不逆流；空气流向由洁到污；采用机械通风的，去污区保持相对负压，检查、包装及灭菌区保持相对正压。去污区，检查、包装及灭菌区和无菌物品存放区之间应设实际屏障。去污区与检查、包装及灭菌区之间应设物品传递窗；并分别设人员出入缓冲间（带）。缓冲间（带）应设洗手设施，采用非手触式水龙头开关。无菌物品存放区内不应设洗手池。检查、包装及灭菌区设专用洁具间的应采用封闭式设计。工作区域的天花板、墙壁应无裂隙，不落尘，便于清洗和消毒；地面与墙面踢脚及所有阴角均应为弧形设计；电源插座应采用防水安全型；地面应防滑、易清洗、耐腐蚀；地漏应采用防返溢式，污水应集中至医院污水处理系统。

医院根据消毒供应中心的规模、任务及工作量，合理配置清洗消毒设备及配套设施。其设备、设施应符合国家相关标准或规定。应配有污物回收器具、分类台、手工清洗池、压力水枪、压力气枪、超声清洗装置、干燥设备及相应清洗用品等。应配备机械清洗消毒设备（图 8-42）。检查、包装设备：应配有器械检查台、包装台、器械柜、敷料柜、包装材料、切割机、医用热封机、清洁物品装载设备及带光源放大镜、压力气枪、绝缘检测仪等。灭菌设备及设施应配有压力蒸汽灭菌器（图 8-43），无菌物品装卸设备等。

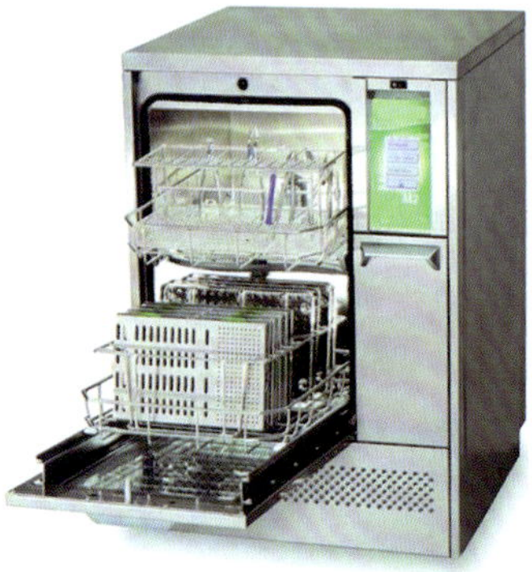

图 8-42　清洗消毒机

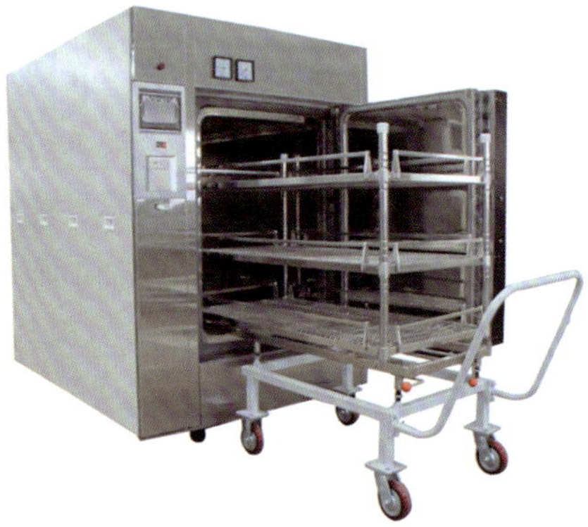

图 8-43　压力蒸汽灭菌器

二、消毒供应中心的工作内容

消毒供应中心应根据工作量及各岗位需求，科学、合理配置具有执业资格的护士、消毒员和其他工作人员。工作人员应接受与其岗位职责相应的岗位培训，正确掌握相关知识与技能；消毒员经培训合格后持证上岗。

（一）去污区

1. 接收室　对各科室回收的污染物品分类放置。

2. 洗涤室　分初洗间和精洗间，按要求清洗回收各类可重复使用的物品。

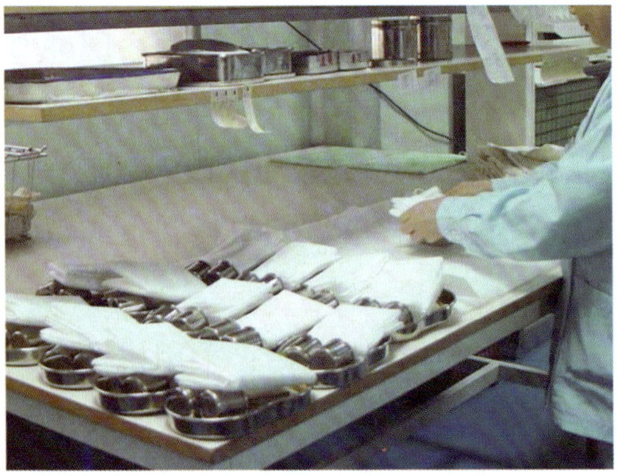

图 8-44　包装台

（二）检查、包装及灭菌区

1. 检查、包装区　对清洗干净的物品和加工的敷料进行检查、包装（包的中央须放置化学指示卡，包外贴化学指示胶带），并且标明物品的名称、灭菌日期，送灭菌处理（图 8-44）。

2. 灭菌区　由经过专门培训的工作人员根据物品的性能，进行有效、最佳的消毒灭菌。

（三）无菌物品存放区

经过灭菌的无菌物品从压力蒸汽灭菌器中取出后，暂时直接存放于无菌物品存放区的储物架上（图 8-45），根据需要和规定发放供应。发放无菌物品时按照灭菌日期的先后，有序发放。

三、常用物品的保养

为了延长物品的使用寿命，节约资源，应根据物品性能妥善保养。

1. 搪瓷类　搪瓷类物品应该避免碰撞、避免与粗糙物摩擦、避免与强酸强碱接触，以防脱瓷生锈。

2. 金属类　金属类物品应该涂油保存，以防生锈；锐利器械应单独放置，刃面可用棉花包裹，以防损伤锋刃。

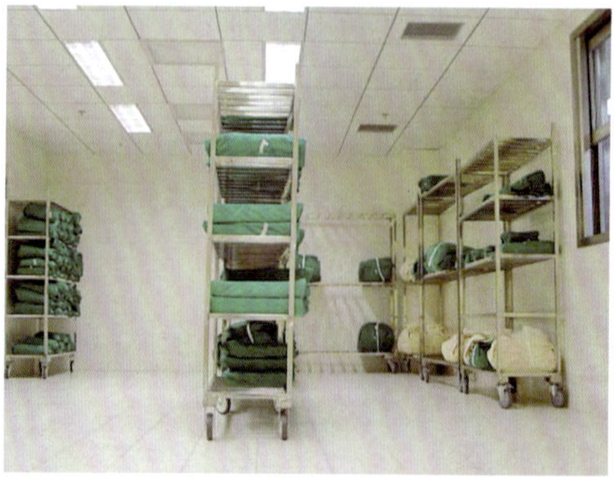

图 8-45　无菌物品存放区

3. 玻璃类　玻璃类物品应该避免骤然冷热刺激导致收缩膨胀而炸裂；稳拿轻放，防磕碰。

4. 橡胶类　橡胶类物品要防冷变硬、防热变软、防锐器刺破、防酸碱腐蚀变质。橡胶单洗净晾干后，撒上滑石粉保存；橡胶袋洗净晾干后，内装适量空气，避免粘连；橡胶管洗净晾干后，撒上滑石粉平直存放。

5. 布、纱布、棉花类　对这类物品应防火、防霉。

6. 一次性使用物品　一次性使用无菌医疗器材应存放于清洁、干燥、通风良好的地方，保证使用时无菌、无热源、无破损，在有效期内。供应室可根据各科室的需要，分类、分型号、定基数发放。使用后应初步消毒处理，再由供应室回收后毁形和无害化处理，最后由当地疾控中心认可的部门集中送焚烧。

医者仁心

传染病患的守护天使——王新华

解放军总医院第五医学中心妇产科护士长王新华，第 45 届“南丁格尔”奖章获得者，扎根传染病护理事业 30 余年，服务传染病患者数万人。她不惧风险，用母爱精心地护理每位患儿，用仁心精心服务每位孕产妇，让“乙肝妈妈”生育出健康宝宝，被大家称为“王妈妈”。王新华在 2003 年与严重急性呼吸综合征（非典）激战 106 个日夜，挽救 30 多名危重患者生命；2008 年奔赴汶川抗震救灾一线，与队员们保障 8 万救灾官兵的健康；2013 年远赴菲律宾参加强台风“海燕”灾后医疗救援；2014 年远赴非洲抗击超级病毒埃博拉。她用仁爱之心、精湛技术、勇敢大义、慎独担当，诠释着“南丁格尔”精神，践行着党员的铮铮誓言。

自　测　题

A_1/A_2 型题

1. 护生小王，正在学习医院感染的相关内容，关于医院感染的概念，正确的是
   A. 感染和发病同时发生才是医院内感染
   B. 医院内感染的主要对象是探视者和工作人员
   C. 出院后发生的感染不属于医院内感染
   D. 患者在住院期间获得的感染
   E. 入院前处于潜伏期而住院期间发生的感染属于医院内感染
2. 引起医院内感染的主要因素不包括

A. 介入性诊疗手段增加
B. 抗生素的广泛应用
C. 采用化学指示卡检测灭菌效果
D. 医务人员不重视
E. 易感人群增加

3. 能杀灭所有微生物及细菌芽孢的方法是
A. 清洁法　B. 消毒法
C. 抑菌法　D. 灭菌法
E. 抗菌法

4. 下列物品除哪个外，可以采用燃烧法进行消毒灭菌
A. 锐利的手术刀、剪
B. 搪瓷盆
C. 试管口
D. 避污纸
E. 气性坏疽感染的伤口敷料

5. 临床应用最广、效果最可靠的物理消毒灭菌法是
A. 燃烧法　B. 压力蒸汽灭菌法
C. 干烤法　D. 煮沸法
E. 光照法

6. 高压蒸汽灭菌效果的监测，最简便、最常用的监测方法是
A. 物理监测法
B. 化学监测法
C. 生物监测法
D. 200℃留点温度计监测法
E. 指示剂法

7. 护生在供应室实习，预真空式压力蒸汽灭菌器的工作参数正确的是
A. 压力 103kPa，温度 121℃，时间 5 ～ 10min
B. 压力 103kPa，温度 132℃，时间 5 ～ 10min
C. 压力 103kPa，温度 121℃，时间 20 ～ 30min
D. 压力 206kPa，温度 132℃，时间 20 ～ 30min
E. 压力 206kPa，温度 132℃，时间 4 ～ 5min

8. 小林是供应室的护士，在应用压力蒸汽灭菌法时，应注意
A. 物品灭菌前应擦干或晾干
B. 下排气式压力蒸汽灭菌器物品包不大于 50cm×50cm×30cm
C. 预真空式压力蒸汽灭菌器物品包不大于 30cm×30cm×25cm
D. 布类物品放在金属、搪瓷类物品下方
E. 装物品的容器如有孔，灭菌前将孔关上灭菌后再打开

9. 护士在使用光照消毒患者用过的被子时，应
A. 将物品放在阳光下暴晒 6h，每 2h 翻动 1 次，使其各面被照射
B. 将物品放在阳光下暴晒 6h，每 3h 翻动 1 次，使其各面被照射
C. 将物品放在阳光下暴晒 12h，每 2h 翻动 1 次，使其各面被照射
D. 将物品放在阳光下暴晒 12h，每 3h 翻动 1 次，使其各面被照射
E. 将物品放在阳光下暴晒 2h，每 2h 翻动 1 次，使其各面被照射

10. 护士小江在病区使用臭氧灭菌灯进行消毒，此法适合消毒
A. 橡胶导管　B. 化验单据
C. 食品　D. 医院污水
E. 被服

11. 下面关于化学消毒剂的使用原则，说法错误的是
A. 根据物品的性能及微生物的特性选用合适的消毒剂
B. 严格掌握消毒剂的有效浓度、消毒时间及使用方法
C. 定期更换消毒剂，易挥发的药物要加盖，并定期检测，调整浓度
D. 消毒剂中不宜置纱布、棉花等物，避免降低消毒效力
E. 浸泡消毒的物品，取出后可以直接使用

12. 某传染病区护士小高，使用的化学消毒剂能够杀灭芽孢的是
A. 过氧乙酸　B. 乙醇
C. 碘酊　D. 碘伏
E. 氯己定

13. 社区护士小袁，在使用化学消毒灭菌剂时，属于气体杀菌剂的是
A. 37% ～ 40% 甲醛 B. 环氧乙烷
C. 过氧乙酸 D. 戊二醛
E. 乙醇
14. 手术室护士小章，在使用 2% 戊二醛浸泡手术刀片时，为了防锈可加入
A. 5% 碳酸氢钠 B. 5% 亚硝酸钠
C. 0.5% 碳酸氢钠 D. 0.5% 亚硝酸钠
E. 0.5% 醋酸钠
15. 门诊护士小张，在给一位皮肤受伤的患者进行消毒，适宜用于黏膜和创面消毒的是
A. 碘酊 B. 过氧化氢
C. 戊二醛 D. 碘伏
E. 乙醇
16. 传染科护士小李，浸泡金属器械可用的灭菌剂是
A. 0.1% 氯己定 B. 2% 戊二醛
C. 0.5% 碘伏 D. 3% 漂白粉溶液
E. 70% 乙醇
17. 护士王某，负责病区无菌操作管理和教学工作，有关无菌技术操作，下列正确的是
A. 操作环境要清洁，操作前 1h 停止清扫工作
B. 操作者要修剪指甲，为方便操作，应将手表尽量塞进衣袖
C. 取出的物品没有用完应及时放回原无菌容器中
D. 定期检查无菌物品保存情况，有效期为 14 天
E. 操作者不得跨越无菌区，手臂始终保持在操作台面以上
18. 护士王某使用无菌持物钳夹取无菌物品时，应注意保持持物钳无菌，错误的使用方法是
A. 门诊换药室的无菌持物钳应每天消毒 1 次
B. 使用过程中始终保持钳端向下
C. 取放无菌持物钳时不可触及容器壁
D. 到远处取物应放入容器内一起搬移使用
E. 可以夹取任何无菌物品
19. 护士小赵接触患者后立即用手消毒液进行手消毒，以下手法错误的是
A. 将手消毒液原液 2ml 喷涂于双手表面及手指间，均匀揉搓 1min
B. 按卫生洗手法步骤，揉搓至消毒液干燥，双手无须再烘干或冲洗
C. 首选速干手消毒剂
D. 如果手部没有肉眼可见污染，宜使用手消毒剂进行卫生手消毒
E. 接触患者的血液、体液和分泌物后，可采用手消毒液进行手消毒代替卫生洗手法
20. 护士小刘，在接触传染病患者后，需要刷手消毒，以下手法错误的是
A. 刷手消毒的顺序：前臂、腕部、手背、手掌、手指、指缝、指尖
B. 刷手消毒的顺序：指尖、指缝、手指、手掌、手背、腕部、前臂
C. 每只手刷 30s，反复两次，共刷 2min
D. 洗手时，身体勿靠近水池，以免隔离衣污染水池
E. 流水冲洗时，腕部应低于肘部，使污水从前臂流向指尖
21. 护士小孙，在进行无菌技术操作时，打开无菌包后，包内物品未用完，按原折痕包好后，注明开包时间。此无菌包的有效期还有
A. 1h B. 4h
C. 12h D. 24h
E. 7 天
22. 患者，女，45 岁。需行留置导尿术，护士在操作时戴无菌手套，错误的是
A. 洗手、修剪指甲，戴口罩
B. 核对手套号码、灭菌日期和包装
C. 未戴手套的手持手套的反折部分取出手套
D. 戴上手套的手，持手套的内面取出手套
E. 戴好手套后，未操作时，双手悬空置于胸前，不可触及非无菌物品
23. 下面关于无菌容器的使用，错误的是
A. 使用无菌容器时，不可污染容器盖的内面和边缘

B. 避免手臂和物品跨越已打开容器的上方
C. 无菌容器打开后，记录开启日期和时间，有效使用时间为24h
D. 用无菌持物钳，从无菌容器中夹取物品，不可触及容器边缘
E. 为了避免浪费，取出的无菌物品过多时，可以放回无菌容器中

24. 护士小周在倾倒无菌生理盐水，做法正确的是
A. 取用无菌溶液时，将无菌敷料、器械直接伸入瓶内蘸取
B. 已经倒出的液体，再倒回瓶中
C. 打开的无菌溶液，如未被污染有效使用时间是4h
D. 手握溶液瓶标签侧，倒少量溶液旋转冲洗瓶口于弯盘内
E. 再由原处倒所需溶液量至无菌容器内，倾倒高度距容器小于6cm

25. 患者，男，55岁，因“肺结核”收住传染病区，护士告知患者属于清洁区的是
A. 病房　B. 护士值班室
C. 医生办公室　D. 化验室
E. 患者卫生间

A_3/A_4 型题

（26、27题共用题干）

患者，女，30岁，诊断为“甲型肝炎”。

26. 护士指导家属：探视时应穿隔离衣，穿脱隔离衣时被视为清洁部位的是
A. 衣领　B. 袖口
C. 腰部以上　D. 腰部以下
E. 胸部以上

27. 患者家属询问护士患者什么时候可出院。下面关于解除隔离的说法正确的是
A. 患者的传染性分泌物经三次培养，结果均为阴性可以出院
B. 患者确认已度过隔离期
C. 经医生开出医嘱后方可解除隔离
D. 以上三点均正确
E. 以上三点均不正确

（28、29题共用题干）

患者，女，60岁。诊断为“肺结核”，收住传染病区，护士为其实施晨间护理。

28. 护士使用口罩的方法，错误的是
A. 口罩应罩住口鼻
B. 使用纱布口罩应4～8h更换
C. 不可用污染的手接触口罩
D. 口罩取下后，将污染面向外折叠，放入小袋内
E. 使用过程中有污染或潮湿应立即更换

29. 护士在穿隔离衣时，从下面哪个步骤开始，手已被污染
A. 取隔离衣时　B. 穿隔离衣时
C. 系领扣时　D. 系袖扣时
E. 系腰带时

（庄佩燕）

第9章 清洁护理

良好的清洁卫生是人类最基本的生理需要之一，是确保个体舒适、安全及健康的重要保证。正常人能满足自己清洁卫生的需要，但当其遭受疾病侵袭，自我照护能力出现不同程度的降低或丧失时，则无法满足自身清洁的需要。为了满足患者对清洁卫生的需要，使其处于最佳的身心状态，护士应及时评估患者的卫生状况，并根据患者的自理能力、卫生需求及个人习惯，及时协助或为其进行清洁护理，以确保患者清洁和舒适，预防感染和并发症。患者的清洁护理包括口腔、头发、皮肤和晨晚间护理。由于清洁卫生具有较强的个体性，因此，护士在清洁护理操作中应尽可能确保患者的独立性，尊重患者的习惯，保护患者的隐私。

第1节 口腔护理

案例 9-1

患者，男，75岁。诊断：大叶性肺炎。高热，昏迷10天，10天内给予大量抗生素治疗。今晨护士在护理时发现患者口腔黏膜破溃，创面上附着白色膜状物，用棉签拭去附着物可见创面轻微出血。

问题：1. 该患者可能会出现哪些口腔方面的问题？

2. 针对这些问题，作为护士如何进行护理？

口腔是消化管的起始部分，前借口裂与外界相通，后经咽峡与咽相续。口腔内有牙、舌等器官，口腔前壁为唇、侧壁为颊、顶为腭、底为黏膜和肌肉等结构，是病原微生物侵入机体的主要途径之一。

口腔的特殊生理结构和温度、湿度及食物残渣等，非常有利于微生物的生长和繁殖，因此，正常人口腔内有大量的致病性和非致病性微生物。机体处于健康状态时，因抵抗力强，唾液中溶菌酶有杀菌作用，每天正常饮水、进食、刷牙、漱口，可减少和清除口腔内的致病菌，起到清洁口腔的作用。患病时由于机体抵抗力下降，上述活动减少，口腔内的致病菌大量滋生，引起口臭、口腔炎症、溃疡及其他并发症，不仅影响食欲及消化吸收功能，甚至影响患者的自我形象和社会交往。因此，护理人员应及时评估患者的口腔卫生情况，协助或帮助患者认真做好口腔清洁护理，并对患者进行有针对性的口腔健康教育。

一、口腔卫生指导

为了使口腔卫生指导有针对性，首先应对患者情况进行评估，评估患者现存的或潜在的口腔卫生问题，再制订个性化指导方案。

（一）口腔护理相关评估

1. 全身状况及自理能力评估　患者的病情，意识状态，自理能力，进水、进食情况及口腔卫生状况，所患疾病是否具有传染性。患者的心理反应、合作程度。

2. 口腔状况评估　评估内容见表 9-1，口腔卫生状况分为好、一般和差，分别对应 1 分、2 分和 3 分。所有项目分值之和为总分，分值范围为 12 ～ 36 分。总分越高，表明患者口腔卫生状况越差，越需对其加强口腔的护理。

表 9-1　口腔护理评估表

项目	1 分	2 分	3 分
唇	滑润，质软，无裂口	干燥，少量痂皮，有裂口，有出血倾向	干燥，有裂口，大量痂皮，有分泌物，易出血
黏膜	湿润，完整	干燥，完整	干燥，黏膜破损或有溃疡面
牙龈	无萎缩及出血	轻微萎缩，出血	萎缩，易出血及肿胀
牙 / 义齿	无龋齿，义齿合适	中量牙垢，无龋齿，义齿不合适	有许多空洞，有裂缝，义齿不合适，齿间流脓液
牙垢 / 牙石	无牙垢或有少许牙石	少量至中量牙垢或中量牙石	大量牙垢或牙石
舌	湿润，少量舌苔	干燥，中量舌苔	干燥，大量舌苔或覆盖黄色舌苔
腭	湿润，无或少量碎屑	干燥，少量或中量碎屑	干燥，大量碎屑
唾液	中量，透明	少量或过多量	半透明或黏稠
气味	无味或有味	难闻的气味	刺鼻的气味
损伤	无	唇有损伤	口腔内有损伤
自理能力	完全自理	部分自理	完全不能自理
健康知识	知识主要来自亲身实践，刷牙有效，经常使用牙线清洁牙齿	部分观念错误，刷牙有效，很少使牙齿用牙线清洁	多数观念错误，很少清洁口腔，刷牙无效，未使用牙线清洁牙齿

3. 口腔保健知识评估　患者是否知晓保持口腔卫生的重要性；是否具备预防口腔疾病的知识及原有的口腔卫生习惯；是否知晓活动性义齿的清洁护理及保养知识。

（二）养成良好口腔卫生习惯

通过对患者的评估，了解患者对口腔护理的认知状况，对口腔护理重要性认识不足的患者通过健康宣教，使其了解口腔护理的有关知识，指导其养成良好的饮食习惯和口腔卫生习惯。如每日晨起、晚上睡前刷牙，餐后漱口，少食甜食等。

（三）正确选择和使用口腔清洁工具

1. 牙刷　应选用刷头较小、表面平滑、刷毛质地柔软的牙刷，使用期间保持清洁和干燥，一般每 3 个月更换一次。

2. 牙膏　应选择无腐蚀性的牙膏，以免损伤牙齿。药物牙膏能抑制细菌生长，起到防止龋齿和治疗牙齿过敏的作用；含氟牙膏具有抑菌及保护牙齿的作用；水果香型的牙膏具有爽口和清新口气的作用，还可以根据需要选择药物牙膏。但牙膏不应常用一个牌子，应经常更换。

3. 牙线　可以清除牙齿周围的食物碎屑或牙菌斑。尼龙线、丝线、涤纶线等都可以作为牙线。取牙线 40cm，两端绕于两手中指，指间留 10 ～ 15cm 牙线，两手拇指、示指配合动作控制牙线，使之略呈“C”形。用拉锯式轻轻将牙线越过相邻牙接触点，压入牙缝，然后用力弹出，每个牙缝反复数次即可。

（四）指导刷牙

每天晨起、睡前应刷牙，餐后及时漱口。每次刷牙时间应在 3min 以上。刷牙时可采取颤动法，将牙刷的毛面放于牙齿及牙龈沟上，刷毛与牙齿呈 45°，快速环形来回震颤；每次刷 2 ～ 3 颗牙，刷完一处再刷另一处；前排牙齿的内面可用牙刷毛面的前端震颤刷洗；刷咬合面时，刷毛与牙齿平行来回刷洗。刷洗舌面时，牙刷应自内向外横向刷洗，动作应轻柔，以防引起恶心、不适。另外也可采用竖刷法等，无论采取哪种方法，牙齿各面都应刷到。

二、口腔护理技术

（一）协助口腔清洁法

【目的】 保持口腔清洁、湿润，防止口臭，使患者舒适，促进食欲。

【操作程序】

1. 护士准备　着装整齐，洗手，戴口罩。评估患者的病情、自理能力、口腔卫生状况、心理状态及合作程度。

2. 患者准备　了解口腔清洁的目的和方法，愿意合作。

3. 用物准备　牙刷、牙膏、治疗巾或毛巾、弯盘、漱口液。

4. 环境准备　环境整洁，必要时关闭门窗，防止受凉。

5. 操作步骤　见表 9-2。

表 9-2　协助患者刷牙

操作步骤	操作方法	沟通与人文关怀
核对解释	携用物至患者床旁，核对床号、姓名、腕带，解释操作目的及配合要点，取得患者配合	（患者尊称）您好！我是护士 ××，麻烦您告诉我您的床号和姓名好吗？让我核查一下您的腕带（核对无误） 根据您的病情、口腔卫生状况，我现在协助您刷牙，帮助您保持口腔清洁，您可以配合我吗
安置体位	协助患者取舒适体位，头侧向护士	这样的卧位还舒适吗？来，把头偏向我
铺巾放盘	将治疗巾铺于患者颌下，置弯盘于口角旁	为了防止刷牙时溅湿您的床单元和衣物，我给您铺上治疗巾好吗
漱口刷牙	协助患者用清水漱口，将漱口液吐于弯盘中。牙刷上取适量牙膏，让患者自行刷牙或护士协助刷牙	您先喝口水，漱漱口，然后吐到弯盘里 根据患者的自理能力决定
再次漱口	刷完后彻底漱口，以清除口腔内的食物碎屑和残余牙膏	我们再来漱漱口吧，这样可以清除口腔内的食物碎屑和残余的牙膏，促进您的舒适
整理记录	协助患者取舒适体位，整理用物。将牙刷洗净甩去多余水分，置于通风处晾干。洗手、记录	（患者尊称）您好！现在我们刷完牙了，您感觉怎么样？这样的卧位还舒适吗？需要我协助您更换吗？您还有什么需要吗？没有的话您现在先休息，有事可以按铃，我们也会及时来看您，谢谢您的配合

【注意事项】

1. 使用牙刷时方法正确，动作轻柔，防止磨损牙齿或损伤牙龈。

2. 牙刷使用后洗净并甩干水分，刷头朝上置于清洁干燥处，防止细菌滋生。

3. 刷牙时间持续 3min，牙刷应每隔 3 个月更换 1 次。

（二）义齿的清洁护理

义齿（假牙）可增强口腔咀嚼功能，保持良好的口腔外观形象，牙齿缺失者可选择佩戴。与真牙一样，义齿上也会有一些食物残渣、牙菌斑和牙结石积聚，同样需要做好清洁护理，以免牙龈感染和受到刺激，其刷牙方法与真牙刷法相同。通常鼓励患者日间佩戴活动性义齿，夜晚临睡前将其取下，以减轻对牙龈与骨质的压力，使牙龈得到充分休息，防止细菌繁殖。对不能自理者或意识障碍者，护士应协助其做好义齿的护理。义齿取下后，用温水漱口，清洁义齿并对其进行冲洗，协助患者进行口腔护理。暂不佩戴的义齿，应浸泡在贴有标签的加盖冷开水杯中，每天换水 1 次。不可用热水或乙醇浸泡，以免义齿变色、变形和老化。

考点 义齿的存放方法

（三）特殊口腔护理

特殊口腔护理是根据患者的病情和口腔情况，运用特殊的护理工具，采用恰当的清洁液，为患者清洁口腔的方法。常用于昏迷、禁食、鼻饲、高热、口腔疾病、术后及生活不能自理的患者。护士应给予特殊口腔护理，一般每日 2 ～ 3 次。如病情需要，可酌情增加次数。

【目的】

1. 保持口腔清洁、湿润，预防口腔感染等并发症。

2. 去除口臭、口垢，促进食欲，保持口腔正常功能，促进患者舒适。

3. 观察口腔黏膜和舌苔的变化及特殊的口腔气味，为病情变化提供动态信息。

考点 特殊口腔护理的适应证及目的

【操作程序】

1. 护士准备　着装整齐，洗手，戴口罩；评估患者的年龄、病情、意识状态、自理能力、口腔卫生状况、有无活动义齿、有无特殊气味（肝性脑病患者，口腔内有氨臭味；糖尿病酮症酸中毒患者，口腔内有烂苹果味）及感染等，心理状态及合作程度。

2. 患者准备　了解特殊口腔护理的目的、方法、注意事项及配合要点，愿意合作。

3. 用物准备　治疗盘内：治疗碗（盛漱口溶液浸湿的无菌棉球若干）、杯子、吸水管、弯血管钳、镊子、压舌板、棉签，必要时备开口器。治疗盘外：外用药（按需要准备，如液状石蜡、冰硼散、锡类散、西瓜霜、金霉素甘油、制霉菌素甘油等）、漱口液（表 9-3）、液状石蜡、手电筒、手消毒液、治疗巾、弯盘。有活动义齿者备盛有冷开水的杯子、纱布。如用一次性口腔护理包，另准备漱口溶液、棉签、杯子、吸水管和手电筒。治疗车下层备生活垃圾桶、医用垃圾桶。

表 9-3 口腔 pH 与漱口溶液的选择

口腔 pH	选用漱口溶液	作用
中性	生理盐水	清洁口腔，预防感染
中性	复方硼酸溶液	轻度抑菌，消除口臭
中性	0.02% 呋喃西林溶液	清洁口腔，广谱抗菌
中性	0.08% 甲硝唑溶液	用于厌氧菌感染
偏酸性	1% ～ 4% 碳酸氢钠溶液	用于真菌感染
偏酸性	1% ～ 3% 过氧化氢溶液	防腐、除臭，适用于口腔感染有溃烂、坏死组织者
偏碱性	0.1% 醋酸溶液	用于铜绿假单胞菌感染
偏碱性	0.02% 醋酸氯己定溶液	清洁口腔，广谱抗菌

考点 常用漱口溶液的作用

4. 环境准备　环境整洁，光线适宜。

5. 操作步骤　见表 9-4。

表 9-4 特殊口腔护理技术

操作步骤	操作方法	沟通与人文关怀
核对解释	携用物至患者床旁，核对床号、姓名、腕带，解释操作目的及配合要点，取得患者配合	（患者尊称）您好！我是护士××，麻烦您告诉我您的床号和姓名好吗？让我核查一下您的腕带（核对无误） 根据您的病情，我现在遵医嘱为您进行口腔护理。您之前做过口腔护理吗？您不用担心啊，口腔护理就是用漱口液浸湿的棉球帮助您擦洗牙齿，就像刷牙一样，帮助您清除口腔内的食物残渣和细菌，保持口腔湿润、清洁，预防口腔感染的！我这样说，您能理解吗？您放心，这项操作很安全，稍后您根据我的指导，配合我，好吗
安置体位	协助患者取侧卧位或仰卧头偏向护士一侧，便于分泌物及多余水分从口腔流出，防止误吸	您这样躺着舒服吗？来，把头偏向我这边，这样有利于口腔内的分泌物及多余水分从您的口角处流出，能防止发生误吸
铺巾置盘	铺治疗巾于患者颌下，弯盘置于患者口角旁	为了防止口腔护理时溅湿您的床单元和衣物，给您铺上治疗巾好吗
润唇检查	湿润口唇后嘱患者张口，一手持压舌板撑开颊部，一手持电筒观察口腔情况；昏迷患者用开口器协助张口，开口器应从臼齿处放入。注意口腔有无出血、炎症、溃疡及特殊气味。对长期用抗生素者，注意观察有无真菌感染。有活动义齿者，取下义齿用冷水刷洗，浸没于冷开水中备用	给您湿润口唇了，有一点儿凉啊。来，您张开嘴，我来检查一下您的口腔情况 为促进患者舒适，应将压舌板蘸湿后放入患者口腔内 注意动作轻柔，避免损伤牙龈及口腔黏膜
协助漱口	协助患者用吸水管漱口，昏迷患者禁忌漱口	您先吸一口水，漱漱口，不要咽下去，然后吐到弯盘里

续表

操作步骤	操作方法	沟通与人文关怀
擦洗口腔	每次擦洗时用弯血管钳夹取一个棉球，棉球包裹血管钳头端，拧干擦拭。擦洗过程中动作轻柔，以免损伤黏膜和牙龈。①牙齿外侧面：嘱患者咬合上、下齿，用压舌板轻轻撑开左脸颊部，擦洗左侧牙齿外面，由磨牙向门齿纵向擦洗，同法擦洗右侧。②牙齿内侧面、咬合面、颊部：嘱患者张口，按左上内侧面→左上咬合面→左下内侧面→左下咬合面→左颊部的顺序擦洗。同法擦洗右侧。③硬腭、舌：按硬腭→舌面→舌下顺序横向擦洗，勿过深，以免触及咽部引起恶心	您先咬合上下齿，我先帮您擦洗左外侧面，我这个力度您觉得可以吗？再给您擦一下右外侧面 您张嘴，给您擦一下左上内侧面、左上咬合面。我不擦的时候，您可以闭上嘴，休息一下！给您擦左下内侧面、左下咬合面，再给您擦一下左颊部 一会儿给您擦洗硬腭、舌面和舌下，如您有不适，请随时举手示意我，我也会很轻柔的
再次漱口	协助患者漱口，擦净口唇及面部	您再漱一下口，不要咽下去，把漱口水吐到弯盘里 我给您擦拭一下口角的水渍
观察涂药	再次观察口腔情况，确定口腔清洁有效，无损伤。如有溃疡、真菌感染者酌情涂药，口唇干裂者可涂液状石蜡或润唇膏	您再张开口，我给您再检查一下，您的口腔内没有棉球遗留，口腔黏膜清洁、完整，无破损 仔细观察口腔内是否有溃疡、真菌感染，口唇是否干裂
撤物整理	撤去治疗巾及弯盘，用物按规定分类处理。协助患者取舒适卧位，整理床单元	（患者尊称）您好！口腔护理就给您做完了，您现在感觉怎么样？这样的卧位还舒适吗？需要我协助您更换卧位吗？您还有什么需要吗？没有的话，您现在先休息，有需要可以随时按铃，我们也会及时来看您，谢谢您的配合
洗手记录	洗手，记录执行时间和效果	

【注意事项】

1. 擦洗时动作要轻柔，以免损伤口腔黏膜及牙龈，特别是凝血功能差的患者。

2. 昏迷患者禁忌漱口；需用开口器应从臼齿处放入，牙关紧闭者不可使用暴力，以免造成损伤；擦洗时应夹紧棉球，每次只夹取一个，操作前后必须清点核对棉球数量，防止遗留在口腔；棉球不宜过湿，以防溶液吸入呼吸道；如有义齿者，应做好义齿的处理。

3. 长期应用抗生素者，应注意观察口腔黏膜有无真菌感染。操作中避免清洁、污染物的交叉混淆；传染病患者用物按消毒隔离原则处理。

考点 特殊口腔护理的操作要点及注意事项

第2节 头发护理

案例 9-2

患者，女，75岁。子女在国外工作，日常起居由保姆照顾。晨起后发现右侧肢体偏瘫，口角歪斜，说话吐词不清，急诊入院，诊断为“脑栓塞”。早上查房时，患者主诉头皮发痒、闻到异味。

问题： 1. 护士为其梳发时应注意什么？

2. 护士如何为其进行床上洗发？

头部是人体皮脂腺分布最多的部位，皮脂、汗液伴灰尘常黏附于头发、头皮上，形成污垢，散发出难闻的气味，还可诱发脱发、细菌感染或寄生虫的滋生。经常梳理和清洗头发，既能及时清除灰尘、头屑及异味，使头发清洁并易于梳理，又能按摩头皮，促进头部血液循环，促进头发生长，防止细菌感染或滋生寄生虫。同时清洁、秀美的头发还有助于维护良好的个人形象，保持良好的心态，增强自信心。

对病情较重、不能自行完成头发护理的患者，护士应及时进行评估，以便给予患者适当的协助，以保持患者头发清洁，维护良好的个人形象，促进患者身心健康。评估内容包括如下几方面。

1. 全身状况及自理能力评估　患者的病情、意识状态、自理能力、肢体活动度，是否有寄生虫感染等。患者的心理状态、合作程度。

2. 头发卫生状况　评估头发的分布、浓密程度、长度、卫生状况，观察头发有无光泽、发质是否粗糙、尾端有无分叉；头皮有无瘙痒、擦伤、病变或皮疹等。健康的头发应是清洁、有光泽、整齐、浓密适度、分布均匀的，无头皮屑，头皮清洁、无损伤。头发的生长和脱落常与机体营养状况、内分泌状况、遗传因素、压力、某些药物的使用等因素有关。

3. 头发保健知识评估　患者是否知晓保持头发健康的重要性；是否具备预防头虱及虮的知识；原有的头发卫生习惯；是否知晓影响头发生长的有关知识。

一、床上梳发

【目的】

1. 去除污秽和脱落的头发，使患者感觉清洁、舒适、美观。

2. 按摩头皮，促进头部血液循环，促进头发生长。

3. 使患者维持良好形象，增强自信、维护自尊，建立良好护患关系。

【操作程序】

1. 护士准备　衣帽整洁，修剪指甲，洗手，戴口罩。评估患者的年龄、病情、自理能力、头发及头皮情况，有无头虱和虮，合作程度及梳洗习惯。

2. 患者准备　了解梳发的目的、方法、注意事项及配合要点，愿意合作。

3. 用物准备　治疗车上层：治疗盘内备治疗巾、30%乙醇、梳子、纸袋（放脱落的头发），必要时备发夹、橡皮筋。治疗盘外备手消毒液。治疗车下层：生活垃圾桶、医用垃圾桶。

4. 环境准备　病室安静、整洁、温湿度适宜，光线充足。

5. 操作步骤　见表9-5。

表9-5　床上梳发

操作步骤	操作方法	沟通与人文关怀
核对解释	携用物至患者床旁，核对床号、姓名、腕带，解释操作目的及配合要点，取得患者配合	（患者尊称）您好！我是护士××，麻烦您告诉我您的床号和姓名好吗？让我核查一下您的腕带（核对无误） 您现在感觉怎么样？为了保持您的头发整洁、促进舒适，我来为您进行床上梳发好吗？一会儿，您根据我的指导，配合我好吗

续表

操作步骤	操作方法	沟通与人文关怀
安置体位	根据患者病情取合适体位，一般取坐位或半坐卧位，病情较重者，可协助其取侧卧或仰卧位头偏向一侧	确保患者安全、舒适，方便操作
铺治疗巾	铺治疗巾于患者肩上或枕上，避免碎发、头屑落于床上和患者衣服上	先给您铺上治疗巾，可以避免碎发、头屑掉落在病床和您的衣服上
正确梳发	长发：将头发从中间分成两股，一手握住一股头发，由发梢轻梳至发根，亦可将头发绕在示指上梳理，如头发已打结成团，可用30%乙醇湿润后再慢慢梳顺。一侧梳好再梳对侧，长发可编成发辫或扎成束 短发：由发根梳至发梢	这样的梳发力度，您感觉怎么样？有什么不舒服的吗？如果您有不适，请及时告诉我，或者举手示意我也可以 动作轻柔，避免用力牵拉，保护头发与头皮
撤物整理	取下治疗巾，将脱落的头发缠紧包于纸袋中，协助患者取舒适卧位，整理床单元，按要求分类处理用物	（患者尊称）您好！头发给您梳好了，您现在感觉怎么样？这样的卧位还舒适吗？需要我协助您更换吗？您还有什么需要吗？没有的话您现在先休息，有事可以按铃，我们也会及时来看您，谢谢您的配合

考点 长、短发的梳发技巧和打结头发的处理方法

【注意事项】

1. 护士在操作中动作轻柔，避免强行梳拉，编好的发辫每天至少松开1次。
2. 操作过程中，通过与患者交流，了解其喜好，尊重其习惯。
3. 梳发时可用指腹按摩头皮，促进头部血液循环。
4. 梳发过程中注意观察患者头发、头皮情况，发现异常及时处理。

二、床上洗发

根据患者的病情、个人生活习惯、头发卫生状况及自理能力决定洗发的方法和频率。对于长期卧床患者可根据需要采取床上洗发。

【目的】

1. 去除头皮屑和污垢，使患者感觉清洁、舒适、美观。
2. 按摩头皮，促进头部血液循环，促进头发生长。
3. 维持患者良好形象，促进身心健康，建立和谐护患关系。
4. 预防和灭除虱、虮，防止疾病传播。

【操作程序】

1. 护士准备　着装整洁，修剪指甲，洗手、戴口罩。评估患者的年龄、病情、自理能力、头发及头皮情况；有无头虱和虮；合作程度及梳洗习惯。

2. 患者准备　清楚床上洗发的目的、注意事项及配合要点，愿意合作。

3. 用物准备　治疗车上层：治疗盘内备橡胶单及大毛巾（或一次性中单）、毛巾、纱布或眼罩、耳塞或棉球（以不脱脂棉为宜）、量杯、洗发液、梳子、纸袋等。治疗盘外备平躺

洗头盆或洗头车、脸盆、水壶（内盛水温 40 ～ 45℃的热水）、手消毒液，扣杯式洗头法另备搪瓷杯和橡胶管，必要时备电吹风机。治疗车下层：污水桶、生活垃圾桶、医用垃圾桶。

4. 环境准备　病室安静、整洁，光线充足，必要时拉上窗帘或用屏风遮挡，调节室温。

5. 操作步骤　见表 9-6。

表 9-6　床上洗头

操作步骤	操作方法	沟通与人文关怀
核对解释	携用物至患者床旁，核对床号、姓名、腕带，解释操作目的及配合要点，取得患者配合	（患者尊称）您好！我是护士 ××，麻烦您告诉我您的床号和姓名好吗？让我核查一下您的腕带（核对无误） 您现在感觉怎么样？根据您的病情，我现在为您进行床上洗发好吗？一会儿，您根据我的指导，配合我好吗？需要我协助您排大小便吗
调节环境	根据情况关好门窗、拉上围帘，调节室温 22 ～ 26℃，移开床旁桌椅	注意保暖，防止着凉感冒
◆平躺洗头盆洗头法		
安置体位	协助患者取仰卧位，上半身斜向床边，移枕垫于患者肩下。将平躺洗头盆置于患者后颈下，使其颈部枕于平躺洗头盆的突起处，患者头部置于盆中，平躺洗头盆底部的出水管置于污水桶中（图 9-1）	您先仰卧躺好，我扶您把上半身斜向床边，您抬一下肩膀，我把枕头垫在您的肩下，再抬一下头，我把洗头盆放在您的头颈下，您现在感觉怎么样
◆扣杯式洗头法		
安置体位	协助患者取仰卧位，移枕垫于患者肩下，将橡胶单和大毛巾铺于患者头下。取脸盆，盆底放一条毛巾，再将杯子倒扣于毛巾上，杯上垫毛巾，毛巾需四折并外裹防水薄膜。将患者头部枕于该毛巾上，脸盆内置一根橡胶管，利用虹吸原理将污水引入污水桶内（图 9-2）	您先仰卧躺好，我帮您抬一下肩膀，把枕头垫在您的肩下。您再抬一下头好吗，我把橡胶单和大毛巾铺在您头下，避免洗头时溅湿您的床单元 来，您抬一下头，放到毛巾上，您现在感觉怎么样？有不舒适的感觉吗
◆洗头车洗头法		
安置体位	协助患者取仰卧位，上半身斜向床边，头部枕于洗头车的头托上（图 9-3）	您先仰卧躺好，我扶您把上半身斜向床边。我帮您抬一下头，放到头托上，您现在感觉怎么样？有什么不舒服的感觉吗
松领围巾	将衣领松开向内折，毛巾围于颈下，别针固定，避免患者衣服被浸湿	为了防止洗头发时溅湿您的衣服，我帮您把衣领折到里边，然后给您在颈部围条毛巾
铺橡胶单	枕上铺橡胶单、大毛巾，避免床上物品被浸湿	为了不把床单元溅湿，我再给您铺上橡胶单和大毛巾
保护眼耳	将枕垫于患者肩下，用棉球塞好双耳，纱布盖好双眼，防止水流入眼睛和耳内	下面我用纱布遮盖您的眼睛，再把棉球塞入您的耳内，这样可以防止水流入您的眼睛和双耳

续表

操作步骤	操作方法	沟通与人文关怀
正确洗发	松开头发，用少量热水试温，询问患者合适后将头发全部淋湿。取适量洗发液，用手掌搓开后均匀涂遍头发、按摩头皮，以促进头部血液循环；揉搓完毕后用温水洗净头发。操作过程中注意观察患者，如出现面色、脉搏、呼吸异常应立即停止洗头并处理	我现在要给您洗头发了，您感觉怎么样？水温还合适吗？在我给您洗头发时，如果您感觉到不适，请及时告诉我好吗？我这样揉搓的力度，您能适应吗 多与患者交流，动作轻柔，力度适中，关心体贴患者
擦干头发	取下纱布、棉球，解下颈部毛巾，为患者擦干头发，避免着凉	现在可以睁开眼睛了，您感觉怎么样？眼睛和耳朵有进水吗
撤物梳发	撤去洗发用物，协助患者取舒适卧位。用电吹风机吹干头发，梳理成患者喜欢的发型	（患者尊称）您好！头发给您洗好、吹干了。您喜欢什么样的发型？我现在帮您梳理。现在感觉怎么样？是不是舒服多了？您这样的卧位还舒适吗？需要我协助您更换吗？您还有其他需要吗？没有的话您先休息，有事可以按铃，我们也会及时来看您，感谢您的配合
整理记录	整理床单元，收拾用物。洗手记录	—

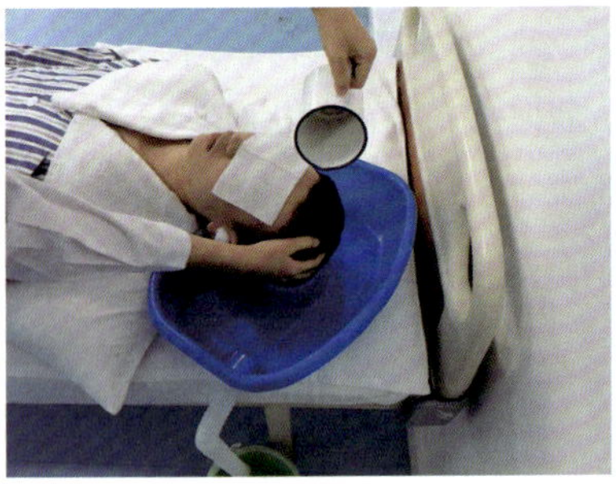

图 9-1　平躺洗头盆洗头法

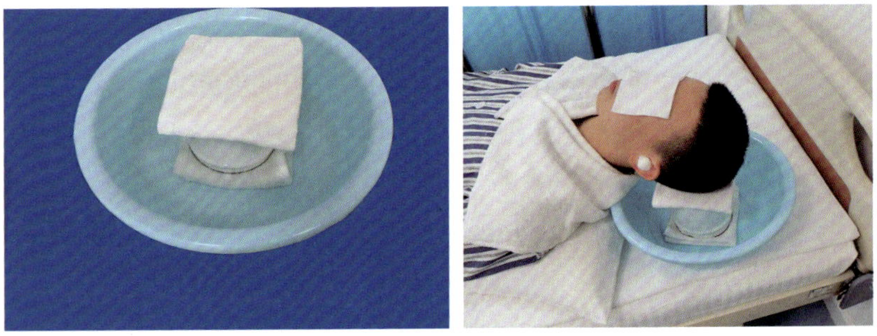

图 9-2　扣杯式洗头法

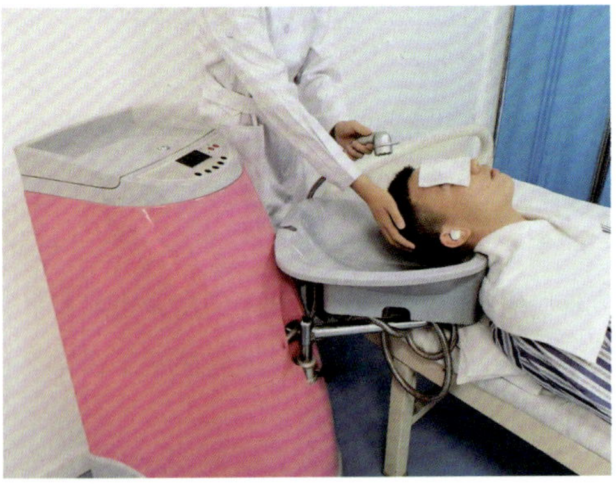

图 9-3　洗头车洗头法

【注意事项】

1. 洗发前注意调节水温与室温，洗发后及时擦干头发，以免患者着凉。洗发时，防止污水溅入眼、耳内，避免溅湿衣服和床单元。

2. 注意观察患者病情，如发现面色、脉搏、呼吸等异常时应停止操作。必要时通知医生，配合医生进行相应处理。

3. 护士为患者洗头时，注意与患者交流，关心体贴患者，了解患者的心理情况。

4. 洗发时间不宜过长，以免引起头部充血和疲劳，造成患者不适。

5. 身体极度虚弱的患者不宜在床上洗头。

考点 床上洗发的室温、水温、注意事项

三、头虱及虮灭除法

虱常寄生在人体一些有毛发的部位，根据其寄生部位的不同分为体虱、头虱和阴虱。虱可通过人体直接或间接接触而传播感染。头虱生长于头发和头皮上，呈卵圆形，浅灰色。其卵（虮）外观似头屑，实为固态颗粒，紧贴于头皮，不易去除。虱寄生人体会引起局部皮肤瘙痒，抓伤后可导致皮肤感染，同时可传播流行性斑疹伤寒、回归热等传染病。一旦发现患者感染虱、虮，护士应立即给予患者灭虱、虮处理。

【目的】

1. 消灭头虱、虮卵，促进患者舒适，维护患者自尊。

2. 阻断头虱及虮在患者间传播，预防交叉感染和某些传染病的发生，如流行性斑疹伤寒、回归热等。

【操作程序】

1. 护士准备　着装整齐，修剪指甲，洗手、戴口罩，穿隔离衣，戴手套，避免传染。评估患者病情，头发的长度、量，头发上头虱、虮的分布情况，对该操作的心理反应及配合程度。

2. 患者准备　清楚灭头虱、虮的目的、方法、注意事项及配合要点，愿意合作。

3. 用物准备

治疗车上层备以下用物。

（1）灭虱药液　① 30% 含酸百部酊：取百部 30g 放入瓶中，加 50% 乙醇 100ml 或 65° 白酒 100ml，再加入纯乙酸 1ml，盖严瓶盖，48h 后可供使用；② 30% 百部含酸煎剂：取百部 30g，加水 500ml 煎煮 30min，以双层纱布过滤，挤出药渣中的药液；将药渣再加水 500ml 煮 30min，过滤，挤出药液。将两次药液合并煮至 100ml，冷却后加纯乙酸 1ml（或食醋 30ml）即可。

（2）其余物品　治疗碗、治疗巾、篦子（齿内嵌入少许棉花）、纱布、密封帽子、隔离衣、布口袋、纸、手套、清洁衣裤、清洁床上用品、手消毒液。

治疗车下层：生活垃圾桶、医用垃圾桶。

4. 环境准备　关门窗，拉上围帘或用屏风遮挡患者。

5. 操作步骤　见表 9-7。

表 9-7　头虱及虮灭除法

操作步骤	操作方法	沟通与人文关怀
核对解释	携物至床旁，查对床号、姓名、腕带，解释目的、方法。必要时动员患者剪短头发，剪下的头发用纸包裹焚烧	（患者尊称）您好！我是护士 ××，麻烦您告诉我您的床号和姓名好吗？让我核查一下您的腕带（核对无误） 您现在感觉怎么样？根据您的病情，我现在遵医嘱用灭虱药液为您消灭头虱和虮，在灭头虱和虮的过程中，请您根据我的指导，配合我好吗

续表

操作步骤	操作方法	沟通与人文关怀
调节环境	关好门窗、拉上围帘，调节室温22～26℃，移开床旁桌椅，必要时安置患者在治疗室进行灭虱	注意保护患者的隐私
擦拭药液	按洗头法做好准备后，将头发分为若干小股，用纱布蘸灭虱药液，按顺序擦遍头发，并反复揉搓10min，使头发全部湿透。注意防止药液沾污眼、面部	我先用纱布将药液擦拭在您的头发上，然后再帮您揉搓头发，如有药液流入您的眼内或溅到您的脸上，请您及时告诉我，我也会小心一点儿的。您现在感觉怎么样，这样揉搓的力度可以吗
戴帽包裹	用帽子严密包裹头发，保证灭虱效果。注意观察患者用药后局部及全身反应	您的头发已经全部被灭虱药浸透了，我现在给您戴上帽子，将您的头发包裹24h，保证头虱和虮被彻底杀灭
篦虱和虮	24h后取下帽子，用篦子篦出死虱和虮卵，清洗头发	现在用篦子帮您篦出死虱和虮卵，再给您清洗一遍头发，去除残留的灭虱药液和死亡的虱虮
更换衣被	撤除用物，协助患者更换污衣裤和被服，将其放入布袋内，扎紧袋口，压力蒸汽灭菌消毒	（患者尊称）您好！虱虮就帮您灭除了，我们再把您的衣裤和被服更换一下吧。您现在感觉怎么样？是不是舒服多了
整理记录	整理床单元，除去篦子上的棉花，焚烧患者脱落头发和棉花，梳子和篦子消毒后刷洗干净。洗手，记录	您这个卧位还舒适吗？需要我协助您更换吗？您还有其他需要吗？没有的话，您先休息，有事可以按铃，我们也会及时来看您，感谢您的配合

【注意事项】

1. 操作规范，防止药液溅入患者眼内及面部。
2. 严格执行消毒隔离制度，避免虱、虮传播。
3. 用药后注意观察患者局部及全身有无不良反应。
4. 注意维护患者自尊。

考点 灭虱药液30%含酸百部酊的配制

第3节 皮肤护理

案例9-3

患者，男，67岁。高血压脑出血后右侧肢体偏瘫2年。发病以来，患者右侧肢体活动障碍、言语不利、吐字不清。今日因肺部感染入院治疗。入院评估时护士发现患者骶尾部有一创面，面积约为3cm×6cm，深达肌肉层，脓性分泌物多，有臭味，创面周围有黑色坏死组织。右侧足跟部皮肤发红，面积约为2cm×2cm，皮肤未破，触之皮下有硬结。

问题：1. 患者的骶尾部和足跟发生了什么问题？

2. 护士应采取何种措施进行护理？

皮肤分为真皮和表皮两部分，借皮下组织与深部组织相连，其附属器由毛、皮脂腺、汗腺和指（趾）甲组成。皮肤具有保护机体、调节体温、吸收、分泌、排泄及感觉等功能。完整的皮肤具有天然的屏障作用，可保护人体免受微生物入侵。完整的皮肤温暖、柔软、富有弹性、不干燥、不油腻、没有潮红和破损，无肿块及其他疾病；自我感觉舒适、清爽，无任何刺激，对冷、热、痛等各种感觉刺激敏感。皮肤的新陈代谢迅速，脱落的表皮、分泌的油脂、汗液，与外界的细菌及尘埃结合形成污垢，黏附于皮肤表面，如不及时清除，可刺激皮肤，使其抵抗力降低，破坏其屏障作用，成为细菌入侵的门户，引起各种皮肤感染及其他并发症。

皮肤护理能使患者感觉清洁和舒适，能有效促进血液循环，增强皮肤排泄功能，预防各种感染及压力性损伤等并发症的发生，还能维护患者形象、自尊，促进患者康复，因此，皮肤的清洁护理对患者来说尤为重要，对长期卧床和活动受限的患者更应加强皮肤护理。

一、淋浴和盆浴

淋浴和盆浴适用于病情较轻、有自理能力、全身情况较好的能够离床自行沐浴的患者。护士应根据患者年龄、病情和需要合理选择沐浴的方式、沐浴的时间和频次，并根据患者的自理能力予以适当协助。

【目的】

1. 去除皮肤污垢，保持皮肤清洁，使患者舒适。
2. 促进皮肤血液循环，增强其排泄功能，预防皮肤感染及压力性损伤等并发症。
3. 放松紧张的肌肉，增强皮肤对外界刺激的敏感性。
4. 观察和了解患者情况，满足患者身心需要，促进护患交流。

【操作程序】

1. 护士准备　衣帽整洁，修剪指甲，洗手、戴口罩。评估患者的年龄、病情、意识状态、自理能力、皮肤状况，是否有引流管；评估患者及家属对皮肤清洁知识的了解程度；评估患者的清洁习惯，接受沐浴的心理反应及合作程度。

2. 患者准备　了解沐浴的目的、方法及需要注意的问题。

3. 用物准备　治疗车上层：沐浴液或浴皂、毛巾、浴巾、清洁衣裤、防滑拖鞋。治疗车下层：生活垃圾桶、医用垃圾桶。

4. 环境准备　调节浴室温度至24℃左右，浴室内设有信号铃、防滑垫、扶手、浴凳等设施。

5. 操作步骤　见表9-8。

表9-8　淋浴、盆浴法

操作步骤	操作方法	沟通与人文关怀
核对解释	核对解释，交代浴室内物品使用方法	（患者尊称）您好！我是护士××，麻烦您告诉我您的床号和姓名好吗？让我核查一下您的腕带（核对无误） 您现在感觉怎么样？为了去除皮肤污垢，保持皮肤清洁，让您感觉更加舒适，现在我带您到浴室进行淋浴，好吗

续表

操作步骤	操作方法	沟通与人文关怀
浴前准备	提示患者注意安全，避免滑倒。浴室不应闩门，患者需要帮助时护士能及时入内，可在门口悬挂标识	请您穿好防滑的拖鞋，注意脚下、抓好扶手，以免滑倒。我在浴室门外给您挂上“正在使用”的标识，您进入浴室后，就不要闩门啦，当您有需要时，我可以马上进去帮您，您看这样可以吗
留意浴中	护士应在可呼唤到的地方，当患者需要帮助应及时回应。注意患者沐浴时间，若时间过长，应及时询问患者情况，防止意外发生。如为盆浴时间不超过 20min，水位不超过心脏水平	密切关注患者，定时询问，及时了解沐浴情况
浴后整理	协助患者整理沐浴用品，穿好清洁衣裤、拖鞋。清洁浴盆或浴室，再次观察患者情况，洗手记录	（患者尊称）您好！现在沐浴好了，您感觉怎么样？是不是舒适多了？快换上清洁的衣裤吧，避免着凉。您还有其他需要吗？那好，您先上床休息，我就不打扰您了，如果您有需要可以按铃，我们也会及时来看您的

【注意事项】

1. 进食 1h 后方可沐浴，以免影响消化。

2. 沐浴中防止患者受凉、晕厥、烫伤、跌倒等意外情况发生。

3. 妊娠 7 个月以上的孕妇禁用盆浴；衰弱、创伤和心脏病需要卧床休息的患者，不宜盆浴或淋浴。

4. 传染病患者应根据病种、病情按隔离原则进行沐浴。

二、床上擦浴

适用于病情较重、长期卧床、活动受限、身体虚弱及生活不能自理的患者，如使用石膏、绷带固定，骨牵引必须卧床而无法自行沐浴的患者。应根据患者病情、皮肤状态、活动受限情况、生活自理能力确定擦浴的时间，通常 2 ～ 3 天擦浴一次。

【目的】

1. 去除皮肤污垢，保持皮肤清洁，促进患者身心舒适。

2. 促进皮肤血液循环，增强其排泄功能，预防皮肤感染及压力性损伤等并发症。

3. 放松紧张的肌肉，增强皮肤对外界刺激的敏感性。

4. 观察和了解患者情况，满足患者身心需要，促进护患交流。

【操作程序】

1. 护士准备　衣帽整洁，修剪指甲，洗手、戴口罩。评估患者年龄、病情、意识状态、自理能力、心理状态、是否有引流管及皮肤状况。评估患者及家属对床上擦浴的心理反应和配合程度。

2. 患者准备　病情稳定，全身情况良好，了解床上擦浴的目的、方法及需要注意的问题，愿意合作。协助患者取舒适卧位。

3. 用物准备　治疗车上层：治疗盘内备毛巾、浴巾、治疗巾、小橡胶单、浴皂或沐浴露、梳子、指甲刀、水温计、50% 乙醇、护肤用品（爽身粉或润体乳）。治疗盘外备面盆、水壶（盛 50 ～ 52℃热水）、清洁衣裤和被服、手消毒液。治疗车下层：水桶（盛污水用）、生活垃圾桶、医用垃圾桶，必要时备便盆及便盆布。

4. 环境准备　调节室温为 24℃左右，关闭门窗，拉上窗帘、围帘或用屏风遮挡，请无关人员离开。

5. 操作步骤　见表 9-9。

表 9-9　床上擦浴

操作步骤	操作方法	沟通与人文关怀
核对解释	携用物至床旁，核对床号、姓名、腕带，解释目的和配合方法，取得患者配合	（患者尊称）您好！我是护士 ××，麻烦您告诉我您的床号和姓名好吗？让我核查一下您的腕带（核对无误） 因为您现在下不了床，为了保持您的皮肤清洁，促进您的舒适，我现在为您进行擦浴好吗？需要我协助您排大小便吗？稍后您根据我的指导，配合我可以吗
安置体位	协助患者移向护士，取舒适体位。如病情许可，放平床上支架，松开床尾盖被	我来协助您移向我这边，您这样躺着舒适吗？床上擦浴和平时洗澡一样，就是先用肥皂液或沐浴露帮您擦洗，然后去除泡沫，最后再用浴巾帮您擦干
调节水温	将脸盆、浴皂放于床旁桌上，倒入温水约 2/3 满，调节水温	我先帮您把水温调好
洗脸及颈	将一条浴巾铺于枕上，另一条盖于患者胸前，毛巾浸湿后拧干，裹成手套状（图 9-4），先擦洗眼部，由内眦向外眦。擦洗面颈部时，依次擦洗一侧额部、面颊、鼻翼、人中、耳后、下颌及颈部，注意擦净耳郭、耳后、颈部皮肤皱褶处。同法擦洗另一侧	您抬一下头好吗？我先帮您在枕头上铺条浴巾，以防溅湿床单元和您的衣服 我先帮您擦洗眼睛，温度还合适吗？力度呢，可以吗？擦浴时如果您感到不适，请及时告诉我，好吗 再帮你擦洗一下前额、面颊、鼻翼、人中、耳后、下颌、颈部，现在感觉是不是清爽多了
擦洗上肢	为患者脱下上衣（先脱近侧，后脱远侧，如有外伤或活动障碍，先脱健侧，后脱患侧），将枕上浴巾铺于一侧手臂下，将毛巾涂好皂液擦洗，按前臂→上臂→肩外侧→腋窝顺序擦洗，再用湿毛巾擦去皂液，清洗毛巾后再擦洗到无皂液为止，最后用浴巾擦干，同法擦洗对侧。协助患者将手放于脸盆内，洗净后擦干。根据情况修剪指甲	接下来我们要擦洗胳膊了，先帮您把上衣脱下来好吗？铺条浴巾在胳膊下，避免溅湿床单元和您的衣服。先帮您擦手腕，这样的力度还可以吧？那我就按照这个力度帮您擦了，接下来帮您擦肘部、上臂、肩部，要擦腋窝了，来您像我这样，尽量将手臂外展好吗？（非常好！）这样可以擦得更干净，您配合得真好！我们再来擦对侧吧 我帮您翻身侧卧过来，您把手伸到盆里，泡泡手，我帮您把手清洗干净
换水铺巾	倒去污水，重新取适量温水，移浴巾于患者腰背下	接下来帮您擦胸腹部，我先帮您把污水倒掉，换盆水啊
擦洗胸腹	护士一手适当掀起浴巾，按上述方法依次擦净胸部→腹部，女性患者擦洗胸部时，应以环形由中心向外擦拭，并将乳房向上托起，彻底清洁乳房底部皱褶处。擦洗腹部时注意肚脐处	帮您擦洗前胸和腹部了，乳房和肚脐我会多擦几下，因为这两个部位容易藏污纳垢 您现在感觉怎么样

续表

操作步骤	操作方法	沟通与人文关怀
擦洗背部	协助患者侧卧，背向护士，依次擦洗项部→背部→臀部，对受压的骨隆突处可用50%乙醇进行按摩。协助患者平卧，穿衣（先穿对侧再穿近侧，如有外伤或活动障碍，先穿患肢再穿健肢）	我帮您翻个身，背对我，便于我们擦洗项、背、腰和臀部。擦洗干净了，我帮您按摩一下骶尾部，促进血液循环，以防止发生压力性损伤。按摩的力度您觉得行吗？如果您觉得太大，要及时告诉我。按摩结束了，您仰卧躺好，我帮您换上清洁的衣服
擦洗下肢	换水，协助患者脱裤，近侧下肢用浴巾一半铺垫，一半遮盖，对侧下肢盖好盖被。依次擦洗踝部→小腿→大腿→腹股沟→髋部，同法擦对侧下肢	稍后我们要擦洗大腿，我帮您脱下裤子好吗 水温还合适吧？擦洗的力度可以吗？那我就擦对侧啦
浸泡足部	换洗脚盆后，倒入温度适宜的热水，移盆于足下，盆下垫浴巾。托起患者小腿轻放入盆内清洗足部及趾间。擦干足部，根据情况修剪趾甲	洗脚了，我们换个盆，再换点儿水。您屈曲双腿好吗？把脚放到水盆里，水温合适吗？脚趾间的缝隙洗净、擦干，以防细菌滋生
清洗会阴	换盆、换水、换毛巾后，铺大浴巾于臀下，协助或指导患者清洁会阴，换清洁的裤子	现在我又换了一盆清水，我协助您清洗会阴部，这样才会更加舒服
整理记录	根据需要为患者梳头、更换床单被套，协助患者取舒适卧位，询问需要，整理床单元，清理用物，洗手记录	（患者尊称）我帮您擦洗完了，您现在感觉怎么样？舒适多了吧？需要我帮您更换卧位吗？您还有什么需要吗？（没有）。那好，您先休息，如果您有需要，可以按铃，床头铃给您放枕边了，我们也会经常来看您，谢谢您的配合

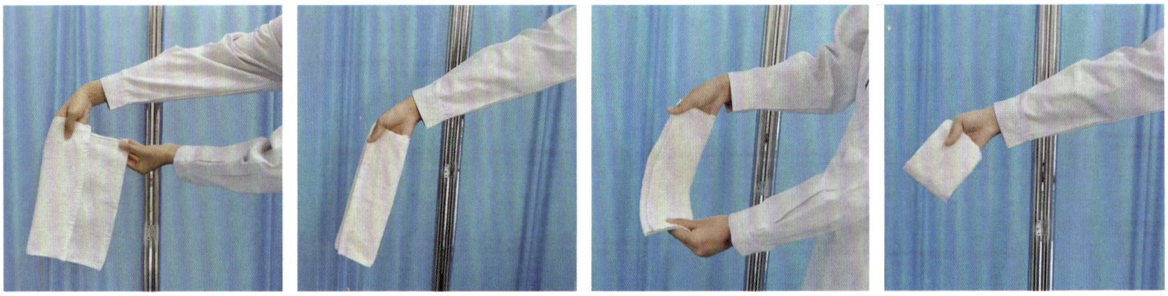

图 9-4　包毛巾法

【注意事项】

1. 护士应运用人体力学原理，遵循省时节力原则，避免肌肉损伤。

2. 动作应轻稳、敏捷，尽量减少患者翻动次数，避免不必要的暴露，注意保暖和保护患者隐私。床上擦浴通常在 15 ～ 30min 内完成。

3. 掌握擦洗的步骤，及时更换温水、盆及毛巾，注意擦净腋窝、脐部、腹股沟等皮肤皱褶处。

4. 注意观察病情及全身皮肤情况，如患者出现寒战、面色苍白、脉速等应立即停止操作，并给予适当处理。

5. 有伤口或引流管者，应注意保护，避免伤口受压，管路打折、扭曲或脱落。

6. 心力衰竭、心肌梗死、休克、重症脑外伤、大出血等危重患者应禁忌床上擦浴。

7. 为传染病患者进行擦浴时，应严格遵循消毒隔离原则。

考点 床上擦浴的水温、注意事项

三、压力性损伤的预防与护理

（一）压力性损伤的概念

压力性损伤是指身体局部组织长期受压，血液循环障碍，局部组织持续缺血、缺氧，营养缺乏，以致皮肤失去正常功能而引起局限性的组织溃烂和坏死。2016 年美国国家压疮咨询委员会将压疮更名为压力性损伤，定义为由压力或压力联合剪切力导致的皮肤和（或）皮下组织的局部损伤，通常发生于骨隆突处，也可能与医疗器械或其他物体有关。

压力性损伤本身并不是原发疾病，多数压力性损伤是因为原发疾病未能得到很好的护理而造成皮肤损伤。压力性损伤是长期卧床患者、躯体移动障碍患者及老年患者最严重、最常见的并发症，其临床特征表现为复杂难以愈合的慢性伤口。压力性损伤一旦发生，不仅给患者带来痛苦，加重病情，延长康复时间，严重时还会因继发感染，引起败血症而危及患者生命。因此，做好压力性损伤的预防和护理在临床护理工作中至关重要，是否发生压力性损伤已成为评价护理质量的重要指标之一。因此，护士必须熟练掌握压力性损伤的有关知识，加强对高危患者皮肤的观察与护理，积极预防和减少压力性损伤的发生。

（二）压力性损伤发生的原因

压力性损伤的形成是一个复杂的病理过程，是在局部和全身因素综合作用下所引起的皮肤组织的变性和坏死。

1. 力学因素　造成压力性损伤的主要力学因素是压力、摩擦力和剪切力，其通常由 2 ～ 3 种力联合作用所致。

（1）压力　垂直压力是造成压力性损伤的最主要因素。当外部压力超过正常毛细血管压（16 ～ 32mmHg）时，可阻断毛细血管对组织的灌注，致使氧和营养物质供应不足，代谢废物排泄受阻，导致组织缺血缺氧、溃烂或坏死。压力性损伤的发生与压力强度和持续时间有密切关系，单位面积内所承受的压力越大，组织发生坏死所需的时间越短。组织耐受性可影响压力性损伤的发生。与皮肤组织相比，肌肉和脂肪组织代谢活跃，对压力更为敏感，最先受累且较早发生变性和坏死。垂直压力常见于长时间采用某种体位，如长期卧床、坐轮椅的患者。

（2）摩擦力　是指两个相互接触的物体发生相对运动或具有相对运动的趋势时，在接触面上产生阻碍相对运动或相对运动趋势的力。摩擦力作用于皮肤，易损害皮肤的角质层，使其屏障作用受损，致使病原微生物侵入皮肤，使压力性损伤发生的概率增加。当患者在床上活动或坐轮椅时，皮肤随时都会受床单和轮椅垫表面的逆行阻力而产生摩擦。搬运患者时，拖拉动作也会产生摩擦力而使患者皮肤受到损伤。皮肤擦伤后，一旦受潮湿、污染刺激，更易发生压力性损伤。

（3）剪切力　由两层组织相邻表面间的滑行而产生的进行性相对移位所引起，是由摩擦力与垂直压力形成的合力，与体位有密切关系。如患者半坐卧位身体下滑时，皮肤及表层组

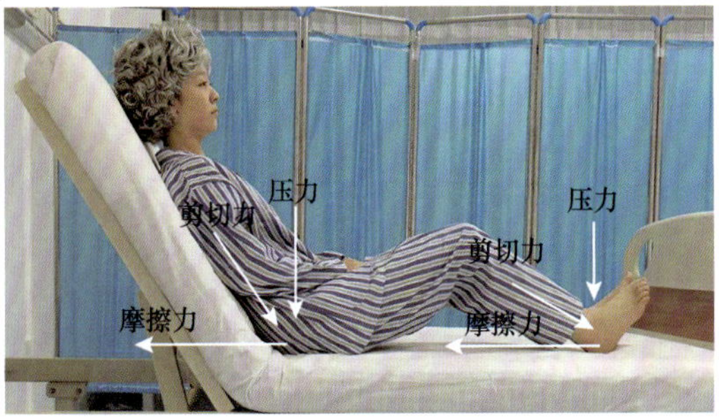

图 9-5　剪切力

织与床铺之间出现平行的摩擦力，骨骼及深层组织受到纵行的重力，导致两层组织间产生牵张而形成剪切力。剪切力发生时，由筋膜下及肌肉内穿出供应皮肤的毛细血管被牵拉、扭曲、撕裂，阻断局部皮肤、皮下组织、肌层等全层组织的血液供应，引起血液循环障碍而发生深层组织坏死，导致压力性损伤的发生（图 9-5）。

2. 局部皮肤受理化因素刺激　皮肤经常受潮湿、摩擦、排泄物等理化因素的刺激，如汗液、尿液、分泌物、呕吐物等，这些刺激改变了皮肤的酸碱度，降低了皮肤的屏障作用，致使表皮角质层的保护能力下降，皮肤易破损。

3. 营养状况　是影响压力性损伤的重要因素。当营养摄入不足时，机体能量代谢失衡，导致皮下脂肪减少，甚至肌肉萎缩。一旦受压，骨隆突处皮肤要承受外界压力和骨隆突本身对皮肤的挤压力，受压处因缺乏肌肉和脂肪组织保护，易引起局部血液循环障碍而发生压力性损伤。过度肥胖者卧床时，体重对受压处皮肤的压力较大，易发生压力性损伤。水肿患者，皮肤弹性减弱，容易受损而发生压力性损伤。

4. 年龄　老化过程导致老年人的皮肤在解剖结构、生理功能及免疫功能等方面出现不同程度的衰退，表现为皮肤松弛、干燥、缺乏弹性，皮下脂肪萎缩、变薄，皮肤抵抗力下降，对外部刺激反应迟钝，血流速度减慢，血管脆性增加，从而导致皮肤易损性增加，增加了发生压力性损伤的敏感性。

5. 医护措施采用不当　使用石膏绷带、牵引、约束带、夹板等固定制动措施时，如果衬垫不当、松紧不合适、石膏绷带内不平或有渣屑时，致使局部血液循环受阻，易致压力性损伤的发生。

6. 体温升高　导致机体新陈代谢率增高，组织细胞对氧的需求量增加。如局部组织受压，就会加重已有的组织缺氧。因此，伴有高热的严重感染患者存在组织受压情况时，压力性损伤发生概率明显升高。

7. 其他　如机体活动和（或）感知觉障碍、急性应激因素均可导致压力性损伤的发生。

考点 压力性损伤发生的原因

（三）压力性损伤的好发部位

压力性损伤多发生于长期受压和缺乏脂肪组织保护、无肌肉包裹或肌肉层较薄的骨隆突处。压力性损伤的发生与卧位有密切关系，卧位不同，受压点不同，好发部位也不同。

1. 仰卧位时　好发于枕骨粗隆、肩胛部、肘部、脊椎体隆突处、骶尾部及足跟，尤其好发于骶尾部（图 9-6A）。

2. 侧卧位时　好发于耳郭、肩峰、肋骨、肘部、髋部、膝关节的内外侧及内外踝处（图 9-6B）。

3. 俯卧位时　好发于面颊、耳郭、肩峰、女性乳房、男性生殖器、肋缘突出处、髂前上棘、膝前部、足尖处（图 9-6C）。

4. 坐位时　好发于坐骨结节处（图 9-6D）。

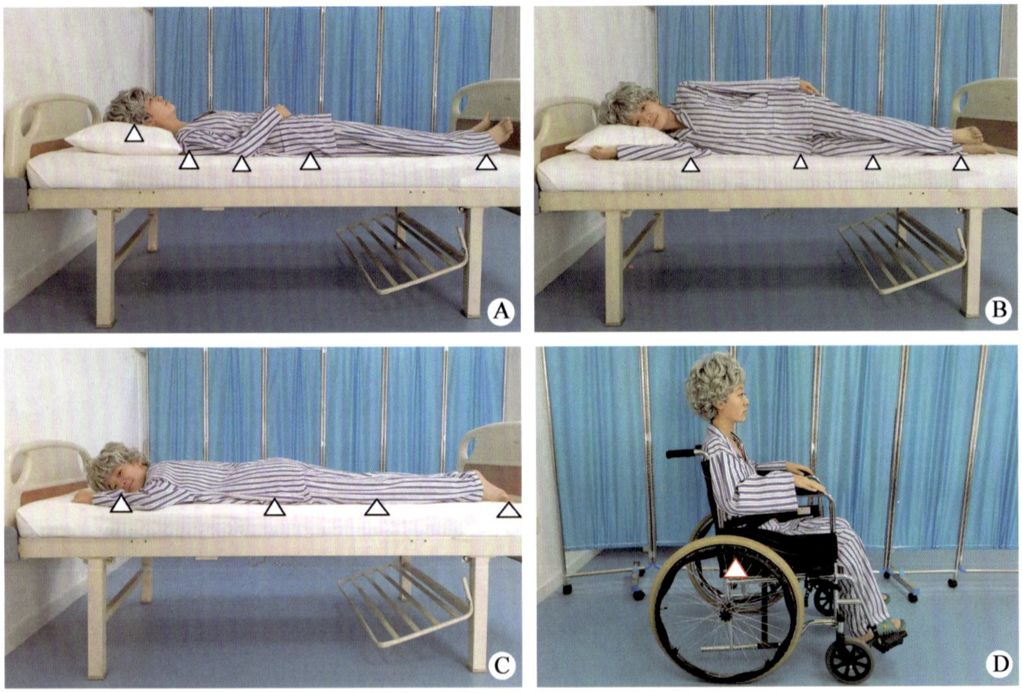

图 9-6 压力性损伤的好发部位

考点 压力性损伤的好发部位

（四）压力性损伤的预防

预防压力性损伤发生的关键在于加强管理，消除危险因素。通过综合评估压力性损伤的高危人群、危险因素、好发部位，重视特殊人群发生压力性损伤的可能性，注重患者受压部位压力的缓解，增加患者营养等可以有效降低住院患者压力性损伤发生率。

1. 评估 预防压力性损伤的关键在于加强管理，消除危险因素。通过综合评估压力性损伤的高危人群、危险因素、好发部位，重视特殊人群发生压力性损伤的可能性，注重患者受压部位压力的缓解，加强患者的营养等可有效降低住院患者压力性损伤发生率。

（1）高危人群 包括神经系统疾病患者如截瘫、偏瘫、昏迷患者，老年患者，水肿患者，肥胖者，疼痛患者，身体衰弱、营养不良者，活动受限者，大、小便失禁患者，发热患者，使用镇静剂者及转运途中的患者。对以上高危人群需加强压力性损伤预防与管理。

（2）危险因素 评估内容包括皮肤状态评估、行为 / 行动能力评估、灌注及氧合、营养状态、皮肤潮湿度、其他（包括年龄、体温、感觉、血液学指标及健康状况）。护士通过使用压力性损伤危险因素评估量表，对患者发生压力性损伤的危险因素进行评估，以此判断其发生压力性损伤的危险程度，降低预防压力性损伤护理工作的盲目性和被动性，进而提高预防压力性损伤的有效性和护理质量。临床常用的压力性损伤危险因素评估量表有布雷登（Braden）压力性损伤危险因素预测量表、诺顿（Norton）压力性损伤风险评估量表和沃特洛（Waterlow）压力性损伤危险因素评估量表。护士应根据患者的具体情况动态评估其发生压力性损伤的危险因素，并及时修正措施，实施重点预防。

Braden 压力性损伤危险因素预测量表（表 9-10）目前是国内外应用较为广泛的评估工具，对高危人群有较好的预测效果，且评估简便、易行。Braden 压力性损伤危险因素预测量表评估内容包括感觉、潮湿、活动度、移动力、营养及摩擦力和剪切力6个部分。总分为6～23分，分值越少，发生压力性损伤的危险性越高，评分≤18分，提示患者有发生压力性损伤的危险，建议采取预防措施。

表9-10 Braden压力性损伤危险因素预测量表

项目 / 分值	1分	2分	3分	4分
感觉：对压力的感受	完全受限	非常受限	轻度受限	未受损
潮湿：皮肤暴露于潮湿环境的程度	持续潮湿	潮湿	有时潮湿	很少潮湿
活动度：身体移动度	限制卧床	可以坐椅子	偶尔行走	经常行走
移动力：改变和控制体位的能力	完全无法移动	严重受限	轻度受限	未受限
营养：日常食物摄取状态	非常差	可能不足够	足够	非常好
摩擦力和剪切力	有问题	有潜在问题	无明显问题	—

评分标准：计分＜9分为极度危险（简称极危）；9～12分为高度危险（简称高危）；13～14分为中度危险（简称中危）；15～18分为轻度危险（简称低危）。通过使用Braden压力性损伤危险因素预测量表对住院患者进行评分，此后按照危险程度进行动态评估。Braden计分＜9分者，应随时观察，并采取有效的预防措施；Braden计分9～12分和重症监护室患者每日复评1次；Braden计分13～18分者每3日复评1次，手术或病情变化时根据需要随时复评。

Norton压力性损伤风险评估量表（表9-11）也是国内外公认的有效评分工具。特别适用于预测老年患者发生压力性损伤的风险。Norton压力性损伤风险评估量表内容包括身体状况、精神状态、活动能力、灵活程度及失禁情况5个方面。量表总分为5～20分，分值越少，表明发生压力性损伤的危险性越高。评分≤14分，提示患者有发生压力性损伤的危险，建议采取预防措施。该量表缺乏对患者营养状态的评估，故临床使用时需补充相关评估内容。

表9-11 Norton压力性损伤风险评估量表

项目 / 分值	4分	3分	2分	1分
身体状况	良好	一般	不好	极差
精神状态	思维敏捷	无动于衷	不合逻辑	昏迷
活动能力	可以走动	需协助	坐轮椅	卧床
灵活程度	行动自如	轻微受限	非常受限	不能活动
失禁情况	无失禁	偶尔失禁	经常失禁	二便失禁

Waterlow压力性损伤危险因素评估量表评估内容包括体重指数、皮肤类型、性别、年龄、营养状况、失禁情况、运动能力、组织营养不良、神经功能障碍、药物治疗和手术11个条目。该评估量表各条目分值不等，总分越高，提示发生压力性损伤的风险越高。判断标准：＜10分为无危险；10～14分为轻度危险；15～19分为高度危险；≥20分为极高度危险。

2. 预防措施 有效预防是控制压力性损伤发生的关键。精心、科学的护理可使压力性损伤的发生率降到较低水平。对易发生压力性损伤的危重和长期卧床患者，要求护士切实做到“七勤一好”，即勤观察、勤翻身、勤擦洗、勤按摩、勤更换、勤整理、勤交班、营养好，有效地预防和避免压力性损伤的发生。交接班时，护士应严格、细致地交接患者的局部皮肤情况和护理措施的执行情况。

（1）避免局部组织长期受压

1）定时更换体位，减轻局部组织压力：定时翻身是最简单有效的解除压力的方法，可使骨隆突处交替受压，减轻局部压迫。翻身的间隔时间根据患者病情及局部受压处皮肤状况而定。长期卧床患者一般每2h翻身一次，必要时每30min翻身一次。坐轮椅患者至少每1h更换1次姿势或每15min改变一次重心，以缓解坐骨结节处的压力。协助患者更换卧位时，应注意观察受压部位的皮肤情况，适当给予按摩，建立翻身记录卡（图9-7），以记录翻身时间、卧位变化及皮肤情况。

翻身记录卡

姓名：　　性别：　　年龄：　　科别：　　床号：　　住院号：

日期/时间	卧位	皮肤情况	执行者

图9-7　翻身记录卡

2）保护骨隆突处和支持身体空隙处：患者体位安置妥当后，应使用减压措施支垫骨隆突处，以保护其周围的皮肤。在身体空隙处或骨隆突处垫软枕或海绵垫，可增加身体与病床的接触面积，扩大支撑面积，进而减轻骨隆突处软组织承受的压力。有条件的患者，还可使用泡沫垫、羊皮垫、交替充气式床垫、防压力性损伤垫、水褥、翻身床等减压设施设备。但需注意：橡胶类圈状物及棉圈不适合作为预防压力性损伤的减压工具；在使用各种减压设备支持身体空隙时，仍需定时更换卧位。因为即使是较小的压力，如果压迫时间过长，也可阻碍局部血液循环，导致组织损伤。

3）正确使用石膏、夹板或其他矫形器械：使用石膏、绷带、夹板或牵引器固定的患者，衬垫应平整、柔软，松紧要适宜。护士应随时观察患者局部皮肤和肢端血液循环情况，如指（趾）甲颜色、温度，认真听取患者的主诉。若发现石膏绷带过紧或凹凸不平，夹板或矫形器使用不当应立即通知医生及时处理。

（2）避免摩擦力和剪切力　长期卧床的患者，应减少剪切力的发生。如仰卧位时，抬高床头≤30°；半坐卧位时为防止身体下滑，可在足底放置木垫，并屈髋30°，腘窝下垫软枕。为避免形成摩擦力损伤患者皮肤，在协助患者更换卧位或搬运患者时，应尽量将患者身体抬起，避免拖、拉、推等动作；使用便器时，应将患者腰骶部抬起，不可强塞硬拉，便盆周缘应光滑、无破损，必要时垫以软纸、布垫或撒滑石粉，防止擦伤皮肤。

（3）避免局部理化因素刺激　保持皮肤和床单元清洁干燥，可有效避免潮湿和摩擦刺激，是预防压力性损伤的重要措施之一。对大小便失禁、大量出汗及分泌物较多的患者，应及时清洁局部皮肤并更换浸湿的衣服、被单，以保持皮肤干燥，必要时可涂凡士林软膏保护局部皮肤。床单元应保持清洁、平整、干燥、无碎屑，不可让患者直接卧于橡胶单或塑料布上，以免刺激皮肤及影响皮肤散热及水分的吸收。小儿要勤换尿布或纸尿裤。

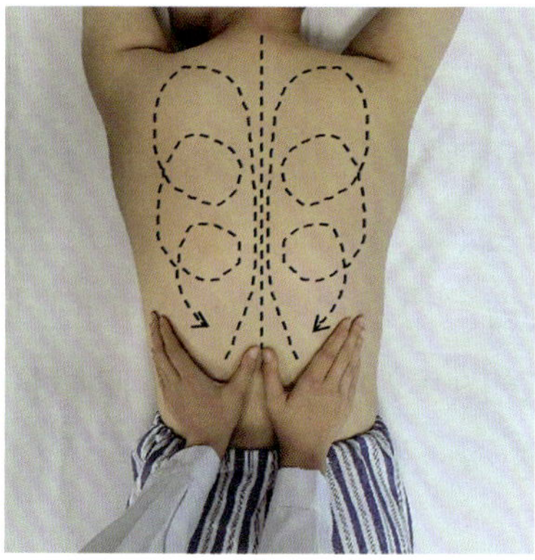
图 9-8 背部按摩

（4）促进局部血液循环　对长期卧床的患者，每日应进行关节运动练习，维持关节的活动性和肌肉张力，促进血液循环，可有效预防压力性损伤的发生。对易发生压力性损伤的患者，应经常检查受压部位皮肤的情况，必要时进行床上擦浴，不可过频，以免增加剪切力致使皮下组织损伤；定时用 50% 乙醇进行背部按摩（图 9-8）或对身体受压部位按摩，以促进血液循环，改善局部营养状况，增强皮肤的抵抗力。因受压出现反应性充血的皮肤须禁忌按摩，因为此时软组织已受到损伤，按摩会造成深部组织损伤。

1）局部按摩：在患者变换体位后进行。手上蘸少许 50% 乙醇，以手掌大、小鱼际肌部位紧贴受压部位皮肤，压力均匀地做向心方向按摩，由轻到重，再由重到轻，每次按摩 3 ～ 5min。

2）全背按摩：协助患者俯卧或侧卧，暴露背部，先用温水擦洗背部，再蘸少许 50% 乙醇或润滑剂倒入手掌进行按摩。按摩者斜站在患者右侧，用双手手掌大小鱼际肌部位，从患者骶尾部开始，沿脊柱两侧向上按摩，至肩部时用力稍轻，两手掌分别滑向外侧，向下做环形按摩至腰部及骶尾部，反复有节奏按摩数次，再用拇指指腹由骶尾部开始沿脊柱向上按摩至第七颈椎处。

3）电动按摩器按摩：电动按摩器是依靠电磁作用的原理，使治疗器的头端振动以代替手法按摩，使用时手持按摩器头端要紧贴皮肤进行按摩。

（5）改善机体营养状况　营养不良既是导致压力性损伤发生的原因之一，也是直接影响压力性损伤严重程度和愈合时间的因素。合理膳食是改善患者营养状况、促进创面愈合的重要措施。因此，在病情允许的情况下，给予高热量、高蛋白、高维生素、富含精氨酸的膳食以增强机体的抵抗力和组织修复能力，促进创面愈合。维生素 C 和锌对伤口愈合具有重要作用，对于压力性损伤高危人群可适当给予补充。不能进食者给予鼻饲，必要时按需给予支持疗法，如输液、输血、静脉滴注高营养物质等。另外，水肿患者应限制水和盐的摄入，脱水患者及时补充水和电解质。

（6）加强健康教育　对压力性损伤的相关知识及时进行宣教，可增加患者及家属预防压力性损伤的知识和技能。如翻身技巧、皮肤护理方法、营养知识等，鼓励患者及家属积极采取措施预防压力性损伤。尤其是对严重水肿、恶病质、有医嘱禁翻身的患者，由于自身条件限制，虽被精心护理，但仍难免发生压力性损伤。此时压力性损伤的预防，不仅在于预防新发压力性损伤，更重要的是预防压力性损伤的进一步发展和恶化，对该类患者进行入院评估后，护士需要填写“难免压力性损伤发生表”，并上报护士长，同时加强患者及家属相关压力性损伤知识的健康教育。

考点 压力性损伤的预防要点

（五）压力性损伤的分期及护理

2019 版《压疮 / 压力性损伤的预防和治疗：临床实践指南》采用的分类系统将压力性损伤分为Ⅰ期、Ⅱ期、Ⅲ期、Ⅳ期、不可分期和可疑深部组织损伤。压力性损伤的发生为渐进性过程，按照病理发展过程和严重程度分为四期（图 9-9）：淤血红润期（Ⅰ期）、炎性浸润期（Ⅱ期）、浅度溃疡期（Ⅲ期）和坏死溃疡期（Ⅳ期）。各期表现及护理见表 9-12。

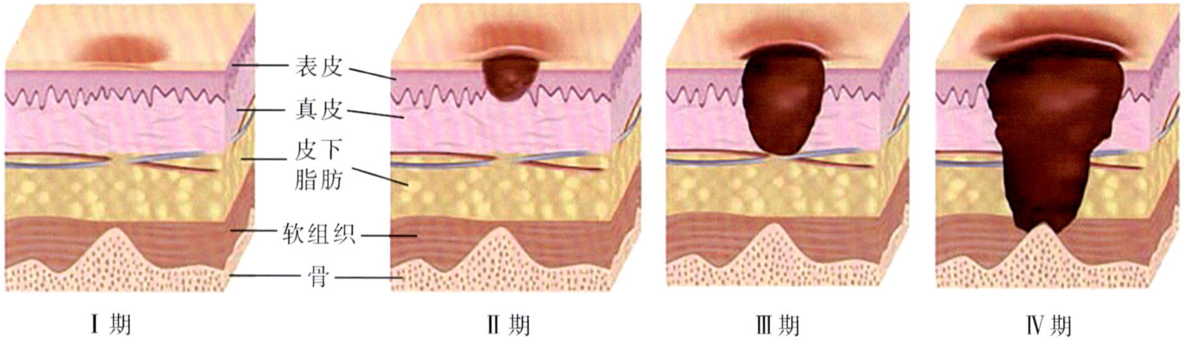

图 9-9　压力性损伤分期

表 9-12　压力性损伤的分期及护理

分期	临床表现	护理要点
Ⅰ期 / 淤血红润期	压力性损伤初期，受压部位出现暂时性血液循环障碍，局部皮肤表现为红、肿、热、麻木或有触痛，但皮肤表面无破损，解除压力 30min 后，皮肤颜色不能恢复正常。为可逆性改变	原则：去除诱因，防止压力性损伤继续发展 措施：避免局部长期受压，增加翻身次数；保护患者皮肤，避免不良刺激；避免摩擦力和剪切力；增加营养摄入；改善局部血液循环
Ⅱ期 / 炎性浸润期	皮肤表皮层、真皮层或二者发生损伤或坏死。受压部位呈紫红色、皮下产生硬结、表皮水疱形成，极易破溃，破溃后可见潮湿红润创面，有疼痛感	原则：保护皮肤，预防感染 措施：继续加强上述措施，避免损伤继续发展。加强局部皮肤的护理，未破的小水疱用无菌敷料包扎，减少摩擦，防止破裂、感染，促其自行吸收；大水疱要在无菌操作下，用注射器抽出疱内液体，保留表皮，局部消毒后用无菌敷料包扎；已破溃的水疱消毒创面及周围皮肤后，用无菌敷料包扎
Ⅲ期 / 浅度溃疡期	全层皮肤破坏，可深及皮下组织，但肌肉、肌腱和骨骼尚未暴露，表皮水疱破溃出现真皮层感染，有黄色渗出液，浅层组织坏死，溃疡形成，疼痛加剧	原则：清洁创面，促进愈合 措施：解除压迫，根据伤口类型选择清洗液清洁创面。提倡伤口湿性愈合。选择适当的湿性敷料，根据渗出情况确定更换频率
Ⅳ期 / 坏死溃疡期	压力性损伤严重期，坏死组织侵入真皮下层和肌肉层，可深达骨骼。坏死组织发黑，脓性分泌物增多，有臭味；严重者可引起败血症危及生命	原则：去除坏死组织，促进肉芽组织生长 措施：除加强浅度溃疡期的措施外，选择合适清创方法去除焦痂和腐肉，清洁伤口，保持引流通畅，促进愈合，对深达骨骼，或久治不愈的压力性损伤可采取外科手术治疗

考点　压力性损伤各期的临床表现及护理要点

链　接

压力性损伤 2019 新指南

2019 版《压疮 / 压力性损伤的预防和治疗：临床实践指南》强调压力性损伤按发生部位可分为皮肤压力性损伤和黏膜压力性损伤，后者的发生与医疗器械的使用有关。该指南采用的分类系统将压力性损伤分为Ⅰ期、Ⅱ期、Ⅲ期、Ⅳ期、不可分期和可疑深部组织损伤。

不可分期压力性损伤：全皮层及组织缺损被覆盖，因腐肉或焦痂覆盖导致伤口无法确认分级。如果清除腐肉或焦痂则会显现为Ⅲ或Ⅳ期压力性损伤。并建议位于足跟或缺血肢端的稳定痂皮（干燥附着、完整无红斑或波动感）不应被软化或清除。

可疑深部组织损伤：皮肤持续性呈现无法反白的深红色、褐色或紫色，病灶可能皮肤完整或不完整，局部存在持续性无法反白的深红色、褐色或紫色的皮肤变色，或是表皮分离，显示出暗黑色的伤口床或充血的水疱。

第 4 节　晨晚间护理

案例 9-4

患者，男，46 岁。因急性心绞痛发作入院治疗。现患者神志清醒，极度恐惧，拒绝活动。

问题： 1. 护士应该如何为患者做晨晚间护理？

2. 晨晚间护理目的是什么？

晨晚间护理是优质护理服务的重要组成内容，是指根据患者的日常生活习惯，为满足其日常清洁与舒适需要，于晨起和就寝前所进行的生活护理。尤其是危重、昏迷、瘫痪、高热、大手术后及年老体弱等患者，因其自理能力下降，护士根据患者的病情，协助其进行晨晚间护理，以满足患者的身心需要，促进舒适。

一、晨间护理

晨间护理是基础护理的一项重要内容，一般于清晨诊疗工作前完成。经过一整夜的睡眠后，患者往往需要进行必要的清洁护理，使其身心舒适，以愉悦的心情迎接新的一天。对于能离床活动、病情较轻的患者，应鼓励其自行完成，以促进患者离床活动，使其全身的肌肉和关节得到运动，同时增强疾病康复的信心；对于病情较重、不能离床活动的患者，护士应协助患者完成。

（一）晨间护理目的

1. 促进患者清洁、舒适，预防压力性损伤、肺炎等并发症的发生。
2. 保持病室和床单元的整洁、舒适、美观。
3. 观察和评估病情，为诊断、治疗及调整护理计划提供依据。
4. 进行心理护理和卫生宣教，满足患者心理需求，促进护患沟通。

（二）晨间护理内容

1. 对于病情较轻、能自理的患者　应鼓励患者自行完成刷牙、漱口、洗脸、洗手、梳头。护士可协助患者湿式扫床并整理床单元，必要时更换床单、被套、枕套及衣服。

2. 对于病情较重、不能自行离床活动的患者　如危重、高热、昏迷、瘫痪、大手术后或年老体弱者，护士应协助其完成晨间护理，内容如下。

（1）协助患者排便、漱口（必要时进行特殊口腔护理）、洗脸、洗手、梳头，协助患者翻身，检查受压部位皮肤情况，擦洗背部后，用 50% 乙醇按摩背部及受压的骨隆突处皮肤。

（2）整理床单元，按需要更换衣服和床单。

（3）与患者交流，了解睡眠情况，观察病情变化，给予必要的心理护理和卫生指导。

（4）整理病室，酌情开窗通风，保持病室空气新鲜。

二、晚间护理

晚间护理是指晚间入睡前为患者提供的护理，可减轻和消除患者白天的疲劳，为其创造良好的睡眠环境，促进患者清洁而舒适地入睡，有利于疾病的康复。

（一）晚间护理目的

1. 保持病室安静、整洁，使患者清洁、舒适，易于入睡。

2. 观察和了解病情，满足患者身心需要，促进护患沟通。

3. 预防压力性损伤等并发症的发生。

（二）晚间护理内容

1. 对于病情较轻、能自理的患者　应鼓励患者自行完成刷牙、漱口、洗脸、洗手、梳头、热水泡脚、排便，指导女患者清洗会阴。

2. 对于病情较重、不能自行离床活动的患者

（1）协助患者刷牙、漱口（必要时进行特殊口腔护理）、洗脸、洗手、擦洗背臀部、用热水泡脚。协助女患者清洗会阴，睡前协助患者排便。

（2）协助患者翻身取舒适卧位，检查受压部位皮肤情况，按摩背部及骨隆突处皮肤。

（3）整理床单元，必要时予以更换，根据室温增减盖被，保持床单平整，无渣屑。

（4）创造良好的睡眠环境，调节室温和光线，保持光线暗淡。护士在执行护理操作及巡视病房时，应注意动作轻柔，减少噪声，保持病室安静。

（5）经常巡视病房，了解患者睡眠情况，对于睡眠不佳的患者应按失眠给予相应的护理。观察病情变化并酌情处理。

（6）指导患者养成良好的睡眠习惯。如按时就寝、睡前进食不可过饱、饮水不宜过多、不喝浓茶与咖啡等，避免过度兴奋影响入睡。热水泡脚、喝热牛奶可帮助入睡。

考点 晨、晚间护理的目的及内容

三、卧有患者床更换床单技术

长期卧床患者因疾病限制，进食、排泄等只能在床上进行。体位改变和进食易使床单出现皱褶和渣屑，床上排泄可使床单元潮湿、污染，影响患者的舒适，易使皮肤受损形成压力性损伤，增加患者痛苦。为了促进患者舒适，预防压力性损伤，护士在晨晚间护理及执行各项护理操作时，随时观察患者的皮肤情况，及时整理或更换床单，满足患者的身心需要，为其早日康复奠定良好的基础。

【目的】

1. 保持床铺清洁、干燥、平整，促进患者舒适和安全。

2. 观察病情，预防压力性损伤等并发症发生。

3. 保持病室的整洁美观。

【操作程序】

1. 护士准备　衣帽整洁，修剪指甲，洗手，戴口罩。评估患者的病情，意识状态，卧床时间，皮肤状况，肢体活动度，有无导管、伤口、牵引，床单元的清洁程度等；患者的心理反应及合作程度。

2. 患者准备　了解操作的目的、方法、注意事项及配合要点，愿意配合。协助患者排便排尿。

3. 用物准备　护理车，清洁大单、中单、被套、枕套，床刷和一次性半湿刷套，手消毒液，必要时备便盆、清洁衣裤。用物按顺序整齐叠放于车上。

4. 环境准备　同病室内无患者进行治疗或进餐。酌情关闭门窗，调节室温，必要时拉上窗帘或用屏风遮挡患者。

5. 操作步骤　见表 9-13。

表 9-13　卧有患者床更换床单技术

操作步骤	操作方法	沟通与人文关怀
核对解释	备齐用物，携至床旁，核对患者床号、姓名、腕带，解释操作目的及配合要点，取得患者配合	（患者尊称）您好！我是护士 ××，麻烦您告诉我您的床号和姓名好吗？让我核查一下您的腕带（核对无误） 因为您卧床时间较长，床单元已经污染了，我现在帮您更换污染的被服，以保持床铺清洁、平整，促进您的舒适，同时还可以预防压力性损伤，您看可以吗？请您不要担心，在更换污被服的过程中，我会竖起床挡、尽量减少对您的暴露，来保证您的安全和隐私。更换的时间有点儿长，您现在需要我协助您排大小便吗
移开桌椅	酌情关门窗，移开床旁桌、椅，如病情许可，放平床头、床尾支架	现在我已经调节了温室，您感觉这个温度可以吗
◆侧卧更换床单法	适用于卧床不起，病情允许翻身侧卧的患者	因为您可以翻身，稍后我们采取侧卧翻身的方法为您更换污被服
移枕翻身	松开床尾盖被，移枕至对侧，协助患者翻身侧卧，背向护士，身体靠近对侧床边，观察背部皮肤，妥善安置患者身上各种管道	为了方便更换，我先帮您松开床尾的盖被。来，我协助您翻身转向左侧。检查一下您的背部皮肤
松单扫床	从床头至床尾松开近侧各层床单，中单污染面向内卷塞于患者身下；扫净橡胶单后搭在患者身上，再将大单污染面向内卷塞于患者身下，扫净床褥上渣屑	床挡已经为您竖起来了，您躺好，不要担心，不会发生坠床的。一会儿，您配合我轻抬一下身体，我把床单塞到您的身下好吗？橡胶单挺干净的，没有什么渣屑，床褥也帮您清扫干净了
铺近侧单	将按纵折法折叠好的清洁大单放置于床上，展开近侧大单后，将对侧向内卷，清洁面向内，塞于患者身下，按铺备用床法铺好近侧大单；将橡胶单拉下铺平，将清洁中单铺于橡胶单上，展开近侧将对侧中单向内卷，清洁面向内，塞于患者身下，将近侧中单和橡胶单一起塞于床垫下铺好	现在给您铺清洁的大单，您抬一下身体，我把对面的大单塞到您身下。橡胶单铺好了，现在铺中单，还得麻烦您抬一下身体，我再把对面的中单塞到您的身下。您配合得真好！您再抬一下，我把橡胶单和中单一起帮您塞到床垫下面，咱们这边就彻底铺好了

续表

操作步骤	操作方法	沟通与人文关怀
移枕翻身	协助患者平卧，枕头移至近侧床头，护士协助患者翻身侧卧于更换好的一侧床	（患者尊称），这边的床铺已经为您铺好了，您现在平躺，我把枕头移过来，您再翻一下身，对，就是面向我。来，慢一点儿，您现在感觉怎么样？有什么不舒服的就告诉我。您躺好，我把床挡给您竖起来
松对侧单	护士转至对侧松开各层床单，将污中单卷至床尾，扫净橡胶单搭于患者身上，污大单与污中单卷在一起放于护理车污物袋内；同法扫净床褥上渣屑，取下床刷套放于护理车下层	我到对面去铺对侧床铺。您轻抬一下身体，我把污单取出来。橡胶单暂时搭在您身上，一会儿我们还要用。给您清扫床褥了，很干净
铺对侧单	从患者身下依次拉出清洁大单按床头、床尾、床中部的顺序铺好，将橡胶单、中单逐层拉平铺好	您再抬一下身，我把清洁的大单拉出来。帮您拉紧一点儿，这样更平整，不容易出现皱褶。铺橡胶单和中单了，您再抬一下，我把它们一起塞到床垫下面，好嘞，您配合得真棒
◆仰卧更换床单法	适用于病情不允许翻身侧卧的患者	因为您不能翻身，稍后我们采取仰卧位的方法为您更换污单
取枕卷单	护士一手托起患者头部，另一手取出枕头，放于床尾椅上；松开床尾盖被及床垫下的大单、中单及橡胶单，将床头污大单横卷成筒状，置于患者肩下	（患者尊称），为方便操作，您抬下头，我先把枕头取出来，再把床垫下的污单都取出来。请您抬下头，我把您床头的污单卷到您的肩膀
铺单撤单	清洁大单横卷成筒状铺于患者床头，铺好床头大单，然后抬起患者上半身（骨科患者可利用牵引架上拉手，自己抬起身躯），将污大单、中单和橡胶单一起从床头卷至患者臀下，并将清洁大单随着污单从床头拉至臀部，展平后放下患者上半身，抬起臀部，撤去污单，并将清洁大单拉至床尾	好，再抬一下头，帮您铺上清洁的大单，床头就铺好了。我扶您坐起来，慢一点儿啊，抓好拉手，现在感觉怎么样？有头晕吗？把污单都卷到您的臀下面，再把清洁的大单铺好就可以了，好了，松开拉手吧，我扶着您慢慢躺好，好嘞，您配合得真好！您再稍抬一下臀部，我把污单撤出来，再把清洁大单拉出来，好了，可以了，您放下臀部吧
展平铺好	展开铺好大单，备橡胶单、中单并先铺好一侧，一半卷曲于患者身下，护士转至床对侧，再将橡胶单及中单拉出，展开铺好	清洁的大单马上就铺好了，拉紧一点儿，会更平整，能使您更舒适。再坚持一下，铺上橡胶单和中单后，我们就把床铺全部都铺好了。抬一下身体好吗？把对侧半的橡胶单和中单给您塞到身下。我到对面去，把另一半橡胶单和中单拉平铺展。现在是不是感觉舒服多了
更换被套	协助患者平卧，将枕移向床中间，松开被筒，解开被尾系带，将清洁被套正面朝上平铺于盖被上，打开被尾 1/3。在污被套内将棉胎竖叠三折，再按“S”形折叠后取出。将取出的棉胎放入清洁被套内，对好两上角，使棉胎上缘与被套封口端平齐，展开拉平棉胎，至床尾拉平被套及棉胎，系带。从床头至床尾撤出污被套。盖被两侧向内折成被筒，与床边平齐，床尾余下盖被塞于床垫下	您仰卧躺好，再帮您把污被套换下来，这样就更舒服了。先把被筒松开，再解开系带，把清洁的被套帮您铺在盖被上面。下面我要把棉胎取出来，您帮我抓住污被套和清洁被套的边好吗？嗯，您做得非常好！棉胎已经放到清洁的被套里了，您帮我抓住盖被好吗？这样我们就能铺得更加平整。把污被套撤出来，做个被筒就更美观了。我把尾端的盖被塞到床垫下，您稍屈膝，这样盖被就不会太紧，不会压迫到您的脚趾

续表

操作步骤	操作方法	沟通与人文关怀
更换枕套	协助患者抬起头部，取出枕头。撤去污染的枕套，更换清洁枕套后置于患者头下	您抬下头，给您换个干净的枕套，来，枕好吧
移回桌椅	协助患者取舒适体位，移回床旁桌、椅，根据情况支起床头、床尾支架，竖起床挡，询问需要	（患者尊称）您好！污染的被服都换完了，您现在感觉怎么样？这样躺着舒适吗？您还有什么需要吗？没有的话您先休息，有事可以按铃，我们也会及时来看您，谢谢您的配合
洗手记录	清理用物，酌情打开门窗，送洗污被服，洗手，记录	—

【注意事项】

1. 避开患者进餐或接受治疗时间，选择在治疗间歇及患者情绪稳定时进行操作。

2. 操作时应注意遵守节力原则，若两人配合操作应动作协调一致。

3. 不宜过多翻动和暴露患者，必要时使用床挡，防止翻身时坠床和受凉，保护患者的安全和隐私。

4. 有管道者应注意操作前后要保证引流管位置正确、引流通畅。

5. 患者的衣裤及床上用品应定时更换，如被血液、体液污染时，及时更换。

6. 加强与患者交流，注意观察患者病情，如有异常立即停止操作，及时处理。

7. 病室应湿式打扫，病床应湿式清扫，一床一套（巾）；床头柜应一桌一抹布。用后消毒处理，防止交叉感染。

考点 卧有患者床更换床单技术的操作要点和注意事项

医者仁心

中国好护士刘泉利——视患者如亲人，二十余载奉献在护理岗位

患者至上，是她的人生信条；工作第一，是她的立身原则。20多年来，她将患者当亲人对待，常常围在患者身边。遇到脾气不好的患者时，她总是轻声轻语地询问，安抚患者的情绪，默默地为患者打水、洗头、翻身、擦洗、修剪指甲……要求同事做到的，她总能做得更好。她像知心姐姐一样关心、指导新入职的护士，使她们快速成长。只要能和她的患者、她的同事们在一起，能看到患者的笑容，再苦再累她都觉得值得。她就是新疆生产建设兵团某医院护士长刘泉利，在平凡的岗位上默默地奉献，她用爱滋润患者的心灵，用行动弘扬“南丁格尔精神”。

自 测 题

A_1/A_2 型题

1. 为患者进行口腔护理时，取下的活动性义齿应
   A. 浸于热水中备用
   B. 浸于清水中备用
   C. 浸于乙醇中备用
   D. 浸于复方硼酸溶液中备用
   E. 浸于碳酸氢钠溶液中备用

2. 李某，女，25岁。诊断为血小板减少性紫癜，检查唇和口腔有散在瘀点，轻触牙龈出血，口腔护理时应特别注意

A. 动作轻稳，勿损伤黏膜
B. 夹紧棉球防止遗留在口腔
C. 棉球蘸水不可过湿，以防呛咳
D. 先取下假牙，避免操作中脱落
E. 擦拭时勿触咽部以免恶心

3. 患者，男，34岁。现经口气管插管，口腔pH中性，护士选用0.02%呋喃西林溶液为患者进行口腔护理的作用是
A. 遇有机物放出氧分子杀菌
B. 改变细菌生长的酸碱环境
C. 清洁口腔，广谱抗菌
D. 防腐生新，促进愈合
E. 使蛋白质凝固变性

4. 患者，男，50岁，佩戴活动义齿。因脑血管意外昏迷入院，护士在为其进行口腔护理操作错误的是
A. 操作前将患者义齿取下浸入冷开水中
B. 浸泡义齿的水应每天更换
C. 禁止漱口
D. 护理前后清点棉球个数
E. 从门齿处放入开口器

5. 患者，男，30岁。因下肢骨折行牵引固定术，护士为其床上洗发时，调节室温和水温适宜的是
A. 20℃，40～45℃
B. 24℃，40～45℃
C. 20℃，50～52℃
D. 24℃，50～52℃
E. 26℃，40～50℃

6. 关于头发护理，下列叙述哪一项是错误的
A. 给患者床上洗发时，水温应调节至40～45℃
B. 给患者床上梳发时，如患者头发打结成团，可用50%的乙醇湿润后再梳理
C. 身体虚弱的患者，不宜实施床上洗发
D. 有头虱的患者，可选用30%的含酸百部酊进行灭虱处理
E. 灭虱时，将含酸百部酊擦遍头发后，用治疗巾包裹头发24h

7. 患者，女，32岁。因左侧肱骨干骨折行切开复位内固定术，术后护士协助其更换上衣的方法是
A. 先脱左侧，后穿右侧
B. 先脱右侧，后穿右侧
C. 先脱左侧，后穿左侧
D. 先脱右侧，后穿左侧
E. 先脱左侧，不穿右侧

8. 压力性损伤发生的原因哪项除外
A. 局部组织长期受压
B. 使用石膏绷带衬垫不当
C. 全身营养缺乏
D. 肌肉软弱萎缩
E. 皮肤长期受潮湿及排泄物刺激

9. 压力性损伤淤血红润期的主要特点为
A. 局部组织红、肿、热、麻木或有触痛
B. 表皮有水疱形成
C. 浅层组织感染
D. 溃疡形成
E. 皮下出现硬结，有触痛

10. 长期卧床患者，安置左侧卧位时，压力性损伤的好发部位为
A. 枕骨粗隆处　　B. 肩胛
C. 肋骨　　D. 膝前部
E. 足跟部

11. 患者，男，56岁。股骨骨折内固定术后，长期卧床。为有效预防压力性损伤，正确的护理措施是
A. 每4h翻身1次，必要时每2h翻身1次
B. 翻身时注意节力原则，尽量避免将患者身体抬起
C. 让患者直接卧于橡胶单上，避免分泌物污染床单、被褥
D. 定时用30%乙醇进行局部或全身按摩
E. 给予患者高蛋白、高维生素膳食

12. 患者，女，43岁。骶尾部有4cm×4cm大小压力性损伤，局部感染溃疡形成，组织坏死呈黑色，应给予的主要措施是
A. 增加翻身次数，局部热敷

B. 表面涂安息香酊或甲基紫
C. 紫外线局部照射
D. 清除坏死组织，做好创面引流
E. 必要时行植皮术

13. 患者，男，70岁。脑血栓后导致偏瘫。护士发现其骶尾部有一3cm×5cm大小的呈紫红色的皮肤，触之较硬，并有一大水疱。护士对该患者局部皮肤正确的处理是
A. 涂厚层滑石粉后包扎
B. 揭去大水疱表皮，创面贴新鲜鸡蛋内膜保护
C. 剪去大水疱表层皮肤，用无菌纱布包扎
D. 用1 ∶ 5000呋喃西林溶液清洁创面
E. 用无菌注射器抽出大水疱内液体，消毒后用无菌敷料包扎

A_3/A_4型题

（14～16题共用题干）

患者，男，70岁。两周前因脑血管意外入院治疗。一周前并发肺部感染，使用抗生素治疗。现处于昏迷状态。护士在护理时发现患者口腔黏膜破溃，并附着白色膜状物，用棉签拭去附着物可见轻微出血。

14. 该患者口腔病变原因可能是
A. 病毒感染　B. 真菌感染
C. 维生素缺乏　D. 凝血功能障碍
E. 铜绿假单胞菌感染

15. 护士为该患者行口腔护理时，最宜选用的漱口液是
A. 生理盐水　B. 0.1%乙酸溶液
C. 复方硼酸溶液　D. 0.02%呋喃西林溶液
E. 1%～4%碳酸氢钠溶液

16. 为该患者行口腔护理时，下列操作错误的是
A. 操作前后清点棉球个数
B. 用弯止血钳夹紧棉球，每次1个
C. 从磨牙到门齿擦洗牙齿外侧面
D. 由内向外擦洗舌面
E. 擦洗完，协助患者漱口

（17、18题共用题干）

患者，女，70岁。车祸致高位截瘫。护士采取相应措施，避免压力性损伤的发生。

17. 预防压力性损伤最有效的措施是
A. 保持皮肤清洁干燥
B. 翻身时避免拖、拉、拽
C. 加强营养
D. 避免局部组织长期受压
E. 健康教育

18. 卧床患者使用气垫的目的是
A. 减少皮肤的摩擦刺激
B. 降低骨突出处所受的压力
C. 固定体位
D. 安全防护
E. 防止坠床

（19、20题共用题干）

患者，女，82岁。脑血管意外后偏瘫，已出院，在家继续康复治疗。患者神志清楚，大小便失禁，长期卧床。

19. 社区护士评估该患者皮肤，其出现压力性损伤的最主要原因是
A. 局部组织长期受压
B. 年老、体弱
C. 营养不良
D. 皮肤受潮湿、摩擦等刺激
E. 偏瘫

20. 护士给患者及其家属进行健康教育时，下列哪一项是错误的
A. 每2h翻身1次，翻身时将患者身体抬起，避免拖、拉、推等动作
B. 可在患者身体空隙处垫橡胶气圈和棉圈
C. 患者衣服、被褥潮湿应及时更换
D. 经常用50%乙醇或红花酊进行局部或全背部按摩
E. 应给予患者高蛋白、高维生素膳食

（高　燕）

第10章 生命体征的评估与护理

体温、脉搏、呼吸、血压统称为生命体征，生命体征是机体内在活动的一种客观反映，是衡量机体状况正常与否的重要指标。在正常情况下，生命体征在一定范围内相对稳定，而在病理情况下，其变化极为敏感。护士通过对生命体征的评估，可以掌握机体生理状况，了解重要器官功能，并可以预测疾病的发生、发展和转归，为疾病的预防、诊断、治疗和护理提供依据。因此，掌握生命体征的评估与护理是临床护理工作的重要内容之一。

第1节 体温的评估与护理

案例 10-1

患者，女，28岁。因肺炎收入院，持续发热5日，每日口腔温度的波动范围在39.1～40℃，并伴有脉搏、呼吸的明显增快。

问题：1. 该患者的热型属于哪一种？其发热程度为哪一种？

2. 测量口腔温度时，患者不慎咬碎体温计该如何处理？

3. 患者使用过的体温计应如何消毒、检测？

人体具有一定的温度，这就是体温。体温由三大营养物质（糖、蛋白质、脂肪）氧化分解而产生。三大营养物质在体内氧化时释放能量，并转化为热能以维持体温。正常人的体温保持在相对恒定的状态，是通过大脑和下丘脑体温调节中枢的调节和神经体液的作用，使产热和散热保持动态平衡。相对恒定的体温是机体进行新陈代谢和生命活动的重要条件，因此，体温被视为观察生命活动的重要体征之一。

一、正常体温及生理性变化

（一）正常体温

临床上常以直肠、口腔、腋下等处的温度来代表体温。其中直肠温度最接近人体深部的温度，而日常工作中常采用腋下测量温度更为方便。正常体温是一个温度范围，而不是一个具体的体温点，其正常范围见表10-1。

表10-1 成人体温正常范围及平均值

部位	正常范围	平均温度
直肠	36.5～37.7℃	37.5℃
口腔	36.3～37.2℃	37.0℃
腋下	36.0～37.0℃	36.5℃

（二）生理性变化

体温受多种因素的影响会出现生理性变化，但其变化范围很小，一般不超过0.5～1.0℃。

1. 昼夜变化　正常人体温随昼夜变化出现周期性波动，一般清晨2～6时最低，下午2～6时最高，体温的昼夜规律性变化与机体活动的生物节律有关。如长期从事夜间工作的人员，也可出现夜间体温上升，白天体温下降的现象。

2. 年龄差异　儿童体温略高于成年人，成年人体温略高于老年人。新生儿尤其是早产儿，由于体温调节功能尚未发育完善，体温极易受外界环境温度的影响而变化。不同年龄的人，其基础体温有所不同，这与机体基础代谢水平不同有关。

3. 性别差异　一般女性体温平均比男性高0.3℃。女性基础体温随月经周期变化而发生规律性变化，在排卵前体温较低，排卵日体温最低，排卵后体温逐渐升高，这与体内孕激素水平周期性变化有关。

4. 运动状态　机体在活动时体温会升高，这与肌肉活动时代谢增强，产热量增加有关。因此，临床上测量体温时，应在患者安静状态下进行。

5. 药物作用　麻醉药物可抑制体温调节中枢，使体温调节发生障碍，并能扩张血管，导致散热增加，因此对麻醉手术的患者，术中、术后要注意保暖；有些药物则可通过抑制汗腺分泌而使体温升高。

6. 其他因素　情绪激动、紧张、进食、环境温度的变化等，都会对体温产生影响，在测量体温时应加以考虑。

考点 正常体温

二、异常体温的评估与护理

（一）体温过高

体温过高又称发热，是指机体在致热原作用下，体温调节中枢的调定点上移而引起调节性体温升高。当体温上升超过正常值的0.5℃或一昼夜体温波动在1.0℃以上即可称为发热。

1. 发热程度　以口腔温度为例，发热程度的临床分级如下。

低热：37.3～38.0℃。

中度热：38.1～39.0℃。

高热：39.1～41.0℃。

超高热：41℃以上。

2. 发热过程及临床表现　发热的临床过程分为以下三个阶段。

（1）体温上升期　特点是产热大于散热。患者主要表现为畏寒、无汗、皮肤苍白、疲乏无力，有时伴有寒战。体温上升的方式有骤升和渐升两种。体温突然升高，在数小时内迅速升至最高点称为骤升，见于肺炎球菌性肺炎、疟疾；体温逐渐上升，在数日内上升到最高点称为渐升，见于伤寒等。

（2）高热持续期　特点是产热和散热在较高水平上趋于平衡，体温维持在较高状态。患者主要表现为颜面潮红、皮肤灼热、口唇干燥、呼吸和脉搏加快、尿量减少、头痛头晕、全身不适等。

（3）退热期　特点是散热大于产热，散热增加而产热趋于正常，体温调节水平恢复至正常。患者主要表现为大量出汗和皮肤温度降低。体温下降方式有骤退和渐退两种。体温急剧下降称为骤退，见于肺炎球菌性肺炎；体温逐渐下降称为渐退，见于伤寒。体温下降时，由于大量出汗、体液丧失，年老体弱和心血管病患者易出现血压下降、脉搏细速、四肢厥冷等虚脱或休克现象，应严密观察，加强护理。

考点 体温过高的程度、发热过程及临床表现

3. 常见热型　热型是根据绘制在体温单上体温曲线波动的特点所分的类型。不同发热性疾病可表现出不同的热型，加强对热型的观察有助于疾病诊断。常见热型有以下四种（图 10-1）。

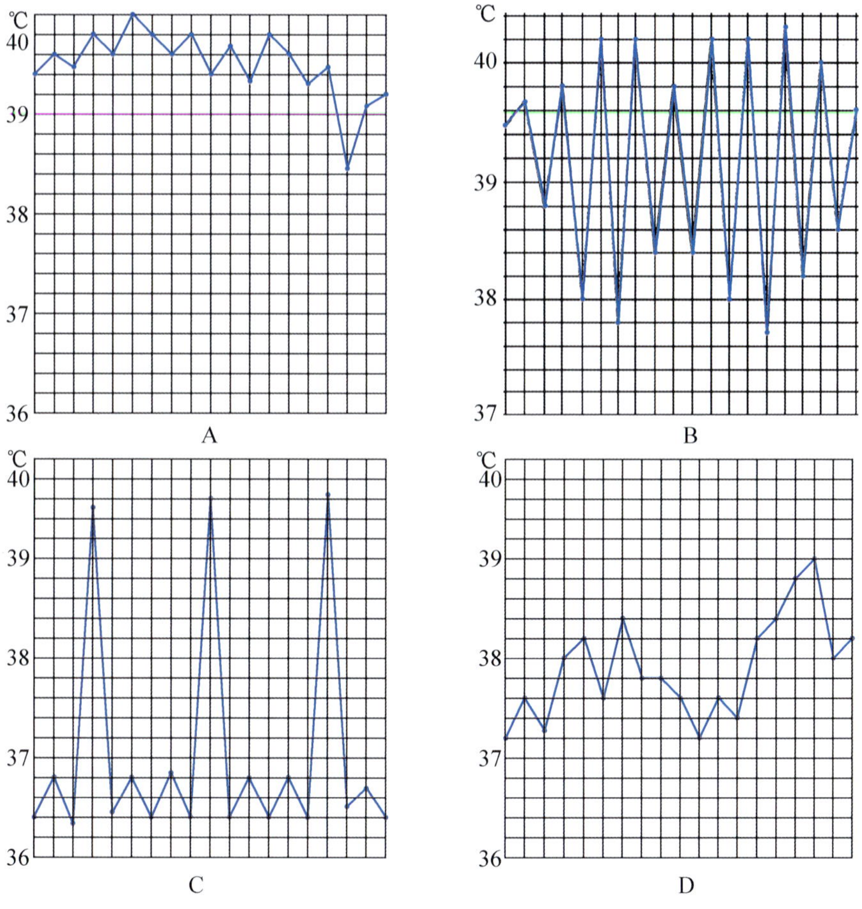

图 10-1　常见热型

A. 稽留热；B. 弛张热；C. 间歇热；D. 不规则热

（1）稽留热　体温持续在 39 ～ 40℃，达数天或数周，24h 波动范围不超过 1℃。常见于肺炎球菌性肺炎、伤寒等。

（2）弛张热　体温在 39℃以上，24h 内温度差达 1℃以上，但最低体温仍高于正常水平。常见于败血症、风湿热、化脓性疾病等。

（3）间歇热　高热与正常体温交替出现。发热时体温骤升至 39℃以上，持续数小时或更长，然后很快下降至正常或正常以下，经过一段时间的间歇期，体温又升高，并反复发作。常见于疟疾。

（4）不规则热　体温在 24h 内变化不规则，持续时间不定。常见于流行性感冒、癌性发热等。

4. 护理措施

（1）降低体温　根据病情采用物理或药物降温的方法。物理降温时，体温超过 39℃，可用冰袋冷敷头部；体温超过 39.5℃可用温水（或乙醇）拭浴，以达到降温目的。根据医嘱给予药物降温时，应注意药物剂量，防止退热时大量出汗引起虚脱或休克。采取降温措施 30min 后应测量体温，并做好记录和交班。在体温上升期，患者若出现寒战，应及时调节室温，注意保暖，必要时可饮热的饮料。

（2）密切观察　定时测量体温，一般发热患者每日测量 4 次，高热患者每 4h 测量体温 1 次，待体温恢复正常 3 天后，改为每日 2 次。同时注意观察发热的程度、过程、热型、伴随症状及治疗效果等，如患者的面色、脉搏、呼吸、血压及出汗情况等体征。小儿高热易出现惊厥，应密切观察，若有异常应及时与医生联系。

（3）补充水分　高热患者因呼吸加快，皮肤蒸发水分及出汗，导致体液大量丧失。故应鼓励患者多饮水，每日摄入量不低于 2500 ～ 3000ml，必要时按医嘱给予静脉输液补充水分，促进毒素和代谢产物的排出。

（4）补充营养　高热患者因迷走神经兴奋性降低，胃肠蠕动减弱，消化液分泌减少，会影响食物的消化和吸收；同时机体分解代谢加强，能量消耗增多，导致机体消瘦、衰弱甚至营养不良，因此应给予高热量、高蛋白、高维生素、易消化的流质或半流质饮食。对不能进食患者应遵医嘱给予静脉输液或鼻饲，以补充营养物质。

（5）注意休息　发热患者由于消耗多，进食少，可酌情减少活动，适当休息，高热者应卧床休息，以减少能量消耗，利于机体恢复。并注意为患者提供安静、空气流通、温湿度适宜的休养环境。

（6）预防并发症　①口腔护理：高热患者机体抵抗力降低，唾液分泌减少，口腔黏膜干燥，极易发生口腔溃疡和炎症。护士应协助患者在晨起、餐后及睡前漱口，保持口腔清洁，如口唇干裂者可涂润滑油保护。②皮肤护理：高热患者在退热期常常大量出汗，应及时擦干汗液，更换衣服和床单，保持皮肤清洁、干燥，防止着凉。③预防压力性损伤：对长期卧床的高热患者，应注意预防压力性损伤和坠积性肺炎等并发症。

（7）心理护理　根据发热过程各期的特点，给予相应的心理支持，以缓解其紧张情绪。①体温上升期，患者突然发冷、寒战、面色苍白，此时患者易产生紧张、不安、害怕等心理反应。护士应多巡视患者，耐心解答患者的问题，尽量满足其需要，给予心理支持。②高热持续期，应尽量减轻或解除高热带给患者的身心不适，合理满足患者的要求。③退热期，应满足患者舒适的心理需要，注意清洁卫生，及时补充营养。

（8）健康教育　教会患者及其家属正确测量体温的方法、简单的物理降温法，并告知，在发热患者的护理中，注意休息、营养、饮水、清洁的重要性。

考点　体温过高的热型及护理措施

（二）体温过低

体温低于正常范围称为体温过低。体温在 35℃以下称为体温不升。常见于早产儿、重度营养不良及全身衰竭的患者。此外，颅脑外伤、脊髓受损、药物中毒等导致的体温调节中枢功能受损也是造成体温过低的常见原因。体温过低是一种危险的信号，常提示疾病的严重程度和不良预后。

1. 产生原因

（1）散热过多　机体长时间暴露在低温环境中，保暖措施不足；或者在寒冷的环境中大量饮酒，使血管过度扩张而致机体散热过多。

（2）产热减少　严重的营养不良，使机体不能产生足够的热量；各种疾病导致的全身衰竭，使机体代谢率降低，产热减少。

（3）体温调节中枢发育不完善　新生儿尤其是早产儿，体温中枢发育不全，产热不足，同时其体表面积相对较大而散热多，致体温不升。

（4）体温调节中枢功能受损　脑出血、颅脑外伤及某些药物中毒（使用麻醉剂、镇静剂等过量）均可使体温调节中枢受损，从而导致体温调节障碍。

2. 程度划分（以口腔温度为例）

（1）轻度：32.1 ～ 35℃。

（2）中度：30 ～ 32℃。

（3）重度：＜ 30℃，瞳孔散大，对光反射消失。

（4）致死温度：23 ～ 25℃。

3. 临床表现　体温过低时，患者常有皮肤苍白、四肢冰冷、体温不升、脉搏细弱、呼吸减慢、血压下降、感觉和反应迟钝、嗜睡，甚至昏迷等临床表现。

4. 护理措施

（1）注意保暖　采取适当的保暖措施，首先应维持室温在 24 ～ 26℃，新生儿可置温箱中；其次可采取局部保暖措施，如给予患者毛毯或增加盖被、给予热饮料、足部放置热水袋等方法，以提高机体温度。但对老人、小儿及昏迷患者，保暖的同时要注意防止烫伤。

（2）密切观察　患者的生命体征，加强体温监测，应 1h 测量体温一次，直至体温恢复正常并稳定，同时注意观察呼吸、脉搏、血压的变化。

（3）病因治疗　采取积极的治疗措施，去除引起体温过低的原因，使体温逐渐恢复至正常。

（4）配合抢救　积极配合医生做好抢救准备。体温过低通常提示疾病的严重程度和不良预后，因此各种急救物品准备齐全，抢救设备处于备用状态。

三、体温的测量

（一）体温计的种类及构造

1. 水银体温计　又称玻璃体温计，是临床最常用的体温计。其构造为一种外标刻度的真空毛细玻璃管，玻璃管末端为储汞槽，当储汞槽受热后，槽内汞膨胀沿毛细玻璃管上行，其上行高度与受热程度成正比，毛细玻璃管和储汞槽之间有一凹陷，可防止汞遇冷时下降，以

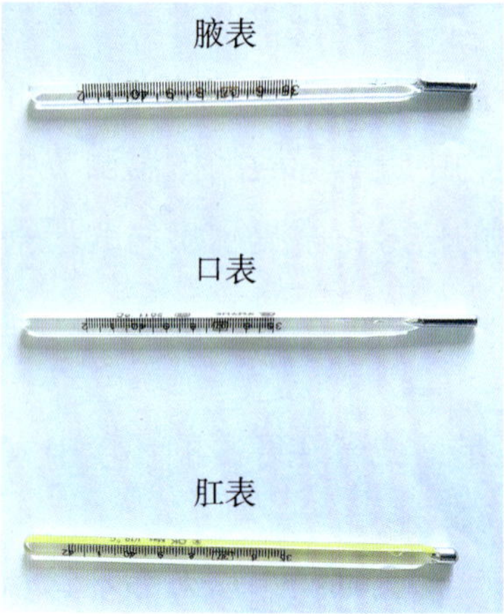

图 10-2　水银体温计

便检视温度。摄氏体温计的温度范围为 35 ～ 42℃，每一度之间分成 10 个小格，每小格为 0.1℃，在 0.5℃和 1℃处用较粗的线标记，有的体温计在 37℃处以红线标记以示醒目。水银体温计分口表、肛表和腋表三种（图 10-2）。腋表的玻璃管呈扁平状，口表和肛表的玻璃管则呈三棱柱状；腋表和口表的储汞槽较细长，有利于测体温时扩大接触面；肛表的储汞槽较粗短，以防止插入肛门时折断或损伤直肠黏膜。

2. 电子体温计　采用电子感温器来测量体温，测得的温度值，直接由数字显示器显示。根据需要不同，有笔式、奶嘴式（图 10-3）等。使用时，将探头插入塑胶护套中置于测量部位，当体温计发出蜂鸣声，再持续 3s 后，即可读取所显示的体温值，塑胶护套为一次性使用，用完可丢弃。

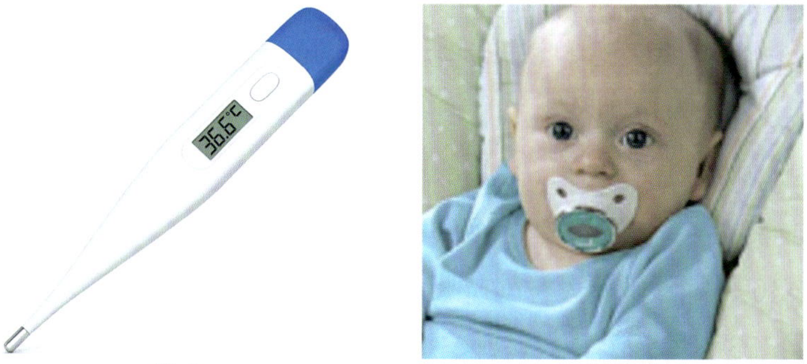

笔式　　奶嘴式

图 10-3　电子体温计

3. 可弃式体温计　又称化学点式体温计，为一次性使用体温计，其上有一定范围的体温标记点，即对热敏感的化学指示点，每个指示点上都有相对应的化学感温试剂，受热时指示点的颜色会改变，当颜色点由白色变成墨绿色或蓝色时，即为所测的温度值（图 10-4）。

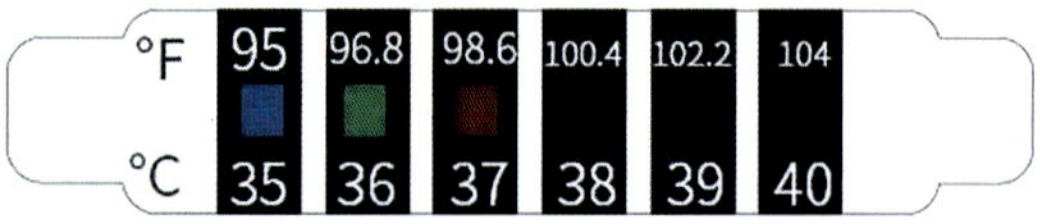

图 10-4　可弃式体温计

（二）体温计的消毒与检测

1. 体温计的消毒　为了防止交叉感染，测量体温后，应对体温计进行消毒处理。常用的消毒溶液有 70% 乙醇、1% 过氧乙酸、1% 消毒灵、含氯消毒剂等。消毒采用有盖容器浸泡法。消毒液应每天更换一次，容器、离心机等每周消毒一次。

（1）口表、腋表消毒法　使用后浸泡于消毒液中，5min 后取出，清水冲净擦干，再放入另一消毒液容器中，浸泡 30min 后取出，用清水冲净擦干后，用手或离心机将汞柱甩至 35℃以下，存放于清洁容器内备用。切忌用 40℃以上的热水浸泡、冲洗体温计，防止汞过度膨胀，引起爆裂。

（2）肛表消毒法　使用后先用消毒纱布擦净，再按上述方法单独进行消毒。

2. 体温计的检测　为保证测量值的准确性，使用中的体温计（包括新使用的体温计）应定期进行准确性检测。检测方法是先将全部体温计的汞柱甩至 35℃以下，同时放入已测好的 40℃的水中，3min 后取出检视。若读数误差在 0.2℃以上、玻璃管有裂痕、汞柱自行下降，均为不合格体温计。合格体温计用纱布擦干后，放入清洁容器内备用。

考点　体温计的消毒、检测

（三）体温测量技术

【目的】

1. 判断体温有无异常。
2. 监测体温变化，分析热型，协助诊断。
3. 为疾病的诊断、治疗、护理提供依据。

【操作程序】

1. 护士准备　衣帽整洁，修剪指甲，洗手，戴口罩。评估患者年龄、意识状态、治疗及反应、心理状态、合作程度，测量部位皮肤、黏膜情况，影响因素。

2. 患者准备　患者了解测量体温的目的、方法、注意事项及配合要点。测量前 20 ～ 30min 无剧烈运动、进食、洗澡、坐浴、灌肠等影响体温的因素。情绪稳定，体位舒适。

3. 用物准备　治疗盘内备清洁体温计、消毒液纱布、弯盘、记录本、笔及有秒针的表。测肛温时，需另备润滑油、棉签、卫生纸。

4. 环境准备　病室安静、整洁，光线充足。

5. 操作步骤　见表 10-2。

表 10-2　体温测量技术

操作步骤	操作方法	沟通与人文关怀
核对解释	核对患者床号、姓名、手腕带；解释操作目的、配合方法及注意事项，取得患者合作	（患者尊称）您好！我是护士 ××，麻烦您告诉我您的床号和姓名好吗？让我核查一下您的腕带（核对无误） 根据您的病情，现需要为您测一下体温，您在半小时内有没有进食、喝冷或热的饮料、运动或情绪激动等，如果没有，现可以测量，您可以配合我吗
选择部位	根据患者情况选择合适测量部位	
◆测口温		
放置口表	将口表的汞端斜放于舌下热窝处（图 10-5），此处靠近舌动脉，是口腔中温度最高的部位	体温计已消毒，请您张口
正确测量	嘱患者闭唇含住口表，用鼻呼吸，勿用牙咬体温计，测量 3min，获得准确的测量值	好，请您不要用牙齿咬体温计，用双唇夹住体温计，用鼻呼吸，保持这样的姿势 3min
◆测腋温		
放置腋表	擦干腋窝汗液，将腋表汞端放于腋窝处（图 10-6）	您的腋下有汗，我帮您擦一下。好，体温计放在您的腋窝处

续表

操作步骤	操作方法	沟通与人文关怀
正确测量	指导患者屈臂过胸，体温计紧贴皮肤，测量 10min，获得准确的测量值	您这样屈臂过胸夹住体温计 10min，如有不适请随时告诉我
◆测肛温		
安置卧位	患者可取侧卧、俯卧或屈膝仰卧位，暴露测温部位便于测量，注意保护隐私部位	您放心！围帘已拉上，这样躺着还舒服吧
正确测量	润滑肛表汞端，轻轻插入肛门 3 ～ 4cm。婴幼儿只需将汞端轻轻插入肛门即可，护士注意扶持固定肛表（图 10-7），测量 3min 获得准确的测量值	请您放松，肛表已插好，保持这样的姿势 3min
检测记录	擦净体温计，正确读数、记录（测肛温时为患者擦净肛门），告知测量结果，感谢患者合作	（患者尊称），体温已测好，您不用紧张，医生会帮您尽快解决问题的
整理消毒	协助患者取舒适体位，整理好衣被 将体温计浸泡于盛有消毒液的容器中（肛表应先用蘸有消毒液的纱布擦净）	您这样躺着舒服吗？还有什么需要吗？没有的话您现在先休息，有事可以按铃，我们也会及时来看您，谢谢您的配合

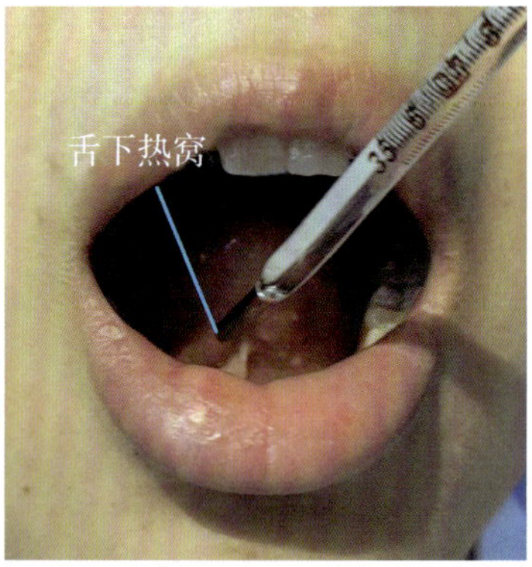

图 10-5　测量口温的方法

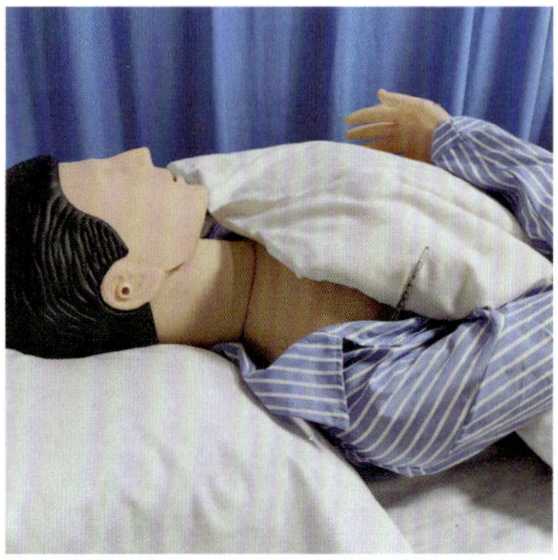
图 10-6　测量腋温的方法

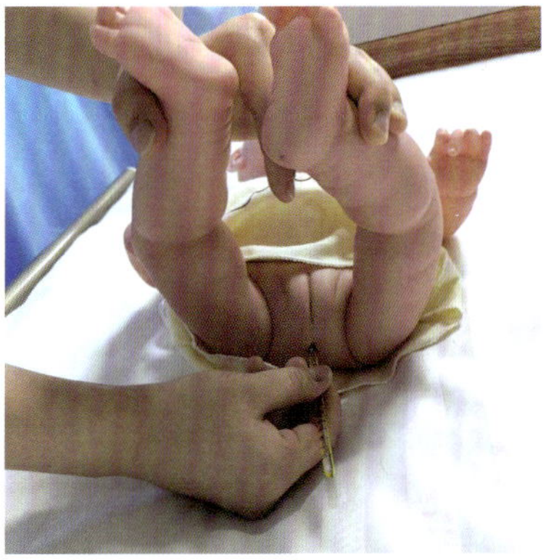
图 10-7　婴儿仰卧测量肛温的方法

链　接

额　温　枪

额温枪测体温，方法简单，耗时短、感染风险小，适用于传染病和大量易感人群的测温。测量前让被测者在测试环境中安静休息几分钟，测量时要求探头垂直于前额的正中眉心，测量距离一般在 3cm 左右，额部汗液要擦拭干净，不要有遮挡。缺点是容易受到气温和风速的影响，从而产生误差。

【注意事项】

1. 测量体温前，应清点体温计的数量，检查体温计是否完好，汞柱是否在 35℃以下。

2. 昏迷、婴幼儿、精神异常、口腔疾病、口鼻手术、张口呼吸者，不宜测口温。进食或面颊部冷、热敷后，应间隔 30min 后测量口温。

3. 腋下有创伤、炎症、手术，腋下出汗较多，肩关节受伤或极度消瘦夹不紧体温计者，不宜测腋温。

4. 直肠、肛门疾病或手术、腹泻者，禁忌测肛温；心肌梗死患者不宜测肛温，以免刺激肛门引起迷走神经反射，导致心动过缓；坐浴或灌肠后，应间隔 30min 后测量肛温。

5. 测口温时，若患者不慎咬破体温计，应立即清除玻璃碎屑以免损伤唇、舌、口腔、食管和胃肠道黏膜，再口服蛋清或牛奶以延缓汞的吸收。病情允许可服用粗纤维食物，以促进汞的排出。

6. 当发现测得体温与病情不相符合时，应在床边重新监测，必要时做口温和肛温对照复查。

7. 做好体温计的清洁消毒工作，防止交叉感染。传染病患者的体温计应固定使用。

考点 体温测量技术及注意事项

第 2 节　脉搏的评估与护理

案例 10-2

患者，女，65 岁。因“冠心病，心房颤动”入院，查体：T 36.8℃，心率 110 次 / 分，P 80 次 / 分，R 18 次 / 分。

问题： 1. 患者此时出现了何种脉搏异常？

2. 对于这位患者，测量心率、脉率的正确方法是什么？

在每一个心动周期中，随着心脏节律性的收缩和舒张，动脉内的压力会发生周期性变化，导致动脉管壁产生有节律的搏动，称为动脉脉搏，简称脉搏。通过脉搏测量可了解心率、心律、心输出量及外周阻力情况，客观掌握心脏的功能状态。

一、正常脉搏与生理性变化

（一）正常脉搏

1. 脉率　指每分钟脉搏搏动的次数。正常成人在安静状态下，脉率为 60 ～ 100 次 / 分。脉率受多种因素影响会在一定范围内波动。正常情况下，脉率与心率是一致的，当脉搏微弱不易测定时可测心率。

2. 脉律　指脉搏的节律性。正常脉律均匀规则，间隔时间相等。但在正常小儿、青年和部分成年人中可出现吸气时脉率增快，呼气时减慢的现象，表现为脉搏跳动的间隔时间不等，称为窦性心律不齐，一般无临床意义。

3. 脉搏强弱　指血流冲击血管壁的力量强度大小。正常情况下脉搏强弱相同。脉搏的强弱取决于动脉充盈程度、脉压大小及动脉管壁的弹性。

4. 动脉壁的情况　触诊时可感觉到的动脉壁情况。正常动脉管壁光滑、柔软，有一定弹性。

（二）生理性变化

1. 年龄　脉率随年龄的增长会逐渐降低，到老年时又轻度增加。一般新生儿、幼儿的脉率较快，成人逐渐减慢，老年人稍增快。各年龄组的平均脉率见表 10-3。

表 10-3 各年龄组平均脉率

年龄	平均脉率（次/分）	
出生～1个月	120	
1～12个月	120	
1～3岁	100	
3～6岁	100	
6～12岁	90	
12～14岁	85（男）	90（女）
14～16岁	80（男）	85（女）
16～18岁	75（男）	80（女）
18～65岁	72	
65岁以上	75	

2. 性别 同龄女性的脉搏比男性稍快，通常每分钟快5次左右。

3. 活动、情绪 运动、兴奋、焦虑、恐惧可使脉率增快；休息、睡眠时可使脉率减慢。

4. 饮食、药物 进食、饮浓茶或咖啡、使用兴奋剂可使脉率加快；禁食，使用镇静剂、洋地黄类药物可使脉率减慢。

考点 正常脉搏

二、异常脉搏的评估与护理

（一）异常脉搏

1. 脉率异常

（1）速脉 又称心动过速，是指在安静状态下，成人脉率＞100次/分。常见于发热、甲状腺功能亢进、大出血、疼痛、贫血、休克、心力衰竭等患者。一般体温每升高1℃，成人脉率每分钟约增加10次，儿童约增加15次。

（2）缓脉 又称心动过缓，是指在安静状态下，成人脉率＜60次/分。常见于颅内压增高、甲状腺功能减退、房室传导阻滞或服用某些药物（如洋地黄、利血平等）。

2. 节律异常

（1）间歇脉 在一系列正常规则的脉搏中，出现一次提前而较弱的脉搏，其后有一较正常延长的间歇（代偿性间歇），称间歇脉，亦称过早搏动或期前收缩。每隔一个正常搏动后出现一次过早搏动，称二联律；每隔两个正常搏动后出现一次过早搏动，称三联律。间歇脉多见于各种器质性心脏病或洋地黄中毒等患者。少数健康人在过度疲劳、情绪激动时偶尔也可出现。

（2）绌脉 又称脉搏短绌，是指在同一单位时间内脉率小于心率。听诊时心率快慢不一，心律完全不规则，心音强弱不等。常见于心房颤动的患者。

3. 强弱异常

（1）洪脉 当心输出量增加，周围动脉阻力较小，动脉充盈度和脉压较大时，脉搏搏动强大有力，称洪脉。常见于高热、甲状腺功能亢进、主动脉瓣关闭不全等患者。

（2）丝脉　当心输出量减少，周围动脉阻力较大，动脉充盈度较低时，脉搏搏动细弱无力，触脉如细丝，称丝脉。常见于休克、大出血、心功能不全等患者。

（3）水冲脉　脉搏骤起骤落，急促而有力，如潮水涨落样，称水冲脉。主要由于脉压增大所致。常见于甲状腺功能亢进、严重贫血、主动脉瓣关闭不全、先天性动脉导管未闭等患者。

（4）奇脉　当平静吸气时脉搏明显减弱或消失，称奇脉。主要由于左心室排血量减少所致。常见于心包积液、缩窄性心包炎的患者。

（5）交替脉　节律正常而强弱交替出现的脉搏，称交替脉。交替脉为心肌损害的一种表现，主要由左心室收缩强弱交替出现而引起，常见于冠心病、高血压心脏病、主动脉瓣关闭不全等患者。

4. 动脉壁异常　正常动脉用手指压迫时，在其远心端动脉管处不能触及，若仍能触到者，提示动脉硬化。早期动脉硬化表现为动脉壁变硬，失去弹性，触诊呈条索状如按琴弦，严重者可出现动脉迂曲或结节。

（二）异常脉搏的护理

1. 活动与休息　根据病情指导患者适量活动，必要时增加卧床时间，以减少心肌耗氧量，必要时给予氧疗。

2. 观察病情　观察脉搏有无频率、节律和强弱的异常，以及动脉壁的弹性；指导患者按时服药并观察药物疗效及不良反应。

3. 急救准备　各种急救物品齐全，抢救仪器处于备用状态。

4. 心理护理　进行有针对性的心理护理，以缓解患者的紧张、焦虑、恐惧等情绪。

5. 健康教育　指导患者及家属合理饮食，戒烟戒酒，勿用力排便；认识脉搏监测的重要性，掌握正确监测方法，学会自我护理。

考点 异常脉搏

三、脉搏的测量

【目的】

1. 判断脉搏有无异常。
2. 监测脉搏变化，了解心脏的功能状态。
3. 为疾病的诊断、治疗、护理提供依据。

【操作程序】

1. 护士准备　衣帽整洁，修剪指甲，洗手，戴口罩。评估患者年龄、病情、治疗及反应、合作程度，肢体有无偏瘫、功能障碍，影响因素。

2. 患者准备　患者了解测量脉搏的目的、方法、注意事项及配合要点。测量前 20 ～ 30min 无剧烈运动、情绪激动等影响脉搏的因素。

3. 用物准备　有秒针的表、记录本和笔，必要时备听诊器。

4. 环境准备　病室安静、整洁，光线充足。

5. 操作步骤　见表 10-4。

表 10-4 脉搏测量技术

操作步骤	操作方法	沟通与人文关怀
核对解释	核对患者床号、姓名、手腕带；解释测量目的、方法及注意事项，取得患者配合	（患者尊称）您好！我是护士 ××，麻烦您告诉我您的床号和姓名好吗？让我核查一下您的腕带(核对无误） 根据您的病情，现为您测量一下脉搏，您在半小时内有没有进食、喝冷或热的饮料、运动或情绪激动等，如果没有现在可以测量，您可以配合我吗
选择部位	浅表、靠近骨骼的大动脉均可作为测量脉搏的部位，如桡动脉、颞动脉、颈动脉、肱动脉、腘动脉、足背动脉、胫骨后动脉和股动脉等（图 10-8）。临床最常用的测量部位为桡动脉	—
正确测量	护士将示指、中指、环指的指端放在桡动脉搏动处，压力大小以能清晰触及脉搏搏动为宜，测量 30s，将所测数值乘 2，即为脉率。异常脉搏、危重患者应测 1min。若脉搏触摸不清，可用听诊器测心率	温暖手指后放于测量部位
绌脉测量	绌脉患者，应由 2 名护士同时测量。一人听心率，另一人测脉率，由听心率者发出“起”与“停”的口令，计数 1min（图 10-9）	听心率的护士，用手心温暖听诊器胸件后放于患者心前区；测脉搏护士温暖手指后将手指放于测脉搏的部位
记录整理	记录方式：次 / 分，如 76 次 / 分；绌脉：心率 / 脉率 / 分，如 100/76/ 分，告知患者测量结果，感谢配合	（患者尊称），脉搏已测好，您这样躺着舒服吗？还有什么需要吗？有事可以按铃，我们也会及时来看您，谢谢您的配合

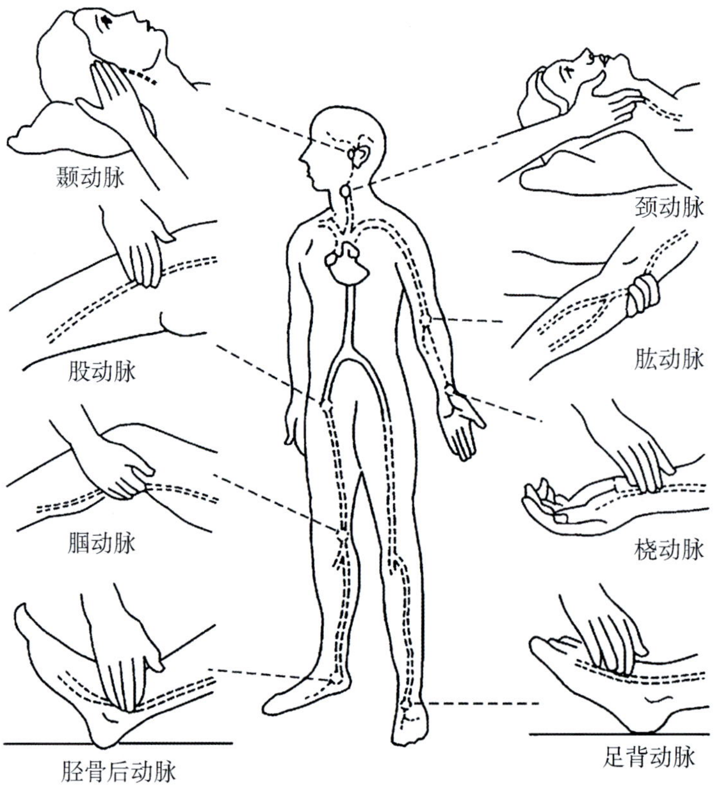

图 10-8 常用诊脉部位

【注意事项】

1. 勿用拇指诊脉　因拇指处的小动脉搏动较强，易与患者的脉搏相混淆。

2. 为有肢体损伤或偏瘫患者测脉率时，应选择健侧肢体，以免患侧肢体血液循环不良影响测量结果的准确性。

3. 测量脉率时，应注意脉搏的节律、强弱，动脉管壁的弹性等，发现异常及时报告并作记录。

考点 脉搏测量技术及注意事项

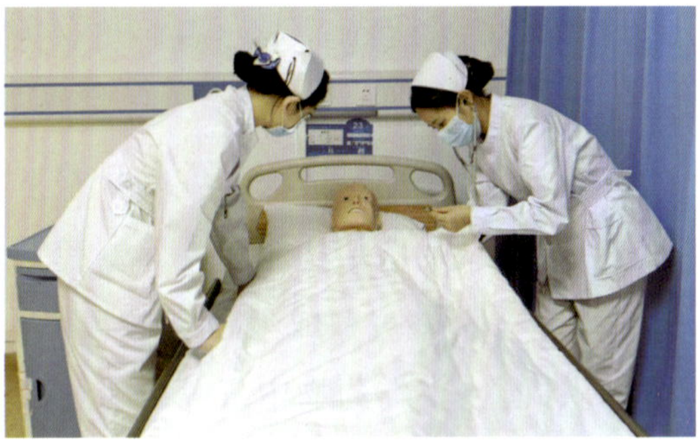

图 10-9　绌脉测量方法

第 3 节　呼吸的评估与护理

案例 10-3

患者，男，41 岁，因高空作业不慎坠落致昏迷 1h。患者呼吸呈现由浅慢逐渐加深加快，又由深快逐渐变为浅慢，继之暂停 30s 后，再度出现上述状态的呼吸。

问题：1. 此患者的呼吸是何种呼吸异常？

2. 该呼吸异常常见于哪些疾病？

机体在新陈代谢过程中，需要不断地从外环境中摄取氧气，并把自身产生的二氧化碳排出体外，这种机体与环境之间进行气体交换的过程，称为呼吸。护士通过对呼吸观察和测量，可以了解患者呼吸系统功能状况，以满足患者的生理需要。

一、正常呼吸与生理性变化

（一）正常呼吸

正常成人在安静状态下，呼吸频率为 16 ～ 20 次 / 分，节律规则，呼吸运动均匀无声，且不费力。呼吸和脉搏的比例为 1 ∶ 5 ～ 1 ∶ 4。呼吸的方式一般是男性及儿童以腹式呼吸为主；女性以胸式呼吸为主。

（二）生理性变化

1. 年龄　年龄越小，呼吸频率越快，如新生儿呼吸约 44 次 / 分。

2. 性别　同年龄的女性比男性呼吸稍快。

3. 活动　剧烈运动使机体代谢增加而引起呼吸加快，而休息、睡眠时呼吸则减慢。

4. 情绪　强烈情绪变化，如恐惧、害怕、愤怒、悲伤或兴奋等刺激呼吸中枢，引起呼吸加快或屏气。

5. 气压　气压的变化也会影响呼吸。如人处在高山或飞机上的高空低氧环境时，因吸入的氧气不足，呼吸便代偿性地加深加快。

6. 其他　环境温度升高，呼吸会加深加快。

考点 正常呼吸范围

二、异常呼吸的评估与护理

（一）异常呼吸

1. 频率异常

（1）呼吸过速　成人在安静状态下，呼吸频率＞ 24 次 / 分，称呼吸过速。常见于疼痛、发热、贫血、甲状腺功能亢进等患者。一般体温每升高 1℃，呼吸频率增加 3 ～ 4 次 / 分。

（2）呼吸过缓　成人在安静状态下，呼吸频率＜ 10 次 / 分，称呼吸过缓。常见于颅内压增高、巴比妥类药物中毒等。

2. 深浅度异常

（1）深度呼吸　又称库斯莫尔呼吸，是一种深而规则的大呼吸，可伴有鼾声。常见于糖尿病、尿毒症等引起的代谢性酸中毒患者。

（2）浅快呼吸　是一种浅表而不规则的呼吸，有时呈叹息样。可见于肋骨骨折、呼吸肌麻痹、肺与胸膜疾病、严重腹胀、腹水等患者，也可见于濒死期患者。

3. 节律异常

（1）潮式呼吸　又称陈 - 施呼吸，是一种周期性的呼吸异常，表现为呼吸由浅慢逐渐变为深快，再转为浅慢，再经一段时间的呼吸暂停（5 ～ 30s）后，又开始重复以上的周期性变化。潮式呼吸提示呼吸中枢兴奋性减弱或高度缺氧。多见于中枢神经系统疾病，如脑炎、脑膜炎、颅内压增高、巴比妥类药物中毒等。

（2）间停呼吸　又称比奥呼吸，表现为有规律呼吸几次后，突然停止呼吸，间隔一段时间后又开始呼吸，如此反复交替。间停呼吸提示呼吸中枢兴奋性显著降低。多见于颅内病变或呼吸中枢衰竭的患者，预后不良，常发生于呼吸完全停止前。

4. 声音异常

（1）蝉鸣样呼吸　表现为吸气时产生一种极高的音响，似蝉鸣样。多由上呼吸道阻塞、受压，空气吸入困难所致。常见于喉头水肿、喉头异物等。

（2）鼾声呼吸　表现为呼吸时发出一种粗大的鼾声。由气管或支气管内有较多的分泌物积蓄所致，多见于昏迷、睡眠呼吸暂停综合征的患者。

5. 呼吸困难　指呼吸频率、节律和深浅度的异常。患者主观感觉空气不足，胸闷，客观表现为呼吸费力，可有端坐呼吸、鼻翼扇动、辅助呼吸肌参与呼吸活动及末梢发绀等。根据临床表现，呼吸困难可分为如下 3 种。

（1）吸气性呼吸困难　表现为吸气费力，吸气时间延长，并伴有明显的三凹症（胸骨上窝、锁骨上窝、肋间隙凹陷）。原因：由于上呼吸道部分梗阻，气流进入肺部不畅，呼吸肌收缩，肺内负压增高所致。见于喉头水肿、喉头异物等患者。

（2）呼气性呼吸困难　表现为呼气费力，呼气时间延长。原因：由下呼吸道部分梗阻，气流呼出不畅所致。多见于支气管哮喘、阻塞性肺气肿等患者。

（3）混合性呼吸困难　表现为吸气、呼气均感费力，呼吸表浅，频率增加。原因：由广泛性肺部病变使呼吸面积减少，影响换气功能所致。见于重症肺炎、广泛性肺纤维化、大量胸腔积液、大面积肺不张等患者。

（二）异常呼吸的护理

1. 保持呼吸道通畅　及时清理呼吸道分泌物，指导患者有效咳嗽、体位引流，对痰液黏稠者给予雾化吸入稀释痰液，必要时采取机械吸痰等措施。

2. 协助治疗　遵医嘱用药、给予氧气吸入或使用人工呼吸机，以提高动脉血中的氧含量，改善呼吸困难。

3. 改善环境　调节室内温、湿度，适时通风，保持空气清新、湿润，以减少呼吸道不适感；提供安静环境可利于患者休息，减少耗氧量。

4. 观察病情　观察呼吸的频率、节律，有无呼吸困难及其他伴随症状；观察药物疗效及不良反应。

5. 心理护理　紧张、恐惧等情绪因素可加重缺氧，应细心安慰和护理，保持患者情绪稳定。

6. 健康教育　指导患者及家属认识呼吸监测的重要性，并能正确测量呼吸，做好自我护理；培养患者良好的生活方式；教会患者呼吸训练方法，如缩唇呼吸、腹式呼吸等。

考点 异常呼吸及护理措施

三、呼吸的测量

【目的】

1. 判断呼吸有无异常。
2. 监测呼吸，了解呼吸系统功能状态。
3. 为疾病的诊断、治疗、护理提供依据。

【操作程序】

1. 护士准备　衣帽整洁，修剪指甲，洗手，戴口罩。评估患者年龄、病情、意识状态、治疗及反应，影响因素。

2. 患者准备　患者在测量前 20 ～ 30min 无剧烈运动、情绪激动等影响呼吸的因素。

3. 用物准备　有秒针的表、记录本和笔，必要时备棉絮。

4. 环境准备　病室安静、整洁，光线充足。

5. 操作步骤　见表 10-5。

表 10-5　呼吸测量技术

操作步骤	操作方法	沟通与人文关怀
核对无误	核对患者床号、姓名、手腕带，确认患者	（患者尊称）您好！我是护士 ××，麻烦您告诉我您的床号和姓名好吗？让我核查一下您的腕带（核对无误） 您在半小时内有没有进食、喝冷或热的饮料、运动或情绪激动等，没有啊，好

续表

操作步骤	操作方法	沟通与人文关怀
正确测量	护士将手放在患者的诊脉部位保持诊脉状态，使患者处于自然的呼吸状态，观察患者胸部或腹部的起伏（一起一伏为一次呼吸）；测量30s，所得数值乘2，即为呼吸频率，若患者呼吸不规则或是婴儿应测1min，危重患者呼吸微弱不易观察时，可用少许棉絮置于患者鼻孔前，观察棉絮被吹动情况，计数1min	—
记录整理	记录方式：次/分，如19次/分；告知患者测量结果，感谢配合	测量结束，您这样躺着舒服吗？还有什么需要吗？有事按呼叫器，我们也会及时来看您，谢谢您的配合

【注意事项】

1. 呼吸受意识控制，测呼吸时应转移患者注意力，使其处于自然呼吸状态，以保证测量的准确性。

2. 幼儿宜先测量呼吸，再测体温。因测量体温时幼儿易哭闹，会影响呼吸测量。

3. 测量呼吸时，注意观察呼吸的深浅度、节律，有无异常声音等，以准确评估患者的呼吸系统功能状况。

考点 呼吸测量的技术及注意事项

第4节　血压的评估与护理

案例 10-4

患者，男，68岁。有高血压病史20年，今天以脑栓塞收入院，神志清楚，右侧肢体偏瘫。测量其血压为182/120mmHg。

问题： 1. 护士为其测血压时应选择何部位？为什么？

2. 在测量血压过程中，发现血压的搏动音听不清时，应如何重新测量？

血压是血液在血管内流动时，对血管壁产生的侧压力。血压分为动脉血压和静脉血压，如无特别注明一般指肱动脉血压。血压会随着心室的收缩和舒张而发生规律性变化，当心脏收缩时，血液射入主动脉，此时动脉管壁所承受压力的最高值为收缩压；当心脏舒张时，动脉管壁弹性回缩，此时动脉管壁所承受压力的最低值为舒张压。收缩压与舒张压之差为脉压。

一、正常血压与生理性变化

（一）正常血压

以肱动脉血压为标准，正常成人在安静状态下，血压范围为收缩压90～139mmHg（12.0～18.5kPa），舒张压60～89mmHg（8.0～11.8kPa），脉压30～40mmHg（4.0～5.3kPa）。

血压的计量单位有mmHg和kPa两种，mmHg和kPa之间的换算关系：

1mmHg=0.133kPa　　　1kPa=7.5mmHg

（二）生理性变化

正常人的血压经常在一个较小的范围内波动，保持相对的恒定。也可因各种因素的影响而有所改变，常以收缩压的改变为主。

1. 年龄和性别　血压随年龄增长而逐渐增高，并以收缩压升高更为显著；青春期前男女之间血压差异较小，更年期以前女性血压略低于男性，更年期后无明显差别。

2. 昼夜和睡眠　一般清晨血压最低，傍晚血压最高；过度劳累或睡眠不佳时血压稍增高。

3. 情绪和疼痛　紧张、恐惧、兴奋、焦虑、发怒等情绪状态，收缩压可增高，舒张压一般无变化；疼痛可使血压升高，但若剧烈疼痛时，血压会下降。

4. 体位改变　站立位血压高于坐位，坐位血压高于卧位，这与重力引起的代偿机制有关。长期卧床、贫血或使用降压药物的患者，若由卧位变成站立位时，可出现头晕、心慌等直立性低血压的表现。

5. 测量部位　一般右上肢血压约高于左上肢 10 ～ 20mmHg，下肢收缩压比上肢高 20 ～ 40mmHg（如用上肢袖带测量）。

6. 环境温度　在寒冷环境中，由于末梢血管收缩，血压可上升；在高温环境下，由于皮肤血管扩张，血压可略下降。

此外，剧烈运动、吸烟可使收缩压升高。饮酒、摄盐过多、应用某些药物等对血压也有影响。

考点　正常血压及其生理性变化

二、异常血压的评估与护理

（一）异常血压

1. 高血压　在未使用降压药物的情况下，成人收缩压≥ 140mmHg 和（或）舒张压≥ 90mmHg。

正常成人血压标准的制定主要由大规模流行病学资料分析获得，其经历了多次改变。《中国高血压防治指南（2023 年修订版）》的规定，见表 10-6。

2. 低血压　指正常状态下，成人收缩压低于 90mmHg，舒张压低于 60mmHg。常见于休克、大量失血、急性心力衰竭等患者。

3. 脉压变化

（1）脉压增大　脉压超过 40mmHg 称脉压增大。见于主动脉硬化、主动脉瓣关闭不全、甲状腺功能亢进等。

（2）脉压减小　脉压低于 30mmHg 称脉压减小。见于心力衰竭、心包积液、缩窄性心包炎等。

表 10-6　血压水平的定义和分类

类别	收缩压（mmHg）		舒张压（mmHg）
理想血压	＜ 120	和	＜ 80
正常血压	120 ～ 129	和	80 ～ 84

续表

类别	收缩压（mmHg）		舒张压（mmHg）
正常高值	130 ～ 139	和（或）	85 ～ 89
高血压	≥ 140	和（或）	≥ 90
1 级高血压（轻度）	140 ～ 159	和（或）	90 ～ 99
2 级高血压（中度）	160 ～ 179	和（或）	100 ～ 109
3 级高血压（重度）	≥ 180	和（或）	≥ 110
单纯收缩期高血压	≥ 140	和	＜ 90

注：若患者的收缩压与舒张压分属不同级别时，以较高的分级为准。

（二）异常血压的护理

1. 监测血压　判断血压有无异常，若有异常应加强监测，及时了解血压变化，并密切观察其伴随症状。

2. 休息与活动　根据患者血压情况，合理安排休息与活动。高血压初期不限制一般的体力活动，但避免重体力活动，可进行散步、打太极拳等适度运动；血压较高时应嘱患者卧床休息；血压过低时，应迅速安置患者于平卧位，并针对病因给予应急处理。

3. 心理护理　长期的抑郁或情绪激动、急剧而强烈的精神创伤可使交感 - 肾上腺素活性增强，血压升高。因此有针对性地进行心理指导，训练患者自我控制力，消除紧张和压抑的情绪，保持最佳心理状态，主动配合治疗与护理。

4. 生活习惯　良好的生活习惯是保持健康、维持血压正常的重要条件。如饮食选择易消化、低脂、低胆固醇、低盐、高维生素、富含纤维素的食物，保证足够的睡眠、养成定时排便的习惯、注意保暖、避免冷热刺激等。

5. 健康教育　告知患者建立良好的生活习惯，学会血压监控与紧急情况的处理方法，帮助患者消除影响血压变化的不良生活方式，如戒烟、戒酒等。低血压的患者应注意适度运动，增强体力，必要时应用中药调治。

考点 高血压及其护理措施

三、血压的测量

（一）血压计的种类

常用血压计的种类：汞柱式血压计（台式和立式）、表式血压计（弹簧式）和电子血压计三种。

（二）血压计的构造

血压计的构造主要由三个部分组成。

1. 输气球及压力阀门　输气球可向袖带气囊充气；压力阀门可调节空气压力大小。

2. 袖带　由内层长方形扁平的橡胶气囊和外层布套组成，橡胶气囊上有两根橡胶管，一根连输气球，另一根与压力表相通。

袖带的长度和宽度应符合标准：通常袖带橡胶气囊长 24cm、宽 12cm，布套长 48cm；下肢袖带比上肢袖带宽 2cm，长约 135cm。小儿袖带要求：新生儿长 5 ～ 10cm，宽 2.5 ～ 4cm；婴儿长 12 ～ 13.5cm，宽 6 ～ 8cm；儿童长 17 ～ 22.5cm，宽 9 ～ 10cm。

3. 测压计

（1）汞柱式血压计（图 10-10）　由玻璃管、标尺、汞槽三部分组成。血压计盒盖内壁上固定有一根玻璃管，管面上标有双刻度为 0 ～ 300mmHg（0 ～ 40kPa），每小格相当于 2mmHg（0.5kPa）；玻璃管上端和大气相通，其下端和汞槽相通。汞槽内装有汞，输气球输入空气后，汞柱由玻璃管底部上升，汞柱上缘所指即为压力刻度。汞柱式血压计的优点是测得数值较准确可靠，缺点是较重不宜携带，且玻璃管易碎。

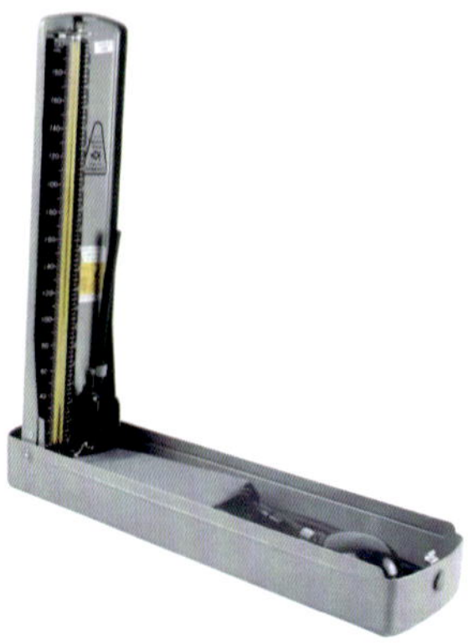

图 10-10　汞柱式血压计

（2）表式血压计（图 10-11）　呈圆盘状，外形似表，正面盘上标有刻度及读数，盘中央有一指针，充气、放气时以指示血压数值。其优点是体积小，便于携带，缺点是应定期和汞柱式血压计校验。

（3）电子血压计（图 10-12）　袖带内有一换能器，可自动采样，微电脑控制数字运算、自动充气、放气程序，无须用听诊器听诊，数秒钟内可得到血压数值。优点是清晰直观，使用方便，也可排除测量者听觉不灵敏、噪声干扰等造成的误差，缺点是需定期校验，对严重心律不齐或心力衰竭者、处于急救或手术后的重症监护患者、手臂过细或过短的婴幼儿不适用。

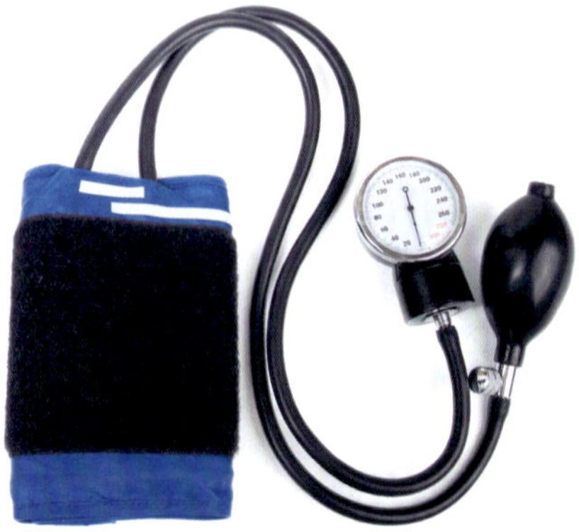

图 10-11　表式血压计

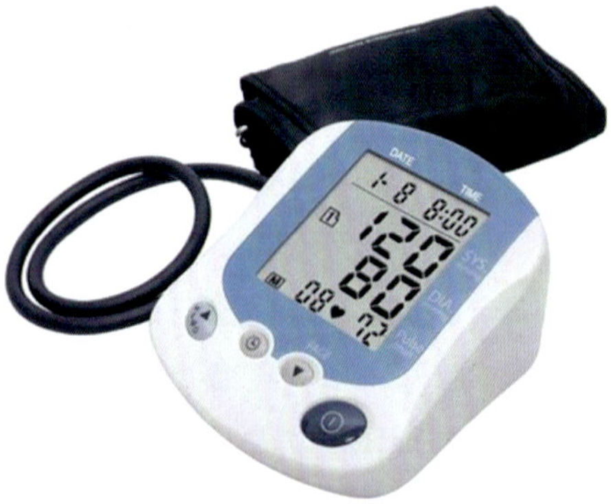

图 10-12　电子血压计

（三）血压测量技术

【目的】

1. 判断血压有无异常。

2. 监测血压变化，了解循环系统的功能状况。

3. 为诊断、治疗、护理提供依据。

【操作程序】

1. 护士准备　衣帽整洁，修剪指甲，洗手，戴口罩。评估患者年龄、病情、治疗及反应、合作程度，肢体有无偏瘫、功能障碍，基础血压值及影响因素。

2. 患者准备　患者了解测量血压的目的、方法、注意事项及配合要点。测量前 20 ～

30min 无运动、吸烟、情绪变化等影响血压的因素。

3. 用物准备　血压计、听诊器、记录本及笔。汞柱式血压计应检查玻璃管有无裂损，汞柱是否在“0”点，输气球与橡胶管有无漏气。

4. 环境准备　病室安静、整洁，光线充足。

5. 操作步骤　见表 10-7。

表 10-7　血压测量技术

操作步骤	操作方法	沟通与人文关怀
核对解释	核对患者床号、姓名、腕带，解释目的、配合方法及注意事项，取得患者配合	（患者尊称）您好！我是护士 ××，麻烦您告诉我您的床号和姓名好吗？让我核查一下您的腕带（核对无误） 根据您的病情，现为您测一下血压，您在半小时内有没有进食、喝冷或热的饮料、运动或情绪激动等，如果没有，现在可以测量，您可以配合我吗
◆上肢肱动脉测量		
安置体位	患者取坐位或仰卧位，被测肢体与心脏处于同一水平（坐位平第四肋、卧位平腋中线），卷袖露臂，手掌向上，肘部伸直，必要时脱袖，以免袖口过紧，影响血压准确性	为保证测量值的准确性，需给您摆一个合适的体位，好，谢谢配合。这样您感觉舒服吗
缠绕袖带	放妥血压计，开启汞槽开关驱尽袖带内空气，将袖带橡胶管向下，正对肘窝平整地缠于上臂，袖带下缘距肘窝 2 ～ 3cm，松紧以能放入一指为宜，触摸肱动脉搏动，将听诊器胸件置于肱动脉搏动最明显处	将听诊器胸件放于手心，温暖听诊器胸件后放于肱动脉波动处
◆下肢腘动脉测量		
安置体位	患者可取仰卧、俯卧或侧卧位。协助患者卷裤或脱去一侧裤腿，露出测量部位。便于测量，同时减少误差）	为保证测量值的准确性，需给您摆一个合适的体位，好，谢谢配合。这样您感觉舒服吗
缠绕袖带	将袖带缠于大腿，其下缘距腘窝 3 ～ 5cm，松紧以能放入一指为宜，触摸腘动脉搏动，将听诊器胸件置于腘动脉搏动最明显处	将听诊器胸件放于手心，温暖听诊器胸件后放于腘动脉波动处
均匀注气	关闭气门，均匀充气至动脉搏动音消失再升高 20 ～ 30mmHg，充气时不可过快过猛，以免汞溢出	为了便于测量，请您保持安静
缓慢放气	缓慢放气（以每秒 4mmHg 的速度），注意肱动脉搏动声音和汞柱刻度变化，视线应与汞柱所指刻度保持同一高度	—
判断测值	当听到第一声搏动音时，汞柱所指刻度为收缩压；当搏动声突然减弱或消失，汞柱所指刻度为舒张压	—

续表

操作步骤	操作方法	沟通与人文关怀
整理归位	测量后排尽袖带内余气，整理袖带放入盒内，将血压计盒盖向右倾 45°，使汞全部流回槽内，关闭汞槽开关，平稳放置协助患者取舒适体位，正确解释测量结果，感谢患者配合	（患者尊称），血压已测好，您这样躺着舒服吗？还有什么需要吗？有事可以按呼叫器，我们也会及时来看您，谢谢您的配合
记录测值	记录方式：收缩压 / 舒张压 mmHg，如变音与消失音之间有差异时，两个读数都应记录，即收缩压 / 变音～消失音 mmHg，如 170/90 ～ 50mmHg。若测量下肢腘动脉则注明为下肢血压	—

【注意事项】

1. 测量前应检查血压计、听诊器和袖带是否符合要求　玻璃管有无裂痕，其上端是否与大气相通；汞是否充足；橡胶管、输气球有无老化漏气等。

2. 对需密切观察血压的患者，应做到四定　定时间、定部位、定体位、定血压计，有助于测定的准确性和对照的可比性。

3. 正确选择测量部位　为偏瘫、肢体外伤或手术的患者测血压时，应选择健侧肢体测量；一侧肢体正在输液或施行手术者，应选择对侧肢体测量。

4. 排除影响血压测量的因素，保证测量值的准确性

（1）袖带过宽使大段血管受压，导致搏动音在到达袖带下缘之前已消失，故测得血压值偏低；袖带过窄测得的血压值偏高。

（2）袖带过紧使血管在未充气前已受压，测得血压值偏低；袖带过松使橡胶气囊呈球状，以致有效测量面积变窄，测得血压值偏高。

（3）肱动脉高于心脏水平，测得血压值偏低；肱动脉低于心脏水平，测得血压值偏高。

（4）视线低于汞柱，使血压读数偏高；视线高于汞柱，使血压读数偏低。

5. 发现血压异常或听不清时，应重新测量　重测时，应先将袖带内空气驱尽，汞柱降至“0”点，稍等片刻后再测量，一般连测 2 ～ 3 次，取其最低值，必要时可行双侧肢体血压测量对照。

考点　血压测量技术及注意事项

医者仁心

中国肝胆外科之父——吴孟超

中国共产党优秀党员，中国科学院院士，国家最高科学技术奖获得者，原第二军医大学副校长吴孟超同志，是我国肝胆外科的创始人和开拓者，从医 77 年来把党和人民的需要作为毕生追求，勇闯肝脏外科禁区，自主创新 30 多项重大医学成果。吴孟超院士认为：“一个好医生，眼里看的是病，心里装的是人。”冬天查房，他会先把听诊器暖好再用。他作为一名人民军医，遍布全国、成千上万的患者经他的医治恢复了健康，直到 90 岁的高龄仍然在手术台督战、在病房查房，生命不息，为民不止，为百姓工作了一辈子。

自 测 题

A_1/A_2 型题

1. 失血性休克患者的脉搏特征是
   A. 间歇脉　　B. 细脉
   C. 奇脉　　D. 洪脉
   E. 丝脉
2. 代谢性酸中毒患者的呼吸表现为
   A. 吸气性呼吸困难
   B. 呼气性呼吸困难
   C. 呼吸间断
   D. 呼吸深大而规则
   E. 呼吸浅表而不规则
3. 节律改变的呼吸是
   A. 潮式呼吸　　B. 呼吸缓慢
   C. 蝉鸣样呼吸　　D. 深度呼吸
   E. 鼾声呼吸
4. 喉头水肿患者可出现
   A. 呼吸浅表而不规则
   B. 呼吸深而规则
   C. 吸气性呼吸困难
   D. 呼气性呼吸困难
   E. 混合性呼吸困难
5. 测量血压时出现测量值偏高的因素有
   A. 血压计袖带宽度太宽
   B. 血压计袖带缠绕过紧
   C. 被测者手臂位置高于心脏
   D. 视线高于血压计刻度
   E. 血压计袖带宽度太窄
6. 患者，男，35 岁，因发热来院就诊。测量体温 39.5℃，诊断为“肺炎球菌性肺炎”，表现为皮肤苍白、干燥无汗、畏寒。该患者为发热过程的
   A. 高热持续期　　B. 体温上升期
   C. 缓解期　　D. 退热期
   E. 加重期
7. 患者，男，肺炎，入院时体温 40℃。为观察其体温变化，要求测量体温的时间为
   A. qh　　B. qd
   C. q4h　　D. q6h
   E. q8h
8. 患者，女，45 岁。下班后突感心慌，数脉搏发现每隔两个正常的搏动后出现一次过早搏动。此脉搏是
   A. 二联律　　B. 三联律
   C. 脉率异常　　D. 奇脉
   E. 脉搏短绌
9. 患者，男，60 岁。自感心慌、头晕就医，门诊医生听诊心率为 64 次 / 分，脉搏为 52 次 / 分，且心律不规则，心率快慢不一，心音强弱不等，给该患者测量脉搏时下列哪项不正确
   A. 常用桡动脉　　B. 不用拇指诊脉
   C. 测量时间 30s　　D. 剧烈活动要休息
   E. 一名护士测心率，一名护士测脉率
10. 患儿，男，3 岁。不慎将一粒花生米误吸入气管，出现三凹征，其呼吸困难的类型是
    A. 吸气性呼吸困难
    B. 呼吸性呼吸困难
    C. 混合性呼吸困难
    D. 频率性呼吸困难
    E. 节律性呼吸困难
11. 患者，女，70 岁，因头痛、头晕入院就诊。护士为其测血压为 170/100mmHg，诊断为高血压。在患者住院期间，为该患者测量血压时哪项操作不妥
    A. 使用固定的血压计
    B. 固定测量时的体位
    C. 固定一侧上肢测量
    D. 每天固定时间测量
    E. 若未听清楚时立即重测
12. 患者，男，20 岁，诊断为肺结核。护士为其测量体温后，应使用哪种方法消毒体温计
    A. 煮沸消毒　　B. 2% 碘酊擦拭

C. 70% 乙醇浸泡 D. 0.1% 氯己定浸泡
E. 戊二醛浸泡

13. 患者，男，65 岁，连续 3 天测血压均为 145/95mmHg。此患者属于
A. 正常血压
B. 正常高值
C. 高血压
D. 收缩压正常，舒张压升高
E. 收缩压升高，舒张压正常

14. 患者，女，55 岁。近日来头痛、恶心，有时呕吐，无发热，血压 150/93mmHg，脉搏 120 次 / 分。此脉搏称为
A. 速脉 B. 洪脉
C. 缓脉 D. 丝脉
E. 不整脉

A_3/A_4 型题

（15、16 题共用题干）

患者，男，30 岁。3 日来有时高热，体温达 40℃，有时体温 37.8℃左右。为明确病因入院待查。

15. 该患者的热型属于
A. 弛张热 B. 稽留热
C. 间歇热 D. 波浪热
E. 不规则热

16. 测口腔温度时患者不慎咬碎了体温计，护士应立即
A. 催吐
B. 洗胃
C. 让其服用韭菜
D. 清除其口腔内玻璃碎屑
E. 让其口服蛋清

（17、18 题共用题干）

患者，女，50 岁。因“先天性心脏病、心房纤颤、左侧肢体偏瘫”收入院。

17. 该患者常见的脉搏为
A. 丝脉 B. 洪脉
C. 细脉 D. 缓脉
E. 速脉

18. 此脉搏属于
A. 频率异常 B. 强弱异常
C. 节律异常 D. 波形异常
E. 动脉壁弹性异常

（19、20 题共用题干）

患者，男，69 岁。因头痛、头晕入院就诊，在安静状态下，其血压为 165/95mmHg，其余检查结果基本正常。

19. 该患者最有可能的诊断为
A. 脑出血 B. 冠心病
C. 高血压 D. 脑瘤
E. 脑膜炎

20. 为该患者做健康教育，下列选项内容不妥的是
A. 低钠饮食
B. 适度的体育锻炼
C. 多吃含纤维素多的食物，预防便秘
D. 规律服用降压药物
E. 在药物的作用下将血压控制得越低越好

（任 静）

第11章 饮食护理

第1节 医院饮食

案例 11-1

患者，男，50岁。因“消瘦、烦躁4个月”入院，入院诊断为“甲状腺功能亢进症”。医嘱：^{131}I 试验，拟行甲状腺大部切除术。

问题：1. 患者入院后应给予哪种饮食？

2. 该患者做 ^{131}I 试验前应禁食哪些食物？

3. 该患者行甲状腺大部切除术治疗，麻醉清醒后应给予哪种饮食？

根据患者病情不同的需要，医院饮食可分为三类：基本饮食、治疗饮食和试验饮食。

一、基本饮食

基本饮食包括普通饮食、软质饮食、半流质饮食和流质饮食四种（表 11-1）。

表 11-1 医院基本饮食

类别	适用范围	饮食原则	用法	可选食物
普通饮食	消化功能正常；无饮食限制；疾病较轻或恢复期的患者	营养均衡；与健康人饮食相似；易消化，无刺激	每日3餐，各餐按照比例分配，每日总能量2200～2600kcal，蛋白质70～90g，脂肪60～70g，碳水化合物约450g	一般食物都可采用，少食烟熏、油炸、罐头类、刺激性食品
软质饮食	消化吸收功能差；咀嚼不便者；小儿、老年人；低热；消化道术后恢复期的患者	营养均衡；易消化、易咀嚼；食物碎、软、烂；清淡、少盐、少粗纤维及强烈刺激性调料	每日3～4餐，每日总能量2200～2400kcal，蛋白质60～80g	馒头、包子、馄饨、软饭、面条、瘦嫩的肉类、蒸鸡蛋等
半流质饮食	口腔及消化道疾病；中等发热；体弱；手术后患者	食物呈半流质；无刺激性；易咀嚼，吞咽和消化；少粗纤维，营养丰富；少食多餐	每日5～6餐，每日总能量为1500～2000kcal，蛋白质50～60g，脂肪40～50g，碳水化合物250g，必要时补充维生素和矿物质	粥、面条、面片、泥、羹等

续表

类别	适用范围	饮食原则	用法	可选食物
流质饮食	口腔疾病、各种大手术后；急性消化道疾病；高热；病情危重或全身衰竭等患者	食物为液状，易吞咽、易消化，无刺激性；所含热量和营养素不足，只能短期使用	每日 6 ～ 7 餐，每次容量 200 ～ 300ml；每日总能量 800kcal 左右，蛋白质 40 ～ 50g	豆浆、牛奶、果汁、菜汁、米汤、稀藕粉等

二、治疗饮食

治疗饮食是指在基本饮食的基础上，根据患者病情的需要，适当调整热量和营养素，以达到治疗或辅助治疗的目的，从而促进患者的康复。基本原则是以平衡饮食为基础，在允许的范围内，除必须限制的营养外，其他均应供给齐全，配比合理（表 11-2）。

表 11-2　医院治疗饮食

饮食种类	适用范围	饮食原则及用法
高热量饮食	用于能量消耗较高的患者，如甲状腺功能亢进症、癌症、严重烧伤或创伤、结核病、高热、肝炎、胆道疾病、体重不足者、产妇等	基本饮食的基础之上加餐 2 次，可进食牛奶、豆浆、鸡蛋、藕粉、蛋糕、巧克力及甜食等。总热量约为 3000kcal/d
高蛋白饮食	用于高代谢患者，如烧伤、结核病、恶性肿瘤、贫血、甲状腺功能亢进症、大手术后等患者；低蛋白血症患者；肾病综合征患者；孕妇、乳母等	基本饮食的基础之上增加富含蛋白质的食物，尤其是优质蛋白，如瘦肉、蛋、奶等，供给量为 1.5 ～ 2.0g/（kg·d），总量不超过 120g/d，总热量为 2500 ～ 3000kcal/d
低蛋白饮食	用于限制蛋白摄入的患者，如急性肾炎、肾功能不全、尿毒症、肝功能不全或肝性脑病前期等患者	成人每天蛋白质摄入量＜ 40g，根据病情可减少至每天 20 ～ 30g。肾功能不全者应摄入动物性蛋白，忌用豆制品；肝性脑病患者应以植物性蛋白为主
低脂肪饮食	用于肝胆胰疾病、高脂血症、肥胖症、动脉硬化、冠心病、腹泻等患者	饮食清淡、少油，忌食肥肉、蛋黄、动物脑等；高脂血症及动脉硬化患者不必限制植物油（椰子油除外）；脂肪含量＜ 50g/d，肝胆胰疾病患者＜ 40g/d，尤其应限制动物脂肪的摄入
低胆固醇饮食	用于高胆固醇血症、高脂血症、高血压、动脉硬化、冠心病等患者	胆固醇摄入量＜ 300mg/d，忌用或少用含胆固醇高的食物，如动物内脏、脑、鱼子、蟹黄、蛋黄、肥肉、动物油等
低盐饮食	用于心功能不全、急慢性肾炎、肝硬化腹水、重度高血压但水肿较轻等患者	每日食盐摄入量＜ 2g，不包括食物内自然存在的氯化钠。忌食腌制食物，如咸菜、咸鱼、火腿、香肠、虾米等
无盐低钠饮食	同低盐饮食，但水肿较重者	无盐饮食除食物内自然含钠外，烹调时不放食盐，食物中含钠量＜ 0.7g/d；低钠饮食需控制摄入食物中自然存在的含钠量，一般应＜ 0.5g/d；两者均禁食腌制食物、含钠食物和药物，如汽水、挂面、油条、碳酸氢钠药物等

续表

饮食种类	适用范围	饮食原则及用法
高纤维素饮食	用于便秘、肥胖症、高脂血症、糖尿病等患者	饮食中应多含食物纤维，如芹菜、韭菜、竹笋、粗粮、豆类等
少渣饮食	用于急慢性肠炎、痢疾、伤寒、腹泻、咽喉部及消化道手术、食管胃底静脉曲张等患者	饮食中少含食物纤维，如乳类、蛋类、豆腐等，忌刺激性调味品和坚硬、带碎骨的食物；肠道疾病者少用油脂
要素饮食	用于低蛋白血症、严重烧伤、胃肠道瘘、大手术后胃肠功能紊乱、营养不良、消化和吸收不良、急性胰腺炎、短肠综合征、晚期癌症等患者	口服温度为37℃左右，鼻饲及经造瘘口注入温度为41～42℃，滴速40～60滴/分，最快不宜超过150ml/h

三、试验饮食

试验饮食是指在特定的时间内，通过对饮食内容的调整来协助疾病诊断和确保检查结果准确的一种饮食（表11-3）。

表11-3 医院试验饮食

饮食种类	适用范围	饮食原则及用法
隐血试验饮食	用于配合粪便隐血试验，以协助诊断消化道有无出血	检查前3天禁食肉类、动物血、肝脏、绿色蔬菜等含铁丰富的食物及含铁剂药物，以免产生假阳性反应。可食用牛奶、豆制品、土豆、山药、菜花（西兰花除外）、冬瓜、白菜等。第4天开始留取粪便做隐血试验
胆囊B超检查饮食	用于需行B超检查有无胆囊、胆管、肝胆管疾病的患者	检查前3天禁食牛奶、豆制品、糖类等易于发酵产气食物，检查前一天晚应进食无脂肪、低蛋白、高碳水化合物的清淡饮食，以减少胆汁分泌。检查当日早晨禁食，若胆囊显影良好，还需要了解胆囊收缩功能，则在第一次B超检查后，进食高脂肪餐（如油煎荷包蛋2只或高脂肪的方便餐，脂肪含量25～50g）；30～45min后第二次B超检查观察，若效果不明显，可再等待30～45min后再次检查
甲状腺^{131}I试验饮食	用于协助测定甲状腺功能	试验期为2周，试验期间禁食含碘高的食物，如紫菜、海带、海蜇、海参、鱼、虾、淡菜、苔菜、加碘食盐等，禁用碘做局部消毒；2周后做^{131}I试验
肌酐试验饮食	用于协助检查、测定肾小球的滤过功能	试验期为3天，试验期间禁食肉类、禽类、鱼类，忌饮茶和咖啡，全日主食在300g以内，限制蛋白质的摄入（每日蛋白质供给量＜0.8g/kg），以排除外源性肌酐的影响；蔬菜、水果、植物油不限，热量不足可添加藕粉或含糖的点心等，第3天测内生肌酐清除率及血肌酐含量
尿浓缩功能试验饮食	用于检查肾小管的浓缩功能	试验期1天，控制全天饮食中的水分，总量在500～600ml。可进食含水分少的食物，如馒头、米饭、面包、炒鸡蛋、土豆、豆腐干等，烹调时尽量不加水或少加水；避免食用过甜、过咸或含水量高的食物，蛋白质供给量为1g/（kg·d）

考点 基本饮食、治疗饮食、试验饮食

第 2 节 饮食护理

一、饮食与营养的影响因素

（一）生理因素

1. 年龄 人在生长发育的不同阶段对热量及营养素的需要量不同。婴幼儿、青少年生长发育速度快，需要高蛋白、高维生素、高矿物质及高热量饮食；母乳喂养的婴儿需及时补充各种维生素等。幼儿及学龄前儿童处于神经系统发育的旺盛时期，需确保摄入充足的脂肪酸。老年期新陈代谢减慢，每日所需热量逐渐减少，但对钙等营养素的需求增加。不同年龄阶段的患者对食物的质地选择也有差异，如婴幼儿、老年人应选择柔软、易消化的饮食。

2. 活动量 是能量代谢的主要因素，活动量大的人每日所需的热能及营养素比活动量小的人要多。因此，在能量供给时也要考虑到人的活动强度、工作性质、工作条件等。

3. 特殊生理时期 妊娠期妇女由于机体激素变化，合成代谢加快，应给予高能量、高蛋白质、高维生素、适量脂肪的均衡饮食；哺乳期妇女需要满足自身的消耗和供给婴儿乳汁的能量消耗，应在每日饮食的基础上再增加 500kcal 热量，还应该注意同时要补充蛋白质、维生素 C 和 B 族维生素。

（二）病理因素

1. 疾病影响 口腔疾病或味觉异常，会对营养素的摄取有直接影响，可导致营养摄入不足。高代谢疾病患者如发热、甲状腺功能亢进等，机体对热量的需要较正常增加。

2. 药物因素 药物对患者饮食和营养也会产生影响，如胰岛素类、固醇类药物可以增进食欲；如非肠溶性红霉素、阿司匹林等对胃有一定的刺激性，会降低食欲。

3. 食物过敏 有的人对某些食物过敏，如牛奶、海产品等，食入后易发生腹泻、哮喘、荨麻疹等过敏反应，影响营养的摄入与吸收。

（三）心理社会因素

1. 情绪 疼痛、焦虑、烦躁、悲哀、恐惧、愤怒等不良情绪可引起交感神经兴奋，抑制胃肠蠕动和消化液的分泌，从而降低食欲；而兴奋、喜悦、愉快等心理状态可以使副交感神经兴奋，增加胃肠蠕动和消化液分泌，增进食欲。食物的颜色、气味、进餐环境等对食欲也有一定的影响。

2. 经济状况 人们对食物的选择取决于其经济状况好坏，而食物的选择又影响人们的营养状况。经济状况良好者，有可能导致营养不平衡或者营养过剩，出现肥胖、心脑血管疾病；而经济状况较差者，由于食品选择面较小，容易出现缺铁性贫血、佝偻病等营养不良的问题。

3. 文化背景及饮食习惯 不同的生活背景、文化习俗、民族及宗教信仰等都会对食品选择、烹饪方法、饮食方式及进食时间产生影响。东北人喜食酸菜，南方人多吃咸鱼、腊肉，这些食物中亚硝酸盐较多，易发生消化系统肿瘤。

4. 健康意识 随着社会的进步，人们的健康意识越来越强，注重摄入平衡膳食。在日常生活中要做到：食物种类多样，饥饱适当，油脂适量，粗细搭配，食盐限量，甜食少吃，三餐合理，活动与饮食平衡。我国根据中国居民膳食的特点提出了中国年居民的“平衡膳食宝塔”。如果患者不了解食物的营养成分和平衡膳食，容易出现不同程度的营养失调。

二、一般饮食的护理

根据对患者营养状况的评估，结合疾病的特点，护士可以为患者制订有针对性的营养计划，并根据计划对患者进行相应的饮食护理，可帮助患者摄入足量、合理的营养素，促进患者康复。

（一）患者进食前的护理

1. 饮食教育　由于饮食习惯不同、缺乏营养知识，患者可能会对医院的某些饮食安排不理解，难以接受。护士应根据患者病情所需的饮食种类对患者进行解释和指导，说明目的，使患者明确可选用和不宜选用的食物及进餐次数等，取得理解和配合。护士在做饮食指导时应尽量符合患者的饮食习惯，根据具体情况指导和帮助患者摄取合理的饮食，尽量用患者容易接受的食物代替所限制的食物，以使患者适应饮食的改变。良好的饮食教育能使患者理解并愿意遵循饮食计划。

2. 进食环境准备　舒适的进食环境可使患者心情愉快，促进食欲。患者进食的环境应以清洁、整齐、空气新鲜、气氛轻松愉快为原则。

（1）进食前暂停非紧急的治疗及护理工作。

（2）病室内如有病情危重的患者，应给予屏风遮挡。

（3）整理床单元，收拾床旁桌及床上不需要的物品，去除不良气味，避免不良视觉效果，如饭前开窗通风、移去便器等。对于病房内不能如厕的患者，饭前半小时给予便盆排尿或排便，使用后及时撤除并开窗通风，防止病室内残留不良气味而影响食欲。

（4）多人共同进餐可促进患者食欲。如果条件允许，应鼓励患者在病区餐厅集体用餐，或鼓励同病室的患者共同进餐。

3. 患者准备　进食前患者感觉舒适有利于进食，因此，在进食前护士应协助患者做相应的准备工作。

（1）减少或去除引起不舒适的因素　疼痛患者给予适当的镇痛措施；高热患者给予降温；敷料包扎固定过紧、过松者给予适当调节；因特定姿势引起疲劳时，应帮助患者更换卧位或在相应部位给予按摩。

（2）改善患者的不良心理状态　对于焦虑、忧郁者给予心理指导；条件许可时，可允许家人陪伴患者进餐。

（3）协助患者洗手及清洁口腔　协助患者洗手保证进食卫生；对病情严重的患者给予口腔护理，增进舒适，以促进食欲。

（4）协助患者采取舒适的进餐姿势　如病情允许，可协助患者下床进餐；不便下床者，可采取坐位或半坐位，并于床上摆放小桌进餐；卧床患者可安排侧卧位或仰卧位，头偏向一侧，并给予适当支托。

（5）征得患者同意后将治疗巾或餐巾围于患者胸前，以保持衣服和被单的清洁，并使患者做好进食前准备。

（二）患者进食中的护理

1. 及时分发食物 护士洗净双手，衣帽整洁。根据饮食单上的饮食要求协助配餐员及时将热饭、热菜准确无误地分发给每位患者。

2. 鼓励并协助患者进食 患者进食期间护士应巡视患者，鼓励或协助患者进食。

（1）检查治疗饮食、试验饮食的实施情况，并适时给予督促，随时征求患者对饮食制作的意见，并及时向营养室反映。对访客带来的食物，需经护士检查，符合治疗护理原则的才可食用，必要时协助加热。

（2）进食期间，护士应及时地、有针对性地解答患者在饮食方面的问题，逐渐纠正其不良饮食习惯。

（3）鼓励卧床患者自行进食，并将食物、餐具等放在患者易于取用的位置，必要时护士应给予帮助。

（4）对不能自行进食者，应根据患者的进食习惯如进食的次序与方法等耐心喂食，每次喂食的量及速度可按患者的情况和要求而定，以便于患者咀嚼和吞咽，不可催促患者。进食的温度要适宜，防止发生烫伤。饭和菜、固体和液体食物应轮流喂食。进流质饮食者，可用吸管吸吮。

（5）对双目失明或眼睛被遮盖的患者，除遵守上述喂食要求外，应告诉患者喂食内容以增加其进食的兴趣。若患者要求自己进食，可按时钟平面图放置食物，并告知患者方向、食品名称，利于患者按顺序摄取（图11-1），如6点钟方向放饭，12点钟方向放汤，3点钟及9点钟方向放菜等。

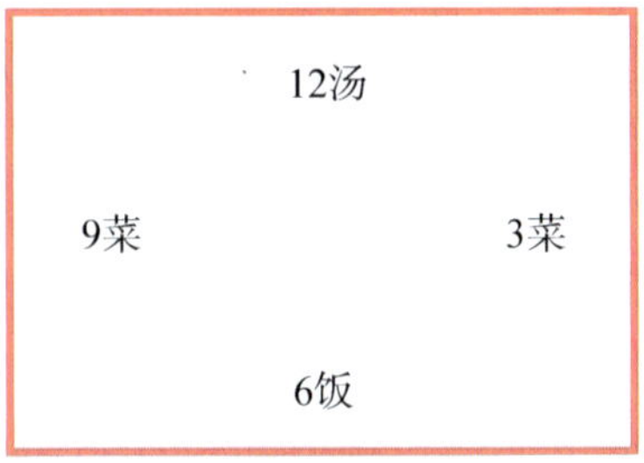

图11-1 食物放置平面图

（6）对禁食或限量饮食者，应向患者解释原因，以取得配合，床尾应悬挂标记，并做好交接班。

（7）对于需要增加饮水量者，应向患者解释大量饮水的目的及重要性。指导患者在白天饮用一天总饮水量的3/4，避免夜间饮水过多，排尿次数增加而影响睡眠质量。鼓励患者少量多次饮水，并注意改变液体种类，以保证液体的摄入。

（8）对限制饮水量者，护士应向患者及家属说明限水的目的及饮水量，以便取得合作。患者床边应悬挂限水标记。若患者口干，可用湿棉签湿润口唇或滴水湿润口腔黏膜。口渴严重的患者如果病情允许可采用口含冰块、酸梅等方法刺激唾液分泌而止渴。

3. 特殊问题处理 护士在巡视时应及时处理患者进食过程中出现的特殊问题。

（1）恶心 若患者在进食过程中出现恶心，可鼓励其做深呼吸并暂时停止进食。

（2）呕吐 若患者发生呕吐，应及时将患者头偏向一侧，防止呕吐物进入气管内；为患者提供盛装呕吐物的容器；及时清除呕吐物并更换被污染的被服等；开窗通风，去除病室内不良气味；帮助患者漱口或给予口腔护理，去除口腔异味；观察呕吐物的颜色、性质、量和气味等并做好记录。

（3）呛咳 指导患者在进食过程中细嚼慢咽，进食时不要说话，避免呛咳。若患者发生呛咳，应协助患者拍背；若异物进入喉部，应及时在剑突下、肚脐上用手向上、向后推挤数次，使异物排出，防止发生窒息。

（三）患者进食后的护理

1. 及时撤去餐具，清理食物残渣，整理床单元，指导和协助患者饭后洗手、漱口或做好口腔护理，以保持餐后的清洁，促进舒适。

2. 餐后根据病情需要做好记录，如进食的种类、数量、进食过程中和进食后患者的反应等，并评价患者的进食是否达到营养需求。

3. 对暂时需要禁食或延迟进食的患者应做好交接班。

三、鼻饲技术

鼻饲技术是将导管经鼻腔插入胃内，向管内灌注流质食物、水分和药物的方法。

【适用范围】

1. 对不能经口进食的患者，通过鼻胃管供给食物和药物，以维持患者营养和治疗的需要。

2. 昏迷患者。

3. 口腔疾病或口腔手术后患者，上消化道肿瘤、食管狭窄等引起吞咽困难的患者。

4. 不能张口的患者，如破伤风患者。

5. 其他患者，如早产儿、病情危重者、拒绝进食者等。

【操作程序】

1. 护士准备　衣帽整齐、修剪指甲、洗手、戴口罩。评估患者年龄、病情、意识状况、鼻腔状况（鼻腔黏膜有无肿胀、炎症，鼻中隔有无弯曲、有无息肉等），既往有无鼻部疾病，有无插管经历，心理状况及配合程度。

2. 患者准备　了解鼻饲技术的目的、必要性、操作过程及注意事项，愿意配合。

3. 用物准备　治疗车上层：无菌鼻饲包（内备：治疗碗、镊子、止血钳、压舌板、纱布、胃管、50ml 注射器、治疗巾）、液状石蜡、棉签、胶布、别针、夹子或橡皮圈、手电筒、听诊器、弯盘、鼻饲液（38～40℃）、温开水适量、按需准备漱口或口腔护理用物、松节油、手消毒液、医嘱单、治疗单等。治疗车下层：医用垃圾桶、生活垃圾桶。

4. 环境准备　温湿度适宜，病房整洁无异味。

5. 操作步骤　见表 11-4。

表 11-4　鼻饲技术

操作步骤	操作方法	沟通与人文关怀
◆插管		
核对解释	携用物至患者床旁，核对床号、姓名、腕带，解释操作的目的及配合要点，取得患者配合	（患者尊称）您好！我是护士××，麻烦您告诉我您的床号和姓名好吗？让我核查一下您的腕带（核对无误） 根据您的病情，我现在遵医嘱需要给您插胃管进行鼻饲，您可以配合我吗

续表

操作步骤	操作方法	沟通与人文关怀
安置体位	有义齿者取下并妥善放置，协助患者取坐位或半坐卧位，无法坐起者取右侧卧位，昏迷患者取去枕平卧位，头向后仰	（根据患者情况采取合适的体位，做好安全防护）为了方便操作，我给您摇高床头。请您躺好
铺巾置盘	铺治疗巾于患者颌下，弯盘置于便于取用处	我给您铺一下治疗巾，放个弯盘
清洁鼻腔	观察鼻腔是否通畅，选择通畅一侧，用清水或生理盐水棉签清洁鼻腔	（患者尊称）我检查一下您的鼻腔，鼻黏膜完好，无鼻息肉，鼻中隔无偏曲。我给您清洁一下鼻腔
标记胃管	戴手套，检查胃管是否通畅，测量胃管插入长度（鼻尖 - 耳垂 - 剑突或前额发际 - 剑突的距离，成人为 45 ～ 55cm，小儿胃管插入长度为眉间 - 剑突与脐中点的距离），并做好标记	（患者尊称）我给您测量一下插管长度，××cm
润滑插管	用液状石蜡油纱布润滑胃管前端 10 ～ 20cm，一手持纱布托住胃管，另一手持镊子夹住胃管前端，沿选定侧的鼻孔轻轻插入，至咽喉部（10 ～ 15cm）时，清醒患者嘱其做吞咽动作，顺势将胃管向前推进，至预定长度；昏迷患者则左手将患者头托起，使下颌靠近胸骨柄，以增大咽喉通道的弧度，便于胃管沿后壁滑行，缓缓插入胃管至预定长度（图 11-2）	（根据患者具体情况进行插管。）清醒患者：（患者尊称）我马上要给您插胃管了，请您放松，深呼吸。插管过程中有任何不适，请举手示意我。插到咽喉部时请您做吞咽动作。好，请您做吞咽动作，大口咽，您配合得非常好，有没有什么不舒服的感觉 昏迷患者：操作手法务必要准确
观察反应	插管过程中，如出现呛咳、呼吸困难、发绀等情况，表示误入气管，应立即拔管，休息片刻后重新插管；如出现恶心、呕吐，应暂停插管，嘱患者做深呼吸，缓解后继续插入；如插入不畅应检查口腔，观察胃管是否盘在口咽部，或将胃管抽出少许，再小心插入	插管时动作要轻柔，正确处理插管过程中患者的反应，关心、体贴患者
确认固定	确认胃管是否在胃内，检查方法：①在胃管末端连接注射器抽吸，能抽出胃液；②置听诊器于患者胃部，快速经胃管向胃内注入 10ml 空气，听到气过水声；③将胃管末端置于盛水的治疗碗中，无气泡逸出。确定胃管在胃内后，将胃管用胶布在鼻翼及面颊部采用高举平台法固定	保证患者安全，防止胃管误入气管。固定胃管手法正确，减轻患者的痛苦
灌注食物	连接注射器于胃管末端，抽吸见有胃液抽出，测量鼻饲液温度，先注入少量的温开水，湿润管腔，避免鼻饲液黏附在管壁上，然后缓慢注入鼻饲液或药液。注入过程中，应询问患者感受，以调整注入速度。鼻饲后再注入少量温开水，冲净胃管，避免鼻饲液积存于管腔中变质造成胃肠炎或堵塞管腔	（患者尊称）我先给您注入一点温开水，再给您注入鼻饲液 ××，这个速度还可以吗？有没有不舒服的感觉？（根据患者反应调整注入速度）我再给您注入一点温开水，冲净胃管，防止鼻饲液黏附管壁
处理末端	将胃管末端开口反折，用纱布包好，再用橡皮圈或夹子夹紧，防止空气进入及食物反流。再用别针固定于枕边或衣领处，防止脱落	关心、体贴患者，防止食物反流或胃管脱落，做好安全防护

续表

操作步骤	操作方法	沟通与人文关怀
整理嘱咐	清理患者鼻腔、口腔及面部，撤去弯盘和治疗巾；脱手套，整理床单元，嘱患者维持卧位20～30min，询问患者需要，交代注意事项	（患者尊称）我给您清洁一下口、鼻及面部，给您撤下治疗巾。我给您整理一下床单元，请您维持这个姿势20～30min，防止呕吐。置管期间请您不要随意拔出胃管。您这样躺着舒服吗？还有什么需要吗？没有的话您先休息，有事可以按铃呼叫我，我们也会及时来看您，谢谢您的配合
洗手记录	处理用物，洗手，记录插管时间，鼻饲的时间，鼻饲液的种类、量，患者的反应等	准确记录
◆ 拔管		
核对解释	携用物至患者床旁，核对床号、姓名、腕带，解释操作的目的及配合要点，取得患者配合	（患者尊称）您好！我是护士××，麻烦您告诉我您的床号和姓名好吗？让我核查一下您的腕带（核对无误）。根据您的病情，我现在遵医嘱给您拔胃管，您可以配合我吗
拔除胃管	铺治疗巾于患者颌下，弯盘置于便于取用处；夹紧胃管末端，轻轻揭去固定的胶布；戴一次性手套，用纱布包裹鼻孔处胃管，嘱患者做深呼吸，在患者呼气时拔管，边拔管边擦拭胃管，到咽喉部快速拔出，以免液体滴入气管	（患者尊称）请您不要紧张，到咽喉部时配合我做屏气动作就可以了。请您吸气，屏气，好了，我给您拔出胃管了
撤物整理	将胃管放于弯盘内，移出患者视线内；擦去胶布痕迹，清洁患者口鼻及面部，必要时协助漱口，脱下一次性手套。整理床单元，协助患者采取舒适卧位	（患者尊称）闭上眼睛，我给您清洁一下胶布痕迹，给您清洁一下口、鼻和面部（必要时协助患者漱口）。我给您整理一下床单元。您这样躺着舒服吗？还有什么需要吗？没有的话您先休息，有事可以按铃呼叫我，我们也会及时来看您，谢谢您的配合
洗手记录	处理用物，洗手，记录拔管时间和患者反应	准确记录

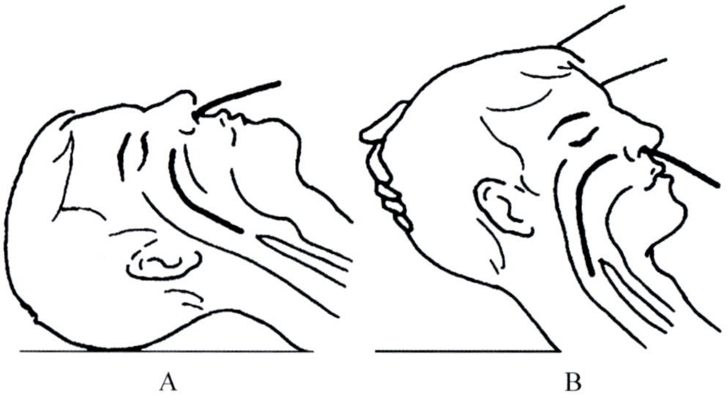

图 11-2 昏迷患者插管示意图

【注意事项】

1. 插管前应进行有效沟通，取得患者及家属的理解，使其愿意合作。

2. 插管时动作应轻、稳，当胃管通过食管的三个狭窄处，即环状软骨水平处、平气管分叉处、食管通过膈肌处时，更应轻、慢，以免损伤食管黏膜。

3. 插管过程中，如患者出现恶心，应稍停片刻，嘱患者做深呼吸，缓解之后再继续插入；如患者出现呛咳、呼吸困难、发绀等，表明胃管误入气管，应立即拔管，协助患者休息片刻后再重新插入；如插入不畅，应检查胃管是否盘在口腔，不得强行插入。

4. 每次鼻饲前应确认胃管在胃内且通畅，先用少量温开水湿润管壁，再行喂食，鼻饲完毕后再次用少量温开水冲管，防止食物残渣附着在管壁上，引起凝结变质。

5. 每次鼻饲液的量不超过200ml，间隔时间不少于2h；鼻饲液的温度应保持在38～40℃，避免过冷或过热；药片要研碎、溶解后才可注入；新鲜果汁与奶液分别注入，防止产生凝块。

6. 凡上消化道出血、食管静脉曲张及梗阻，以及鼻腔、食管手术后的患者禁用鼻饲法。

7. 长期鼻饲的患者应每天进行两次口腔护理，并定期更换胃管。普通胃管每周更换一次，硅胶胃管每月更换一次，在晚间末次灌食后拔出，次晨再从另一侧鼻孔插入。

考点 鼻饲法操作要点

链 接

胃管种类

①橡胶胃管：由橡胶制成，管壁厚，管腔小，质量重，对鼻咽黏膜刺激性强。可重复灭菌使用，价格便宜。可用于留置时间短于7天，经济困难的一般胃肠道手术患者。②硅胶胃管：由硅胶制成，质量轻，弹性好，无异味，与组织相容性好；管壁柔软，刺激性小；管壁透明，便于观察管道内情况；管道前端侧孔较大。价格较低廉。可用于留置胃管时间较长的患者。③DRW胃管：由无毒医用高分子材料精制而成，前端钝化，经硅化处理，表面光滑，无异味，易顺利插入，不易损伤食管及胃黏膜；管壁显影、透明，刻度明显，易于掌握插入深度。尾端有多用接头，可与注射器、吸引器等紧密连接，置管时间可达15天。

四、出入液量的记录

正常人每天液体的摄入量和排出量保持动态的平衡。当摄入水分减少或由于疾病导致水分排出过多，都可引起机体不同程度的脱水，应及时经口或其他途径补液以纠正脱水；相反，如果水分过多积聚在体内，则会出现水肿，应限制水分摄入。因此护士有必要掌握正确地测量和记录患者每日液体的摄入量和排出量，以作为了解病情、做出诊断、决定治疗方案的重要依据。常用于休克、大面积烧伤、大手术后、心脏病、肾脏病、肝硬化腹水等患者。

（一）记录内容和要求

1. 每日摄入量　包括每日的饮水量、食物中的含水量（表11-5）、输液量、输血量等。患者饮水时应使用固定的已测量过的饮水容器，以便于准确记录；固体食物应记录单位数或重量，如米饭1中碗（约100g）、苹果1个（约100g）等，再根据医院常用食物含水量及各种水果含水量核算其含水量。

2. 每日排出量　包括尿量、大便量、呕吐物量、出血量、引流量、创面渗液量、咯血量、咳痰量等。液体以毫升（ml）为单位记录，大便记录次数；为了保证记录的准确性，昏迷患者、尿失禁患者或需密切观察尿量的患者，最好留置导尿；婴幼儿测量尿量可先测量干尿布的重量，再测量湿尿布的重量，两者之差即为尿量；对于不易收集的排出量，可依据定量液体浸润棉织物的情况进行估算。

考点 出入液量的记录方法

表 11-5 医院常见食物含水量

食物	单位	原料重量（g）	含水量（ml）	食物	单位	原料重量（g）	含水量（ml）
米饭	1 中碗	100	240	松花蛋	1 个	60	34
大米粥	1 大碗	50	400	藕粉	1 大碗	50	210
大米粥	1 小碗	25	200	鸭蛋	1 个	100	72
面条	1 中碗	100	250	馄饨	1 大碗	100	350
馒头	1 个	50	25	牛奶	1 大杯	250	217
花卷	1 个	50	25	豆浆	1 大杯	250	230
烧饼	1 个	50	20	蒸鸡蛋	1 大碗	60	260
油饼	1 个	100	25	猪肉	—	100	29
豆沙包	1 个	50	34	牛肉	—	100	69
菜包	1 个	150	80	羊肉	—	100	59
水饺	1 个	10	20	青菜	—	100	92
蛋糕	1 块	50	25	大白菜	—	100	96
饼干	1 块	7	2	冬瓜	—	100	97
油条	—	50	12	豆腐	—	100	90
煮鸡蛋	1 个	40	30	带鱼	—	100	50
西瓜	—	100	79	葡萄	—	100	65
甜瓜	—	100	66	桃	—	100	82
番茄	—	100	90	杏	—	100	80
萝卜	—	100	73	柿子	—	100	58
李子	—	100	68	香蕉	—	100	60
樱桃	—	100	67	橘子	—	100	54
黄瓜	—	100	83	菠萝	—	100	86
苹果	—	100	68	柚子	—	100	85
梨	—	100	71	广柑	—	100	88

（二）记录方法

1. 用蓝（黑）钢笔填写出入量记录单的眉栏中各项，包括床号、姓名、科别、住院号、日期等。

2. 出入液量记录，晨 7 时至晚 7 时用蓝（黑）笔记录，晚 7 时至次日晨 7 时用红笔记录。

3. 患者出入液量的记录，一般 12h 小结或 24h 总结一次。一般于每日晚 7 时做 12h 小结，次日晨 7 时做 24h 总结，并用蓝（黑）笔填写在体温单的相应栏目内。

4. 记录应及时、准确、完整，字迹清晰。

自 测 题

A_1/A_2 型题

1. 患者，女，56 岁。体温 39.6℃，口腔糜烂、疼痛难忍。根据其病情，应给予的饮食是
   A. 普通饮食　　B. 软质饮食
   C. 半流质饮食　　D. 流质饮食
   E. 鼻饲饮食
2. 下列患者需要进低蛋白饮食的是
   A. 尿毒症患者
   B. 肾病综合征患者
   C. 肺癌晚期患者
   D. 糖尿病患者
   E. 肥胖患者
3. 患者，女，78 岁，心脏病，血压 200/100mmHg，伴严重水肿，患者的饮食正确的是
   A. 每日可用食盐不超过 2g
   B. 无盐饮食，不控制食物中的自然含钠量
   C. 无盐饮食，控制食物中的自然含钠量
   D. 可适当饮用汽水等饮料
   E. 尽量多吃面条
4. 患者，男，26 岁。诊断为肺结核，入院后为配合治疗，应给予
   A. 高蛋白、高热量饮食
   B. 高脂肪、高热量饮食
   C. 低脂肪、高热量饮食
   D. 低盐、高蛋白饮食
   E. 高热量、低蛋白饮食
5. 患者，男，57 岁。因怀疑上消化道出血入院，需做粪便隐血试验。护士向其介绍试验饮食前 3 天可进食的是
   A. 猪肝　　B. 鸭血
   C. 豆制品　　D. 菠菜
   E. 牛肉丸
6. 不需要计入排出量的内容是
   A. 胸腹腔吸出液　　B. 胃肠减压液
   C. 胆汁引流液　　D. 呕吐液
   E. 汗液

A_3/A_4 型题

（7 ～ 9 题共用题干）

患者，男，56 岁。脑外伤昏迷 2 周。为其插鼻饲管协助进食，以满足营养需要。

7. 在为患者行鼻饲插管时，为提高插管成功率，应重点采取的措施是
   A. 患者取平卧位，利于胃管插入
   B. 先稍向上而后平行再向后下缓慢轻轻地插入
   C. 插入 15cm 时，托起患者头部使其下颌靠近胸骨柄
   D. 插管时动作要准确，让胃管快速通过咽部
   E. 边插边用注射器抽吸有无胃液，检验胃管是否在胃内
8. 每次为患者注入鼻饲液的量和间隔时间要求分别是
   A. ≤ 200ml；≥ 2h
   B. ≤ 200ml；≥ 4h
   C. ＞ 200ml；≥ 4h
   D. ＞ 200ml；≥ 6h
   E. ＞ 200ml；≥ 2h
9. 通过鼻饲注入流质饮食后，再注入少量温开水的目的是
   A. 使患者温暖舒适
   B. 准确记录出入量
   C. 防止患者呕吐
   D. 冲净胃管，避免鼻饲液积存
   E. 保证足够的水分摄入

（郭　云）

第12章 排泄护理

排泄是机体将新陈代谢产生的终产物排出体外的生理过程，是机体的基本生理需要之一，也是维持生命活动的必要条件。人体排泄的途径有皮肤、呼吸道、消化道及尿道，其中消化道和尿道是主要的排泄途径。许多因素可直接或间接影响人体的排泄活动，使其排尿、排便活动发生障碍，导致机体出现健康问题。因此，护士应掌握与排泄有关的护理知识和技能，帮助或指导患者维持正常的排泄功能，满足患者的排泄需要，使之获得最佳的健康和舒适状态。

第1节 排尿护理

案例 12-1

患者，女，24岁，自然分娩后8h，未自行排尿。主诉：下腹部胀痛，会阴伤口疼痛，排尿困难。体格检查：耻骨上膨隆，扪及囊性包块，叩诊呈实音，有压痛。

问题： 1. 请问患者出现什么情况？该如何护理？

2. 护士给患者导尿时，应注意什么？

泌尿系统产生的尿液可将人体代谢的终末产物、过剩的盐类、有毒物质和药物排出体外，同时调节水、电解质及酸碱平衡，以维持人体内环境的相对稳定。当排尿功能受损时，个体的身心健康会受到影响。因此护理人员在工作中应密切观察患者的排泄状态，提供适宜的护理措施，解决患者的排尿问题，促进其身心健康。

一、排尿的评估

（一）尿液的评估

正常情况下，个体排尿活动受意识控制，无痛苦，无障碍，可自主随意进行。尿量和排尿次数受多方面因素的影响。

1. 尿量和次数　正常成人24h尿量为1000～2000ml；一般白天排尿3～5次，夜间0～1次，每次尿量为200～400ml。异常情况尿量有以下变化。

（1）多尿　是指24h尿量超过2500ml，常见于尿崩症、糖尿病、急性肾衰竭（多尿期）等患者。

（2）少尿　是指24h尿量少于400ml或每小时尿量少于17ml，常见于发热、休克，以及心、肾、肝衰竭等患者。

（3）无尿　是指24h尿量少于100ml或12h内无尿液产生者，常见于严重休克、急性肾衰竭、药物中毒等患者。

2. 颜色　正常新鲜尿液呈淡黄色或深黄色。当尿液浓缩时，量少则色深。尿的颜色还受某些食物、药物的影响，如进食大量胡萝卜或服用维生素 B_2 等药物时，尿液呈深黄色。病理情况下尿液的颜色可有以下变化。

（1）血尿　尿液中含有红细胞。血尿颜色的深浅与尿液中含有红细胞量的多少有关。呈淡红色或洗肉水色。常见于急性肾小球肾炎、输尿管结石、泌尿系统肿瘤、结核病及感染等。

（2）血红蛋白尿　尿液中含有血红蛋白。各种原因导致大量的红细胞在血管内被破坏，血红蛋白经肾脏排出形成血红蛋白尿，尿液呈酱油色或浓茶色。常见于输血导致的溶血反应及其他溶血性疾病。

（3）胆红素尿　尿中含有胆红素。尿呈深黄色或黄褐色，振荡后尿液泡沫也呈黄色。见于阻塞性黄疸和肝细胞性黄疸。

（4）乳糜尿　尿液中含有淋巴液，排出尿液呈乳白色。常见于丝虫病。

3. 透明度　正常新鲜尿液澄清、透明，久置后发生混浊，可出现微量絮状沉淀。新排出的尿液出现混浊，是由于尿液中含有大量脓细胞、红细胞、上皮细胞、黏液、管型、细菌或炎性渗出物，常见于泌尿系统感染。

4. 酸碱度　正常尿液 pH 4.5 ～ 7.5，平均值为 6，呈弱酸性。可受食物、疾病或药物的影响，如进食大量蔬菜水果时，尿液可呈碱性；进食大量肉类，尿液可呈酸性；酸中毒患者的尿液可以呈强酸性；严重呕吐患者的尿液可以呈强碱性。

5. 比重　尿比重的高低取决于肾脏的浓缩功能。正常尿液比重在 1.015 ～ 1.025。一般尿比重与尿量成反比。若尿比重经常固定于 1.010 左右的低水平，提示肾功能严重障碍。

6. 气味　新鲜尿液的气味来自尿液中的挥发性酸。尿液久置后，因尿素分解产生氨，可出现氨臭味。新鲜尿有氨臭味，提示泌尿系感染；糖尿病酮症酸中毒时，因尿中含有丙酮，会有烂苹果气味。

7. 膀胱刺激征　表现为每次尿量少，伴尿频、尿急、尿痛等症状。主要由膀胱及尿道炎症或机械性刺激引起。

考点　尿量异常、颜色异常

（二）影响排尿的因素

1. 疾病因素　神经系统的病变和损伤会使排尿的意识控制发生障碍，出现尿失禁；泌尿系统的肿瘤、结石等可导致排尿障碍，出现尿潴留。

2. 治疗及检查　某些药物直接影响排尿，如利尿剂可使尿量增加，镇痛剂、镇静剂影响神经传导而干扰排尿。有些检查（如膀胱镜检查）可能造成尿道损伤、水肿与不适，导致排尿型态的改变。

3. 液体和饮食的摄入　液体摄入量直接影响排尿的频率和尿量。有些食物的摄入也会影响排尿，如摄入含盐较高的食物会造成水钠潴留，使尿量减少；摄入含水量多的水果、蔬菜等增加液体摄入量，使尿量增多。

4. 环境因素　排尿应该在隐蔽的环境中进行。如缺乏隐蔽环境时，就会影响个体正常排尿。

5. 气候变化　夏季炎热，大量出汗，导致尿量减少；冬季寒冷，身体外周血管收缩，循环血量增加，体内水分相对增加，尿量增加。

6. 心理因素　对正常排尿有很大的影响。当个体处于过度焦虑和紧张的情形下，有时会出现尿频、尿急，有时也会抑制排尿出现尿潴留。排尿还会受暗示的影响，如有的人听见流水声便产生尿意。

7. 个人习惯　排尿的习惯、排尿的姿势、所处的环境不适宜等，会影响排尿活动。

8. 其他因素　婴儿因大脑发育不完善，排尿不受意识控制，2 ～ 3 岁后才能自我控制。老人因膀胱肌肉张力减弱，出现尿频。孕妇因增大的子宫压迫膀胱导致排尿次数增多。

二、排尿异常的护理

（一）尿潴留

1. 概念　是指膀胱内潴留大量尿液而又不能自主排出。发生尿潴留时，膀胱容积可达到 3000 ～ 4000ml，膀胱高度膨胀，可达脐部。患者主诉下腹胀痛，排尿困难。体检可见耻骨上膨隆，扪及囊性包块，叩诊呈实音，有压痛。

导致潴留的常见原因如下。

（1）机械性梗阻　指参与排尿的神经及肌肉功能正常，但膀胱颈至尿道外口的某一部位存在梗阻性病变。如肿瘤或前列腺增生压迫尿道。

（2）动力性梗阻　患者尿路不存在机械性梗阻，排尿困难是由于各种原因造成控制排尿的中枢或周围神经受损害。如术中使用麻醉剂所致的脊髓初级排尿中枢抑制，不能形成排尿反射。

（3）其他原因　如不习惯卧床排尿或不敢用力排尿，使尿液存留过多，膀胱过度充盈，致使膀胱收缩无力，造成尿潴留。

2. 护理措施　应分析发生尿潴留的原因，如属机械性梗阻，须在治疗原发病基础上给予对症处理。如排除机械性梗阻后可采用以下护理措施。

（1）心理护理　安慰患者，消除其焦虑和紧张情绪，鼓励其树立战胜疾病的信心，积极配合治疗和护理。

（2）提供隐蔽的排尿环境　关闭门窗，屏风遮挡，请无关人员回避，保护患者自尊。适当调整治疗和护理时间，使患者安心排尿。

（3）调整体位和姿势　在病情许可的情况下，卧床患者可略抬高上身或扶助患者坐起，尽量以患者习惯的姿势排尿。

（4）诱导排尿　利用条件反射诱导排尿。如让患者听流水声或用温水冲洗会阴。

（5）热敷、按摩　可放松肌肉，促进排尿。若病情允许，可用手按压膀胱，但不可强力按压，以防膀胱破裂。

（6）针灸治疗　针刺中极、曲骨和三阴交等穴位，刺激排尿。

（7）药物治疗　必要时根据医嘱注射卡巴胆碱等药物，促进膀胱的收缩。

（8）健康教育　讲解尿潴留有关知识，指导患者养成定时排尿的习惯。

（9）导尿术　上述措施均不能解除尿潴留时，可采用导尿术。

（二）尿失禁

1. 概念　是指排尿失去意识控制或不受意识控制，尿液不自主地流出。

（1）真性尿失禁（完全性尿失禁）　即膀胱完全不能储存尿液，处于空虚状态，稍有一些尿液，便会不自主排出，表现为持续滴尿。多见于昏迷、截瘫及妇科手术造成的膀胱阴道瘘。

（2）假性尿失禁（充溢性尿失禁）　即膀胱内储存部分尿液，当充盈到一定压力时即不自主溢出少量尿液，当压力降低时则停止，但膀胱内仍胀满尿液不能排空。可见于膀胱颈部以下有梗阻的患者。

（3）压力性尿失禁　即患者平时尚能控制排尿，当腹内压力突然增高（如咳嗽、打喷嚏、大笑或运动等）时，少量尿液不由自主地由尿道口溢出。常见于多次分娩或绝经后的妇女。

2. 护理措施

（1）心理护理　任何原因引起的尿失禁，都会给患者造成很大的心理压力。医务人员应尊重理解患者，给予安慰和鼓励，消除患者的自卑和忧郁心理，使其树立信心，积极配合治疗和护理。

（2）皮肤护理　保持皮肤清洁干燥。床上铺橡胶单和中单或使用尿垫；经常清洗会阴部皮肤，勤换洗衣裤、尿垫和床单。定时按摩受压部位，防止压力性损伤的发生。

（3）外部引流　女患者可用女式尿壶紧贴外阴部接取尿液；男患者可用尿壶或者阴茎套连接集尿袋，接取尿液，但此法不宜长时间使用。

（4）重建正常排尿功能

1）摄入适量的液体：如病情允许，鼓励患者每日白天摄入液体量在 2000 ～ 3000ml，既可预防泌尿系感染，同时又可促进排尿反射，入睡前限制饮水，减少夜间尿量。

2）训练膀胱功能：定时给便器，建立规律的排尿习惯，开始时每隔 1 ～ 2h 使用便器一次，夜间每隔 4h 使用便器一次，适应后逐渐延长间隔时间。使用便器时，可用手按压膀胱，协助排尿。

3）训练盆底肌功能：指导患者进行骨盆底肌锻炼，方法是取立、坐或卧位，试做排尿或排便动作，先慢慢收紧，再缓缓放松，每次 10 s 左右，连续 10 遍，每日进行数次，以不觉疲乏为宜。

（5）留置导尿　对于长期尿失禁的患者，可予行留置导尿，避免尿液浸渍皮肤，发生破溃。根据患者情况定时排放尿液，重建膀胱储存尿液的功能。

考点 尿潴留患者的护理

三、导 尿 术

导尿术是在严格无菌操作下，将无菌导尿管经尿道插入膀胱引出尿液的方法。

【目的】

1. 为尿潴留患者引流出尿液，以减轻痛苦。

2. 协助临床诊断，如留取未受污染的尿标本做细菌培养；测量膀胱容量、压力及残余尿量；进行尿道或膀胱造影等。

3. 为膀胱肿瘤患者进行膀胱腔内化疗。

【操作程序】

1. 护士准备　衣帽整齐，修剪指甲、洗手、戴口罩。评估患者导尿的原因、自理能力、会阴部及尿道口状况、心理状态、合作程度，对导尿术的认知。

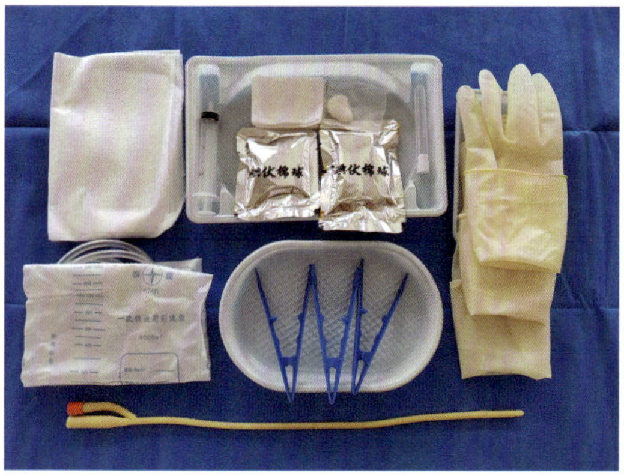

图 12-1　一次性无菌导尿包

2. 患者准备　了解导尿的目的、意义、过程、配合要点及注意事项。能自理者自行清洗外阴，如患者无自理能力，护士应协助其清洗外阴。

3. 用物准备　治疗车上层：一次性无菌导尿包（图 12-1），手消毒液，一次性垫巾。治疗车下层：医用垃圾桶、生活垃圾桶。

4. 环境准备　环境整洁，光线充足，室温适宜，关闭门窗，必要时围帘或屏风遮挡患者。

5 操作步骤　见表 12-1

表 12-1　导尿术

操作步骤	操作方法	沟通与人文关怀
核对解释	携用物至床旁，核对床号、姓名、手腕带，向患者解释以取得患者的配合	（患者尊称）您好！我是护士 ××，麻烦您告诉我您的床号和姓名好吗？让我核查一下您的手腕带（核对无误） 根据您的排尿情况，我现在遵医嘱给您导尿，导尿就是将一根尿管从尿道插入膀胱，将尿液引出来，我这样说您听明白了吗？好，您可以配合我吗
安置体位	松开床尾盖被，帮助患者脱去对侧裤腿，盖在近侧腿部，对侧腿用毛巾或盖被遮盖，协助女患者取屈膝位仰卧位，两腿外展；男患者取仰卧位，两腿平放略分开，露出外阴，铺一次性垫巾于患者臀下	来，请配合我把您左侧的裤腿脱下来 请您把双腿屈起来并打开 请抬一下臀部，配合我铺一块垫巾在您臀下
◆女性导尿		
初次消毒	消毒双手，核对检查并打开无菌导尿包，取出初步消毒用物，弯盘置于近外阴处，左手戴上手套，将消毒液棉球倒入小方盘内，右手持摄子夹取消毒液棉球，依次消毒阴阜、大阴唇；左手分开大阴唇，消毒小阴唇、尿道口（消毒原则：自上而下，由外向内，先对侧后近侧，每个棉球限用一次）；消毒完毕，脱下手套放至弯盘内，撤去消毒用物放治疗车下层，小方盘移至床尾	我现在给您第一次消毒，可能消毒棉球有一点凉，您有哪里不舒服的话可以告诉我

续表

操作步骤	操作方法	沟通与人文关怀
开导尿包	在患者两腿之间打开导尿包外层，按无菌技术要求打开内层治疗巾，戴无菌手套	（患者尊称）您好！我现在要在您两腿之间打开无菌包，请您的双腿保持这个位置不要动，以免破坏无菌区
铺巾润管	铺洞巾于外阴处，使洞巾和导尿包内层包布形成一个无菌区；按操作顺序整理好用物，选择合适的导尿管，用液状石蜡润滑导尿管前段	
再次消毒	取消毒棉球放于弯盘内，弯盘置于外阴处，左手拇指、示指分开并固定小阴唇，右手持摄子夹消毒液棉球，依次消毒尿道口、两侧小阴唇、尿道口（再次消毒顺序由内向外，自上而下，先对侧后近侧，消毒尿道口时稍作停顿，每个棉球限用一次）。污棉球放于床尾小方盘内，消毒完毕，镊子、弯盘移出无菌区放置于床尾	我现在给您再消毒一次，您感觉还好吗
插管导尿	左手继续固定小阴唇，右手将方盘置于洞巾口旁，嘱患者深呼吸，用另一镊子夹住导尿管对准尿道口轻轻插入 4 ～ 6cm，见尿液流出后再插入 1 ～ 2cm 左右（图 12-2），松开左手，下移固定导尿管，将尿液引流入集尿袋内或方盘内。如需行尿培养，用无菌标本瓶接取中段尿液 5ml，盖好瓶盖，置合适处	我现在开始插管，您不要紧张，我会轻柔一点的，请做深呼吸，放松 您配合得很好，尿液已经引出来了
拔除尿管	导尿结束，夹闭导尿管，轻轻拔出尿管，撤下洞巾，擦净外阴，遮盖患者，脱去手套，整理用物并放于治疗车下层；协助患者穿裤，整理床单元	现在已拔除尿管，您感觉怎么样啊？如有事请按床头铃，我们会及时过来看您的，谢谢您的配合
整理记录	观察尿液，测量尿量，尿标本贴好标签送检，整理用物，洗手，并做好记录	
◆男性导尿		
初次消毒	消毒双手，核对检查并打开无菌导尿包，取出初步消毒用物，弯盘置于近外阴处，左手戴手套，右手持镊子夹消毒棉球进行初步消毒，依次为阴阜、阴茎、阴囊。左手用无菌纱布裹住阴茎将包皮向后推暴露尿道口，自尿道口向外向后旋转擦拭尿道口、龟头、冠状沟数次，每个棉球限用一次。消毒完毕，脱下手套放至弯盘内，撤去消毒用物放治疗车下层，小方盘移至床尾	我现在给您第一次消毒，可能消毒棉球有一点凉，您有哪里不舒服的话可以告诉我
开导尿包	同女性导尿	同女性导尿
铺巾润管	同女性导尿	同女性导尿

续表

操作步骤	操作方法	沟通与人文关怀
再次消毒	取消毒棉球放于弯盘内，弯盘置于外阴处，左手用纱布裹住阴茎将包皮向后推，暴露尿道口，右手持镊子夹消毒棉球再次向外向后旋转擦拭，消毒尿道口、龟头、冠状沟数次，每个棉球限用一次。污棉球放于床尾小方盘内，消毒完毕，镊子、弯盘移出无菌区放置于床尾	我现在给您再消毒一次，您感觉还好吗
插管导尿	左手用纱布固定阴茎并提起，使之与腹壁呈 60°，使耻骨前弯消失（图 12-3）。右手将方盘移至洞巾口旁；嘱患者深呼吸，用另一镊子夹住导尿管对准尿道口轻轻插入 20 ～ 22cm，见尿液流出后再插入 2cm（男性尿道全长 18 ～ 20cm；有 2 个弯曲，即耻骨前弯和耻骨下弯；3 处狭窄，即尿道内口、膜部和尿道外口） 将尿液引流入集尿袋内或方盘内。如需做尿培养，用无菌标本瓶接取中段尿液 5ml，盖好瓶盖，置合适处	我现在开始插管，您不要紧张，我会轻柔一点的，请做深呼吸，放松 您配合得很好，再放松一点，好，尿液已经引出来了
拔除尿管	同女性导尿	同女性导尿
整理记录	同女性导尿	—

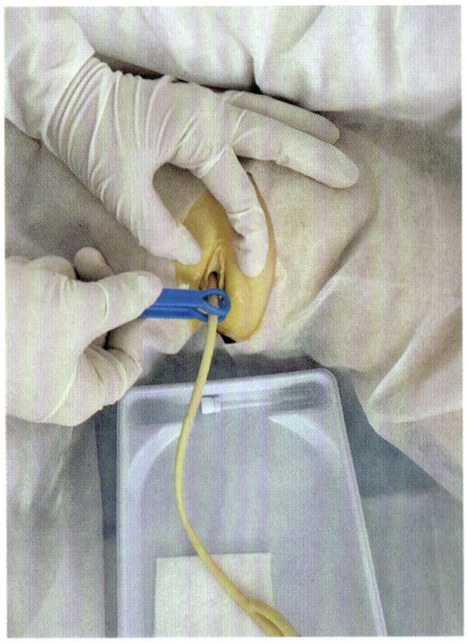
图 12-2　女性患者导尿术

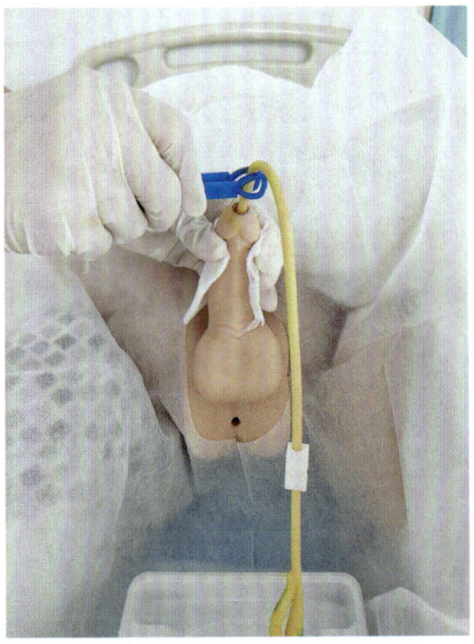
图 12-3　男性患者导尿术

考点　为女性患者导尿时的消毒顺序

【注意事项】

1. 操作中严格遵守无菌操作原则，防止尿路感染。

2. 在操作过程中注意保暖，保护患者隐私，观察患者的反应。

3. 选择合适的导尿管，成人一般用 10 ～ 12 号，小儿选用 8 ～ 10 号。插管动作要轻柔、准确，防止损伤尿道黏膜。

4. 老年女性尿道口回缩，插管时应仔细观察、辨认，避免误插入阴道。如误插入阴道，应立即拔出，更换导尿管后重新插入；为男患者导尿、插管时，提起阴茎，使之与腹壁呈 60°，可使耻骨前弯消失，利于插管。

5. 对膀胱高度膨胀且极度虚弱的患者，第一次放尿不超过 1000ml。因为大量放尿可导致腹腔内压力突然下降，大量血液滞留在腹腔血管内，导致血压下降，出现虚脱；另外膀胱内压突然降低，可引起膀胱黏膜急剧充血而发生血尿。

6. 为避免损伤尿道和导致泌尿系统的感染，必须掌握女性和男性尿道的解剖特点（图 12-4，图 12-5）。

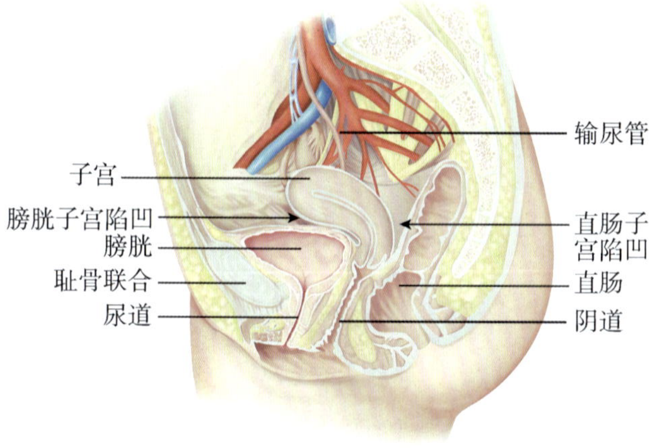

图 12-4 女性尿道的解剖特点

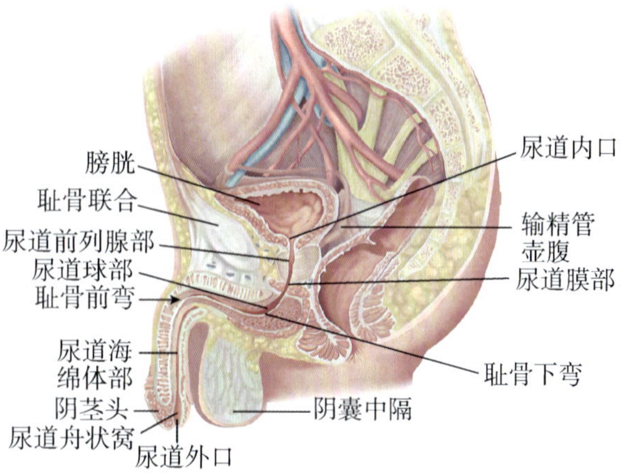

图 12-5 男性尿道的解剖特点

考点 尿潴留患者首次放尿不能过多的原因

四、导尿管留置术

导尿管留置术，是在导尿后，将无菌导尿管保留在膀胱内，持续引流出尿液的技术。

【目的】

1. 抢救休克、危重患者时能准确记录尿量，测量尿比重，以密切观察病情变化。

2. 盆腔脏器手术前留置导尿，引流出尿液，使膀胱保持空虚，避免术中误伤。

3. 某些泌尿系统疾病手术后留置导尿，便于引流及冲洗，以减轻手术切口的张力，有利于切口愈合。

4. 为昏迷、尿失禁或会阴部有伤口的患者引流尿液，保持会阴部干燥、清洁。

5. 为尿失禁患者行膀胱功能训练。

【操作程序】

1. 护士准备　同导尿术。

2. 患者准备　了解留置导尿的目的、过程、注意事项。能自理者自行清洗外阴，如患者无自理能力，护士应协助其清洁外阴。

3. 用物准备　同导尿术。

4. 环境准备　同导尿术。

5. 操作步骤　见表 12-2。

表 12-2 导尿管留置术

操作步骤	操作方法	沟通与人文关怀
核对解释	携用物至床旁，核对床号、姓名、手腕带，解释留置导尿目的和过程，取得患者的合作	（患者尊称）您好！我是护士××，麻烦您告诉我，您的床号和姓名好吗？让我核查一下您的手腕带（核对无误） 根据您的病情，我现在遵医嘱给您插尿管，并将尿管保留在膀胱内，以便于××（根据患者情况，解释具体目的）
行导尿术	同男、女患者导尿法插入导尿管，见尿流出后再插入 7～10cm	同导尿术
固定尿管	根据导尿管上注明的气囊容积向气囊注入等量无菌等渗盐水（图 12-6），轻拉导尿管时有阻力感，即证实导尿管已固定于膀胱内	
接集尿袋	将导尿管尾端与集尿袋的引流管接头连接，开放导尿管，用安全别针将集尿袋的引流管固定在床单上，集尿袋固定于床沿下（图 12-7），开放导尿管	集尿袋我给您固定在床边了，您活动的时候要小心一点，不要折叠管道或拉脱尿袋，您如果有什么问题可及时按床头铃，我们会及时为您处理，谢谢您的配合
整理记录	撤出一次性垫巾放于治疗车下层，协助患者穿好裤子，取舒适的卧位；整理床单元，清理用物，洗手、记录	

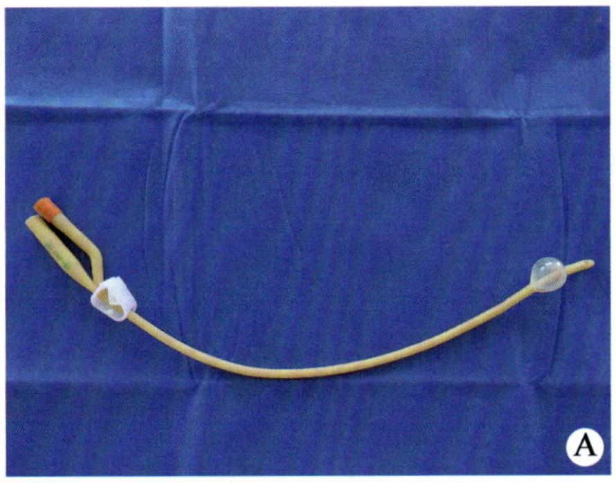

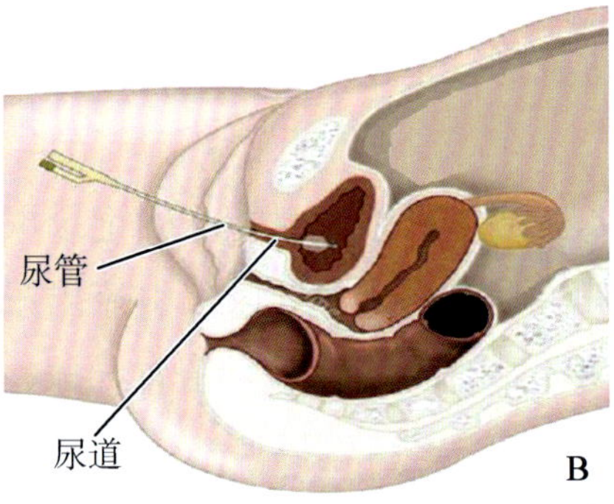

图 12-6 气囊导尿管及固定的方法

【注意事项】

1. 同导尿术 1～6。

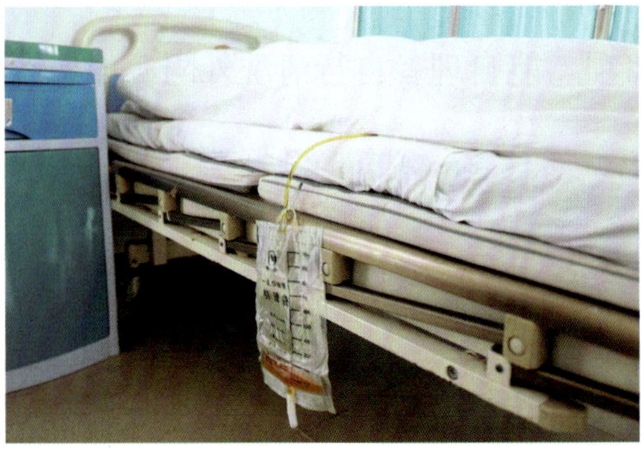

图 12-7 集尿袋固定法

2. 气囊导尿管固定时注意不要过度牵拉尿管，以防膨胀的气囊卡在尿道内口，压迫膀胱壁或尿道，造成黏膜损伤和不适。

【留置导尿管患者的护理】

1. 向患者及其家属讲解留置导尿的目的和重要性，并鼓励其主动参与护理。

2. 保持引流管通畅，引流管应放置妥当，避免扭曲、受压、堵塞等造成引流不畅，如发现尿液混浊、结晶或有沉淀时，及时送检并进行膀胱冲洗。

3. 留置导尿管期间，若病情允许，应鼓励患者多饮水，以达到冲洗尿道的目的。

4. 防止逆行感染

（1）保持尿道口清洁 女患者用消毒液棉球擦拭尿道口和外阴，男患者擦拭尿道口、龟头、冠状沟及包皮，每天 1 ～ 2 次。排便后及时清洗肛门及会阴部皮肤。

（2）集尿袋的更换 及时放出集尿袋内尿液并记录，不可将引流管末端抬高（需低于耻骨联合），防止尿液逆流。通常每周更换集尿袋 1 ～ 2 次，若尿液性状、颜色改变，需及时更换。

（3）尿管的更换 每周更换导尿管 1 次，硅胶导尿管可酌情延长更换时间。

5. 训练膀胱功能，可采用间歇性夹管方式。夹闭导尿管，每 3 ～ 4h 开放一次，使膀胱定时充盈和排空，促进膀胱功能的恢复。

考点 留置导尿管患者的护理

链 接

集尿袋、导尿管更换时间规定

集尿袋：为了避免留置导尿引起尿路感染等并发症，临床上常更换集尿袋以减少感染的发生，但对于集尿袋更换间隔时间意见不一致，有的认为集尿袋更换每天 1 次，有的认为每 3 天 1 次，有的认为 7 天 1 次。国内相关文献报道：每天更换集尿袋由于频繁破坏密闭引流系统，感染率明显增加；7 天更换集尿袋一次，由于时间过长，感染率明显上升；3 天更换一次集尿袋，尿路感染率最低。

导尿管：患者尿液的 pH 是影响微生物繁殖和尿液沉淀的重要因素，尿液 pH 大于 6.8 时，发生堵塞的机会比尿液 pH 小于 6.7 者高 10 倍，美国疾控中心推荐的时间原则：尽量减少导尿管更换的次数，以避免尿路感染，只有发生堵塞时才更换导尿管。

第 2 节 排便护理

案例 12-2

患者，男，68 岁。主诉腹胀、下腹部不适、食欲减退、疲乏，四天未解大便。触诊腹部较硬实且紧张，左下腹触及条索状包块，直肠指诊可触及粪块。医嘱：大量不保留灌肠。

问题： 1. 灌肠过程中，患者感觉腹胀并有便意，护士应怎样处理？

2. 为帮助患者有效预防便秘，护士应怎样对患者进行健康教育？

当食物由口进入胃和小肠消化吸收后，残渣储存于大肠内，一部分水被大肠吸收，其余形成粪便。通常情况下，粪便的性质和形状可以反映整个消化系统的功能。因此，护士通过对患者排便活动及粪便的观察，能及早发现和鉴别消化道疾病，有助于诊断、治疗和护理，帮助患者恢复健康。

一、排便的评估

（一）粪便的评估

1. 次数和量　排便是人体基本的生理需要，排便次数因人而异。排便量与膳食种类、数量、摄入液体量、大便的次数及消化器官的功能有关。一般成人每日排便 1 ～ 3 次（婴幼儿 3 ～ 5 次），量 100 ～ 300g。成人排便每天超过 3 次或每周少于 3 次，应视为排便异常。当消化器官功能紊乱时，也会出现排便量的改变。

2. 气味　正常时粪便的气味因膳食种类而异。肉食者味重，素食者味轻。消化不良者粪便呈酸臭味；消化性溃疡、恶性肿瘤患者粪便呈腐臭味；上消化道出血者粪便呈腥臭味；严重腹泻患者粪便呈碱性，气味呈恶臭味。

3. 形状与软硬度　正常人的粪便为柔软成形软便，不粘连。便秘时粪便坚硬，呈栗子样；消化不良或急性肠炎可为稀便或水样便；肠道部分梗阻或直肠狭窄，粪便常呈扁条状或带状。

4. 颜色　正常成人的粪便呈黄褐色或棕黄色。婴儿的粪便呈黄色或金黄色。因摄入食物或药物的不同，粪便颜色会发生变化，如摄入大量绿叶蔬菜，粪便可呈暗绿色；摄入动物血或铁制剂，粪便可呈无光样黑色。如果粪便颜色改变与上述情况无关，表明此系统有病理性变化存在。如柏油样便提示上消化道出血；暗红色便，提示下消化道出血；白陶土色便提示胆道梗阻；果酱样便，见于阿米巴痢疾或肠套叠；粪便表面有鲜血或便后有鲜血滴出，见于肛裂或痔疮；白色“米泔水”样便见于霍乱、副霍乱。

考点 异常粪便观察

（二）影响排便的因素

生理、心理、社会文化、饮食与活动、病理等因素均可影响排便，护理人员必须完整收集资料，做出正确评估，并提供合理有效的护理措施，满足患者排便的需要。

1. 生理因素　年龄可影响人对排便的控制。婴儿期由于神经肌肉系统发育不全，不能控制排便；老年人由于腹肌张力降低、胃肠蠕动减弱、肛门括约肌松弛等导致肠道控制力下降而出现排便功能的异常。

2. 心理因素　精神抑郁时，身体活动减少，肠蠕动减弱可导致便秘。而情绪紧张、焦虑可导致迷走神经兴奋，肠蠕动增快而致腹泻。

3. 排泄习惯　在日常生活中，许多人都有自己固定的排便时间、姿势；使用某种固定的便具；排便时从事某项活动如阅读等。当这些生活习惯由于环境改变而无法维持时，正常排便就会受到影响。

4. 饮食与活动

（1）饮食　均衡饮食和足量的液体是维持正常排便的重要条件。富含纤维素的食物可提供必要的粪便容积，加速食糜通过肠道，减少水分在大肠内的再吸收，使大便柔软而轻易排出。每日摄入足量液体，可以液化肠道内容物使食物能顺利通过肠道。当摄入量过少，食物中缺少纤维或摄入液体量不足时，无法产生足够的粪便容积和液化食糜，食糜通过回肠速度减慢、时间延长，水分的再吸收增加，导致粪便变硬、排便减少而发生便秘，均会引起排便困难或便秘。

（2）活动　可维持肌肉的张力，刺激肠蠕动，有助于维持正常的排便功能。各种原因所致的长期卧床、缺乏活动的患者，可因肌张力减退而导致排便困难。

5. 与疾病有关的因素

（1）疾病　肠道本身的疾病或身体其他系统的病变均可影响正常排便。如结肠炎、大肠癌可使排便次数增加；脊髓损伤、脑卒中等可导致排便失禁。

（2）药物　有些药物治疗便秘和腹泻，如缓泻药可刺激肠蠕动，减少肠道水分的吸收，促使排便；但如果药物剂量掌握不正确，可能导致相反的结果。有些药物则干扰正常的排便型态，如长期服用抗生素，可抑制肠道正常菌群而导致腹泻；麻醉药可使肠蠕动减弱而导致便秘。

（3）治疗和检查　某些治疗和检查会影响个体的排便活动，如肛门部手术，会因为伤口疼痛而造成排便困难；胃肠X线检查需服用钡剂或灌肠，也可影响排便。

二、排便异常的护理

（一）便秘

1. 概念　是指排便次数减少，粪质干硬，排便不畅、困难或常有排便不尽感。患者可有腹痛、腹胀、食欲不佳、消化不良、乏力、头痛等症状。

造成便秘的主要原因：某些器质性病变；排便习惯不良；中枢神经系统功能障碍；排便时间或活动受限制；精神紧张；各类直肠肛门手术；饮食结构不合理，饮水不足；某些药物使用不合理；滥用栓剂、泻药、灌肠；活动减少或长期卧床等。

2. 护理措施

（1）心理护理　根据患者情况，给予解释、指导，以稳定患者情绪，消除其紧张心理。

（2）提供适当的排便环境　为患者提供单独隐蔽的环境及充足排便时间。如用屏风遮挡，避开查房、治疗护理和进餐时间，保持精神放松，安心排便。

（3）选取适宜的排便姿势　床上使用便盆时，除非有特别禁忌，最好采取坐姿或抬高床头，用重力作用增加腹内压促进排便。病情允许时让患者下床上厕所排便。对手术患者，在手术前应有计划地训练其在床上使用便器，以逐渐适应卧床排便的需要。

（4）腹部环形按摩　患者排便时用手沿结肠解剖位置自右向左环形按摩。可促使降结肠的内容物向下移动，并可增加腹内压，促进排便。

（5）遵医嘱给予缓泻剂　缓泻剂可使粪便中的水分含量增加，刺激肠蠕动，加速肠内容物的运行而起到导泻作用。应根据患者特点及病情选用缓泻剂。慢性便秘患者可选用蓖麻油、番泻叶、酚酞（果导）、大黄等。使用缓泻剂可暂时解除便秘，但长期使用可使个体养成对缓泻剂的依赖，易导致慢性便秘。

（6）使用简易通便剂　通过简便经济有效的措施，帮助患者解除便秘。常用的有开塞露、甘油栓。其作用机制是软化粪便，润滑肠壁，刺激肠蠕动，促进排便。

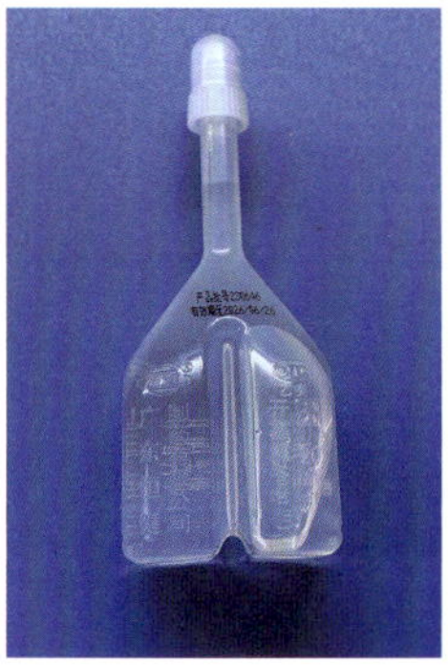

图 12-8 开塞露

1）开塞露：是用甘油或山梨醇制成，装在塑料容器内。使用时打开容器盖，先挤出少许液体润滑开口处（图 12-8）。患者取左侧卧位，放松肛门外括约肌。护士将开塞露的前端轻轻插入肛门后再将药液全部挤入直肠内，嘱患者保留 5 ～ 10min 后排便。

2）甘油栓：是用甘油和明胶制成的栓剂。操作时，护士戴手套，捏住甘油栓底部，轻轻插入肛门至直肠内，抵住肛门处轻轻按摩，嘱患者保留 5 ～ 10min 排便。

（7）灌肠 以上方法均无效时，遵医嘱给患者进行灌肠。

（8）健康教育 帮助患者及家属正确认识维持正常排便习惯的意义和获得有关排便的知识。

1）合理安排膳食：多食用蔬菜、水果、粗粮等高纤维食物，如香蕉、芹菜等；多饮水，病情允许时每日液体摄入量不少于 2000ml；少食辛辣刺激性的食物；适当食用油脂类的食物。

2）鼓励患者适当运动：根据患者身体状况拟订适宜的活动计划并协助患者进行运动，如散步、做操、打太极拳等。对长期卧床患者应勤翻身，并进行环形腹部按摩或热敷。此外还应指导患者进行增强腹肌和盆底部肌肉的运动，以增加肠蠕动和肌张力，促进排便。

3）重建正常的排便习惯：指导患者选择适合自身排便的时间，理想的时间是晨起或餐后两小时内（早餐后最佳），此时胃结肠反射最强，每天固定时间排便，即使无便意，亦可稍等，以形成条件反射；排便时不宜分散注意力如看手机、看书等；不随意使用缓泻剂及灌肠等方法。

（二）腹泻

1. 概念 是指排便型态改变，频繁排出稀薄不成形的粪便或水样便。常伴有腹痛、恶心、呕吐、疲乏等症状，有急于排便的需要和难以控制的感觉。

任何原因引起的肠蠕动增加，肠液分泌增加，肠黏膜吸收水分障碍，都可导致腹泻。如饮食不当或使用泻剂不当；情绪紧张；消化系统发育不成熟；胃肠道疾病；某些内分泌疾病如甲状腺功能亢进等均可导致肠蠕动增加，发生腹泻。

2. 护理措施

（1）心理护理 根据患者情况给予合理的解释和安慰，消除不安情绪。腹泻患者往往难以控制便急，必要时便盆置于易取处，方便患者取用；协助及时更换被粪便污染的衣裤、床单、被套，以维持患者自尊，使患者感到舒适。

（2）祛除病因 如肠道感染时，遵医嘱给予抗生素治疗；停止食用可能被污染的食物。

（3）卧床休息 以减少肠蠕动，减少患者体力消耗。同时注意腹部保暖。

（4）膳食调理 鼓励患者多饮水，给予清淡的流质或半流质食物，避免进食油腻、辛辣、高纤维食物，严重腹泻时暂禁食。

（5）防治水、电解质的紊乱 注意补充水、电解质。按医嘱给予止泻剂、口服补盐液或静脉输液。

（6）维持皮肤完整性　特别是婴幼儿、老人、身体衰弱者，每次便后用软纸轻擦肛门，温水清洗，并在肛门周围涂油膏保护局部皮肤。

（7）密切观察病情　记录排便的性质、次数、量等，观察有无脱水指征，必要时留取标本送检。危重者需密切观察病情变化。疑为传染病者应按肠道隔离原则护理。

（8）健康教育　向患者讲解有关腹泻的知识，指导患者注意饮食卫生，养成良好的卫生习惯。

考点 腹泻患者的护理

（三）排便失禁

1. 概念　指肛门括约肌不受意识的控制而不自主地排便。常见原因有神经肌肉系统的病变或损伤如瘫痪；胃肠道疾病；精神障碍、情绪失调等。

2. 护理措施

（1）心理护理　排便失禁的患者心情紧张而窘迫，常感到自卑和忧郁，期望得到理解和帮助。护理人员应尊重理解患者，给予心理安慰与支持。帮助其树立信心，配合治疗和护理。

（2）保护皮肤　床上铺中单或一次性尿垫，每次便后用温水洗净肛门周围及臀部皮肤，保持皮肤清洁、干燥。必要时，肛门周围涂抹软膏以保护皮肤，避免破损感染。注意观察骶尾部皮肤变化，定时按摩受压部位，预防压力性损伤的发生。

（3）帮助患者重建正常排便的能力　了解患者排便时间和规律，定时给予便器，促使患者按时自行排便；与医生协调定时应用导泻栓剂或灌肠，以刺激定时排便；教会患者进行肛门括约肌及盆底肌收缩锻炼。指导患者取立、坐或卧位，试做排便动作，先慢慢收缩肌肉，然后再慢慢放松，每次10s左右，连续10遍，每日5～10次，以患者感觉不疲乏为宜。

（4）保持室内空气清新　及时更换污湿的衣裤、被单，保持床褥、衣服清洁，定时开窗通风，除去不良气味。

三、灌　肠　法

灌肠法是将一定量的液体由肛门经直肠灌入结肠，以帮助患者清洁肠道、排便、排气或由肠道供给药物或营养，达到确定诊断和治疗的方法。

根据灌肠的目的，灌肠技术可分为不保留灌肠和保留灌肠两大类。根据灌入的液体量又可将不保留灌肠分为大量不保留灌肠、小量不保留灌肠。如为了达到清洁肠道的目的，反复使用大量不保留灌肠，则为清洁灌肠。

（一）大量不保留灌肠

【目的】

1. 解除便秘、肠胀气。

2. 清洁肠道，为盆、腹腔手术，肠道检查或分娩做准备。

3. 清除肠道内的有害物质，减轻中毒。

4. 为高热患者降温。

【操作程序】

1. 护士准备 衣帽整齐，修剪指甲、洗手、戴口罩。评估患者年龄、灌肠原因、自理能力、心理状态、合作程度、对灌肠的认知。

2. 患者准备 了解大量不保留灌肠的目的、意义、过程、配合要点及注意事项，协助患者排尿。

3. 用物准备 ①治疗车上层：治疗盘内备一次性灌肠冲洗器一套（内有引流管、24～26号肛管1根）（图12-9）、水温计、棉签、润滑剂、卫生纸、弯盘、一次性垫巾、一次性手套、手消毒液等。②治疗车下层：便盆、便盆巾、医用垃圾桶、生活垃圾桶。③其他：输液架，根据需要准备屏风。④常用的灌肠溶液：0.1%～0.2%的肥皂液、生理盐水。成人每次用量为500～1000ml，小儿200～500ml。溶液温度一般为39～41℃，降温时用28～32℃，中暑用4℃的生理盐水。

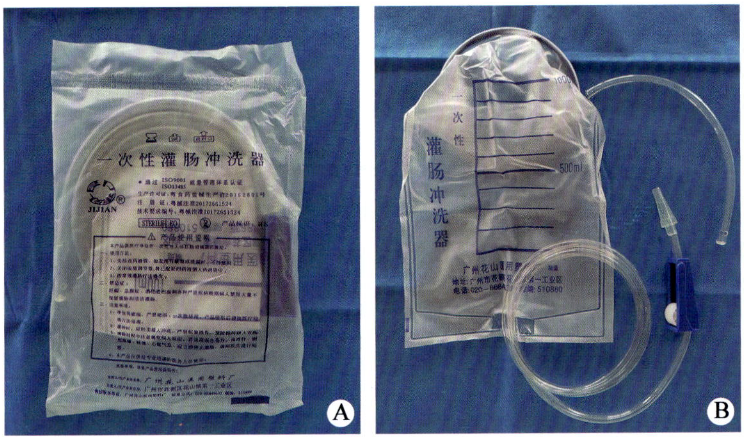

图12-9 一次性灌肠冲洗器

4. 环境准备 环境整洁，光线充足，室温适宜，关闭门窗，必要时围帘或屏风遮挡患者。

5. 操作步骤 见表12-3。

表12-3 大量不保留灌肠

操作步骤	操作方法	沟通与人文关怀
核对解释	携用物至床旁，核对床号、姓名、手腕带，解释操作目的及配合要点，取得患者配合，用围帘或屏风遮挡患者	（患者尊称）您好！我是护士××，麻烦您告诉我您的床号和姓名好吗？让我核查一下您的手腕带（核对无误） 根据您的病情需要，我现在遵医嘱给您灌肠，以便达到××（根据患者具体情况解释）目的，您可以配合我吗
安置体位	患者取左侧卧位，双膝屈曲，脱裤至膝，移臀至床沿（不能自我控制排便的患者可取仰卧位，臀下垫便盆），铺垫巾于臀下，置弯盘于臀边，遮盖患者	您好，请配合我向左边侧卧，将裤子脱至臀下，并将双腿屈起来，请将臀尽量靠近床沿 您配合我抬一下臀部，我给您臀下垫一块巾

续表

操作步骤	操作方法	沟通与人文关怀
挂器排气	将灌肠冲洗器挂于输液架上，液面距肛门 40 ～ 60cm（图 12-10），戴手套，润滑肛管前段，连接肛管，排尽管内气体，夹管	
插管灌液	左手垫卫生纸分开臀部，暴露肛门，嘱患者做排便动作，使肛门括约肌放松，右手将肛管轻轻插入直肠 7 ～ 10cm（小儿 4 ～ 7cm、婴儿 2.5 ～ 3cm），固定肛管，开放管夹，使液体缓缓流入（图 12-11）	我现在要插肛管了，请您做排便的动作，放松，好，您感觉有液体流入吗
观察处理	灌注过程中要密切观察袋内液面下降情况和患者的反应。①若液体流入受阻可稍移动或挤捏肛管；②若患者感觉腹胀或有便意，应降低灌肠袋的高度，以减慢流速，并嘱患者深呼吸，以放松腹部肌肉，降低腹压；③若患者出现脉速、面色苍白、出冷汗、剧烈腹痛、心慌气促，应立即停止灌肠，与医生联系，及时处理	您感觉怎样？如有不适，请告诉我 感觉腹胀，有便意了是吗？我把灌肠袋给您放低一点，请您做深呼吸，放松腹部，尽量配合我将液体灌完，这样效果会更好，还剩一点点溶液就灌好了
拔出肛管	待灌肠液即将流尽时，夹管，用卫生纸包裹肛管，轻轻拔出放入弯盘内，擦净肛门协助取舒适卧位，取下手套，嘱其尽量保留 5 ～ 10min 后排便；卧床患者及时给予便器，将卫生纸、床头铃放于易取处	好，现在已灌好了，我给您拔出肛管 我协助您穿好裤子，给您取这个卧位感觉怎么样？您还能忍耐 5 ～ 10min 再排便吗？这样效果会更好 卫生纸、床头铃我给您放床边，您能方便拿到吗？如有需要请按床头铃，我们会及时过来的，谢谢您的配合
整理记录	整理床单元，开窗通风，排除异味，观察大便性状，必要时留取标本送检，分类清理用物，洗手，在体温单大便栏目处记录灌肠后排便的符号为“E”，灌肠后排便 1 次记为 1/E，灌肠一次后无排便记为 0/E。若灌肠前排便 1 次，灌肠后又排便 1 次，用 $1\,^{1}/E$ 表示	（患者尊称）您好！灌肠后您排便了吗？排了几次 我帮您整理一下床铺，开窗通通风，您现在还有什么需要吗？您先休息，有事可以按铃，我们也会及时来看您，谢谢您的配合

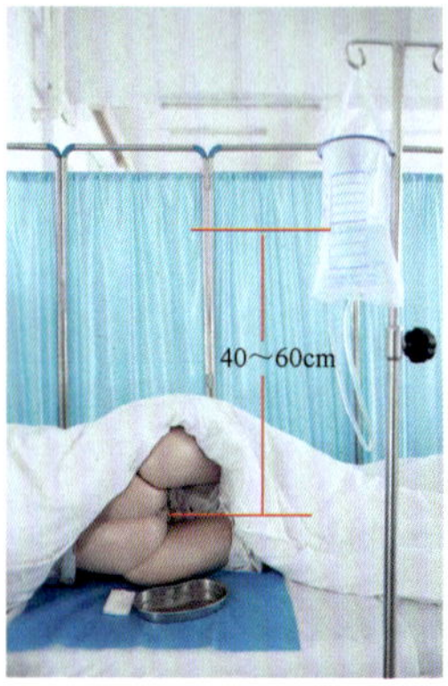

图 12-10　液面与肛门的距离

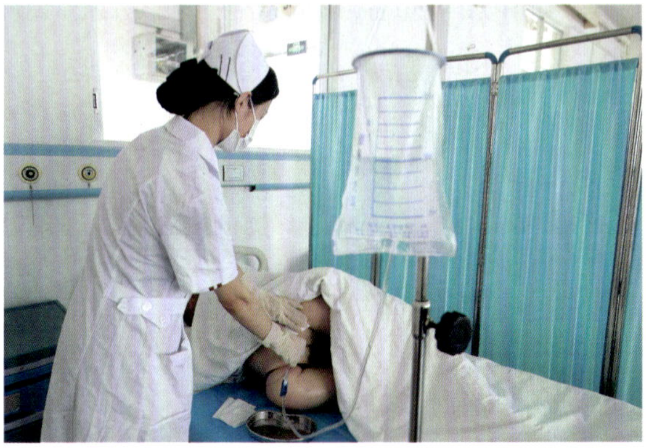

图 12-11　大量不保留灌肠

【注意事项】

1. 妊娠、急腹症、消化道出血、严重心血管疾病等患者禁忌大量不保留灌肠。
2. 保护患者的自尊，尽量减少患者的肢体暴露，防止受凉。

3. 根据医嘱及评估结果，选择灌肠溶液，并准确掌握溶液的温度、浓度、速度和量。肝性脑病患者禁用肥皂液灌肠，减少氨的产生和吸收，以免加重肝性脑病；充血性心力衰竭和水钠潴留患者禁用生理盐水灌肠；伤寒患者灌肠时灌肠袋内液面不得高于肛门 30cm，液体量不得超过 500ml。

4. 灌肠过程中随时注意观察病情变化，若患者出现脉速、面色苍白、出冷汗、剧烈腹痛、心慌气促，应立即停止灌肠，与医生联系，并采取急救措施。

5. 一般患者灌肠后保留 5 ～ 10min，降温灌肠时应嘱患者保留 30min 后再排便，排便后 30min 测量体温，并做好记录。

考点 大量不保留灌肠

（二）小量不保留灌肠

小量不保留灌肠适用于腹部或盆腔手术后患者、危重患者、年老体弱患者、小儿及孕妇等。

【目的】

1. 软化粪便，解除便秘。

2. 排出肠道内的气体，减轻腹胀。

【操作程序】

1. 护士准备　衣帽整齐，修剪指甲、洗手、戴口罩。评估患者年龄、灌肠原因、自理能力、心理状态、合作程度，对灌肠的认知。

2. 患者准备　患者和家属了解小量不保留灌肠的目的、意义、过程、配合要点及注意事项，协助患者排尿。

3. 用物准备　①治疗车上层：治疗盘内备小容量灌肠冲洗器一套或注洗器（或一次性注射器）、肛管（20 ～ 22 号）、血管钳（或液体调节开关）、水温计、棉签、润滑剂、温开水 5 ～ 10ml、卫生纸、弯盘、一次性垫巾、一次性手套、手消毒液。②治疗车下层：便盆、便盆巾、医用垃圾桶、生活垃圾桶。③其他：根据需要准备输液架、屏风。④常用的灌肠溶液有“1、2、3”溶液（50% 硫酸镁 30ml、甘油 60ml、温开水 90ml，温度为 38℃）或油剂（甘油或液状石蜡 50ml 加等量温开水或各种植物油 120 ～ 180ml）。

4. 环境准备　环境整洁，光线充足，室温适宜，关闭门窗，必要时围帘或屏风遮挡患者。

5. 操作步骤　见表 12-4。

表 12-4　小量不保留灌肠

操作步骤	操作方法	沟通与人文关怀
核对解释	同大量不保留灌肠法	同大量不保留灌肠法
安置体位	同大量不保留灌肠法	同大量不保留灌肠法
润管排气	戴手套，润滑肛管前端，用注洗器（或一次性注射器）抽取溶液，连接肛管，排气后夹管（如用小容量灌肠筒，液面距肛门低于 30cm）	

续表

操作步骤	操作方法	沟通与人文关怀
插管灌液	分开臀部，暴露肛门，嘱患者做排便动作，使肛门括约肌放松。右手将肛管轻轻插入直肠7～10cm（小儿插入深度4～7cm）（图12-12），固定肛管。①放开夹管，缓缓注入灌肠液。注毕夹管，取注射器再抽取溶液，放开管夹后再行灌注，如此反复直至灌肠液注完。②注温开水5～10ml，抬高肛管末端，使管内溶液全部灌入	我现在要插肛管了，请您做排便的动作，放松 现在注入灌肠液，您感觉怎么样？如有不适请您及时告诉我
拔出肛管	夹闭肛管末端，用卫生纸包住肛管轻轻拔出，放入弯盘内；取下手套；协助患者取舒适的卧位；嘱其尽量保留10～20min后，再排便	好，现在已灌好了，我给您拔出肛管 我协助您穿好裤子，给您取这个卧位感觉怎么样？请您过10～20min后再去排便，这样效果会更好。 卫生纸、床头铃我给您放床边，您能方便拿到吗？如有需要请按床头铃，我们会及时过来的，谢谢您的配合
整理记录	同大量不保留灌肠法	

【注意事项】

1. 灌肠时插管深度为7～10cm，压力宜低，灌肠液灌注的速度不得过快，尽量保留溶液10～20min再排便。如为小容量灌肠袋（筒）灌肠，液面距肛门低于30cm。

2. 每次抽吸灌肠液时夹闭肛管尾端，防止空气进入肠道，引起腹胀。

考点 小量不保留灌肠的目的及溶液的选择

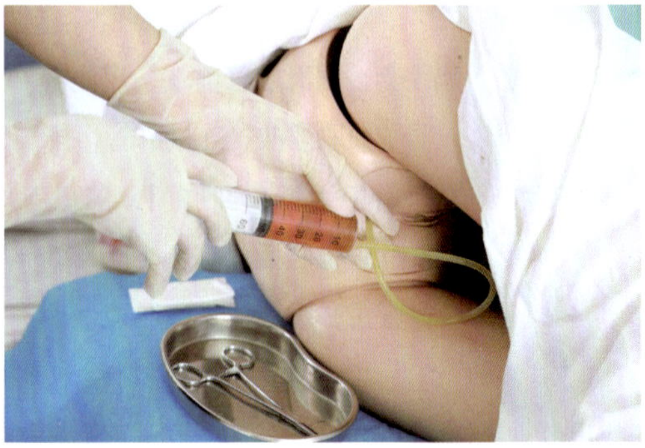

图12-12 小量不保留灌肠

（三）保留灌肠

保留灌肠法是将药液自肛门灌入直肠或结肠内，通过肠黏膜吸收达到治疗疾病的目的。

【目的】 用于镇静、催眠和治疗肠道感染。

【操作程序】

1. 护士准备 衣帽整齐、洗手、戴口罩。评估患者排便情况、肠道病变部位、自理能力、心理状态、合作程度，对所患疾病及保留灌肠的认知。

2. 患者准备 了解保留灌肠的目的、意义、过程、配合要点及注意事项。协助患者排尽大小便。

3. 用物准备 ①治疗车上层：治疗盘内备注洗器（或一次性注射器）、量杯、肛管（20号以下）、温开水5～10ml、血管钳、水温计、棉签、润滑剂、卫生纸、弯盘、一次性垫巾、一次性手套、小垫枕、手消毒液。②治疗车下层：医用垃圾桶、生活垃圾桶。③灌肠溶液：镇静催眠用10%水合氯醛；肠道抗感染用2%小檗碱、0.5%～1%新霉素或其他抗生素溶液。

灌肠液量不超过200ml，溶液温度39～41℃。

4. 环境准备　环境整洁，光线充足，室温适宜，关闭门窗，必要时用围帘或屏风遮挡患者。

5. 操作步骤　见表12-5。

表12-5　保留灌肠

操作步骤	操作方法	沟通与人文关怀
核对解释	携用物至床旁，核对床号、姓名、手腕带，解释操作目的及配合要点，取得患者配合，嘱患者排尿、排便。用围帘或屏风遮挡患者	（患者尊称）您好！我是护士××，麻烦您告诉我您的床号和姓名好吗？让我核查一下您的手腕带（核对无误） 根据您的病情需要，我现在遵医嘱给您灌肠，以便达到××（根据患者具体情况解释）目的，您可以配合我吗 为了达到最好的效果，您先排大小便，需要我协助您吗
安置体位	根据病情选择卧位，垫小垫枕，铺一次性垫巾于臀下，使臀部抬高10cm（防止药液溢出，利于药物保留），弯盘置于臀边	您好，请配合我向（根据病情向左或右）边侧卧，将裤子脱至臀下，并将双腿屈起来，请将臀尽量靠近床沿 您配合我抬一下臀，我给您臀下垫个小垫枕和垫巾
润管排气	戴手套，润滑肛管前端，用注洗器（或一次性注射器）抽取溶液，连接肛管，排气后夹管	
插管灌液	左手持卫生纸分开肛门，嘱患者做深呼吸，右手持肛管轻轻插入直肠15～20cm，固定肛管松开血管钳，缓缓注入灌肠液。注毕夹管，注温开水5～10ml，抬高肛管末端，使管内溶液全部灌入	我现在要插肛管了，请您放松，深呼吸 您配合得很好，肛管插好了，给您注入药物，您感觉怎么样？如有不适请您及时告诉我
拔出肛管	溶液注入完毕，夹闭肛管末端，用卫生纸包住肛管轻轻拔出，放入弯盘内。擦净肛门，用卫生纸在肛门处轻轻按揉，脱下手套。协助患者取舒适卧位，嘱患者尽量忍耐，保留溶液1h以上	好，现在已灌好了，我给您拔出肛管 我协助您穿好裤子，您这个卧位还舒适吗？请您至少1h后再排便，使药液充分被吸收。如有事请按床头铃，我们会及时过来看您的，谢谢您的配合
整理记录	同大量不保留灌肠法	

【注意事项】

1. 根据病变部位选择卧位。慢性细菌性痢疾病变部位多在直肠或乙状结肠，宜取左侧卧位；阿米巴痢疾病变部位多在回盲部，宜取右侧卧位。垫高臀部，以防止药液溢出，利于药液保留，提高疗效；肛管插入15～20cm；液量≤200ml；液面距肛门≤30cm；保留药液1h以上。

2. 灌肠前嘱患者排便、排尿，便于药液保留及吸收。选用较细的肛管，插入要深，液量要少，压力要低，速度要慢。使药液保留时间长，肠黏膜充分吸收。为提高疗效，保留灌肠以晚间临睡前灌入为宜。

3. 肛门、直肠、结肠等手术后及大便失禁的患者不宜行保留灌肠。

考点　保留灌肠的注意事项

四、排气护理

（一）肠胀气患者的护理

肠胀气是指肠道内有过量气体积聚，不能排出，肠壁牵张膨胀。

1. 指导患者养成细嚼慢咽的良好饮食习惯。

2. 去除引起肠胀气的原因。如勿食产气食物和饮料，积极治疗肠道疾病。

3. 鼓励患者适当活动。病情允许时，可协助患者下床活动。卧床患者可做床上活动或变换体位。以促进肠蠕动，减轻肠胀气。

4. 轻微胀气时，可行腹部热敷或腹部按摩、针刺疗法。严重胀气时，遵医嘱给予药物治疗或行肛管排气。

（二）肛管排气法

肛管排气法是指将肛管从肛门插入直肠，以排除肠腔内积气的方法。

【目的】 排出肠腔积气，减轻腹胀。

【操作程序】

1. 护士准备 衣帽整齐，修剪指甲、洗手、戴口罩。评估患者腹胀原因、与饮食的关系，自理能力，心理状态，合作程度，对肛管排气的认知。

2. 患者准备 了解肛管排气的目的、意义、过程、配合要点及注意事项。

3. 用物准备 治疗车上层治疗盘内置：肛管1根（26号）、玻璃接管1根、橡胶管1根、玻璃瓶1个（内盛水3/4满）、瓶口系带1根、胶布1条、橡皮圈及别针1套、弯盘1个、润滑剂、棉签、卫生纸适量、手消毒液；必要时备屏风。治疗车下层：医用垃圾桶、生活垃圾桶。

4. 环境准备 环境整洁，光线充足，室温适宜，关闭门窗，必要时用围帘或屏风遮挡患者。

5. 操作步骤 见表12-6。

表12-6 肛管排气法

操作步骤	操作方法	沟通与人文关怀
核对解释	携用物至床旁，核对床号、姓名、手腕带，解释操作目的及配合要点，围帘或屏风遮挡患者	（患者尊称）您好！我是护士××，麻烦您告诉我您的床号和姓名好吗？让我核查一下您的手腕带（核对无误） 根据您病情的需要，我现在遵医嘱给您进行肛管排气，您可以配合我吗
安置卧位	协助患者取左侧卧位，暴露肛门，注意保护患者	您好，请配合我向左边侧卧，将裤子脱至臀下
系瓶连管	将玻璃瓶系于床边，橡胶管一端插入玻璃瓶液面下，便于观察气体排出的情况，另一端与肛管相连	
插管固定	戴手套，润滑肛管前端，嘱患者深呼吸，左手持卫生纸分开肛门，嘱患者做深呼吸，右手持肛管轻轻插入直肠15～18cm，用胶布将肛管固定于臀部，橡胶管留出足够长度用别针固定在床单上	我现在要插肛管了，请您深呼吸，放松 您配合得很好，肛管插好了，我把肛管给您固定一下

续表

操作步骤	操作方法	沟通与人文关怀
观察处理	观察和记录排气情况，如排气不畅，帮助患者更换体位或按摩腹部	我协助您更换一下卧位，腹部按摩一下 肛管有气排出来了，您感觉好些了吗？肛管给您继续保留大约 20min
拔出肛管	保留肛管时间不超过 20min，拔出肛管，置于弯盘内，擦净肛门，脱下手套，协助患者取舒适卧位	（患者尊称）您好！肛管保留的时间到了，我帮您把肛管去掉 您这个卧位还舒适吗？您还有什么需要吗？如有事请按床头铃，我们会及时过来看您的，谢谢您的配合
整理记录	整理床单元，分类清理用物，开窗通风。洗手，记录	

【注意事项】

保留肛管时间不超过 20min，因为长时间留置肛管，会降低肛门括约肌的反应，甚至导致肛门括约肌永久性松弛。需要重复排气时，应间隔 2 ～ 3h 后再行肛管排气。

考点 肛管排气时肛管保留时间

自 测 题

A_1/A_2 型题

1. 尿液呈烂苹果味见于
   A. 泌尿系感染
   B. 阻塞性胆管炎
   C. 糖尿病酮症酸中毒
   D. 有机磷农药中毒
   E. 肝性脑病
2. 为男患者导尿时，为能使耻骨前弯消失，应提起阴茎与腹壁成角为
   A. 120°　B. 90°
   C. 60°　D. 30°
   E. 45°
3. 患者，男，52 岁。诊断为“慢性细菌性痢疾”，按医嘱行保留灌肠，下述正确的是
   A. 灌肠药液为 2% 小檗碱
   B. 选择的肛管宜粗
   C. 肛管插入 10 ～ 15cm
   D. 为保证疗效，宜在晚上入睡前灌入
   E. 为确保疗效，灌肠时患者应取右侧卧位
4. 患者，男，49 岁。肝性脑病前期，表现为躁动，意识不清，此时灌肠忌用
   A. “1、2、3”溶液　B. 油剂
   C. 0.1% 肥皂水　D. 等渗盐水
   E. 液状石蜡
5. 患者，女，48 岁。因外伤后大出血给予紧急输血，由于输入变质的血液而发生溶血反应，患者的尿液颜色呈
   A. 鲜红色　B. 乳白色
   C. 黄褐色　D. 酱油色
   E. 淡黄色
6. 患者，女，28 岁。因胎儿宫内窘迫需立即行剖宫产术，护士术前给予留置导尿是为了
   A. 膀胱给药
   B. 采集尿标本做细菌培养
   C. 测量膀胱容量
   D. 防止术中误伤膀胱
   E. 检查残余尿
7. 患者，男，58 岁。胃溃疡史 8 年，近期由于生气导致胃溃疡出血，患者粪便可呈
   A. 黄褐色　B. 柏油样

C. 果酱样 D. 水样

E. 陶土色

8. 患者，男，41 岁。因癌症收入院，在全身麻醉下行胃大部切除术，手术过程顺利，术后留置导尿管 3 天，为防止发生尿路感染，最重要的护理措施是

A. 严密观察尿量

B. 每日行膀胱冲洗 3 次

C. 每日尿道口护理两次

D. 每日更换集尿袋两次

E. 严格限制饮水

9. 患者，女，42 岁。子宫肌瘤术后 3 天，未排气排便，出现腹胀，下列措施不妥的是

A. "1、2、3" 溶液灌肠

B. 0.1% ～ 0.2% 肥皂水溶液灌肠

C. 腹部按摩

D. 肛管排气

E. 适当活动

10. 患者，女，45 岁。将行结肠镜检查，灌肠前自行排便 1 次，灌肠后又排便 2 次，护士在体温单上正确的记录是

A. $1^2/E$ B. $1^E/2$

C. $2^1/E$ D. 1/E

E. 2/E

A_3/A_4 型题

（11 ～ 13 题共用题干）

患者，女，56 岁。卵巢癌术后，拔出尿管后 7h 未能自行排尿。查体：耻骨上部膨隆，叩诊呈实音，有压痛，考虑尿潴留。

11. 为患者实施导尿时，第 1 次消毒的顺序是

A. 自上而下，由外向内

B. 自下而上，由外向内

C. 自下而上，由内向外

D. 自上而下，由内向外

E. 自上而下，由外向内再向外

12. 首次导出尿液不应超过

A. 1000ml B. 1200ml

C. 1500ml D. 1700ml

E. 2000ml

13. 如果首次导尿过多，将会发生

A. 膀胱反射功能恢复减慢

B. 加重不舒适感

C. 血尿和虚脱

D. 诱发膀胱感染

E. 膀胱挛缩

（14、15 题共用题干）

患者，男，45 岁。体温持续 39℃以上，医嘱：等渗盐水大量不保留灌肠降温。

14. 灌肠过程中患者感觉腹胀，有便意，处理方法正确的是

A. 拔出肛管，停止灌肠

B. 降低灌肠筒高度，嘱患者深呼吸

C. 加大灌肠压力，快速灌入

D. 移动肛管，观察流速

E. 挤捏肛管，嘱患者忍耐片刻

15. 灌肠后，排便和排便后测量体温时间分别为

A. 5 ～ 10min，10 ～ 20min

B. 5 ～ 10min，30min

C. 10 ～ 20min，30min

D. 30min，30min

E. 30min，1h 以上

（16、17 题共用题干）

患者，女，30 岁。术中不慎损伤膀胱括约肌，导致尿失禁。

16. 此患者尿失禁属于

A. 真性尿失禁 B. 假性尿失禁

C. 压力性尿失禁 D. 充溢性尿失禁

E. 不完全性尿失禁

17. 针对该患者的尿失禁，适宜的护理措施是

A. 留置导尿管引流

B. 长期使用接尿装置

C. 鼓励患者睡前适当增加饮水量

D. 限制饮水量，以减少尿量

E. 定时使用便器，白天每隔 30min 送一次便器

（吴　恒）

第13章 冷、热疗法

冷、热疗法是通过冷或热作用于人体的局部或全身，达到消炎、镇痛、止血、降温、促进舒适的作用，是临床上常用的物理治疗方法。作为冷、热疗法的实施者，护士应明确冷、热疗法的适应范围、禁忌证，掌握正确的使用方法，有效评估患者冷、热疗的治疗效果，防止不良反应的发生，确保患者的安全。

第1节 概 述

案例 13-1

患者，女，42岁。外出买菜时不慎滑倒将踝关节扭伤，疼痛难忍，2h后由家属陪同就诊。护士小梁询问完病情后给患者实施踝关节包扎，并用冰袋给患者冷敷。

问题：1. 护士用冰袋给患者冷敷的目的是什么？

2. 举例说明临床有哪些用冷或用热的情况。

一、冷、热疗法的概念

冷、热疗法是利用低于或高于机体温度的物质作用于体表皮肤，通过神经传导引起皮肤和内脏器官血管的收缩和舒张，从而改变机体各系统的体液循环和新陈代谢，以达到治疗目的的一种方法。

人体皮肤分布有多种感受器，如冷觉感受器、温觉感受器和痛觉感受器等。当皮肤感受器感受温度或疼痛的刺激后，由神经末梢发出冲动，经过传入神经纤维传到大脑皮质感觉中枢，感觉中枢对冲动进行识别，并通过传出神经纤维发出指令，使机体产生行动。但当刺激强烈时，神经冲动可不经过大脑，只通过脊髓反射使整个反射过程更快速，以免机体受损。

二、冷、热疗法的效应

冷、热疗法虽然都是从皮肤表面实施的，但却可以引起局部和全身的反应，引发生理性效应（表13-1）和继发性效应。

（一）生理性效应

表 13-1 冷、热疗法的生理性效应

生理指标	生理性效应	
	冷疗	热疗
血管	收缩	扩张
细胞代谢率	降低	增高

续表

生理指标	生理性效应	
	冷疗	热疗
需氧量	减少	增加
毛细血管通透性	减小	增大
血液黏稠度	增加	降低
血液流动速度	减慢	加快
淋巴流动速度	减慢	加快
结缔组织伸展性	减弱	增强
神经传导速度	减慢	加快
体温	下降	升高

（二）继发性效应

继发性效应是指用冷或用热超过一定时间，产生与生理性效应相反作用的现象。继发性效应是身体的一种防御反应，可保护机体免受损伤。因此，应用冷、热疗法要控制适当的时间，每次以 20 ～ 30min 为宜，如需反复使用，中间需间隔 1h，让组织有一个复原的过程，防止产生继发性效应抵消生理性效应的现象。

三、冷、热疗法效果的影响因素

（一）方式

冷、热疗法分为干、湿两类方法，方式不同，疗效也不同。水是良好的导体，传导和渗透力比空气强，因此湿冷、湿热法穿透力强，效果要优于干冷、干热法。在实际应用中，应根据患者情况选择方法，使用湿热法时，温度要低于干热法，避免烫伤。

（二）面积

冷、热效果与面积成正比。用冷、用热面积越大，效果越强；反之，则弱。但是需要注意，用冷、用热面积越大，患者的耐受性也越差，且会引起全身反应。因此在大面积用冷、热疗时，要注意密切观察患者局部及全身反应。

（三）时间

冷、热应用的时间和效果有直接影响，在一定时间内随着时间的增加而效果增强。冷、热疗时间一般为 20 ～ 30min，过长则会产生继发性效应，引起不良反应，如疼痛、皮肤苍白、冻伤等。

（四）温度

冷、热疗法的温度与体表温度相差越大，机体对冷、热刺激的反应越强烈；反之，则反应越小。环境温度也会影响冷、热效应，如果室温过低，冷效应增加，热效应减弱；室温过高，散热越慢，热效应就越强，冷效应减弱。

（五）部位

不同部位的皮肤由于厚度不同，对冷、热反应的效果不同。如手、脚皮肤较厚，对冷、热的耐受性大，冷、热疗效果较差；而皮肤较薄的区域，敏感性强，冷、热疗效果比较好。

如颈部、腹股沟等，冷疗效果比较好。因此，为高热患者降温时，将冰袋放置在颈部、腋下、腹股沟等位置，降温效果明显。

（六）个体差异

年龄、性别、身体状况等影响冷、热疗的效果。婴幼儿神经系统发育未完善，对冷刺激的耐受性差；老年人感觉功能减退，对冷、热敏感性降低，反应较迟钝。女性一般较男性对冷、热刺激敏感。昏迷、意识不清、身体虚弱等患者，对冷、热的刺激性降低。尤其要注意防止冻伤和烫伤。

四、冷、热疗法的作用

（一）冷疗的作用

1. 控制炎症扩散　冷疗使局部血管收缩，血流减少，细胞的新陈代谢和细菌的活力降低，从而可以限制炎症的扩散。适用于炎症早期。

2. 减轻疼痛　冷疗可抑制细胞的活动，减慢神经冲动的传导，降低神经末梢的敏感性而减轻疼痛；冷疗使血管收缩，毛细血管的通透性降低，渗出减少，减轻由于组织肿胀压迫神经末梢引起的疼痛。常用于急性损伤初期、牙痛、烫伤等。

3. 减轻局部充血或出血　冷疗使局部血管收缩，毛细血管通透性降低，减轻局部充血；冷疗使血流减慢，血液的黏稠度增加，有利于血液凝固而控制出血。常用于局部软组织损伤的初期、扁桃体摘除术后、鼻出血等。

4. 降低体温　冷直接与皮肤接触，通过传导与蒸发的物理作用，使体温降低。可以用于高热、中暑降温。对于脑外伤、脑缺氧患者头部戴冰帽可以减少脑细胞的代谢，提高脑组织对缺氧的耐受，减少脑细胞受到的损害。

考点 冷疗法的作用

（二）热疗的作用

1. 促进炎症的消散和局限　热疗可使局部血管扩张，血液循环速度加快，促进组织中毒素和废物的排出；血量增多，白细胞数量增多，吞噬能力增强，新陈代谢增加，营养状态得到改善，使机体局部或全身的抵抗力和修复力增强。炎症早期用热，可以促进炎症吸收与消散；炎症后期用热，可以促进炎症局限。如踝关节扭伤 48h 之后，用热疗，也适用于乳腺炎、眼睑炎患者。

2. 减轻疼痛　热疗可降低痛觉神经兴奋性；改善血液循环，加速致痛物质排出和炎性渗出物吸收，解除对神经末梢的压力，从而减轻疼痛；热疗还可以使肌肉松弛，增强结缔组织伸展性，增加关节的活动范围，减少肌肉痉挛、僵硬，关节强直所致疼痛。适用于胃肠痉挛、腰肌劳损、肾绞痛等。

3. 减轻深部组织充血　热疗时皮肤血管扩张，使平时大量呈闭锁状态的动静脉吻合支开放，皮肤血流量增多。由于全身循环血量的重新分布，减轻深部组织的充血。

4. 保暖与舒适　热疗使局部血管扩张，促进血液循环，将热量带至全身，使体温升高，并使患者感到舒适。适用于年老体弱者、早产儿、病情危重者、末梢循环不良者。

考点 热疗法的作用

五、冷、热疗法的禁忌证

（一）冷疗的禁忌证

1. 循环障碍　大面积组织受损、局部组织血液循环不良、感染性休克、微循环明显障碍、皮肤颜色青紫者不宜用冷。用冷会加重微循环障碍，导致组织坏死。

2. 组织损伤、破裂　冷可致血液循环不良，增加组织损伤，影响伤口愈合。特别是大范围组织损伤应禁止用冷。

3. 水肿部位　冷会使血管收缩，血流减少，影响细胞间液的吸收，故在水肿部位禁忌用冷。

4. 慢性炎症或深部化脓病灶　因冷可使局部血管收缩，血流减少，妨碍炎症吸收。

5. 冷过敏者　对冷过敏者应用冷疗可导致出现过敏症状，如荨麻疹、关节疼痛等，应禁忌用冷。

6. 禁忌部位

（1）枕后、耳郭、阴囊　用冷易冻伤。

（2）心前区　用冷易引起反射性心率减慢、心房颤动、心室颤动及房室传导阻滞。

（3）腹部　用冷易腹泻。

（4）足底　用冷易引起反射性末梢血管收缩而影响散热，或反射性引起一过性冠状动脉收缩。因此，对高热降温者及心脏病患者应避免足底用冷。

考点 冷疗法的禁忌证

（二）热疗的禁忌证

1. 软组织损伤、扭伤早期　凡损伤、扭伤 48h 内禁忌用热疗，因用热后会加重出血和水肿。

2. 未经确诊的急性腹痛　热疗会掩盖病情，影响治疗；并会促进炎症扩散，有引发腹膜炎的危险。

3. 面部危险三角区感染　因该处血管分布丰富，与颅内海绵窦相通，面部静脉血管内无静脉瓣，用热会使血管扩张而导致炎症扩散至脑部，易造成颅内感染和败血症（图 13-1）。

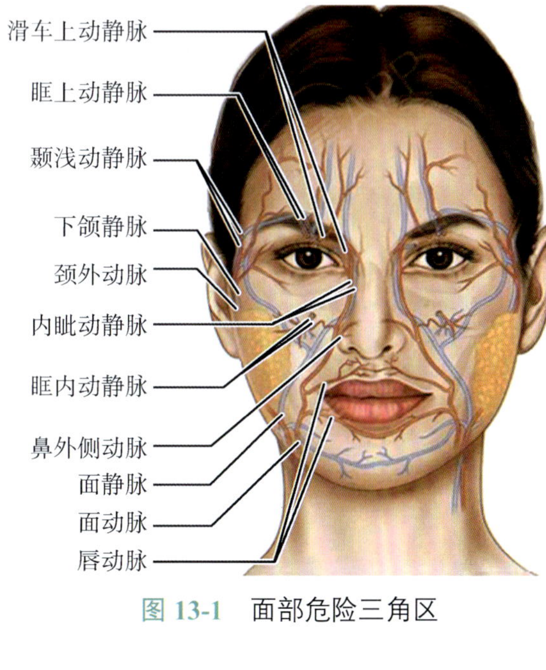

图 13-1　面部危险三角区

4. 各种器官出血、出血性疾病　热疗可使局部血管扩张，增加器官的血流量和血管的通透性而加重出血。

5. 其他

（1）恶性肿瘤　治疗部位有恶性肿瘤时不

可实施热疗法。因热会加速癌细胞活动、分裂及生长，从而加重病情。

（2）金属移植物　金属是热的良导体，用热易造成烫伤。

（3）孕妇　用热会影响胎儿生长。

（4）急性炎症　热疗会使局部温度升高，利于细菌繁殖加重病情。如牙龈炎、中耳炎等。

（5）心、肝、肾功能不全者　大面积热疗会使皮肤血管扩张，减少对内脏器官的血液供应，从而加重病情。

考点 热疗法的禁忌证

第2节　常用冷疗和热疗技术

案例 13-2

患者，男，25岁。因“肺炎链球菌肺炎”收住院，住院期间患者面色潮红而灼热，呼吸急促，脉速，T 39.8℃，值班护士为患者进行乙醇拭浴。

问题：1. 乙醇拭浴的目的是什么？

2. 拭浴过程中在哪些部位应适当延长拍拭时间？哪些部位禁忌拍拭？

一、常用冷疗技术

冷疗法分为局部冷疗法和全身冷疗法两大类。局部冷疗法包括冰袋、冰囊的使用，冰帽的使用和冷湿敷；全身冷疗法有乙醇拭浴和温水擦浴。

（一）冰袋、冰囊的使用

【目的】 降低体温，局部消肿，减轻充血或出血，限制炎症扩散和化脓，减轻疼痛。

【操作程序】

1. 护士准备　衣帽整洁、洗手、戴口罩。评估患者病情、生命体征、自理能力、耐受程度、有无感觉迟钝、需放置冰袋的皮肤情况，询问有无特殊需要。

2. 患者准备　清楚实施冰敷的目的、过程、需要注意的问题、方法，以及操作中可能出现的不适及注意事项。协助患者排便排尿，取舒适卧位。

3. 用物准备　冰袋或冰囊（图13-2）及布套，帆布袋，冰，木槌，盆及冷水，毛巾，勺。

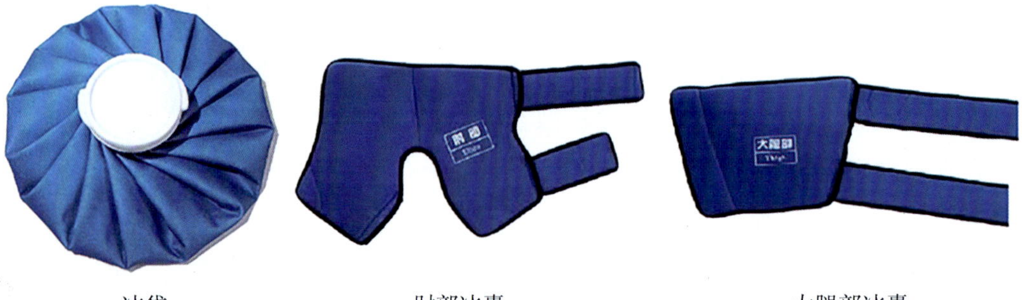

冰袋　　肘部冰囊　　大腿部冰囊

图 13-2　冰袋、冰囊

4. 环境准备　室温适宜，酌情关闭门窗，遮挡屏风。

5. 操作步骤　见表 13-2。

表 13-2　冰袋、冰囊的使用

操作步骤	操作方法	沟通与人文关怀
准备冰袋	洗手，将冰块放入帆布袋内，用木槌敲成核桃大小，放入盆中用冷水冲去棱角；用勺将冰块装入冰袋至 1/2 满，排气后扎紧袋口，擦干冰袋外壁水迹；倒提冰袋，检查无漏水后装入布套内备用	—
核对解释	携冰袋（冰囊）至患者床旁，核对床号、姓名、腕带，向患者和家属解释冷疗的目的和方法，取得患者配合	（患者尊称）您好！我是护士 ××，麻烦您告诉我您的床号和姓名好吗？让我核查一下您的腕带（核对无误） 根据您的病情，我现在遵医嘱需要给您使用冰袋（冰囊），以帮助您（根据患者具体情况解释：降低体温，局部消肿，减轻充血或出血，限制炎症扩散和化脓，减轻疼痛），您可以配合我吗
放置冰袋	将冰袋（冰囊）放至所需部位，冰袋可置于头部。冰囊一般用于身体皮肤薄而有大血管分布处，如颈部、腋下、腹股沟等。高热患者降温置冰袋于患者前额、头顶部和体表大血管分布处。扁桃体摘除术后将冰囊置于颈前颌下（图 13-3）	我现在将冰袋放在您的 ×× 部位（暴露需要放置冰袋或冰囊的部位时，注意患者隐私部位的保护），您感觉怎么样？冰袋放置的时间一般是 30min，这期间您如果感觉到不适，请及时告诉我
观察反应	观察效果与反应，若局部皮肤出现发紫、麻木，则停止使用，冰袋融化后须及时更换	关心患者，每 10min 查看一次局部皮肤颜色，倾听患者主诉，防止冻伤
撤除冰袋	30min 后，撤掉冰袋，防止产生继发效应。协助患者躺卧舒适，整理患者床单元	（患者尊称）您好！冰袋已经使用 30min 了，我给您撤掉冰袋，您感觉怎样？如果还需要的话，中间必须间隔 1h 才可以再用冰袋 您这样躺卧舒适吗？您还有什么需要吗？您先休息，有事可以按铃，我们也会及时来看您，谢谢您的配合
整理用物	倒空冰袋内的水，倒挂、晾于通风阴凉处；冰袋布套清洁后晾干备用；整理用物，清洁后放于原处备用	—
洗手记录	洗手，记录冷疗部位、时间、效果、反应	—

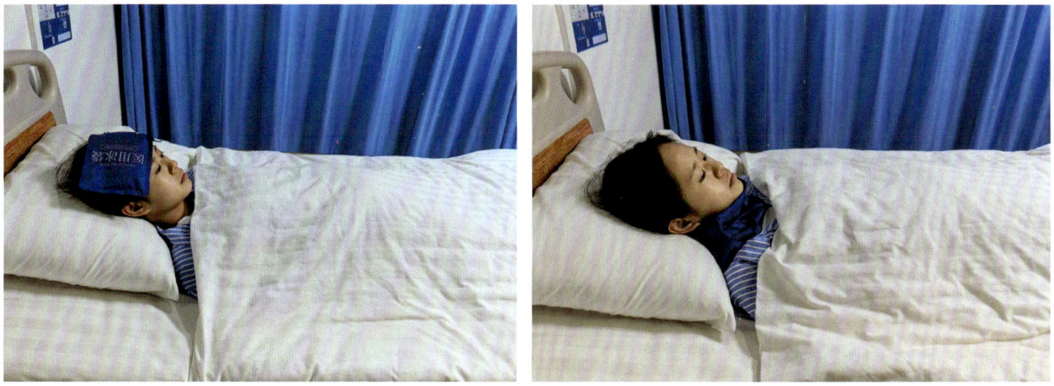

图 13-3　冰袋、冰囊的放置位置

【注意事项】

1. 用冷的时间正确，最长不得超过 30min，休息 1h 后再使用，给予局部组织复原时间。用冷后 30min 复测体温并记录，当体温降至 39℃以下，应取下冰袋。

2. 注意观察局部皮肤变化，每 10min 查看一次局部皮肤颜色，确保患者局部皮肤无发紫、麻木及冻伤发生。

3. 使用过程中，检查冰块融化情况，及时更换与添加。

（二）冰帽的使用

【目的】　头部降温，防止脑水肿，减轻脑细胞损害。

【操作程序】

1. 护士准备　衣帽整洁、洗手、戴口罩。评估患者的年龄、病情、体温、头部情况、意识和合作程度。

2. 患者准备　清楚使用冰帽的目的、过程及需要注意的问题；协助患者排便排尿，取舒适卧位。

3. 用物准备　冰帽、海绵垫 3 块、肛表、治疗碗。

4. 环境准备　室温适宜，酌情关闭门窗，遮挡屏风。

5. 操作步骤　见表 13-3。

表 13-3　冰帽的使用

操作步骤	操作方法	沟通与人文关怀
核对解释	携冰帽至患者床旁，核对床号、姓名、腕带，向患者和家属解释冷疗的目的和方法	（患者尊称）您好！我是护士 ××，麻烦您告诉我您的床号和姓名好吗？让我核查一下您的腕带（核对无误） 根据您的病情，我现在遵医嘱需要给您使用冰帽，以帮助您头部降温，您可以配合我吗
冰帽降温	头部置于冰帽中，注意保护枕颈部和双耳郭（图 13-4）	我现在将冰帽戴在您的头上，您感觉怎么样？如果您感觉到不适，请及时告诉我
巡视观察	每 30min 测量患者体温，观察局部皮肤情况、全身反应及病情变化并记录	关心患者，倾听患者主诉，注意防止冻伤

续表

操作步骤	操作方法	沟通与人文关怀
整理用物	撤去治疗用物，协助患者躺卧舒适，整理床单元，冰帽处理方法同冰袋	（患者尊称）您好！根据您的病情可以停止使用冰帽了，我给您撤掉冰帽，您感觉怎么样 您这样躺卧舒适吗？您还有什么需要吗？您先休息，有事可以按铃，我们也会及时来看您，谢谢您的配合
洗手记录	记录时间、效果，患者反应	—

【注意事项】

1. 每 30min 测量体温一次，维持肛温在 33℃左右，不宜低于 30℃，以防心室颤动等并发症出现。

2. 用冷的时间最长不得超过 30min，休息 1h 后再次使用，给予局部组织复原时间。

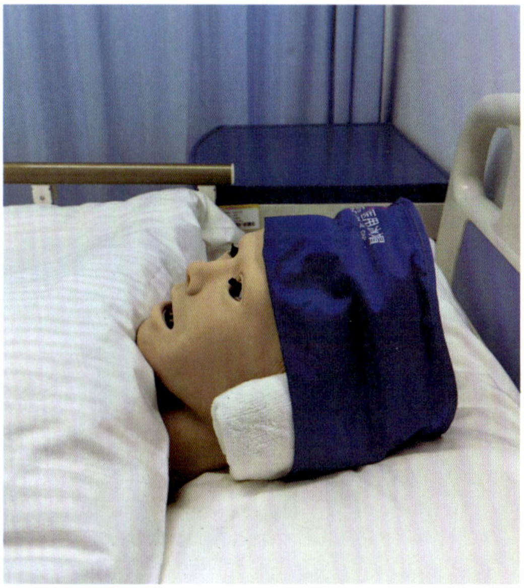

图 13-4 冰帽

（三）冷湿敷法

【目的】 降温，早期扭伤、挫伤的消肿、止痛。

【操作程序】

1. 护士准备 衣帽整洁、洗手、戴口罩。评估同冰袋的使用，注意有无开放性伤口。

2. 患者准备 清楚冷湿敷的目的、过程及需要注意的问题；协助患者排便排尿，取舒适卧位。

3. 用物准备 盆内盛冰水，治疗盘内放弯盘，纱布，敷布 2 块，钳子 2 把；外放凡士林，棉签，一次性治疗巾，干毛巾。酌情备屏风，如有伤口，应准备换药盘。

4. 环境准备 室温适宜，酌情关闭门窗，遮挡屏风。

5. 操作步骤 见表 13-4。

表 13-4 冷湿敷法

操作步骤	操作方法	沟通与人文关怀
核对解释	携用物至患者床旁，核对床号、姓名、腕带，向患者和家属解释操作的目的和方法	（患者尊称）您好！我是护士 ××，麻烦告诉我您的床号和姓名好吗？让我核查一下您的腕带（核对无误） 根据您的病情，我现在遵医嘱需要给您进行冷湿敷，有助于扭伤、挫伤的消肿、止痛，您可以配合我吗
暴露部位	暴露冷敷部位，在受敷部位下垫治疗巾，受敷部位涂凡士林后盖一层纱布	我协助您暴露冷敷部（注意患者隐私部位的保护）
正确湿敷	将敷布浸入冰水盆中，双手各持一把钳子将浸在冰水中的敷布拧干，敷布需浸透，拧至不滴水为宜（图 13-5）。抖开敷布，折叠后敷在患处，每 3 ～ 5min 更换一次敷布，一般冷湿敷时间为 15 ～ 20min	我现在将敷布给您敷上了，您感觉怎么样？一般 3 ～ 5min 给您更换一次敷布，这期间如果您感觉到不适，请及时告诉我 您感觉怎样？我给您更换一下敷布

续表

操作步骤	操作方法	沟通与人文关怀
效果观察	冷湿敷过程中注意观察局部皮肤变化	关心患者，倾听患者主诉，注意防止冻伤
撤除敷布	冷湿敷结束后，撤掉敷布和纱布，擦去凡士林；如有伤口应按照无菌技术操作原则进行冷湿敷并更换伤口敷料	（患者尊称）您好！冷敷已经结束了（如有伤口：伤口我再给您更换一下敷料），您感觉怎么样
整理还原	协助患者躺卧舒适，整理患者床单元。整理其他用物，清洁、消毒后放于原处备用	您这样躺卧舒适吗？您还有什么需要吗？没有的话您现在先休息，有事可以按铃，我们也会及时来看您，谢谢您的配合
洗手记录	洗手，记录用冷部位、时间、效果及患者反应；降温患者体温应 30min 后测量，记录于体温单上	—

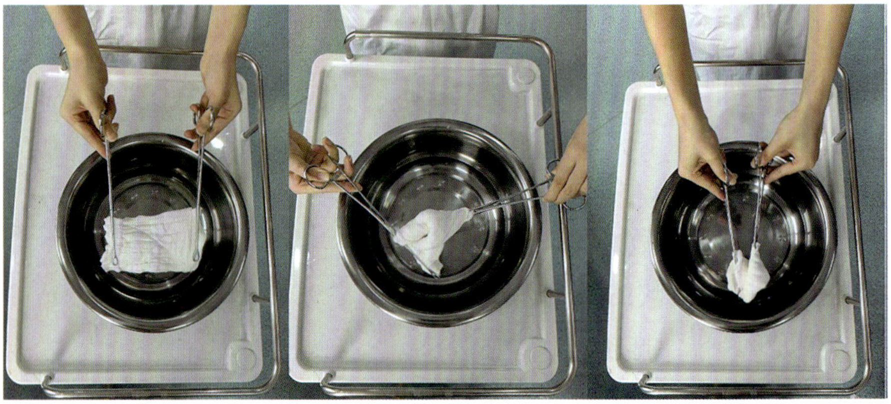

第1步　第2步　第3步

图 13-5　冷湿敷拧敷布方法

【注意事项】

1. 注意观察局部皮肤变化，每 10min 查看一次局部皮肤颜色。

2. 使用过程中，检查湿敷情况，及时更换敷布。如冷敷部位为开放性伤口，需要按照无菌技术操作原则进行冷湿敷，之后再处理伤口。

（四）温水（乙醇）拭浴法

【目的】　为高热患者降温。

【操作程序】

1. 护士准备　衣帽整洁，洗手、戴口罩。评估患者年龄、意识、全身皮肤情况、有无乙醇过敏、心理状态、合作程度，对温水（乙醇）拭浴相关知识的了解程度。

2. 患者准备　清楚温水（乙醇）拭浴的目的、过程及需要注意的问题；协助患者排便排尿，取舒适卧位。

3. 用物准备　盆内盛 32 ～ 34℃温水 2/3 满（乙醇拭浴需准备 25% ～ 35% 的乙醇 200 ～ 300ml，温度 30℃）、小毛巾 2 块、大毛巾、大浴巾、热水袋（内装 60 ～ 70℃热水）及套、冰袋及套等，酌情备干净衣物、大单、便盆及屏风。

4. 环境准备 调节室温，关闭门窗，遮挡屏风。

5. 操作步骤 见表 13-5。

表 13-5 温水（乙醇）拭浴法

操作步骤	操作方法	沟通与人文关怀
核对解释	携用物到患者床边，核对床号、姓名、腕带，解释操作目的及配合要点，取得患者配合	（患者尊称）您好！我是护士 ××，麻烦告诉我您的床号和姓名好吗？让我核查一下您的腕带（核对无误） 为帮助您降低体温，我现在遵医嘱给您进行温水（乙醇）拭浴，您可以配合我吗
安置体位	松开床尾盖被，协助患者脱去上衣，松解裤带；必要时屏风或围帘遮挡	请您配合一下，我协助您脱去上衣，松开裤带 （脱衣裤注意保护患者隐私）
放置冰袋	置冰袋于患者头部	—
置热水袋	放热水袋于足下	—
正确拭浴	暴露擦拭部位，将大毛巾垫于擦拭部位下，以浸湿的毛巾包手掌、挤干，以离心方式拍拭，最后以大浴巾擦干。拭浴过程不超过 20min，顺序如下：①双上肢：颈外侧、肩、上臂外侧、前臂外侧、手背；侧胸、腋窝、上臂内侧、肘窝、前臂内侧、掌心。同法擦拭对侧上肢。②背部：协助患者侧卧，拍拭背部、腰部、臀部。穿好上衣，脱去裤子。③双下肢：髋部、下肢外侧、足背；腹股沟、下肢内侧、内踝；臀下、大腿后侧、腘窝、足跟。同法擦拭对侧下肢	我现在给您擦拭上肢，您感觉怎么样？如果您感觉到不适，请及时告诉我 上肢擦拭好了，请您配合一下，我协助您侧卧，我给您擦拭背部 背部擦拭好了，麻烦您配合一下，我协助您平卧，我给您擦拭下肢
观察处理	在拭浴过程中，密切观察患者反应，如出现面色苍白、寒战、脉搏和呼吸异常等情况，应立即停止拭浴，并通知医生	（患者尊称）您好！您感觉怎样（关心患者，注意患者反应，倾听患者的主诉）
整理用物	协助患者穿好衣裤，撤掉热水袋，患者躺卧舒适，整理床单元	擦拭结束了，我协助您穿好衣裤。您这样躺卧舒适吗？您还有什么需要吗？您先休息，要多喝水，30min 后我再来给您测量一次体温。谢谢您的配合
撤除冰袋	拭浴 30min 后测量体温，体温降至 39℃以下，撤除冰袋	（患者尊称）您好！请让我核查一下您的腕带（核对无误）。您现在感觉好些了吗？我给您测量一下体温，现在体温已降至 39℃以下，我给您把冰袋撤除 您还有什么需要吗？您注意休息，有事可以按铃，我们也会及时来看您，谢谢您的配合
洗手记录	洗手，记录拭浴时间、效果及患者反应，并记录体温于体温单上	—

【注意事项】

1. 拭浴过程不超过 20min，尽量减少暴露患者，避免患者着凉。

2. 拭浴时在体表大血管处，如腋窝、腹股沟、肘窝、腘窝等处，应延长拍拭时间，促进散热。禁忌擦拭胸前区、腹部、后颈部、足心部。

3. 血液病患者和新生儿禁忌使用乙醇拭浴降温。

考点 冷疗的方法

链 接

医用变温毯（自动降温毯）

医用变温毯由主机、降温帽和降温毯组成。一毯一帽可同时使用，降温毯可以覆盖在患者身上，以有效进行全身物理降温，冰帽可以给脑部手术患者进行脑部降温。临床应用于脑炎、脑水肿、脑出血、脑外伤、颅内高压、心肺复苏、高热惊厥、中枢性高热患者，进行物理降温。特别是对颅脑损伤及术前术后亚低温治疗，主要应用于神经内科、神经外科、重症监护室、传染科、内科、外科、儿科等科室进行亚低温治疗。

二、常用热疗技术

案例 13-3

患者，女，35 岁，已婚，司机。近期常有便后出血，医生诊断为痔疮，医嘱 1 ∶ 5000 高锰酸钾热水坐浴。

问题： 1. 热水坐浴的目的是什么？

2. 护士应如何正确为患者施行热水坐浴？哪些患者禁忌热水坐浴？

热疗法分为湿热疗法和干热疗法两大类。干热疗法有热水袋、烤灯的使用等；湿热疗法有热湿敷法、热水坐浴、热水浸泡等。

（一）热水袋的使用

【目的】 保暖、解痉、镇痛、促进舒适。

【操作程序】

1. 护士准备　衣帽整洁，洗手、戴口罩。评估患者的年龄、病情、体温及皮肤情况，患者的意识状态及合作程度。

2. 患者准备　清楚使用热水袋的目的、过程及需要注意的问题，协助患者排便排尿，取舒适卧位。

3. 用物准备　热水袋及布套、水温计、毛巾、盛水容器、热水（60 ～ 70℃）。

4. 环境准备　调节室温，关闭门窗，屏风遮挡。

5. 操作步骤　见表 13-6。

表 13-6　热水袋的使用

操作步骤	操作方法	沟通与人文关怀
测量水温	成人水温 60 ～ 70℃，老年人、昏迷、意识不清、感觉迟钝、循环不良等患者，水温应低于 50℃	—

续表

操作步骤	操作方法	沟通与人文关怀
灌热水袋	放平热水袋，去塞，一手持热水袋的袋口边缘，一手灌水，边灌水边提高热水袋，防止热水溢出。灌至 1/2 ～ 2/3 满时，逐渐放平热水袋，拧紧塞子（图 13-6）	—
核对解释	携用物到患者床边，核对床号、姓名、腕带，解释操作目的，取得患者配合	（患者尊称）您好！我是护士 ××，麻烦您告诉我您的床号和姓名好吗？让我核查一下您的腕带（核对无误） 根据您的病情，我现在遵医嘱需要给您使用热水袋，起到解痉、镇痛的作用，您可以配合我吗
放热水袋	将热水袋放置在所需部位，袋口朝向身体外侧	我现在将热水袋放在您的 ×× 部位，您感觉温度合适吗？热水袋放置的时间一般是 30min，这期间您如果感觉到不适，请及时告诉我（暴露需要放置热水袋的部位时，注意患者隐私部位的保护）
巡视观察	观察效果与反应，热水袋温度等	（患者尊称）您好！我查看一下您局部皮肤的情况，您感觉怎样
撤热水袋	撤热水袋，协助患者躺卧舒适，整理床单元	（患者尊称）您好！热水袋已经使用 30min 了，我给您撤掉热水袋，您感觉怎么样 您这样躺卧舒适吗？您还有什么需要吗？现在您先休息，有事可以按铃，我们也会及时来看您，谢谢您的配合
整理用物	撤去治疗用物，倒空热水袋，倒挂晾干，吹入少量空气后拧紧塞子，置阴凉处备用	—
洗手记录	洗手，记录部位、时间、效果及患者反应	—

【注意事项】

1. 必须加强责任心，严格执行交接班制度，严防烫伤。尤其是小儿、老年人、昏迷及局部知觉麻痹者使用热水袋时，除水温不超过 50℃外，热水袋应用大毛巾包裹，以免直接接触患者的皮肤引起烫伤，并经常观察皮肤的颜色。

2. 发现局部皮肤潮红时，应立即停止使用，并在局部涂凡士林，以保护皮肤。

（二）烤灯的使用

烤灯种类有很多种，主要利用热辐射起到治疗的效果。临床常用的烤灯有红外线灯及电磁波治疗器等（图 13-7）。

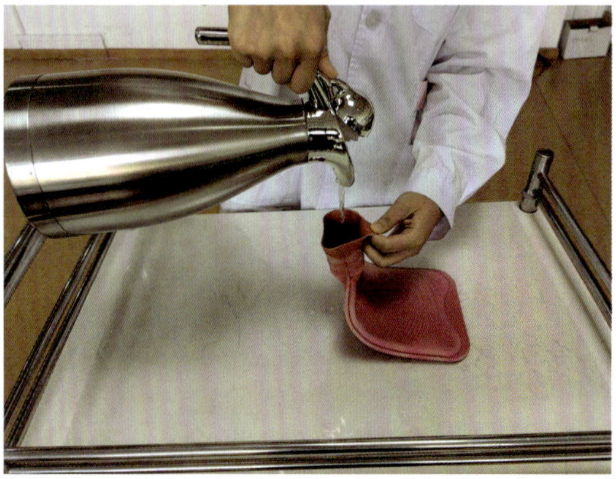

图 13-6　灌热水袋的方法

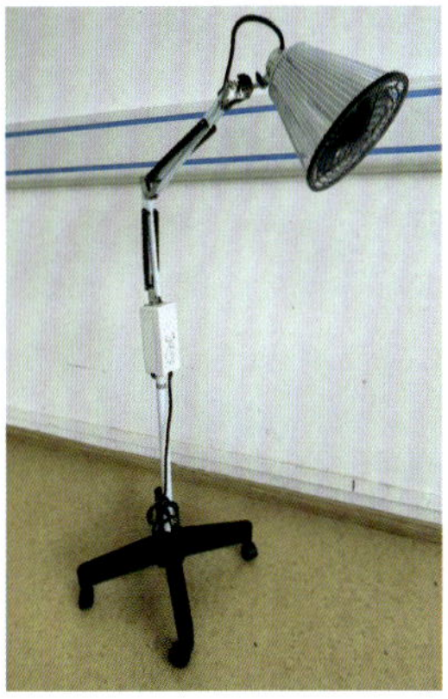

图 13-7 烤灯

【目的】 消炎、镇痛、解痉、促进创面干燥结痂，保护肉芽组织生长。

【操作程序】

1. 护士准备 衣帽整洁，洗手、戴口罩。评估患者的年龄、病情、皮肤情况、意识状态及合作程度。

2. 患者准备 清楚烤灯照射的目的、过程及需要注意的问题；协助患者排便排尿，取舒适卧位。

3. 用物准备 红外线（电磁波）灯或鹅颈灯，必要时备有色眼镜。

4. 环境准备 调节室温，关闭门窗，屏风遮挡。

5. 操作步骤 见表 13-7。

表 13-7 烤灯的使用

操作步骤	操作方法	沟通与人文关怀
核对解释	携用物到患者床边，核对床号、姓名、腕带，解释操作目的，取得患者配合	（患者尊称）您好！我是护士 ××，麻烦告诉我您的床号和姓名好吗？让我核查一下您的腕带（核对无误） 根据您的病情，我现在遵医嘱需要给您使用烤灯，可以起到解痉、镇痛的作用，您可以配合我吗
暴露部位	协助患者取舒适卧位，暴露治疗部位	我协助您暴露照射的部位（注意患者隐私部位的保护）
放置烤灯	调节距离、温度，一般灯距为 30 ～ 50cm（图 13-8）。照射面部或前胸，戴有色眼镜或纱布覆盖双眼，照射时间为 20 ～ 30min	现在将烤灯放在照射部位的上方，您感觉温度合适吗（照射面部或前胸：照射时您需要戴有色眼镜，以保护眼睛）？烤灯照射的时间一般是 20 ～ 30min，这期间您如果感觉到不适，请及时告诉我
巡视观察	照射期间观察皮肤情况，询问患者反应，照射部位出现桃红色均匀红斑为合适照射剂量	（患者尊称）您好！我查看一下您局部皮肤的情况，您感觉怎么样
整理用物	撤去治疗用物，协助患者躺卧舒适，整理床单元	（患者尊称）您好！治疗结束了，我给您撤掉烤灯，您感觉怎么样？为了防止感冒，您要 15min 后才可外出 您这样躺卧舒适吗？您还有什么需要吗？现在您先休息，有事可以按铃，我们也会及时来看您，谢谢您的配合
洗手记录	洗手，记录部位、时间、效果及患者反应	—

【注意事项】

1. 眼内含有较多的液体，对红外线吸收较强，可引发白内障。因此前胸、面颈照射，应戴有色眼镜或用纱布遮盖。

2. 意识不清、局部感觉障碍、血液循环障碍、瘢痕体质者，治疗时应加大灯距，防止烫伤。

3. 皮肤出现紫红色应立即停止照射，局部涂以凡士林保护皮肤。

4. 使用时严禁用布覆盖烤灯，以免烫伤或引

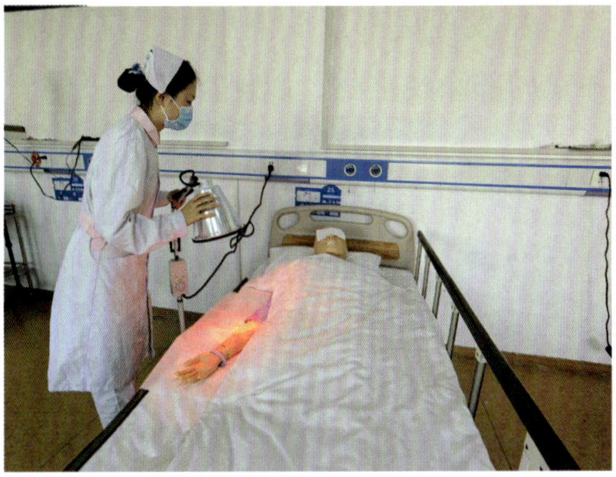

图 13-8 烤灯使用

起火灾。

5. 治疗毕，嘱患者在室内休息 15min 后方可外出，防止感冒。

（三）热湿敷法

【目的】 消肿、消炎、解痉、止痛。

【操作程序】

1. 护士准备 衣帽整洁、洗手、戴口罩。评估患者的年龄、病情、皮肤情况，注意有无开放性伤口，患者的意识状态及合作程度。

2. 患者准备 清楚热湿敷的目的、过程及需要注意的问题；协助患者排便排尿，取舒适卧位。

3. 用物准备 盆内盛热水（50 ～ 60℃），敷布 2 块，棉垫，钳子 2 把，凡士林，棉签，大毛巾，橡胶单及治疗巾，水温计等。酌情备屏风，如有伤口应准备换药盘。

4. 环境准备 室温适宜，酌情关闭门窗，屏风遮挡。

5. 操作步骤 见表 13-8。

表 13-8 热湿敷法

操作步骤	操作方法	沟通与人文关怀
核对解释	携用物到患者床边，核对床号、姓名、腕带，解释操作目的，取得患者配合	（患者尊称）您好！我是护士 ××，麻烦您告诉我您的床号和姓名好吗？让我核查一下您的腕带（核对无误） 根据您的病情，我现在遵医嘱需要给您进行湿热敷，起到消肿、消炎、解痉、止痛的作用，您可以配合我吗
暴露部位	暴露热敷部位，在受敷部位下垫治疗巾，受敷部位涂凡士林后盖一层纱布。将敷布浸入热水盆中，双手各持一把钳子将浸在热水中的敷布拧干，敷布需浸透，拧至不滴水为宜（同冷敷法）	我协助您暴露热敷部（注意患者隐私部位的保护）
进行湿敷	抖开敷布，用手腕处试温，以不烫手为宜，折叠后敷在患处，上盖棉垫；如有伤口应按照无菌技术操作原则进行热敷；每 3 ～ 5min 更换一次敷布，一般热湿敷时间为 15 ～ 20min；热湿敷过程中注意观察局部皮肤变化	我现在将敷布给您敷上了，您感觉温度合适吗？如果您感觉到不适，请及时告诉我 您感觉怎样？我给您更换一下敷布
整理用物	热湿敷结束后，撤掉敷布和纱布，擦去凡士林；如有伤口应更换伤口敷料；协助患者躺卧舒适，整理患者床单元；整理其他用物，清洁、消毒后放于原处备用	（患者尊称）您好！热敷已经结束了，（如有伤口：伤口我再给您更换一下敷料）您感觉怎么样 您这样躺卧舒适吗？您还有什么需要吗？您先休息，有事可以按铃，我们也会及时来看您，谢谢您的配合
洗手记录	洗手，记录用热部位、时间、效果及患者反应	—

【注意事项】

1. 面部热敷者，应间隔 30min 方可外出，以防感冒。

2. 使用过程中，检查湿敷情况，及时更换敷布。如热敷部位为开放性伤口，需要按照无菌技术操作原则进行热湿敷，之后再处理伤口。

（四）热水坐浴

【目的】 消肿、消炎、止痛、减轻充血。适用于肛门疾病，盆腔炎症、充血。

【操作程序】

1. 护士准备　衣帽整洁、洗手、戴口罩。评估患者的年龄、病情及皮肤情况，患者的意识状态及合作程度。

2. 患者准备　清楚热水坐浴的目的、过程及需要注意的问题；协助患者排便排尿，清洗坐浴部位。

3. 用物准备　坐浴盆，坐浴椅（凳）（图 13-9），坐浴溶液 40 ～ 45℃，水温计，无菌纱布，大毛巾等。

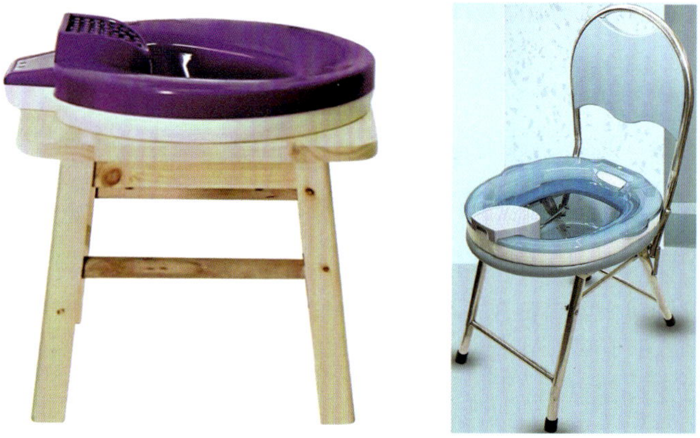

图 13-9　坐浴椅（凳）

4. 环境准备　室温适宜，关闭门窗，遮挡屏风。

5. 操作步骤　见表 13-9。

表 13-9　热水坐浴

操作步骤	操作方法	沟通与人文关怀
核对解释	携用物到患者床边，核对床号、姓名、腕带，解释操作目的，取得患者配合	（患者尊称）您好！我是护士 ××，麻烦您告诉我您的床号和姓名好吗？让我核查一下您的腕带（核对无误） 根据您的病情，我现在遵医嘱为您进行热水坐浴，起到消肿、止痛的作用，您可以配合我吗
置坐浴盆	将坐浴盆置于椅架上，将药液、热水倒入盆内至 1/2 满，调节水温 40 ～ 45℃	—
协助坐浴	协助患者脱裤至膝部，嘱患者用纱布蘸药液清洗外阴部位皮肤，适应水温后，坐于浴盆中，腿部用大毛巾遮盖，持续 15 ～ 20min	我协助您脱裤至膝部（注意患者隐私部位的保护），您用纱布蘸药液清洗外阴部位皮肤，适应水温后，坐于浴盆中。您感觉温度合适吗？热水坐浴的时间一般是 15 ～ 20min，这期间您如果感觉到不适，请及时告诉我
巡视观察	坐浴过程中经常询问患者感受，观察患者面色、脉搏、呼吸有无异常，随时调节水温	（患者尊称）您好！您感觉怎样？水温有点低了，我给您加点热水，请您将臀部偏离坐浴盆一会儿

续表

操作步骤	操作方法	沟通与人文关怀
整理用物	坐浴毕，用纱布擦干臀部，协助穿好裤子，协助患者躺卧舒适，整理患者床单元	（患者尊称）您好！坐浴时间到了，我协助您擦干臀部，上床休息。您这样躺卧舒适吗？您还有什么需要吗？有事可以按铃，我们也会及时来看您，谢谢您的配合
洗手记录	洗手，记录坐浴的时间、效果及患者反应	—

【注意事项】

1. 女患者月经期、阴道出血、妊娠晚期、产后两周内及急性盆腔炎禁忌坐浴，以免加重感染。

2. 会阴部或肛门有伤口，应备无菌溶液和浴盆，坐浴后按照外科换药法进行换药。

3. 坐浴过程中，随时观察患者面色、呼吸和脉搏，如有心慌、乏力、面色苍白等不适，应立即停止坐浴。

考点 热疗的方法

医者仁心

第 39 届南丁格尔奖章获得者巴桑邓珠——雪域高原奉献人生

生命的价值用奉献计算。在四川省甘孜藏族自治州，全州十八个县到州人民医院来看病的农牧民患者都知道有一位对患者热情服务的藏族男护士——巴桑邓珠。工作几十年来，他把整个身心都倾注在民族护理事业中，把爱心无私地奉献给了患者。1973 年，炉霍县发生 7.9 级强烈地震，他主动要求前往灾区。经过一天的路途颠簸后，他和同事们不顾饥寒交迫，不顾余震的危险，经过 7 个日日夜夜的连续奋战，救治了各类伤病员 300 多人，挽救了 50 余位伤病患者的生命。1985 年冬季，全州出现了历史罕见的历时半个多月的降雪天气，重灾区石渠县大量人畜冻伤冻死，巴桑邓珠在雪高齐腰的茫茫雪原上，骑着马艰苦跋涉了整整一天，才到达目的地，救治了冻伤牧民群众 34 人，并协助解救受困群众近百人。

自 测 题

A_1/A_2 型题

1. 扁桃体摘除术后，采用冷疗法的目的是
   A. 降低体温　B. 减轻深部组织充血
   C. 限制炎症的扩散　D. 减轻局部出血
   E. 减轻疼痛

2. 持续用冷疗超过 1h，会引起局部组织损伤，该效应称为
   A. 局部效应　B. 后续效应
   C. 远处效应　D. 继发性效应
   E. 协同效应

3. 下列禁忌采用冷疗的疾病是
   A. 急性关节扭伤　B. 牙痛
   C. 小腿慢性炎症　D. 烫伤
   E. 脑外伤

4. 足底禁用冷疗是防止
   A. 体温骤降　B. 局部组织坏死
   C. 末梢循环障碍　D. 一过性冠状动脉收缩
   E. 心率异常

5. 用冰槽降温，应每 30min 测肛温，温度不低于
   A. 15℃　B. 20℃
   C. 25℃　D. 30℃
   E. 35℃

6. 乙醇拭浴时，在头部放置冰袋是为了
A. 控制炎症的扩散
B. 减少脑细胞需氧量
C. 防止头部充血
D. 减轻局部疼痛
E. 控制毒素吸收

7. 高热时乙醇擦浴其散热方式为
A. 辐射 B. 对流
C. 接触 D. 传导
E. 蒸发

8. 高热患者用冰袋降温，其原理是
A. 辐射 B. 对流
C. 传导 D. 蒸发
E. 均不是

9. 关于冷疗的应用错误的是
A. 减轻疼痛
B. 减轻深部组织的充血
C. 降温
D. 控制炎症扩散
E. 减少脑细胞耗氧量

10. 为防止脑水肿降低脑细胞代谢应选用
A. 头部降温 B. 大动脉降温
C. 全身降温 D. 药物降温
E. 局部降温

11. 患者，女，22岁。肠胀气，腹痛难忍，可缓解疼痛的措施为
A. 热水坐浴 B. 腹部放置热水袋
C. 腹部放置冰袋 D. 腹部红外线照射
E. 腹部湿敷

A_3/A_4型题

（12、13题共用题干）

患者，男，28岁，肛瘘手术后行热水坐浴。

12. 热水坐浴的目的不包括
A. 减轻或消除局部组织充血
B. 减轻或消除局部组织水肿
C. 减轻或消除局部组织炎症
D. 减轻或消除局部组织疼痛
E. 减轻或消除局部组织出血

13. 用热水坐浴的时间为
A. 5～10min B. 10～15min
C. 15～20min D. 20～30min
E. 30～40min

（郭 蔚）

第14章 药物疗法

药物疗法，即给药，是临床最常用的一种治疗手段，其目的包括治疗疾病、减轻症状、预防疾病、协助诊断及维持正常的生理功能。护士是药物疗法的直接执行者和用药过程中的监护者，在临床药物治疗中扮演重要角色。因此，护士必须了解给药的相关知识，掌握正确的给药方法和技术，正确评估患者用药后的疗效与反应，指导患者合理用药，防止和减少不良反应，并做好药品的管理工作，确保合理、准确、安全、有效地给药。

案例 14-1

患儿，女，6岁2个月，体重约25kg。因受凉后出现发热伴咳嗽、流涕1天来院就诊，T 38.3℃，血常规：白细胞 14.9×10^9/L，中性粒细胞90%。门诊以上呼吸道感染收入院。医嘱：青霉素皮试，注射用青霉素钠60万U，IM，q12h；对乙酰氨基酚片0.5片，po，q6h，以及其他对症支持治疗。治疗2天后，患儿仍持续发热，体温波动在37.8～38.5℃，伴随持续剧烈咳嗽，以干咳为主。伴口唇轻度发绀。肺部听诊呼吸音粗，未闻及明显干湿啰音。胸片提示：右肺下叶有不整齐云雾状浸润影，考虑支原体肺炎可能。医嘱：持续低流量吸氧3L/min；阿奇霉素2.5g，ivgtt qd；特布他林2ml雾化吸入bid，以及其他对症支持治疗。一周后，患儿症状缓解，痊愈出院。

问题： 1. 该患儿的给药途径有哪些？如何正确实施？

2. 护士在操作中应遵循的给药原则和注射原则有哪些？

3. 采取哪些措施最大限度确保青霉素皮试结果的准确性？

第1节 给药的基本知识

护士在给药过程中，需熟悉相关药理学知识，掌握药物的领取和保管方法，给药的时间、次数和途径，遵循给药的原则，对患者进行安全、全面的用药护理，以达到药物治疗的最佳效果。

一、概　述

（一）药物的种类

1. 内服药　包括片剂、丸剂、冲剂、胶囊、溶液等。
2. 外用药　有软膏、粉剂、酊剂、滴剂、凝胶等。
3. 注射药　有水剂、粉针剂、油剂、乳剂、混悬液等。
4. 新型制剂　如粘贴敷片、植入慢溶片等。

（二）药物的领取

药物领取的方法各医院的规定不尽相同。通常门诊患者按医生医嘱或处方在门诊药房自行领取；住院患者的药物由病区护士凭医生医嘱或处方到病区中心药房（又称住院药房）领取，或病区药房根据医生医嘱或处方配备后送至病区由护士核对。

1. 病区设有药柜，存放一定基数的常用药物，由专人负责管理，按期清点、领取和补充，以供临时急用。剧毒药、麻醉药（如吗啡、哌替啶等）用后及时凭专用处方领取（针剂需凭处方和空安瓿领取），补充原有基数。患者使用的贵重药、个人专用的特殊药，凭医生处方单独领取。

2. 住院患者日常用药由病区中心药房专人负责根据医嘱配药、核对，病区护士负责核对领回。

（三）药物的保管

1. 药品应在药柜存放　药柜应放在通风、干燥、光线明亮处，但不宜阳光直射，保持整洁。

2. 药品应分类保管　按内服、外用、注射、剧毒、麻醉药分类放置，并按药物有效期限先后有计划按序使用，以免过期浪费。剧毒药、麻醉药应有明显标记，加锁保管，专人负责，专本登记，班班清点交接。

3. 药瓶标签明显　根据药物使用不同的标签，内服药用蓝色边框，外用药用红色边框，剧毒药、麻醉药用黑色边框。标签上清晰注明药名（中、英文对照）、浓度、剂量。无标签或标签辨认不清者不得使用。

4. 定期检查　由专人负责，定期检查药品质量和有效期限，如有浑浊、沉淀、变色、发霉、异味、潮解、过期等，均不可使用。识别生产日期，一般可见药品批号，如 20230715-1 或 2023071501，则表示该药为 2023 年 7 月 15 日生产的第一批药品。

5. 妥善分类保存　根据药物不同性质妥善保存，谨防药物变质，影响疗效，甚至产生毒性作用。

（1）易挥发、潮解或风化的药物　需装瓶密封、盖紧。如乙醇、碘酊、过氧乙酸、糖衣片、酵母片等。

（2）易燃、易爆的药物　应密封并单独存放于阴凉低温处，远离明火，以防意外。如乙醚、乙醇、环氧乙烷等。

（3）易被热破坏的某些生物制品和抗生素类的药物　应置于干燥阴凉（约 20℃）处或按需冷藏于 2 ～ 10℃的冰箱内保存。如疫苗、抗毒血清、青霉素皮试液、免疫球蛋白等。

（4）易氧化和遇光容易变质的药物　应装在深色密盖瓶内，或放在黑纸遮光的纸盒内避光且置于阴凉处保存。如氨茶碱、维生素 C、盐酸肾上腺素、硝普钠、硝酸甘油等。

（5）患者个人专用药物　应单独存放并注明床号、姓名。

考点　药物的保管

二、给药的原则

给药原则是一切用药的总则，为确保用药安全准确，护士在给药过程中必须严格遵守。

（一）根据医嘱准确给药

给药属于非独立性护理措施，护士必须认真严格根据医嘱给药，不得擅自更改医嘱。如护士对医嘱或药物有疑问，应及时提出，询问明确后方能给药，避免盲目执行医嘱。一般情况下不执行口头医嘱。在急救或手术等紧急情况下，护士对口头医嘱应先复述一遍，医护双方确认无误方可执行，且医生应在抢救结束后 6h 内补记在医嘱单上。

（二）严格执行查对制度

护士在给药时，必须严格执行查对制度，做到“三查七对三注意”，并做好记录。

三查：操作前查、操作中查、操作后查。

七对：床号、姓名、药名、浓度、剂量、时间、用法。

三注意：药物的质量、药物的有效期、用药后的疗效和不良反应。

（三）安全正确给药

1. 做好用药指导　护士应准确掌握给药方法和技术，评估患者，注意有无影响药物作用的因素：如药物的剂型与用量、连续用药后的耐受性和依赖性、多种药物联合使用时的拮抗作用或协同作用等，与患者有效沟通并给予相应指导。

2. 防止过敏反应发生　对易发生过敏反应的药物，使用前先询问用药史、过敏史及家族史，并按要求做药物过敏试验，一般结果阴性方能使用。

3. 注意配伍禁忌　当有两种或两种以上药物联合使用时，须注意有无配伍禁忌。

4. 护士应掌握且熟练应用医院常用外文缩写及其中文译意（表 14-1）。

表 14-1　给药常用外文缩写及中文译意表

外文缩写	中文译意	外文缩写	中文译意
am	上午	R，Rp	处方 / 请取
pm	下午	aa	各
12n 或 12N	中午 12 时	ad	加至
12mn 或 12MN	午夜 12 时	DC	停止
qd 或 Qd	每日 1 次	st	立即
bid 或 Bid	每日 2 次	po	口服
tid 或 Tid	每日 3 次	H	皮下注射
qid 或 Qid	每日 4 次	ID	皮内注射
qn 或 Qn	每晚 1 次	im 或 IM	肌内注射
qm 或 Qm	每晨 1 次	iv 或 IV	静脉注射
qod 或 Qod	隔日 1 次	ivgtt（ivdrip）	静脉滴注
biw 或 Biw	每周 2 次	gtt	滴
qh 或 Qh	每小时 1 次	prn	必要时（长期）
q2h	每 2 小时 1 次	sos	需要时（限用 1 次）
q4h	每 4 小时 1 次	ac	饭前
q6h	每 6 小时 1 次	pc	饭后
q8h	每 8 小时 1 次	hs	临睡前

考点　“三查七对三注意”的内容及常用外文缩写译意

三、给药的途径

给药时需要依据药物性质、剂型、患者的身体状况、治疗目的选择给药方法和途径。同一药物进入体内的途径不同，吸收情况和需要达到的疗效也不同，如外敷硫酸镁可消炎消肿，口服硫酸镁产生导泻和利胆作用，而注射给药则产生镇静和降血压的作用。临床常用的给药途径有口服、注射（皮内、皮下、肌内、静脉、动脉注射）、吸入、局部（外敷、舌下、阴道、直肠给药、滴眼、滴鼻、滴耳）等。动、静脉注射药液直接进入血液循环，起效最快，其余给药途径均有一个吸收过程，吸收顺序依次为：静脉＞吸入＞舌下含服＞直肠＞肌内注射＞皮下注射＞口服＞皮肤。

四、给药的时间和次数

给药的间隔时间应以药物的半衰期作为参考依据，以维持药物在血液中的有效浓度为最佳选择。医院常用给药时间和具体安排见表 14-2。

表 14-2　医院常用给药时间和具体安排

给药时间（外文缩写）	中文译意	具体安排
qm	每晨 1 次	6：00
qd	每日 1 次	8：00
bid	每日 2 次	8：00，16：00
tid	每日 3 次	8：00，12：00，16：00
qid	每日 4 次	8：00，12：00，16：00，20：00
q2h	每 2 小时 1 次	6：00，8：00，10：00，12：00，14：00……
q3h	每 3 小时 1 次	6：00，9：00，12：00，15：00，18：00……
q4h	每 4 小时 1 次	8：00，12：00，16：00，20：00，00：00……
q6h	每 6 小时 1 次	8：00，14：00，20：00，2：00
q12h	每 12 小时 1 次	8：00，20：00
qn	每晚 1 次	20：00

第 2 节　口服给药

口服给药是一种最常用、最方便、又比较安全的给药方法，药物口服后经胃肠道吸收入血，从而达到局部治疗或全身治疗的目的。但因口服给药起效慢，故不适用于急救、意识不清、呕吐不止、吞咽障碍、禁食等患者。

一、口服给药安全指导

1. 抗生素及磺胺类药物应准时服药，以维持有效的血药浓度。

2. 止咳糖浆对呼吸道黏膜起安抚作用，服后不宜立即饮水。如需同时服用多种药物，应最后服止咳糖浆，以免冲淡药液，降低药效。

3. 对牙齿有腐蚀作用或使牙齿染色的药物，如酸剂、铁剂，服用时避免与牙齿接触，可用吸水管吸入，服药后及时漱口。

4. 服用铁剂时要避免饮用浓茶、咖啡，以及服用钙片等食物或药物。浓茶中含有大量的鞣酸，会影响身体对铁离子的吸收，咖啡中的咖啡因成分也容易和铁离子发生反应生成不溶性沉淀，既影响身体对铁离子的吸收，还会增加肠胃负担。在服用铁剂的同时适当补充维生素 C，平常服用的铁剂中，铁都是以三价铁的形式存在，并不易被机体吸收，而维生素 C 具有还原性，通过还原反应将三价铁还原成二价铁更容易被人体吸收。

5. 服用强心苷类药物（地高辛、去乙酰毛花苷等）时需监测心率（脉率）及心律，如脉率低于 60 次 / 分或节律异常变化时，应暂停服用并告知医生。

6. 磺胺类药物经肾脏排泄，尿少时易析出结晶堵塞肾小管，故服药后应鼓励患者多饮水，必要时可遵医嘱给予碳酸氢钠碱化尿液。

7. 发热患者服用解热镇痛药后要注意保暖，同时指导患者多饮水，以增强药物疗效。

8. 健胃及刺激食欲的药物宜在饭前服用；助消化药及对胃黏膜有刺激作用的药物宜在饭后服用；催眠药在睡前服；驱虫药宜在空腹或半空腹时服用。

9. 缓释片、肠溶片、胶囊等吞服时不可嚼碎，以免影响疗效；舌下含片应放于舌下或两颊黏膜与牙齿之间待其融化。

10. 口服药物通常用温开水送服，一般不用茶水、牛奶、咖啡等饮料代替温开水。饮酒会影响药物疗效的发挥，服药前后禁忌饮酒。

考点 口服给药安全指导

二、口服给药技术

【目的】 协助患者遵医嘱正确、安全服下药物，以达到预防和治疗疾病的目的。

【操作程序】

1. 护士准备　着装整齐，剪指甲、洗手、戴口罩。核对医嘱；评估患者年龄、身心状态、病史、用药史、肝肾功能、有无口腔食管疾病、有无吞咽困难及呕吐、服药的自理能力，以及对口服给药的认知程度。

2. 患者准备　清楚服药的目的，能复述服药的注意事项。

3. 用物准备　服药本、服药卡、药盘、药杯、药匙、量杯、滴管、研钵、湿纱布、包药纸、饮水管、治疗巾、水壶（内盛温开水）、手消毒液等。

4. 环境准备　操作区整洁、宽敞、明亮；操作台清洁、干燥、平坦。

5. 操作步骤　见表 14-3。

表 14-3　口服给药技术

操作步骤	操作方法	沟通与人文关怀
核对摆药	核对医嘱、服药本、服药卡，按床号顺序逐个摆药，先摆固体药后摆液体药，每次摆 1 天的药量	—

续表

操作步骤	操作方法	沟通与人文关怀
规范取药	①取固体药：用药匙取出所需药量，放入药杯。同一患者的多种药片放入同一药杯内（有配伍禁忌者除外），粉剂类、含化类及特殊要求的药物须单独装好 ②取液体药：使用量杯，一手拇指置于所需刻度，使其与护士视线平齐，另一手持药瓶，瓶签向上，水剂先摇匀，倒药液至所需刻度处（图 14-1），用湿纱布擦净瓶口；不同药液倒入不同的药杯内，量杯需清洗 ③取油剂或不足 1ml 的药液（1ml 按 15 滴计算）：用滴管吸取，滴于事先加入少量温开水的药杯内，以免药液附着杯内，影响剂量准确性；不宜稀释的药物，可用滴管直接滴入患者口中；滴药时滴管稍倾斜，使药量准确	—
再次核对	配药完毕，将药物、服药卡、医嘱本重新核对，盖上治疗巾备用	—
核对发药	发药前两名护士再次核对服药本和药物；洗手；携用物至患者床旁；核对床号、姓名、药名、浓度、剂量、用法、时间，确保准确无误	（患者尊称）您好！我是护士 ××，请您告诉我您的床号和姓名好吗？让我检查一下您的腕带（核对无误）。为了更好地治疗疾病，根据医嘱需给您口服药物，您最近吃饭好吗？有没有对什么药物过敏的
按序发药	按床号顺序发药，同一患者的所有药物应一次取出，以免错漏	—
协助服药	协助患者取舒适体位，解释用药目的及注意事项，提供温开水，确认患者服下；重症患者及不能自行服药者应喂服；服药后，收回药杯，再次核对	（患者尊称）今天给您服用的药物是止咳糖浆、阿莫西林和溴己新。注意止咳糖浆要最后服用，因为这类药物对支气管黏膜有一种特殊的“安抚”效果，可减少刺激咳嗽的发生。服用糖浆后不要立即喝水或其他液体，以免冲淡药物在支气管黏膜上的浓度，失去了特殊的“安抚”作用
用物处理	药杯浸泡消毒后清洗，再消毒备用。一次性药杯集中消毒处理后销毁；清洁药盘和药车。洗手	—
观察记录	观察药物疗效及不良反应，记录；如有异常，及时联系医生，酌情处理	（患者尊称），服完药后您有哪里不舒服请及时告诉我，您好好休息，我就不打扰您了

【注意事项】

1. 严格执行查对制度，一次只取一位患者的药物，确保用药准确安全。

2. 发药前应了解患者相关资料，如患者不在或因故暂时不能服药，应将药物带回保管，适时再发或交班；如患者提出疑问，应重新核对确认无误后方可发药；如更换、增加或停用药物，应及时告知患者。

3. 需吞服的药物，用温开水送服，不要用茶水或饮料服药。

4. 鼻饲患者需将药物研碎，用水溶解后，从胃管注入。

5. 根据药物性能指导患者合理用药，观察药物疗效及不良反应，注意药物配伍禁忌。

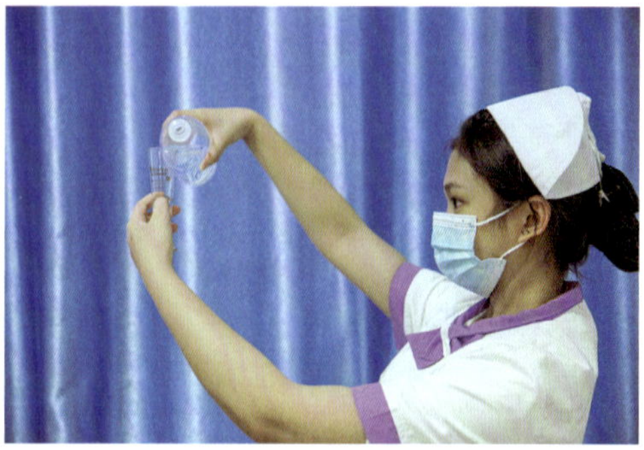

图 14-1 量取液体药

第 3 节 雾化吸入给药

雾化吸入给药法是使用雾化装置将药液分散成细小的雾滴以气雾状喷出，经口或鼻由呼吸道吸入，以达到预防和治疗疾病目的的方法。临床上常用的雾化吸入给药法有氧气雾化吸入给药法、压缩气体雾化吸入给药法、超声波雾化吸入给药法等。

一、氧气雾化吸入给药法

氧气雾化吸入给药法是利用高速氧气气流，使药液形成气雾，经口或鼻由呼吸道吸入的给药方法。

【目的】

1. 治疗呼吸道感染，消除炎症。

2. 稀释痰液，促进排痰，保持呼吸道通畅。

3. 解除支气管痉挛，改善通气功能。

【操作程序】

1. 护士准备　着装整齐，修剪指甲、洗手、戴口罩。核对医嘱、药物性质和量；评估患者身心状态、对氧气雾化吸入给药的认知及合作程度。

2. 患者准备　清楚氧气雾化吸入给药的目的、过程及注意事项，体位舒适。

3. 用物准备　治疗执行单、手消毒液、喷雾瓶组（图 14-2）、氧气装置一套（湿化瓶内不加水）、治疗巾、5ml 注射器、生理盐水、弯盘、药物等。雾化吸入常用药物，见表 14-4。

表 14-4　雾化吸入常用药物

常用药物	药物作用
庆大霉素、卡那霉素	预防和控制呼吸道感染
氨茶碱、沙丁胺醇（舒喘灵）	解除支气管痉挛
氨溴索、α- 糜蛋白酶、乙酰半胱氨酸（痰易净）	湿化呼吸道、稀释痰液
地塞米松	减轻呼吸道黏膜水肿

4. 环境准备　病室整洁、安静，温湿度适宜，周围无易燃易爆物品。

5. 操作步骤　见表 14-5。

表 14-5 氧气雾化吸入给药法

操作步骤	操作方法	沟通与人文关怀
检查备药	检查喷雾器装置性能，洗手，按医嘱将药液稀释至 5ml 注入喷雾器	—
核对解释	携用物至患者床旁；核对床号、姓名、药名、浓度、剂量、用法、时间，确保准确无误；协助患者取舒适卧位；消毒双手，颌下铺治疗巾，协助漱口	（患者尊称）您好！我是护士 ××，请您告诉我您的床号和姓名好吗？让我检查一下您的腕带（核对无误）。由于您痰液黏稠，不易咳出，现遵医嘱给您做氧气雾化吸入稀释痰液，来，我先给您铺一张治疗巾，以防弄湿您的衣襟
连接氧气	将喷雾瓶组连接管接于氧气装置的输氧管口上	—
调节流量	调节氧流量 6 ～ 8L/min（湿化瓶内勿盛水，以免液体进入雾化器稀释药液影响疗效）	—
吸入气雾	嘱患者手持喷雾器，将口含嘴放入口中（或用面罩罩住口鼻），紧闭嘴唇深长吸气，使药液充分到达细支气管和肺内，屏气 1 ～ 2s，用鼻呼气，反复进行，直至药液吸完（图 14-3）	（患者尊称），来，请将口含嘴含住，像我这样用嘴巴吸气，鼻子呼气，很好，就这样，大约需要 15min
观察反应	观察患者治疗情况及反应，如有异常，及时联系医生，酌情处理	（患者尊称），现在没有什么不舒服的感觉吧？若有什么不舒服，请及时告诉我
结束雾化	吸入完毕，取走喷雾器，关闭氧气；协助漱口，擦干面部，取舒适体位；必要时拍背、协助排痰	（患者尊称），现在感觉好点了吗？您可以多点喝水（有禁忌证除外），经常变换体位，这样有利于痰液排出
用物处理	整理用物，喷雾器在消毒液中浸泡 1h 后取出清洗，晾干备用；专人专用的喷雾器，用后及时清洗，晾干后封闭存放	—
观察记录	观察雾化疗效，消毒双手，记录	—

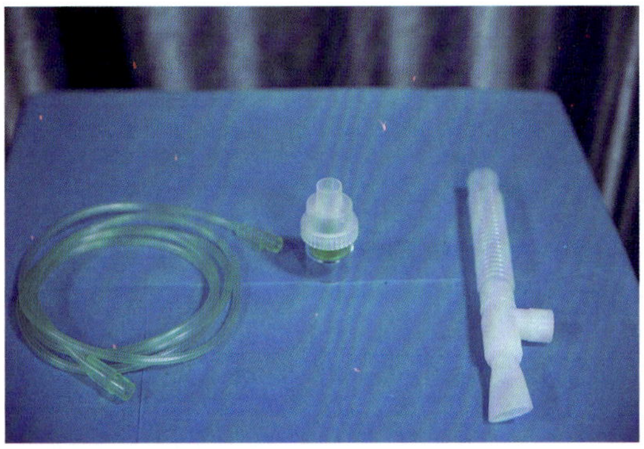

图 14-2 喷雾瓶组

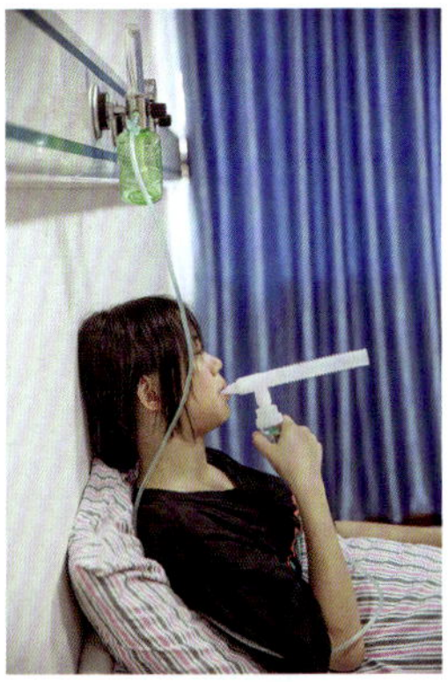

图 14-3 氧气雾化吸入给药法

【注意事项】

1. 正确使用供氧装置，操作前检查喷雾器连接氧气处是否漏气，避开火源、热源，确保用氧安全。

2. 雾化吸入时指导患者做深吸气动作，使药液充分到达细支气管和肺内，以提高治疗效果。

3. 患者在治疗过程中出现胸闷、气喘、头疼、呕吐等应停止治疗，立即报告医生。

考点 氧气雾化吸入给药的操作要点

二、压缩气体雾化吸入给药法

压缩气体雾化吸入给药法是利用压缩空气将药液变成细微的气雾，经口或鼻由呼吸道吸入的给药方法。

压缩气体雾化吸入装置由空气压缩机和喷雾瓶组成（图 14-4），压缩机通电后输出的电能将空气压缩，作用于喷雾器内的药液，使药液表面张力破坏而形成细微的雾滴，通过口含器随患者的呼吸进入呼吸道。

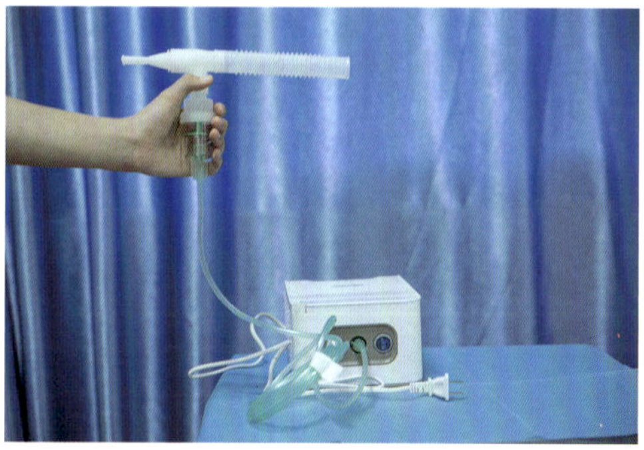

图 14-4 压缩气体雾化吸入给药装置

【目的】 同氧气雾化吸入给药法。

【操作程序】

1. 护士准备 同氧气雾化吸入给药法。
2. 患者准备 同氧气雾化吸入给药法。
3. 用物准备 治疗执行单、手消毒液、5ml 注射器、生理盐水、弯盘、电源插座、常用药物（同氧气雾化吸入给药法）。
4. 环境准备 病室整洁、安静，温湿度适宜。
5. 操作步骤 见表 14-6。

表 14-6 压缩气体雾化吸入给药法

操作步骤	操作方法	沟通与人文关怀
检查备药	检查喷雾器装置性能，洗手，按医嘱将药液稀释至 5ml 注入喷雾器	—
核对解释	携用物至患者床旁；核对床号、姓名、药名、浓度、剂量、用法、时间，确保准确无误；协助患者取舒适卧位；消毒双手，颌下铺治疗巾，协助漱口	（患者尊称）您好！我是护士 ××，请您告诉我您的床号和姓名好吗？让我检查一下您的腕带（核对无误）。由于您痰液黏稠，不易咳出，现遵医嘱给您做雾化吸入稀释痰液。来，我先协助您漱口，给您铺一张治疗巾，以防弄湿您的衣襟
连接装置	将喷雾器连接管接于空气压缩机接口上	—
接通电源	打开电源开关（指示灯亮），嘱患者手持喷雾器，将口含嘴放入口中（或用面罩罩住口鼻），紧闭嘴唇深长吸气，使药液充分到达细支气管和肺内，屏气 1～2s，用鼻呼气，反复进行，直至药液吸完	（患者尊称）来，请将口含嘴含住，像我这样用嘴巴吸气，鼻子呼气，很好，就这样，大约需要 15min
观察反应	观察患者治疗情况及反应，如有异常，及时联系医生，酌情处理	（患者尊称），您现在感觉怎么样啊？若有什么不舒服，请及时告诉我
结束雾化	吸入完毕，取走喷雾器，关闭电源；协助漱口，擦干面部，取舒适体位；必要时拍背、协助排痰	（患者尊称），现在感觉好点了吗？您可以多喝点水（有禁忌证除外），经常变换体位，这样有利于痰液排出

续表

操作步骤	操作方法	沟通与人文关怀
用物处理	整理用物，喷雾器在消毒液中浸泡 1h 后取出清洗，晾干备用；专人专用的喷雾器，用后及时清洗，晾干后封闭存放	—
观察记录	观察雾化疗效，消毒双手，记录	—

【注意事项】

1. 使用前检查电源电压是否与空气压缩机吻合。

2. 雾化吸入时指导患者做深吸气动作，使药液充分到达细支气管和肺内，以提高治疗效果。

3. 患者在治疗过程中出现胸闷、气喘、头痛、呕吐等应停止治疗，立即报告医生。

三、超声波雾化吸入给药法

超声波雾化吸入给药法是应用超声波声能，使药液变成微小的气雾，经口或鼻由呼吸道吸入的给药方法。具有雾量大小可以调节；雾滴细小而均匀；雾化器电子部分产热，对雾化液可加温使患者感觉温暖舒适，治疗效果好等特点。

超声波雾化吸入器由超声波发生器、水槽、晶体换能器、雾化罐、透声膜、螺纹管和口含嘴或面罩组成。超声波发生器通电后输出高频电能，通过水槽底部晶体换能器发出超声波声能，超声波声能透过雾化罐底部的透声膜，作用于雾化罐内的药液，使药液成为细微的雾滴喷出，随患者深吸气时进入呼吸道。

【目的】 同氧气雾化吸入给药法。

【操作程序】

1. 护士准备　同氧气雾化吸入给药法。

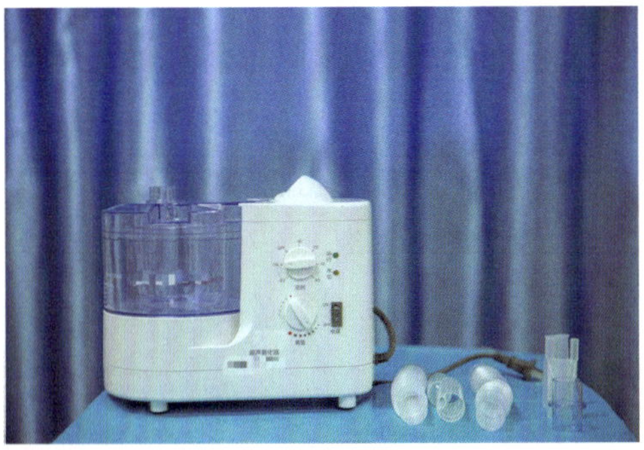

图 14-5　超声波雾化吸入器

2. 患者准备　同氧气雾化吸入给药法。

3. 用物准备　治疗车上放超声波雾化吸入器一套（图 14-5）、治疗执行单、手消毒液；治疗盘内放：药物、生理盐水、冷蒸馏水、水温计、量杯、10ml 注射器、弯盘等。

4. 环境准备　病室整洁、安静，空气流通，温湿度适宜。

5. 操作步骤　见表 14-7。

表 14-7　超声波雾化吸入给药法

操作步骤	操作方法	沟通与人文关怀
连接装置	检查超声波雾化吸入器装置性能，将雾化器主机与各附件连接，选择口含嘴（或面罩）	—

续表

操作步骤	操作方法	沟通与人文关怀
水槽加水	水槽内加入一定量的冷蒸馏水，水量应浸没雾化罐底部的透声膜	—
罐内加药	按医嘱将药液稀释至 30 ～ 50ml 加入雾化罐内，将雾化罐放入水槽，盖紧水槽盖；洗手	—
核对解释	携用物至患者床旁；核对床号、姓名、药名、浓度、剂量、用法、时间，确保准确无误；协助患者取舒适卧位。消毒双手，颌下铺治疗巾，协助漱口	（患者尊称）您好！我是护士 ××，请您告诉我您的床号和姓名好吗？让我检查一下您的腕带（核对无误）。由于您痰液黏稠，不易咳出，现遵医嘱给您做雾化吸入稀释痰液。来，我先协助您漱口，给您铺一张治疗巾，以防弄湿您的衣襟
开机调节	接通电源，打开电源开关，预热 3 ～ 5min，调整定时开关，一般每次 15 ～ 20min，再打开雾化开关调节雾量	—
吸入气雾	协助指导患者手持雾化器，将口含嘴放入口中（或用面罩罩住口鼻），指导患者深呼吸，使气雾进入呼吸道深部	（患者尊称），请将口含嘴含住，像我这样用嘴巴吸气，鼻子呼气，很好，就这样，大约需要 15min
观察反应	观察患者治疗情况及反应，随时调节雾量；如需加入药液时，不必关机，直接从盖上的小孔内注入药液即可；如有异常，及时联系医生，酌情处理	您现在感觉怎么样啊？若有什么不舒服，请及时告诉我
结束雾化	吸入完毕，取下口含嘴（或面罩），先关雾化开关，再关电源开关。取走雾化器，协助漱口，擦干面部，取舒适体位。必要时拍背、协助排痰	（患者尊称）您好！雾化结束了，现在感觉好点了吗？我协助您漱口，您可以多点喝水（有禁忌证除外），经常变换体位，这样有利于痰液排出
整理用物	放掉水槽内的水，擦干，雾化罐、螺纹管、口含嘴、面罩等消毒液浸泡 1h 后取出清洗，晾干备用	—
观察记录	观察雾化疗效，消毒双手，记录	—

【注意事项】

1. 护士应熟悉超声波雾化吸入器性能，水槽底部的晶体换能器和雾化罐底部的透声膜较薄且质脆，操作和清洗时动作要轻，以免损坏。

2. 水槽和雾化罐内切忌加温水或热水，使用时注意测量水槽内水温，超过 50℃时应关机更换冷蒸馏水。水槽内无水时不可开机，以免损坏机器。

3. 连续使用雾化器时中间应间隔 30min，以免损坏机器。

4. 治疗中注意观察患者有无呛咳、支气管痉挛等不适反应。若因黏稠的痰液经湿化后膨胀导致不易咳出时，应给予拍背协助排痰，必要时吸痰。

考点 超声波雾化吸入给药的注意事项

第4节 注射给药

注射给药是将无菌药液或生物制剂注入体内，以达到预防、诊断、治疗疾病的给药方法。

其优点是药物吸收较快、血药浓度升高快，适用于需要药物迅速发挥作用或因各种原因不宜口服给药的患者。有些药物不能经胃肠道吸收或易受消化液影响而失效，也应选择注射给药。常用的注射法有皮内注射、皮下注射、肌内注射、静脉注射和动脉注射。注射给药会造成一定程度的组织损伤，可引起疼痛及潜在并发症的发生，因此，护士在给药过程中应严格执行注射原则及操作规程。

一、注射原则

注射原则是注射给药的总则，护士在执行注射给药过程中必须严格遵守。

（一）严格遵守无菌操作原则

1. 注射前护士着装整洁，修剪指甲、洗手、戴口罩；注射后护士也应洗手。

2. 按要求进行注射部位皮肤消毒，并保持无菌。

（1）用棉签蘸 0.5% 碘伏或安尔碘，以注射点为中心，由内向外螺旋式旋转涂擦消毒，直径大于 5cm，待干（约 20s）后，再用同样的方法涂擦 1 遍（范围小于第 1 遍消毒面积），稍后即可注射；或用 2% 碘酊和 75% 乙醇以同样方法先后各消毒 1 遍，待乙醇挥发后即可注射。

（2）药物过敏试验用 75% 乙醇以同样方法消毒 2 遍。

（二）严格执行查对制度

1. 严格做好“三查七对三注意”，确保用药准确安全。

2. 同时注射多种药物时，务必查对有无配伍禁忌。

（三）严格执行消毒隔离制度

1. 注射时做到一人一套用物，包括注射器、针头、小垫枕、治疗巾、止血带，避免交叉感染。

2. 所有物品须按消毒隔离制度处理；一次性物品严格按规定处理，不可随意丢弃。

（四）选择合适的注射器和针头

1. 根据药物的剂量、黏稠度和刺激性的强弱选择合适的注射器和针头。

2. 注射器应完好无损，不漏气；针头应锐利、无钩、不弯曲、型号合适；注射器和针头应衔接紧密。

3. 一次性注射器须在有效期内使用，包装完好无破损。

（五）选择合适的注射部位

1. 选择注射部位应避开神经和血管（动、静脉注射除外），不能在化脓感染、局部皮肤有炎症、瘢痕、硬结、破损及患皮肤病处进针。

2. 需长期注射的患者，应有计划地更换注射部位。

（六）注射药物现用现配

注射药物应按规定临时抽取，现配现用，及时注射，防止药效降低或被污染。

（七）注射前排尽气体

注射前须排尽注射器内的空气（尤其是动、静脉注射），防止气体进入血管形成栓塞，同时，排气时要避免浪费药液及污染针头。

（八）注射前检查回血

进针后，推药前，要抽动注射器活塞，检查有无回血。皮下、肌内注射时必须无回血，才能注射药物（有回血，应立即拔出，更换针头重新进针）；而动、静脉注射必须见到回血才能推注药液。

（九）掌握合适的进针角度和深度

1. 不同的注射法有不同的进针角度和深度要求，护士在执行注射给药时要熟练掌握。

2. 进针时不可将针梗全部刺入注射部位，以防不慎断针。

（十）掌握无痛注射技术

1. 解除患者的思想顾虑，分散其注意力；指导并协助患者采取合适的体位，使肌肉放松，便于进针。

2. 注射时做到“两快一慢和匀速”，即进针快、拔针快、推药缓慢且均匀；婴幼儿应做到“三快”，即进针快、拔针快、推药快。

3. 注射刺激性较强的药物或油剂时，应选择粗长针头，且需深部注射；同时注射几种药物时，应先注射无刺激性或刺激性弱的药物，再注射刺激性强的药物，同时注意药物配伍禁忌。

二、注射用物

（一）注射盘（基础治疗盘）

1. 皮肤消毒液　2% 碘酊、75% 乙醇或 0.5% 碘伏（或安尔碘）。

2. 无菌持物镊　浸泡于消毒液内或放于灭菌后的干燥容器中。

3. 其他物品　治疗巾或无菌纱布、无菌棉签、砂轮、开瓶器、弯盘、手消毒液等，动、静脉注射时另备止血带、小垫枕等。

（二）注射器和针头

1. 注射器及针头的构造　注射器由空筒、活塞构成（图 14-6）。空筒的前端为乳头，空筒上有刻度；活塞包括活塞体、活塞轴、活塞柄；针头分针尖、针梗和针栓三部分。目前，临床开始使用回缩式一次性自毁注射器，可有效减少护士针刺伤的发生。注射器和针头放于注射盘内。

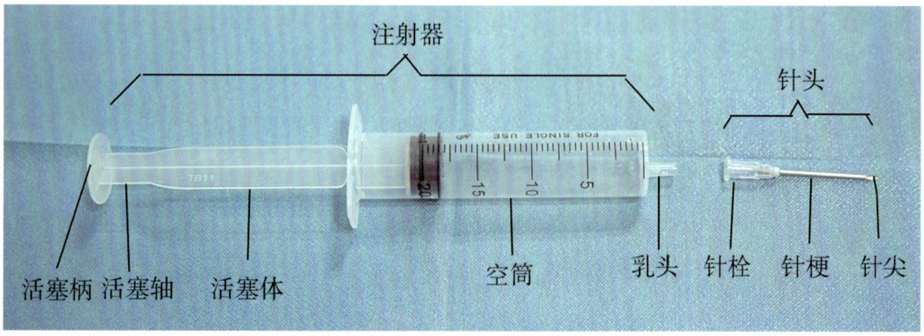

图 14-6　注射器及针头的构造

2. 注射器和针头的规格　注射器有 1ml、2ml、2.5ml、5ml、10ml、20ml、30ml、50ml、100ml 等规格；针头有 4½ 号、5 号、5½ 号、6 号、6½ 号、7 号、8 号、9 号等规格。

（三）注射药液

根据医嘱准备。

三、药液抽吸技术

【目的】　应用无菌技术，从安瓿或密封瓶内准确抽吸药液。

【操作程序】

1. 护士准备　着装整洁，修剪指甲、洗手、戴口罩。核对医嘱。

2. 用物准备　治疗车上层：注射盘、注射器和针头、注射卡和药液。治疗车下层：生活垃圾桶、医用垃圾桶、锐器盒。

3. 环境准备　操作区整洁、宽敞、明亮；操作台清洁、干燥、平坦，符合无菌操作的基本要求。

4. 操作步骤　见表 14-8。

表 14-8　药液抽吸技术

操作步骤	操作方法
评估准备	护士自身准备符合无菌操作要求，环境符合无菌操作要求，物品准备齐全，无菌物品符合灭菌要求，在有效期内，放置合理
核对药物	二名护士核对药物名称与注射卡，检查药物质量及有效期
◆自安瓿内吸药	
消毒折断	轻弹安瓿顶端（图 14-7），使药液流至体部，用消毒砂轮在安瓿颈部划一锯痕（图 14-8），用 75% 乙醇棉签消毒及拭去玻璃细屑，折断安瓿；若安瓿颈部有蓝点易折标记，可消毒颈部后直接折断；必要时用无菌纱布包裹后折断
抽吸药液（图 14-9、图 14-10）	检查并取出注射器和针头，衔接紧密，将针头斜面向下放入安瓿内的液面下，抽动活塞柄吸取药液，手不能触及活塞体，防止污染药液；针头和针梗不可触及安瓿外口
◆自密封瓶内吸药	
消毒瓶塞	用开瓶器去除铝盖中心部分，常规消毒瓶塞及周围，待干
注入空气	检查注射器，吸入与所需药液等量空气，针头刺入瓶内，注入空气
倒转吸药	倒转药瓶使针头斜面在液面下，吸取所需药液量（图 14-11），以示指固定针栓，拔出针头
排尽空气	将针头垂直向上，先回抽活塞使针头内的药液流入注射器内，并使气泡集中在乳头根部，轻推活塞，排出气体；排气时示指固定针栓外部，不可触及针梗和针头；若注射器乳头偏向一侧，排气时需使乳头向上倾斜，使气泡集中于乳头根部，排出气体（图 14-12）
保持无菌	再次核对无误后放于无菌注射盘内备用，保持药液无菌。洗手

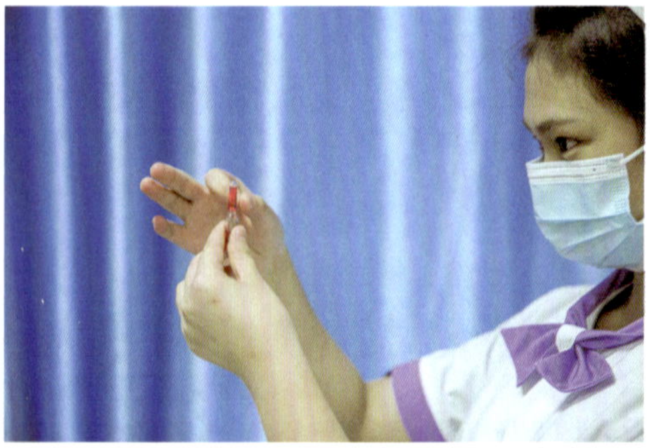

图 14-7　轻弹安瓿顶端

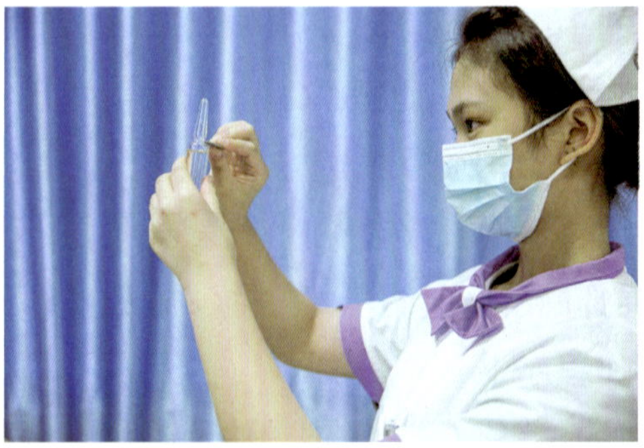

图 14-8　砂轮划安瓿颈部

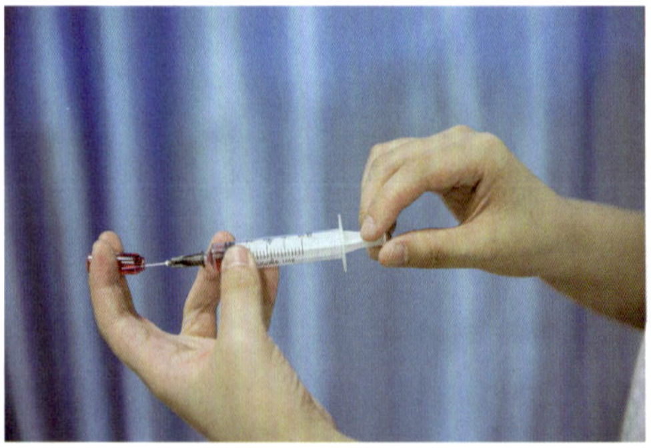

图 14-9　自小安瓿内抽吸药液

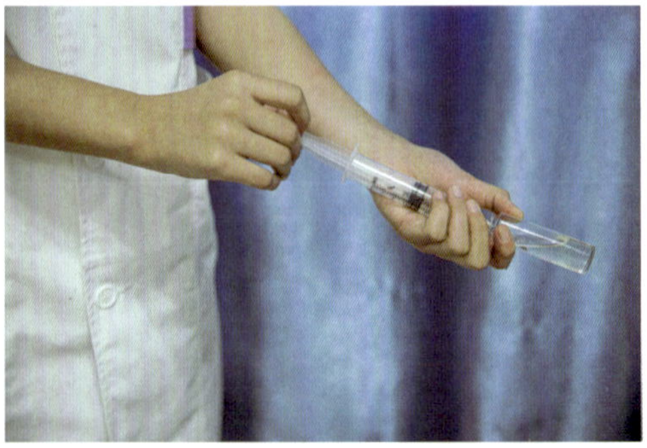

图 14-10　自大安瓿内抽吸药液

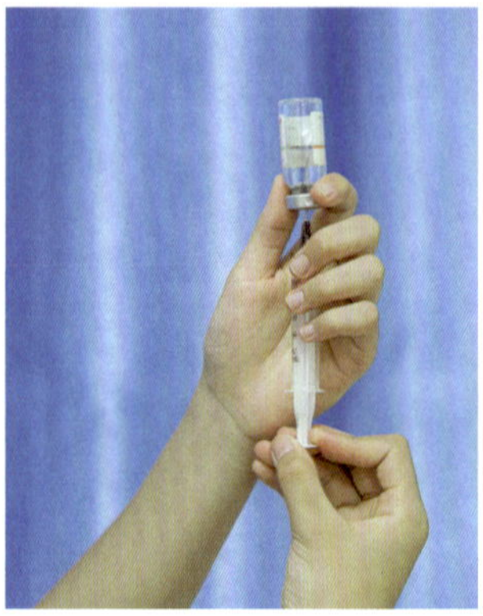

图 14-11　自密封瓶内抽吸药液

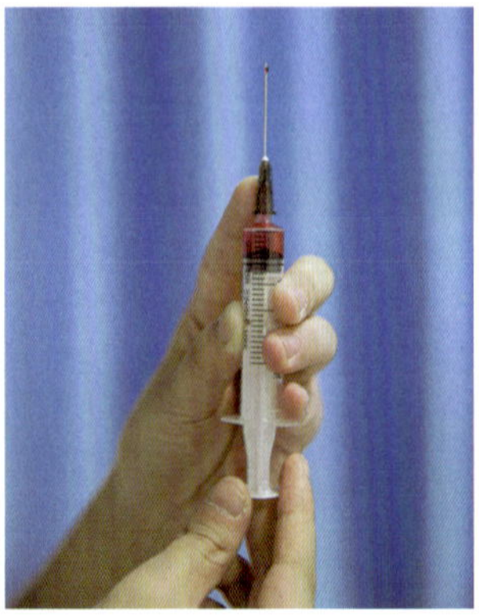

图 14-12　排尽空气

【注意事项】

1. 严格执行查对制度和无菌操作原则。
2. 抽吸药液时针栓不可进入安瓿，针头和针梗在进出安瓿时，不可触及安瓿外口。
3. 吸取结晶和粉剂药物时，先用生理盐水或专用溶媒充分溶解药物后再吸取；混悬液摇匀后立即吸取；油剂可稍加温或两手对搓（药物易被热破坏者除外）后用稍粗针头吸取。
4. 药液应现用现抽吸，避免久置使药液污染和药效降低。
5. 护士操作应规范，抽尽药液，排尽空气，不可浪费药液。

四、常用注射法

（一）皮内注射给药法

皮内注射给药法是将少量的无菌药液或生物制剂注射到表皮与真皮之间的方法。

【目的】

1. 进行各种药物过敏试验　选择前臂掌侧的下段，因该部位皮肤较薄，皮肤色泽浅，便于观察判断局部皮肤反应。

2. 预防接种　常选择在上臂三角肌下缘（如卡介苗）。

3. 局部麻醉的起始步骤　在实施局部麻醉处。

【操作程序】

1. 护士准备　着装整洁，修剪指甲、洗手、戴口罩。核对医嘱；评估患者身心状态、局部皮肤情况、对皮内注射技术的认知及合作程度；药物过敏试验者询问“三史”（用药史、过敏史、家族史）。

2. 患者准备　清楚皮内注射的目的、过程及需要注意的问题，体位舒适。

3. 用物准备　治疗车上层：注射盘、1ml 注射器、4～5 号针头、注射卡、药液（按医嘱准备）。如做药物过敏试验需另备 0.1% 盐酸肾上腺素及一次性注射器。治疗车下层：生活垃圾桶、医用垃圾桶、锐器盒。

4. 环境准备　病室安静，整洁，温湿度适宜，光线适宜。

5. 操作步骤　见表 14-9。

表 14-9　皮内注射给药法

操作步骤	操作方法	沟通与人文关怀
准确备药	二人核对医嘱、注射卡及药物，检查药液质量并吸取药液	—
核对解释	携用物至床旁，核对床号、姓名、腕带，解释操作目的和过程，取得合作；做药物过敏试验者再次核对有无药物过敏史	（患者尊称）您好！我是护士 ××，请您告诉我您的床号和姓名好吗？让我检查一下您的腕带（核对无误）。遵医嘱您需要使用青霉素，您有对什么药物过敏吗？以前用过青霉素吗？您对乙醇过敏吗
选择部位	协助患者取合适的体位，根据不同用药目的选择相应部位，暴露注射部位；消毒双手	让我看一下您的手臂，我们一会就从这里进针
规范消毒	常规消毒注射部位皮肤，待干；药物过敏试验者只用 75% 乙醇消毒前臂掌侧下段的皮肤	—
核对排气	再次进行核对，排尽空气；保证用药的正确与安全	—
穿刺注入	一手绷紧皮肤，一手持注射器，针头斜面向上与皮肤呈 5° 角刺入针尖斜面一半后，再平行进针至针尖斜面完全进入皮内（图 14-13），固定针栓，推注药液 0.1ml（图 14-14），使局部隆起，皮丘呈半球状，皮肤发白，毛孔变大；进针角度不可过大，注入的药量要准确，避免将药液注入皮下组织	现在给您做皮试了，您放轻松

续表

操作步骤	操作方法	沟通与人文关怀
注毕拔针	注药毕，快速拔针，勿用棉签按压，确保剂量准确；药物过敏试验者嘱患者勿按揉局部，以免影响结果判断，不要离开病室或注射室，如有不适立即告知护士，20min 后观察试验结果	（患者尊称），皮试给您做好了，您感觉怎么样？请您不要按压皮丘，不要离开房间，有什么不舒服请及时叫我，谢谢您的配合
再次核对	操作后查对；协助患者取舒适卧位	—
整理用物	按消毒隔离原则处理用物；洗手	—
观察记录	密切观察患者用药后反应，记录；将药物过敏试验结果记录在病历上，阳性用红笔标记“+”，阴性用黑笔或蓝笔标记“–”	—

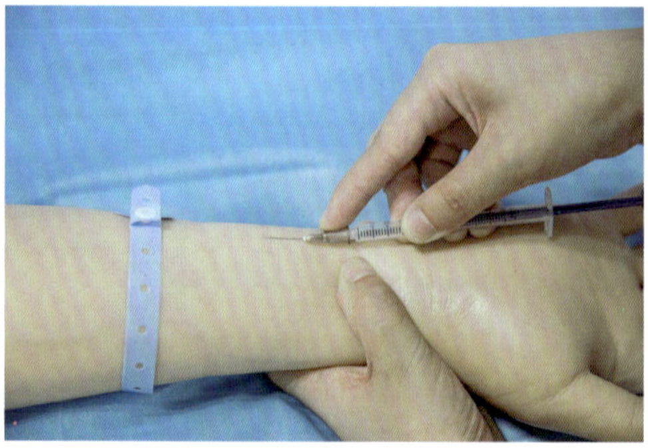

图 14-13 进针

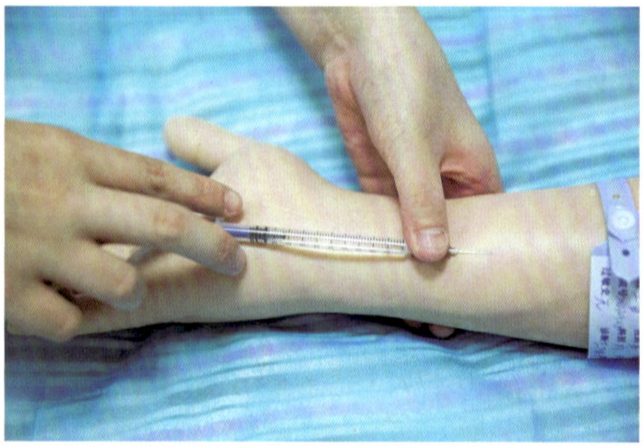

图 14-14 推药

【注意事项】

1. 严格执行查对制度和无菌操作制度。

2. 做药物过敏试验前，护士详细询问患者的用药史、过敏史、家族史，如对所用药物有过敏史，原则上不能做皮试并与医生联系，更换其他药物。

3. 做药物过敏试验时禁用含碘消毒剂消毒皮肤，以免皮肤着色而影响对局部反应的观察和判断。试验前要备好急救药品，以防发生意外。

4. 若需做对照试验，可在另一前臂相应部位注射生理盐水 0.1ml，20min 后观察结果。

5. 药物过敏试验结果如为阳性，应告知患者或家属，不能再用该种药物，并记录在相关记录单上。

6. 护士进针角度、深度、选择部位，以及注入药物剂量要准确，皮丘符合要求。

考点 皮内注射注意事项

（二）皮下注射给药法

皮下注射给药法是将少量无菌药液或生物制剂注入皮下组织的方法。常用的注射部位有上臂三角肌下缘、腹壁、后背、大腿前侧及大腿外侧。

【目的】

1. 注入少量药物，用于不宜经口服给药且需在一定时间内达到药效者，如肾上腺素、胰岛素等。

2. 局部麻醉给药。

3. 疫苗、菌苗的预防接种。

【操作程序】

1. 护士准备　着装整洁，剪指甲、洗手、戴口罩。核对医嘱；评估患者身心状态、注射部位皮肤及皮下组织状况、对皮下注射技术的认知及合作程度，根据注射目的选择注射部位。

2. 患者准备　清楚皮下注射的目的、过程及需要注意的问题，体位舒适。

3. 用物准备　治疗车上层：注射盘、1 ～ 2ml 注射器、5 ～ 6 号针头、注射卡及药液、手消毒液等。治疗车下层：生活垃圾桶、医用垃圾桶、锐器盒。

4. 环境准备　病室安静，整洁，温湿度适宜，光线适宜。

5. 操作步骤　见表 14-10。

表 14-10　皮下注射给药法

操作步骤	操作方法	沟通与人文关怀
准确备药	二人核对医嘱、注射卡及药物，检查药液质量并吸取药液	—
核对解释	携用物至床旁，核对床号、姓名、腕带，解释操作目的和过程，取得合作	（患者尊称）您好！我是护士 ××，请您告诉我您的床号和姓名好吗？让我检查一下您的腕带（核对无误）。遵医嘱我现在要给您注射胰岛素，您饭菜准备好了吗
选择部位	协助患者取合适的体位，根据不同用药目的选择相应部位，暴露注射部位，消毒双手	◆经常注射者，应更换部位，轮流注射
规范消毒	常规消毒注射部位皮肤，待干	—
核对排气	再次进行核对，排尽空气	◆悬而不滴，避免浪费药液
穿刺进针	备一干棉签，一手绷紧皮肤，一手持注射器，示指固定针栓，针头斜面向上，与皮肤呈 30° ～ 40°，快速将针梗的 1/2 ～ 2/3 刺入皮下（图 14-15A）	（患者尊称），现在给您打胰岛素了，您放轻松
推注药液	持注射器的手保持姿势不变，松开绷紧皮肤的手抽动活塞柄，无回血，缓慢均匀注入药液（图 14-15B）；如有回血，应立即拔出针头重新注射	—
注毕拔针	注药毕，快速拔针，用干棉签轻压片刻，确保剂量准确	（患者尊称），您有什么不舒服吗？有事请按铃叫我，谢谢您的配合
再次核对	操作后查对；协助患者取舒适卧位	（患者尊称），请您半小时后再进食
整理用物	按消毒隔离原则处理用物；洗手	—
观察记录	密切观察患者用药后反应，记录	—

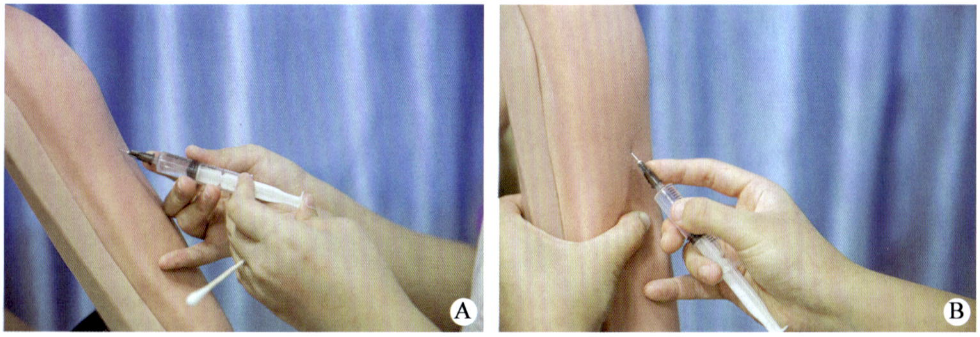

图 14-15 皮下注射

【注意事项】

1. 严格执行查对制度和无菌操作原则。

2. 对局部组织刺激性强或剂量较大的药物一般不做皮下注射。

3. 注射少于 1ml 的药液，须使用 1ml 注射器吸药，以保证药量的准确。

4. 需长期皮下注射者，应有计划更换注射部位，避免局部出现红肿、硬结等现象，以利于药物充分吸收。

5. 进针角度不宜超过 45°，以免刺入肌层；过于消瘦者，可捏起局部组织刺入，进针角度适当减小。

考点 皮下注射操作技术及注意事项

（三）肌内注射给药法

肌内注射给药法是将一定量的无菌药液注入肌肉组织的方法。注射部位一般选择在肌肉丰厚且距大血管和神经较远处。其中最常用的部位是臀大肌，其次是臀中肌、臀小肌、股外侧肌和上臂三角肌。

【目的】 注入药物，用于不宜口服或静脉注射，且要求比皮下注射更迅速发挥药效者。

【操作程序】

1. 护士准备 着装整洁，剪指甲、洗手、戴口罩。核对医嘱；评估患者身心状态、注射部位皮肤及肌肉组织状况、对肌内注射技术的认知及合作程度，选择合适的注射部位。

（1）臀大肌注射定位法 臀大肌起自髂后上棘与尾骨尖之间，肌纤维平行斜向外下方止于股骨上部，坐骨神经起自骶丛神经，在臀大肌深部，其体表投影为自股骨大转子尖至坐骨结节中点向下至腘窝。注射时要注意避免损伤坐骨神经。臀大肌注射定位方法有两种。

1）十字法：从臀裂顶点向左或向右划一水平线，然后自髂嵴最高点作一垂线，将一侧臀部分为四个象限，其外上象限避开内角（髂后上棘与股骨大转子的连线），即为注射区（图 14-16）。

2）连线法：从髂前上棘到尾骨作一连线，其外上 1/3 处即为注射部位（图 14-17）。

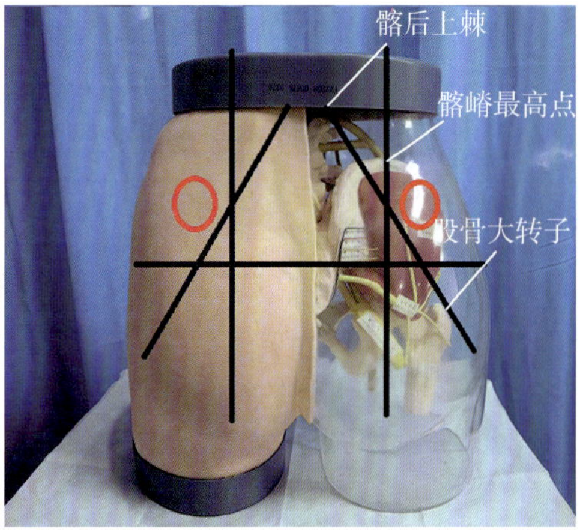

图 14-16 臀大肌注射十字法定位

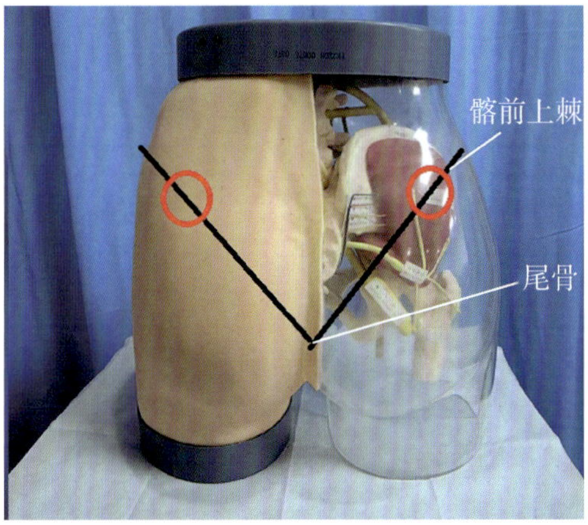

图 14-17 臀大肌注射连线法定位

（2）臀中肌、臀小肌注射定位法 臀中肌、臀小肌处血管、神经分布较少，脂肪组织也较薄，可用于小儿、危重或不能翻身的患者。定位方法有两种。

1）髂前上棘外侧三横指处（以患者的手指宽度为准），见图 14-18A。

2）将示指尖和中指尖分别置于髂前上棘和髂嵴下缘处，在示指、中指和髂嵴之间构成一个三角形区域，其示指与中指构成的内角区域即为注射区域（图 14-18B）。

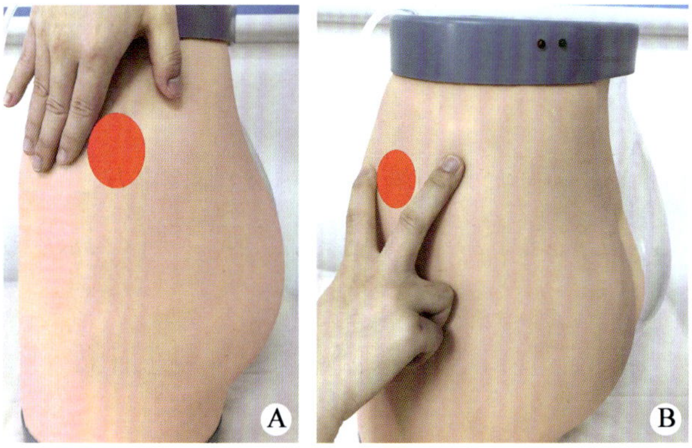

图 14-18 臀中肌、臀小肌注射定位法

A. 髂前上棘外侧三横指处；B. 示指、中指和髂嵴之间构成一个三角形区域

（3）股外侧肌注射定位法 取大腿中段外侧。一般成年人取膝关节以上 10cm 至髋关节以下 10cm，宽约 7.5cm 的范围为注射区域（图 14-19）。此处大血管、神经干较少通过，且注射范围较广，可用于多次注射。

（4）上臂三角肌注射定位法 上臂外侧，肩峰下 2～3 横指处（图 14-20）。此处肌肉较薄，只可作小剂量药液注射。

（5）注射体位 臀部肌内注射时，为了使局部肌肉放松，减轻疼痛与不适，常采用以下体位。

1）侧卧位：上腿伸直并放松，下腿略弯曲。

2）俯卧位：足尖相对，足跟分开，头偏向一侧。

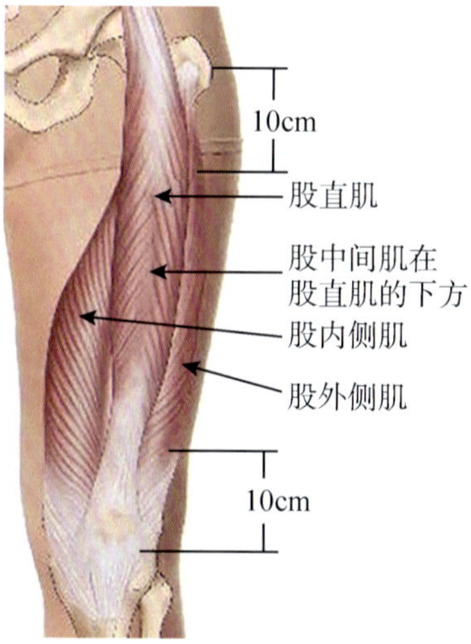

图 14-19　股外侧肌注射定位

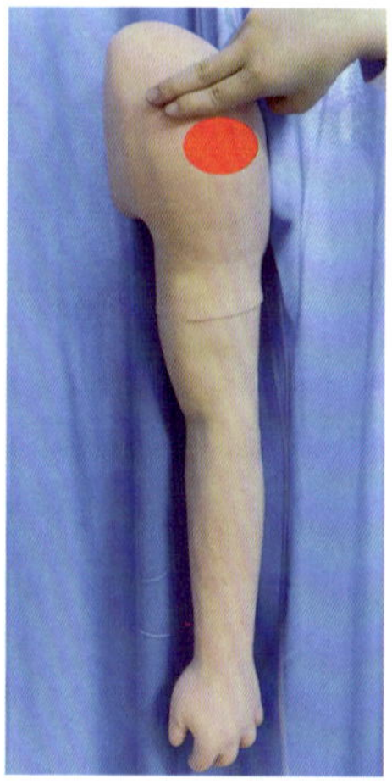

图 14-20　上臂三角肌注射部位

3）仰卧位：自然平卧，放松肌肉，常用于危重和不能翻身患者采用臀中肌、臀小肌注射时。

4）坐位：座椅稍高，便于操作，常用于门诊、急诊患者。

2. 操作步骤　见表 14-11。

表 14-11　肌内注射给药法

操作步骤	操作方法	沟通与人文关怀
准确备药	二人核对医嘱、注射卡及药物，检查药液质量并吸取药液	—
核对解释	携用物至床旁，确认患者，解释操作目的和过程，取得合作	（患者尊称）您好！我是护士 ××，请您告诉我您的床号和姓名好吗？让我检查一下您的腕带（核对无误），由于您胃肠不适，需要肌内注射甲氧氯普胺，请您配合我好吗
选择部位	协助患者取合适的体位，合理摆放肢体，根据不同用药目的选择相应部位，暴露注射部位，局部肌肉放松，准确定位；消毒双手	请您侧睡，上面腿伸直，下面腿弯曲 ◆注意遮挡患者
规范消毒	常规消毒注射部位皮肤，待干	—
核对排气	再次进行核对，排尽空气；保证用药的正确与安全	◆悬而不滴，避免浪费药液
穿刺进针	备一干棉签，一手拇指和示指分开绷紧皮肤（图 14-21A），一手握笔式持注射器，中指固定针栓，针头与皮肤呈 90° 迅速刺入针梗的 1/2 ～ 2/3（图 14-21B），小儿及消瘦者进针深度酌减	（患者尊称），我开始注射了，您放松，药物推进去时会有点胀痛，请您忍耐一下
推注药液	持注射器的手保持姿势不变，松开绷紧皮肤的手抽动活塞柄，无回血，缓慢均匀注入药液（图 14-21C、D）；如有回血，应立即拔出针头按压片刻，重新注射	（患者尊称），药液马上推完了，您再坚持一会
注毕拔针	注药毕，快速拔针，用干棉签轻压片刻（图 14-21E），确保剂量准确	（患者尊称），药液已经注射完了，您感觉怎么样

续表

操作步骤	操作方法	沟通与人文关怀
核对整理	操作后查对；协助患者取舒适卧位，整理床单元；按消毒隔离原则处理用物；洗手	那您好好休息，有什么不适就按铃叫我，我也会经常来看您的
观察记录	密切观察患者用药后反应，记录；如有异常及时报告医生	—

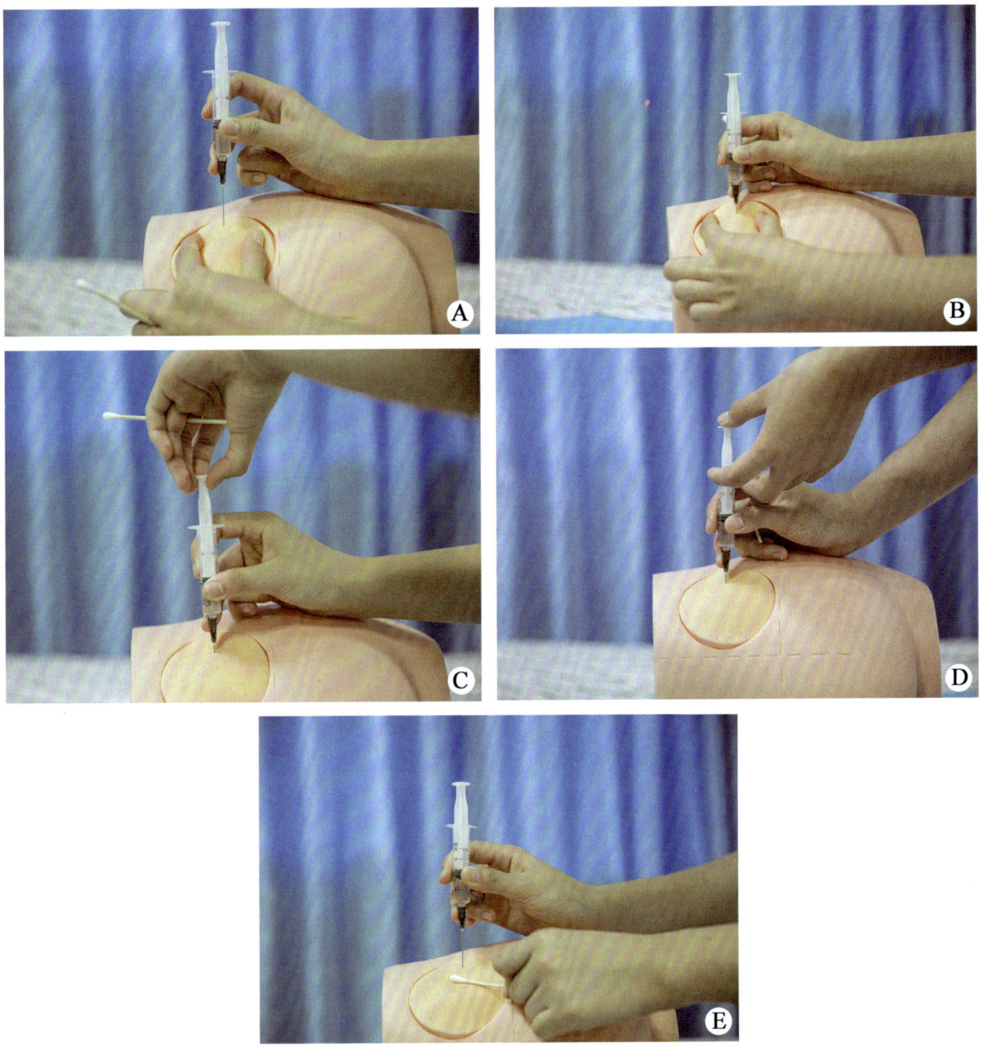

图 14-21　肌内注射

A. 绷紧皮肤；B. 垂直进针；C. 抽回血；D. 推药液；E. 拔针按压

【注意事项】

1. 严格执行查对制度和无菌操作原则。

2. 2 岁以下婴幼儿臀部肌肉尚未发育完善，进行臀大肌注射时有损伤坐骨神经的危险，故婴幼儿不宜进行臀大肌注射，最好选用臀中肌、臀小肌注射。

3. 注射时切勿将针梗全部刺入，以防针梗从根部折断。若针梗不慎折断，应先稳定患者情绪，嘱其保持原体位不动，以防断针移位，同时尽快用血管夹夹住断端取出。

4. 需长期注射者，应交替更换注射部位，并注意观察局部组织对药物的吸收情况，避免硬结产生。若有硬结者可行局部热敷、理疗等处理。

5. 两种或两种以上药物同时注射时，应注意配伍禁忌。

6. 护士进针角度、深度、选择部位及注入药物剂量准确。

考点 臀大肌注射定位方法

（四）静脉注射给药法

静脉注射给药法是指将一定量无菌药液自静脉注入体内的方法。药液直接进入血液循环，是发挥药效最快的给药方法。常用于抢救危重患者时紧急穿刺注入药物或置管加压输血输液。

静脉注射常选择的注射部位：①四肢浅静脉（图 14-22），上肢常选用手背静脉、肘部浅静脉（正中静脉、贵要静脉、头静脉）和腕部静脉；下肢常选用足背静脉、大隐静脉、小隐静脉。②头皮静脉（图 14-23），小儿头皮静脉丰富，分支多，交错成网且静脉浅表易见，易于固定，不影响患儿肢体活动，故小儿静脉注射多采用头皮静脉，临床常用的头皮静脉有额静脉、颞浅静脉、耳后静脉和枕静脉等。③股静脉（图 14-24），位于股三角区内，在股动脉内侧 0.5cm 处。

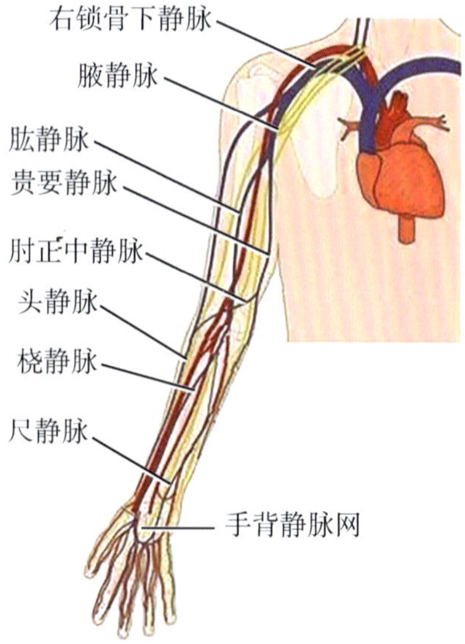

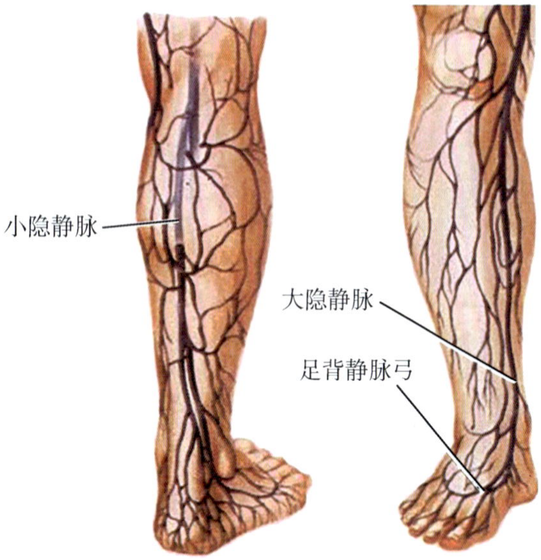

图 14-22 四肢浅静脉

A. 上肢浅静脉；B. 下肢浅静脉

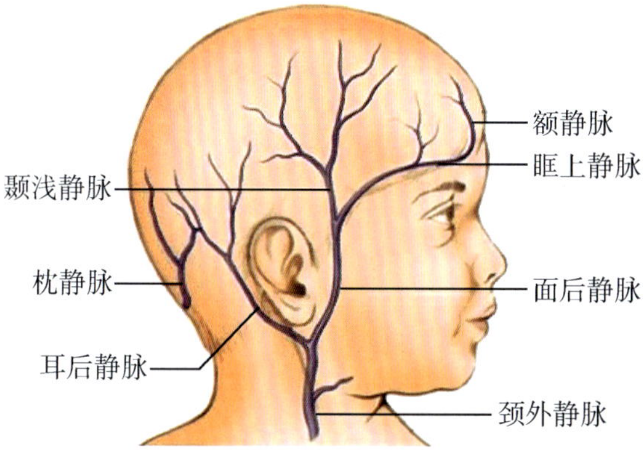

图 14-23 小儿头皮静脉

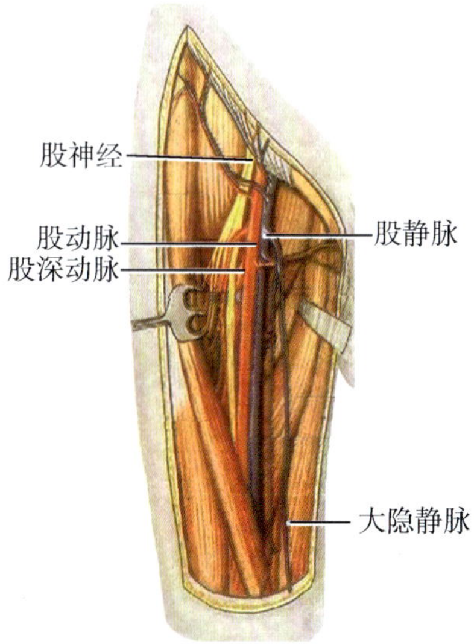

图 14-24 股静脉

【目的】

1. 用于药物不宜口服、皮下注射、肌内注射，或需迅速发挥药效时。

2. 静脉营养治疗。

3. 注入药物进行诊断性检查或试验，如对肝、肾、胆囊造影检查等。

【操作程序】

1. 护士准备　着装整洁，剪指甲、洗手、戴口罩。核对医嘱；评估患者身心状态、肢体活动度、穿刺部位皮肤状况、静脉充盈度及管壁弹性、对静脉注射技术的认知及合作程度，选择合适的注射部位。

2. 患者准备　清楚静脉注射的目的、过程及需要注意的问题，体位舒适。

3. 用物准备　治疗车上层：注射盘、注射器（根据药量而定）、6～9号针头或头皮针、止血带、小垫枕、治疗巾、无菌纱布、注射卡及药液等，必要时备胶布和手套。治疗车下层：生活垃圾桶、医用垃圾桶、锐器盒。

4. 环境准备　病室安静，整洁，温湿度适宜，光线适宜，注意遮挡患者。

5. 操作步骤　见表14-12。

表14-12　静脉注射给药法

操作步骤	操作方法	沟通与人文关怀
准确备药	二人核对医嘱、注射卡及药物，检查药液质量并吸取药液	—
核对解释	携用物至床旁，核对床号、姓名、腕带，解释操作目的和过程，取得合作，协助患者排尿排便。消毒双手（必要时戴手套）	（患者尊称）您好！我是护士××，请您告诉我您的床号和姓名好吗？让我检查一下您的腕带（核对无误），我遵医嘱要给您注射消炎药，请您配合我好吗？需要我协助您排尿排便吗
◆四肢浅静脉注射		
选择部位	协助患者取合适的体位，合理摆放肢体，选择合适的静脉（宜选择粗直、弹性好、易固定的静脉，避开关节及静脉瓣），用手指探明静脉走向和深浅，将小垫枕、治疗巾放于穿刺部位下方	您这个卧位还舒适吗？请将手臂伸出来我看看您的血管情况，一会儿我们就在这里进针好吗
扎带消毒	在穿刺点上方约6cm处扎止血带，止血带末端向上，以免污染消毒部位；嘱患者握拳；常规消毒皮肤，待干	来，我们扎止血带，可能有点紧，您忍耐一下，请您握拳
核对排气	再次进行核对，排尽空气；保证用药的正确与安全（可根据需要连接头皮针后排尽空气）	—
穿刺进针	一手绷紧静脉处皮肤，一手持注射器（或头皮针），示指固定针栓，针尖斜面向上与皮肤呈15°～30°（图14-25），自静脉的上方或侧方刺入皮下，再沿静脉的走向潜行刺入静脉，见回血，再沿静脉走向进针少许	（患者尊称），我马上进针啦，您放轻松，不要紧张，我会轻柔一些，尽量一针给您扎好。好，已经扎好了，您有什么不适吗

续表

操作步骤	操作方法	沟通与人文关怀
松带推药	松开止血带，嘱患者松拳，固定针栓（或用胶布固定头皮针针翼），根据患者年龄、病情、药液性质及治疗要求掌握推注药液速度	（患者尊称），来，轻轻松开拳，我给您固定一下针头，现在推药您感觉不痛吧
拔针按压	注药毕，快速拔针，用干棉签轻压片刻，直至不出血为止	（患者尊称），像我这样用拇指按住棉签 2min，不要揉搓，防止出现青紫
再次核对	操作后查对	
整理用物	协助患者取舒适卧位，整理床单元；按消毒隔离原则处理用物	（患者尊称），您这样的体位还舒服吗？好，那您好好休息，感谢您的配合
观察记录	洗手，密切观察患者用药后反应，记录；如有异常及时报告医生	—
◆股静脉注射		
安置体位	协助患者取仰卧位，下腿伸直外展，必要时穿刺侧臀下垫一沙袋或软枕，充分暴露局部；如为小儿注射，需用尿布覆盖会阴，以防排尿污染穿刺部位	（患者尊称），我先协助您摆好体位 ◆注意遮挡患者
规范消毒	常规消毒局部皮肤及操作者一手的示指、中指（必要时戴无菌手套）	（患者尊称），请您尽量保持这样的体位不要随意变动
排气穿刺	再次核对、排气，用已消毒的示指、中指于腹股沟处扪及股动脉，一手持注射器，针头与皮肤呈 45° 或 90°，在股动脉内侧 0.5cm 处刺入，抽动活塞，见有暗红色血液，提示针头进入股静脉	（患者尊称），再坚持一会，马上就好啦
固定推药	固定针头，根据需要推注药液	—
拔针按压	注射完毕，快速拔针，用无菌纱布按压局部 3～5min，直至不出血为止，然后用胶布固定，防止局部出血或形成血肿	（患者尊称），药液已经注射完啦，您可以稍微活动一下您另一侧肢体
核对整理记录	同四肢浅静脉注射	—

【注意事项】

1. 严格执行查对制度和无菌操作原则。

2. 根据患者的年龄、病情、药液性质及治疗要求掌握推注药液速度，注意倾听患者的主诉及观察注射部位情况及全身反应；有出血倾向的患者不宜采用股静脉注射。

3. 对于需长期静脉注射给药的患者，要有计划地使用和保护静脉，应由小到大，由远心端向近心端选择静脉。

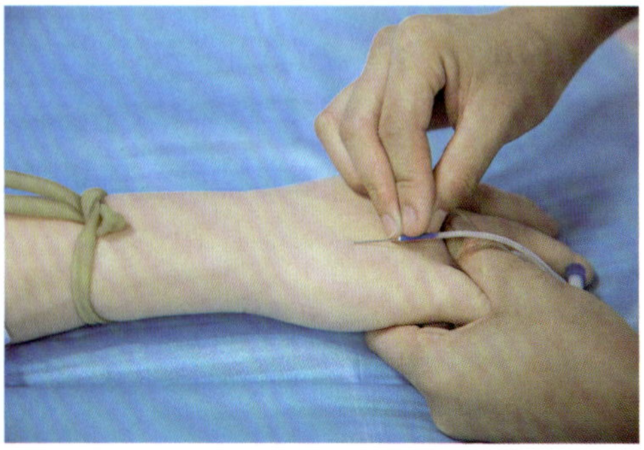

图 14-25　静脉注射

4. 注射对组织有强刺激性的药物，一定要先用抽好生理盐水的注射器和针头进行穿刺，确认穿刺成功后，先注入少量生理盐水，再更换吸有药物的注射器进行推药，以免药液外溢造成组织损伤、坏死。

5. 如抽出的血液为鲜红色，表明针头误入股动脉，应立即拔针，局部用无菌纱布紧压穿刺点 5 ～ 10min，直至不出血为止，再换另一侧注射。

6. 静脉注射失败的常见原因

（1）针尖斜面未完全刺入血管　针尖斜面一部分在血管内，一部分在血管外，抽吸虽有回血，但推药时部分药液溢出至皮下，局部隆起，患者有疼痛感（图 14-26A）。

（2）针尖斜面滑出血管外　针尖斜面刺入血管过少，抽吸虽有回血，但松解止血带时血管回缩，导致针尖斜面滑出血管，药液注入皮下（图 14-26B）。

（3）针尖斜面刺入较深　针尖斜面一部分穿破对侧血管壁，抽吸有回血，但部分药液溢出至深部组织，局部可无隆起，患者有疼痛感（图 14-26C）。

（4）针尖斜面刺入过深　针尖斜面穿破对侧血管壁进入深层组织，抽吸无回血（图 14-26D）。

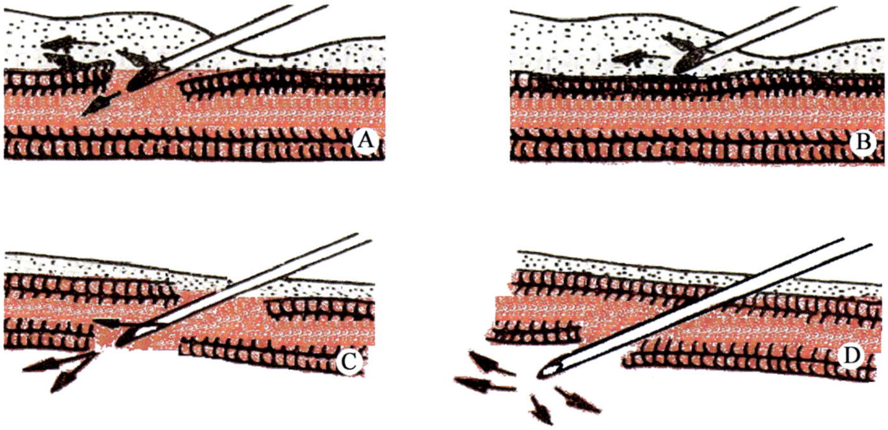

图 14-26　静脉穿刺失败常见的原因

考点　静脉注射操作技术及失败的原因

链　接

特殊患者静脉注射要点

①水肿患者：可沿静脉解剖位置，用手按揉局部，暂时驱散皮下水分，使静脉充分显露后再进行注射。②脱水患者：血管充盈不佳，穿刺困难，可进行局部热敷、按摩，待血管充盈后再行注射。③肥胖患者：肥胖者皮下脂肪较厚，静脉位置较深，难以辨认，但相对固定。注射时，在摸清静脉走向后，由静脉上方进针，进针角度加大（30° ～ 40°）。④老年患者：老年人皮下脂肪较少，静脉脆性大，易滑动。注射时，可用手指分别固定静脉上下两端，再沿静脉走向注射，角度略减小。

第 5 节　药物过敏试验

过敏体质的患者，在使用某些药物时，常可引起不同程度的过敏反应，重者可发生过敏性休克而危及生命。因此，在使用可产生过敏反应的药物之前，要详细询问患者的用药史、过敏史及家族史，无过敏史还需要做药物过敏试验，以防意外发生。

一、药物过敏反应的特点

药物过敏反应属于异常的免疫反应，是抗原抗体相互作用的结果，具有以下特点。

1. 仅发生于少数用药人群　虽然各种药物引起过敏反应的发生率有高有低，但一般只发生于用药人群中的少数人，不具有普遍性。

2. 一般发生于再次用药过程中　首次用药后刺激机体产生特异性抗体，使机体处于致敏状态，当再次用药时，抗原抗体结合而发生过敏反应。因此，药物过敏反应一般不发生在首次用药。

3. 很小剂量即可发生过敏　对某药过敏的人群，无论用药剂量大小均可发生过敏反应，可以此作为与药物中毒反应相鉴别的重要依据。

4. 与正常药理反应或毒性反应无关　药物过敏反应是在用法、用量都正常的情况下发生了不正常反应，其临床表现与正常用药后的药理反应或毒性反应无关。

5. 过敏的发生与体质有关　过敏反应是一些特异体质的人，对某些药物“质”的过敏而不是“量”的中毒。即对某种药物过敏的人，任何制剂、任何剂量、任何给药途径均可发生过敏反应。

二、常用药物过敏试验法

（一）青霉素过敏试验

青霉素具有疗效高、毒性低的优点，被广泛用于临床治疗，但在使用过程中过敏反应发生率可高达3%～6%。对青霉素过敏的患者，任何年龄、剂型、剂量、给药途径、给药时间均可发生过敏反应。因此，使用各种剂型青霉素制剂前，必须先做过敏试验。试验结果为阴性者，方可用药。

1. 发生机制　青霉素作为一种半抗原，进入机体后与组织蛋白结合形成全抗原，刺激机体产生特异性抗体IgE。IgE黏附在皮肤、鼻、咽、声带、支气管黏膜等处微血管壁周围的肥大细胞上和血液中的嗜碱性粒细胞表面，使机体处于致敏状态。当机体再次接触青霉素后，即与特异性抗体IgE结合，发生抗原-抗体反应，导致细胞破裂，释放组胺、缓激肽、5-羟色胺、慢反应物质等血管活性物质。这些物质分别作用于相应的效应器官，使平滑肌痉挛、微血管扩张、毛细血管通透性增高，腺体分泌增多。因而产生荨麻疹、哮喘、喉头水肿、休克等一系列过敏反应的临床表现。

2. 预防措施

（1）详细询问三史　用药前应详细评估患者的用药史、过敏史、家族史，对有青霉素过敏史的患者禁止做过敏试验；无过敏史者，凡初次用药（使用各种剂型）、停药3天后再用者，或使用中更换批号时，均须按常规做过敏试验，试验结果阴性方可用药。

（2）过敏试验　准确配备皮试液，准确实施药物过敏试验，及时观察并正确判断结果。

（3）试验结果阳性的处理　试验结果为阳性者，禁用青霉素，并在“两单四卡”（体温单、医嘱单、门诊卡、病历卡、注射卡及床头卡）上醒目注明“青霉素+”，严格交班，同时告知患者及家属。

（4）现用现配　青霉素液应现用现配。因青霉素作为半抗原，其水溶液在室温下极不稳定，易产生青霉烯酸和高分子聚合体，使其致敏性增高。

（5）严密观察　首次注射后应密切观察30min，监测患者用药后反应，以免发生迟发性过敏反应。注意倾听患者主诉，及时发现过敏性休克的早期征兆。

（6）积极抢救　做药物过敏试验及注射前，应备好抢救药品、器械，如0.1%盐酸肾上腺素，一旦发生过敏性休克，应与医生密切配合，保证患者在最短时间得到最有效的救治。

考点　青霉素过敏的预防措施

3. 试验方法

（1）试验液的配制　青霉素试验液的标准剂量为每毫升200～500U，用等渗盐水稀释。以青霉素1支80万U为例，配制试验液，见表14-13。

表14-13　青霉素试验液配制法（以200U/ml为例）

青霉素	加等渗盐水（ml）	青霉素含量（U/ml）	要求
80万U	4	20万（A溶液）	充分溶解
取0.1ml A溶液	0.9	2万（B溶液）	摇匀
取0.1ml B溶液	0.9	2000（C溶液）	摇匀
取0.1ml C溶液	0.9	200（D溶液）	摇匀、备用

每次配制时均需将溶液混匀。青霉素试验液不稳定，要求现配现用，常温下可保存4h，在冰箱冷藏可保存24h，过时应弃掉。

（2）试验方法　皮内注射青霉素试验液0.1ml（含青霉素20U或50U），20min后观察结果并记录。

（3）结果判断

阴性：皮丘无改变，周围无红肿，无红晕，无自觉症状。

阳性：皮丘隆起，出现红晕硬块，直径大于1cm，或皮丘周围出现伪足、痒感。严重时可有头晕、心慌、恶心，甚至发生过敏性休克。

考点　青霉素皮试液的配制及试验结果判断

4. 过敏反应临床表现

（1）过敏性休克　是过敏反应中最严重的反应，可发生在青霉素皮试时或注射药物过程中，极少数会发生于连续用药过程中。一般发生于用药后数秒或数分钟内，呈“闪电式”出现。主要临床表现如下。

1）呼吸道阻塞症状：由喉头水肿、支气管痉挛和肺水肿引起。患者表现为胸闷、气促、哮喘和呼吸困难，可伴濒死感。

2）循环衰竭症状：由周围血管扩张导致循环血量不足引起。患者表现为面色苍白、出冷汗、发绀、脉搏细弱、血压下降等。

3）中枢神经系统症状：由脑组织缺血缺氧引起。患者表现为头晕、眼花、面部及四肢麻木、抽搐或意识丧失、大小便失禁等。

4）皮肤过敏反应：表现为皮肤瘙痒、荨麻疹等。

以上症状中呼吸道症状或皮肤瘙痒最早出现，因此用药过程中，需特别注意观察及倾听患者主诉。

（2）血清病型反应　一般发生于用药后7～12天，其临床表现和血清病相似，有发热、关节肿痛、全身淋巴结肿大、皮肤瘙痒、荨麻疹、腹痛等。

（3）各器官或组织的过敏反应

1）皮肤过敏反应：轻者荨麻疹，严重者可发生剥脱性皮炎。

2）呼吸系统过敏反应：可引起哮喘或促发原有哮喘发作或加重。

3）消化系统过敏反应：可引起过敏性紫癜，主要症状为腹痛和便血。

5. 过敏性休克的急救措施

（1）就地抢救　立即停药、平卧、保暖、就地抢救，同时通知医生。在病情未稳定前，不宜搬动患者。

（2）首选盐酸肾上腺素注射　立即皮下注射0.1%盐酸肾上腺素（具有收缩血管、增加外周阻力、兴奋心肌、增加心输出量及松弛支气管平滑肌的作用）0.5～1ml，小儿酌减。如症状不缓解，可按医嘱每隔30min再行皮下注射或静脉注射，也可气管内滴入，直至脱离危险期。

（3）保持呼吸通畅　给予氧气吸入，改善缺氧症状。呼吸抑制时，立即行口对口人工呼吸，并肌内注射尼可刹米或洛贝林等呼吸兴奋药物；喉头水肿影响呼吸时，应立即准备气管切开或气管插管，有条件者可借助人工呼吸机辅助呼吸。

（4）建立静脉通道　维持或迅速建立有效静脉通道，保证能及时给药和扩充血容量。

（5）遵照医嘱用药　①抗过敏药物，如地塞米松5～10mg或氢化可的松200mg加入5%或10%葡萄糖溶液500ml静脉滴注；②抗组胺类药物，如盐酸异丙嗪25～50mg或苯海拉明40mg肌内注射；③扩容、升血压药物，如10%葡萄糖溶液或平衡盐溶液，静脉滴注扩充血容量，必要时可用多巴胺、间羟胺等升压药物；④纠正酸中毒的药物，如5%碳酸氢钠静脉滴注。

（6）对症抢救　如呼吸、心搏骤停，应立即配合医生进行复苏抢救，如人工呼吸、胸外心脏按压等。

（7）密切观察病情　密切观察患者生命体征、神志、尿量等变化，并做好记录。及时评价治疗和护理效果，为抢救提供动态信息。

考点　青霉素过敏反应的临床表现及过敏性休克的急救措施

（二）链霉素过敏试验

链霉素（SM）的不良反应为对人体第Ⅷ对脑神经的损害为多见，可引起中毒反应和过敏反应。其过敏性休克发生率仅次于青霉素，但死亡率较青霉素高，故使用时应引起重视。使用链霉素之前，应做皮肤过敏试验，阴性患者方可使用。

1. 皮试液配制　链霉素试验液标准剂量为每毫升含链霉素2500U。以链霉素1支1g（100万U）为例，配制试验液，见表14-14。

表 14-14　链霉素试验液配制法

链霉素	加等渗盐水（ml）	链霉素含量（U/ml）	要求
1g（100 万 U）	3.5	25 万（A 溶液）	充分溶解
取 0.1ml A 溶液	0.9	2.5 万（B 溶液）	摇匀
取 0.1ml B 溶液	0.9	2500（C 溶液）	摇匀、备用

注：链霉素在溶解过程有体积膨胀，加入 3.5ml 等渗盐水完全溶解后总液量为 4ml。

2. 试验方法　皮内注射链霉素试验液 0.1ml（含 250U），20min 后判断结果并记录。结果判断方法同青霉素试验。

3. 过敏反应及处理　链霉素过敏反应的临床表现与青霉素过敏反应大致相同。轻者表现为发热、皮疹、荨麻疹，重者可发生过敏性休克。一旦发生过敏性休克，其救治措施与青霉素过敏性休克相同。

链霉素可与机体内钙离子络合，使血钙下降，因而发生神经肌肉的阻断作用，并加重链霉素的毒性反应。故在抢救链霉素过敏反应时，可遵医嘱应用 10% 葡萄糖酸钙或 5% 氯化钙静脉注射，以增加机体血钙浓度，使钙离子和链霉素络合，从而减轻其毒性反应。

（三）破伤风抗毒素过敏试验

破伤风抗毒素（TAT）是马的免疫血清，经物理、化学方法精制的抗毒素球蛋白制剂，能中和患者体液中的破伤风毒素，其对人体是一种异体蛋白，具有抗原性，注射后可引起过敏反应。因此在用药前须做过敏试验。停药超过一周者，如需再用，应重做过敏试验。

1. 皮试液的配制　破伤风抗毒素试验液的标准剂量：每毫升含破伤风抗毒素 150IU。用等渗盐水作为稀释液配制。

临床上使用的破伤风抗毒素每支 1ml，含破伤风抗毒素 1500IU，取其 0.1ml 加等渗盐水至 1ml 摇匀即为皮试液。

2. 试验方法　皮内注射破伤风抗毒素试验液 0.1ml（含破伤风抗毒素 15IU），20min 后判断试验结果并记录。

3. 结果判断

阴性：皮丘无改变，周围无红肿，无红晕，无自觉症状。

阳性：局部皮丘增大、红肿、硬结直径大于 1.5cm，红晕直径超过 4cm，有时出现伪足、痒感。出现全身过敏反应及血清病型等反应与青霉素过敏反应相同。

4. 脱敏注射法　因破伤风抗毒素的特异性，没有可替代的药物，故对过敏试验结果阳性反应，但又必须用药的患者采用脱敏注射方法，即通过小剂量、多次注射至所需全部剂量的方法。其机制是以少量抗原（破伤风抗毒素）进入人体内后，同吸附于肥大细胞或嗜碱性粒细胞上的 IgE 结合，使其逐步释放少量的组胺等活性物质。因机体本身有一种组胺酶释放，可使组胺分解，不会对机体产生严重损害，临床上可不出现症状。经过少量多次的反复注射后，会逐步消耗掉细胞表面的 IgE 抗体，达到脱敏目的。这种脱敏作用只是暂时的，经过一定时间后机体可重新恢复致敏状态，故再次应用破伤风抗毒素时仍需重做过敏试验。脱敏注射法见表 14-15。

表 14-15　破伤风抗毒素脱敏注射法

次数	破伤风抗毒素（ml）	加等渗盐水（ml）	注射途径	间隔时间（min）
1	0.1	0.9	肌内或皮下	20
2	0.2	0.8	肌内或皮下	20
3	0.3	0.7	肌内或皮下	20
4	余量	稀释至 1.0	肌内或皮下	20

脱敏注射过程中，应密切观察患者反应。如发现患者有气促、发绀、荨麻疹及过敏性休克时，应立即停止注射，并迅速通知医生配合抢救，方法同青霉素过敏性休克抢救；如反应轻微，等反应消退后，酌情减少每次注射剂量，增加注射次数，以达到顺利脱敏的目的。

考点 破伤风抗毒素试验结果的判断及脱敏注射法

（四）普鲁卡因过敏试验

普鲁卡因是临床常用的一种局部麻醉药物，可用于传导麻醉、浸润麻醉、腰椎麻醉及硬膜外麻醉。用药中偶可引起轻重不一的过敏反应，故使用前须做过敏试验，结果阴性者方可使用。

普鲁卡因试验液标准浓度为 0.25%。直接皮内注射 0.25% 普鲁卡因 0.1ml，20min 后判断结果并记录。结果判断及过敏反应的处理同青霉素过敏试验法。

（五）细胞色素 c 过敏试验

细胞色素 c 是一种细胞呼吸激活剂，常作为治疗组织缺氧的辅助用药。用药中偶可引起过敏反应，故用药前须做过敏试验，结果阴性者方可使用。

1. 皮试液配制　细胞色素 c 试验液标准剂量为：每毫升含细胞色素 c 0.75mg。

取细胞色素 c 1 支（15mg/2ml），抽取原液 0.1ml，加等渗盐水至 1ml，稀释摇匀即为皮试液。

2. 试验方法　细胞色素 c 过敏试验常用方法有以下两种。

（1）皮内试验法　皮内注射细胞色素 c 试验液 0.1ml（含细胞色素 c 0.075mg），20min 后判断结果并记录。结果判断及过敏反应的处理同青霉素过敏试验法。

（2）划痕试验法　在前臂下段内侧，用 75% 乙醇常规消毒皮肤后，取细胞色素 c 原液在皮肤消毒处滴 1 滴，再用无菌针头在滴有药液的表皮上划痕两道，长度约 0.5cm，深度以微量渗血为度。20min 后判断结果并记录，结果判断及过敏反应的处理同青霉素过敏试验法。

（六）碘过敏试验

临床上为协助疾病诊断，常用碘化物造影剂做胆囊、肾脏、膀胱、支气管、心血管等造影，用药中偶可引起过敏反应，故在造影前 1 ～ 2 天需做过敏试验，结果阴性者方可进行碘造影检查。

1. 试验方法

（1）口服法　口服 5% ～ 10% 碘化钾 5ml。每日 3 次，共 3 天，观察结果。

（2）皮内注射法 皮内注射碘造影剂 0.1ml，20min 后判断结果。

（3）静脉注射法 静脉缓慢注射碘造影剂（30% 泛影葡胺）1ml，5～10min 后判断结果。在静脉注射碘造影剂前，须先做皮内试验，结果阴性者方可行静脉注射法。

2. 结果判断

（1）口服法 若有头晕、口麻、心悸、恶心、呕吐、荨麻疹等症状为阳性。

（2）皮内注射法 若局部皮丘有红肿硬结，直径大于 1cm 为阳性。

（3）静脉注射法 观察全身反应，若有血压、脉搏、呼吸和面色等异常改变为阳性。

有少数患者虽然试验结果为阴性，但在注射碘造影剂时仍有可能发生过敏反应，故造影时需备好急救药品，并严密观察患者的反应，以便及时采取急救措施。过敏反应的处理同青霉素过敏试验法。

医者仁心

一线医务人员抗疫巾帼英雄——佘沙

她是四川省第三批支援湖北医疗队里最年轻的护士。2008 年“5·12”汶川地震时，她的家乡汶川县漩口镇受灾严重，年仅 12 岁的她目睹了来自全国各地对灾区人民的无私援助，从四川护理职业学院毕业以后，佘沙进入四川省第四人民医院成为一名护士。当新冠肺炎疫情发生后，四川组织医疗队驰援武汉，她第一时间报名，多次请战，并列举如下理由：“①从全院护士来看我年龄小，如果不幸被感染了，恢复肯定会比年长的护士快；②我没有谈恋爱，也没有结婚；③身为汶川人，我得到过很多的社会帮助，如果我有机会能够去前线出自己的一点力，我一定义无反顾。”

自 测 题

A_1/A_2 型题

1. 易氧化变质的药物是
   A. 乙醇、过氧乙酸
   B. 胰岛素、抗毒血清
   C. 糖衣片、干酵母
   D. 胎盘球蛋白
   E. 维生素 C、氨茶碱

2. 下列需放在冰箱内保存的药物是
   A. 盐酸肾上腺素 B. 乙醇
   C. 糖衣片 D. 疫苗
   E. 氨茶碱

3. “三查七对”的内容不包括
   A. 床号、姓名 B. 药名、浓度
   C. 剂量 D. 方法、时间
   E. 配伍禁忌

4. 发挥药效最快的给药途径是
   A. 静脉注射 B. 吸入
   C. 舌下含化 D. 皮下注射
   E. 肌内注射

5. 医嘱：青霉素 120 万 U im bid，正确的执行时间是
   A. 8：00 一次
   B. 20：00 一次
   C. 8：00，16：00 各一次
   D. 8：00，12：00，16：00 各一次
   E. 8：00，12：00，16：00，20：00 各一次

6. 患者脉率低于 60 次 / 分或节律异常应停服的药物是

A. 铁剂　　B. 发汗药
C. 强心苷类药　　D. 磺胺类药
E. 止咳糖浆

7. 服磺胺类药需多饮水的目的是
A. 减轻服药引起的消化道症状
B. 避免结晶析出堵塞肾小管
C. 避免产生头晕、头痛等中枢神经系统反应
D. 增强药物疗效
E. 避免影响造血功能

8. 使用超声雾化器过程中，水槽内水温不超过
A. 40°　　B. 50°
C. 60°　　D. 30°
E. 70°

9. 应用氧气雾化吸入其氧流量为
A. 2 ～ 3L/min　　B. 4 ～ 5L/min
C. 6 ～ 8L/min　　D. 9 ～ 10L/min
E. 12 ～ 14L/min

10. 不符合无痛注射原则的是
A. 分散患者注意力
B. 体位适合肌肉松弛
C. 进针拔针快，推药慢
D. 同时注射数种药物时，先注射刺激性强的
E. 刺激性较强的药物深部注射

11. 抽取药液时手不能触及的部位是
A. 空筒　　B. 活塞柄
C. 活塞轴　　D. 针栓
E. 活塞

12. 下列注射法的进针角度错误的是
A. 皮内注射呈 5°
B. 皮下注射呈 50°
C. 肌内注射呈 90°
D. 静脉注射呈 15° ～ 30°
E. 股静脉注射呈 90°

13. 注射定位，正确的是
A. 皮内注射：前臂掌侧上段
B. 皮下注射：肩峰下 3 指
C. 臀中小肌注射：髂前上棘外侧 3 横指处
D. 臀大肌注射：髂前上棘与尾骨连线外上 2/3 处
E. 静脉注射：自近心端向远心端选择血管

14. 股静脉穿刺的部位在股三角区的
A. 股动脉内侧 0.5cm
B. 股动脉外侧 0.5cm
C. 股神经内侧
D. 股神经外侧
E. 股动脉内侧 5cm

15. 下列禁忌静脉注射的药物是
A. 氨茶碱　　B. 10% 氯化钾
C. 50% 葡萄糖　　D. 30% 泛影葡胺
E. 10% 葡萄糖

16. 臀大肌注射十字法定位：是从臀裂顶点向左或右划一水平线，然后从髂前最高点作一垂直线，将臀部分为 4 个象限，其正确的注射区域是
A. 内上象限，避开内角
B. 内下象限，避开内角
C. 外上象限，避开内角
D. 外下象限，避开内角
E. 中心部分

17. 禁忌做青霉素过敏试验的患者是
A. 首次做青霉素
B. 停药 3 天
C. 使用中更换批号
D. 已知患者有青霉素过敏史者
E. 使用中更换药物生产厂家

18. 青霉素过敏性休克出现最早的临床症状是
A. 面色苍白，冷汗
B. 头晕，眼花
C. 血压下降
D. 胸闷气急，皮肤瘙痒
E. 意识丧失

19. 青霉素过敏性休克时，当喉头水肿影响呼吸应立即
A. 准备人工呼吸
B. 使用人工呼吸机
C. 注射尼可刹米

D. 气管插管或切开

E. 胸外心脏按压

20. 发生链霉素中毒反应，选用钙剂的目的是

A. 提高肾上腺素药效果

B. 改善呼吸功能

C. 钙离子与链霉素结合，减轻毒素症状

D. 防止患者抽搐

E. 减轻支气管平滑肌痉挛

21. 用过破伤风抗毒素超过多长时间须重新做试验

A. 3 天　　B. 5 天

C. 7 天　　D. 10 天

E. 14 天

22. 下列皮内试验药液，每毫升的含量哪项是正确的

A. 青霉素 50U

B. 链霉素 2500U

C. 破伤风抗毒素 1500U

D. 细胞色素 c 7.5mg

E. 普鲁卡因 25mg

23. 患儿，女，6 个月。因佝偻病用鱼肝油治疗，医嘱：鱼肝油 6 滴口服一日一次，取药前护士在杯中放少量温开水的目的是

A. 防止药物刺激　　B. 避免游戏

C. 减少药量损失　　D. 影响服后吸收

E. 避免药液挥发

24. 患者，男，30 岁。注射青霉素过程中，感觉头晕，胸闷，面色苍白，脉细弱，血压下降，应立即注射的药物是

A. 盐酸肾上腺素　　B. 氢化可的松

C. 异丙嗪　　D. 去甲肾上腺素

E. 尼可刹米

25. 患者，男，58 岁。高血压病，护士在为其发口服药过程中，患者提出今日药片的数量不对，此时正确的处理是

A. 告诉其药片数量没错

B. 告诉其先服药再说

C. 让患者去问医生

D. 重新核对，确认无误后给予解释

E. 不予理会

26. 患者，男，50 岁。以“慢性充血性心力衰竭”入院，给予地高辛治疗后，出现食欲明显减退、恶心、呕吐、头晕、黄视，心律不齐。应该考虑患者出现的情况是

A. 心力衰竭加重　　B. 颅内压增高

C. 洋地黄中毒　　D. 低钾血症

E. 心源性休克

27. 患者，男，32 岁。诊断为支气管炎，注射青霉素后 10 天自觉皮肤瘙痒，腹痛，关节肿痛，全身淋巴结肿大，考虑患者发生了

A. 皮肤过敏反应　　B. 消化系统过敏症状

C. 血清病型反应　　D. 呼吸道过敏症状

E. 循环系统衰竭症状

A_3/A_4 型题

（28～30 题共用题干）

患儿，女，11 个月。因食欲下降 1 个月来院就诊，查面色苍白，Hb90g/L，诊断为“营养性缺铁性贫血”，需补充铁剂治疗。

28. 为提高疗效可同时服用

A. 维生素 B_1　　B. 维生素 B_2

C. 维生素 C　　D. 维生素 D

E. 维生素 E

29. 服用铁剂的最佳时间是

A. 餐前　　B. 餐后

C. 晨起时　　D. 临睡时

E. 两餐之间

30. 若同时服用下列药物，应最后服用的是

A. 谷维素　　B. 硫酸亚铁

C. 维生素 C　　D. 感冒通

E. 止咳糖浆

（李　薛）

第 15 章 静脉输液与输血法

静脉输液和输血是临床上用于纠正水、电解质及酸碱平衡失调，增加血容量，维持血压，恢复机体内环境稳定状态的重要措施，也可通过静脉输入药物达到治疗疾病的目的。静脉输液技术是一项侵入性治疗方法，要求医护人员必须熟知静脉输液技术的使用原则和操作规程，以确保其使用过程中的安全性和有效性。

第 1 节　静 脉 输 液

案例 15-1

患者，女，52 岁。因突发性头晕、头痛伴恶心、呕吐入院，入院后诊断为高血压性脑出血。医嘱给予输液脱水治疗。

问题：1. 该患者静脉输液的目的是什么？

2. 如何正确为患者实施静脉输液？

3. 护士在患者输液过程中应如何预防输液反应的发生？

静脉输液是利用大气压和液体静压形成输液系统内压高于机体静脉压的原理，将一定量无菌溶液或药液直接输入静脉内的技术。

一、静脉输液的目的

1. 补充水分及电解质，维持酸碱平衡　常用于腹泻、剧烈呕吐等原因引起的脱水、酸碱平衡失调患者。

2. 补充营养，供给热能，促进组织修复　常用于大手术后、慢性消耗性疾病、胃肠道吸收障碍、不能经口进食如昏迷、禁食、口腔疾病等患者。

3. 增加血容量，维持血压，改善微循环　常用于严重烧伤、大失血、休克等患者。

4. 输入药物，治疗疾病　常用于感染、中毒、组织水肿及各种需要静脉给药治疗的患者。

考点　静脉输液的目的

二、常用溶液及作用

（一）晶体溶液

晶体溶液分子量小，在血管内存留时间短，对维持细胞内、外水分的相对平衡，纠正体内水、电解质失调具有显著效果。

1. 葡萄糖溶液　临床常用 5% 葡萄糖溶液和 10% 葡萄糖溶液。用于补充水及热量，减少蛋白质消耗。

2. 等渗电解质溶液　临床常用生理盐水、复方氯化钠溶液（林格等渗溶液，内含氯化钠、氯化钾、氯化钙）和 5% 葡萄糖氯化钠溶液。用于补充水及电解质，维持体液容量及渗透压平衡。

3. 碱性溶液　临床常用 5% 碳酸钠溶液、1.4% 碳酸钠溶液、11.2% 乳酸钠溶液及 1.84% 乳酸钠溶液。用于纠正酸中毒，维持酸碱平衡。

4. 高渗溶液　临床常用 20% 甘露醇、25% 山梨醇、25% ～ 50% 葡萄糖溶液。用于利尿脱水，可迅速提高血浆渗透压，回收组织间水分进入血管内，消除水肿，同时可以降低颅内压、改善中枢神经系统的功能。

（二）胶体溶液

胶体溶液分子量大，在血液内存留时间长，能有效维持血浆胶体渗透压、增加血容量，改善微循环，提升血压。

1. 右旋糖酐溶液　临床常用中分子右旋糖酐、低分子右旋糖酐。中分子右旋糖酐（平均相对分子量为 7.5 万左右）能提高血浆胶体渗透压、扩充血容量；低分子右旋糖酐（平均相对分子量为 4 万左右）能降低血液黏稠度、改善微循环和组织灌注量，防止血栓形成。

2. 代血浆　临床常用羟基淀粉（706 代血浆）、氧化聚明胶、聚维酮等。能使循环血量和心输出量显著增加，在体内停留时间较右旋糖酐长，且过敏反应少，急性大出血时可与全血交替使用。

3. 血液制品　临床常用 5% 白蛋白和血浆蛋白。能提高血浆胶体渗透压，减轻组织水肿；能补充蛋白质和抗体，有助于组织修复和增加机体免疫力。

（三）静脉高营养溶液

临床常用复方氨基酸、脂肪乳剂等。凡不能经消化道供给营养或营养摄入不足的患者可通过静脉高营养溶液获得热能供给，补充蛋白质、维持正氮平衡，并补充各种维生素和矿物质。

考点 常用晶体溶液、胶体溶液种类及其作用

三、静脉补液原则

静脉输入溶液的种类和数量应根据患者水电解质及酸碱平衡失调程度来确定，严重脱水的患者在静脉输液时应遵守以下原则。

1. “先晶后胶、先盐后糖”　补充血容量通常先选用晶体溶液。由于晶体溶液扩容作用短暂，在查明患者病情后应及时补充分子量大、不易透过血管壁、扩容作用持久的胶体溶液。

2. “先快后慢”　一般输液初期速度应快，以尽快纠正体液失衡状态。待病情相对稳定后补充速度逐步减慢，在输液开始 4 ～ 8h 内应输入输液总量的 1/3 ～ 1/2，余量在 24 ～ 48h 内补足。同时，应根据药物的性质，患者病情、年龄，以及心、肺、肾功能情况调节输液速度。

3. “宁少勿多”　一般应先纠正失液，然后在 1 ～ 2 天内继续输液直至完全纠正液体失衡状况。监测每日尿量，当每小时尿量为 30 ～ 40ml，比重为 1.018 时，说明输液量恰当。

4. “补钾四不宜”　静脉补钾时应注意：不宜过早（见尿补钾，一般以尿量超过 40ml/h

或 500ml/d 方可补钾）；不宜过浓（不超过 40mmol/L 或＜0.3%）；不宜过快（不超过 20～40mmol/h 或成人 30～40 滴/分）；不宜过多（限制补钾总量，一般为 60～80mmol/d，需补充氯化钾 3～6g/d）。

四、常用静脉输液技术

（一）外周静脉输液技术

外周静脉是体表解剖位置较为固定的浅静脉。主要位于上肢、下肢及头部，如贵要静脉、头静脉、肘正中静脉、大隐静脉、颈静脉、头皮静脉等。手背静脉网是成人患者输液时的首选部位，肘正中静脉、头静脉、贵要静脉可以用来采集血标本、静脉注射药物或作为经外周静脉穿刺的中心静脉导管（PICC）的穿刺部位。常用穿刺工具有一次性静脉输液钢针（头皮针）和静脉留置针。

【目的】 同静脉输液的目的。

【操作程序】

1. 护士准备　仪表端庄、衣帽整齐，操作前洗手、戴口罩；核对医嘱、药物性质和量；评估患者年龄、心肺功能、心理状态、合作程度，对静脉输液的认知。

2. 患者准备　清楚输液目的、过程及需要注意的问题，协助患者排便排尿，取舒适卧位。

3. 用物准备　治疗车上层：治疗盘内备无菌消毒液、无菌棉签、止血带、小垫枕、治疗巾、需输注溶液及药物（按医嘱准备）、加药用注射器、一次性输液器、输液瓶贴、输液敷贴、砂轮、弯盘。静脉留置针输液技术需另备静脉留置针一套、封管液（无菌生理盐水或肝素钠）、无菌透明敷贴。治疗盘外置输液卡、笔、手消毒液，必要时备夹板及绷带。治疗车下层：生活垃圾桶、医用垃圾桶、锐器盒。

4. 环境准备　安静、整洁、光线充足。

5. 操作步骤　见表 15-1、表 15-2。

表 15-1　一次性静脉输液钢针输液技术

操作步骤	操作方法	沟通与人文关怀
评估患者	输液卡与医嘱两人核对无误后至患者床边，核对床号、姓名、腕带，告知输液的目的，评估患者局部皮肤及血管状况；协助排空大小便	（患者尊称）您好！我是护士××，麻烦您告诉我您的床号和姓名好吗？让我核查一下您的腕带（核对无误） 根据您的病情，我现在遵医嘱需要给您输液，药液是××，目的是××，您可以配合我吗 让我看看您的皮肤和血管情况 需要我协助您排大小便吗
查药备物	根据医嘱单核对静脉药物配置中心配好的药液瓶签（药名、浓度、剂量及有效期），检查药液质量，填写输液瓶贴倒贴于输液瓶上（切勿覆盖输液瓶原有标签）；查对所需物品均在有效期内，包装完好	—

续表

操作步骤	操作方法	沟通与人文关怀
核对解释	携用物到患者床边，核对床号、姓名、腕带，向患者解释所输液体和药物的名称、作用和副作用，协助取舒适卧位	（患者尊称）您好！麻烦再次告诉我您的床号和姓名好吗？让我核查一下您的腕带（核对无误）我准备给您输液，药液是生理盐水 250ml，目的是给您补充水分和电解质
连接器具	消毒输液瓶，打开输液器包装，关闭输液滴速调节器，将输液导管和通气管的针头同时插入输液瓶塞至针头根部	—
挂瓶排气	输液瓶倒挂于输液架上（输液架高度适中，使输液装置内压力超过静脉压），手持穿刺针的针柄，倒置茂菲氏滴管，打开调节器，当药液平面至茂菲氏滴管 1/2 ～ 2/3 时，迅速倒转滴管，使药液下流，直至液体充满导管和针头内（注意液体不能排出头皮针以外），关闭调节器，待用，注意保持输液装置无菌	—
扎带消毒	将小枕垫及治疗巾放入待输液的肢体下，放好止血带，根据病情、药物性质和患者的合作情况挑选静脉（宜选择粗、直、弹性好，避开关节处静脉，注意保护和合理使用静脉（从远端浅静脉开始穿刺），消毒皮肤，备好输液敷贴，在穿刺上方 6cm 处扎止血带，再次消毒皮肤	（患者尊称），我现在给您消毒皮肤，扎止血带的时候会有些紧，请您放轻松
核对排气	再次核对药液及患者，确认输液导管内无气泡，取下护针帽，再次排气	麻烦您再次告诉我您的床号、姓名
静脉穿刺	嘱患者握拳，针尖斜面向上，呈 15° ～ 30° 穿刺，见回血后再将针头平行送入血管少许，使针头斜面全部进入血管内	我现在准备给您进针了，请您握拳
三松固定	一手固定针柄，另一手松开止血带，嘱患者松拳，打开调节器待药液滴入顺畅后，用无菌透明敷贴固定针头（图 15-1），遮盖穿刺部位，以防感染	（见回血）请您松拳。（松止血带、开调节器，确定穿刺是否成功）穿刺已成功，接下来我给您做好固定
调节滴速	根据患者年龄、病情及药液的性质调节输液滴数（图 15-2），一般成人 40 ～ 60 滴 / 分，儿童 20 ～ 40 滴 / 分	告知患者输液滴数已经根据患者的年龄、病情及药液的性质调节好了，每分钟 ×× 滴
查对记录	取下止血带、小垫枕和垫巾，再次查对，并填写输液卡，挂在输液架上	（患者尊称），麻烦您再次告诉我您的床号、姓名
嘱咐整理	告知患者及家属注意事项，将呼叫器置于可取处，整理床单元，协助患者取舒适卧位	您已经输上了液体，滴速也调好了，请不要随意晃动输液的手，不要擅自拔针、调节滴数，如果您有心慌、胸闷等不适或者溶液不滴，请您按呼叫器，呼叫器放您枕边了，您这样躺着舒服吗？您还有什么需要我帮助的吗？谢谢您的配合
用物处置	用物推回处置室，按要求分类处理，规范洗手、记录	—
巡视观察	输液过程中加强巡视，观察有无输液故障及输液反应，确保输液安全	加强巡视，观察有无输液故障及输液反应，及时处理

续表

操作步骤	操作方法	沟通与人文关怀
拔针整理	输液毕，轻轻揭开固定贴膜，关闭输液器，轻压穿刺点上方，快速拔针，针眼上方局部按压 1 ～ 2min 至无出血为止；帮助患者适当活动输液肢体，整理床单元，并协助取舒适卧位	（患者尊称）您好！您的输液已经结束，我现在给您拔针，麻烦再次告诉我您的床号和姓名好吗
洗手记录	在污物处置室，按要求处理用物、规范洗手、记录	—

表 15-2　静脉留置针输液技术

操作步骤	操作方法	沟通与人文关怀
评估患者	至患者床边，核对床号、姓名、腕带，告知静脉留置的目的，评估患者局部皮肤及血管状况；协助排空大小便	（患者尊称）您好！我是护士 ××，麻烦您告诉我您的床号和姓名好吗？让我核查一下您的腕带（核对无误） 由于您近期输液频繁，血管情况不是很好，我现在遵医嘱需要给您使用静脉留置针输液，以减少反复穿刺的痛苦，您可以配合我吗 让我看看您的皮肤血管情况 需要我协助您排大小便吗
查药备物	同“一次性静脉输液钢针输液技术”	—
核对解释	携用物到患者床边，核对床号、姓名、手腕带，向患者解释并协助取舒适卧位	（患者尊称）您好！麻烦再次告诉我您的床号和姓名好吗？让我核查一下您的腕带（核对无误）。准备给您输液了，您这样躺着舒适吗
连接排气	再次查对药液无误后将输液瓶挂于输液架上，排尽输液管头皮针内空气，挂妥；取出静脉留置针（图 15-3），将头皮针针头直接插入留置针的肝素帽内，排尽套管针内空气，关闭调节器	—
扎带消毒	选择穿刺静脉，避开关节处静脉和静脉瓣，以便置管；于穿刺部位下铺治疗巾，在穿刺点上方 10cm 处扎止血带（扎止血带时间不宜超过 2 分钟），常规消毒穿刺部位皮肤，直径 10cm（大于所用透明敷贴面积）；打开透明敷贴外包装，并在其中一条纸质胶布上注明置管日期和时间，再次消毒	（患者尊称），扎止血带的时候会有些紧，请您放轻松。我现在给您消毒皮肤
静脉穿刺	取下护针帽，转动松解针芯和外套管，再次排气，嘱患者握拳，左手绷紧皮肤，右手持针柄（蝶形针翼夹住两翼），一般于静脉上方进针，针头与皮肤呈 15° ～ 30° 缓缓地直刺静脉，见回血后以 5° ～ 10° 推进 0.2cm 左右。一手固定留置针，一手退出针芯约 0.5cm 后固定针芯，将外套管全部送入静脉，松止血带，打开调节器，嘱患者松拳	穿刺已成功，请您松拳
妥善固定	左手固定针座，右手撤出针芯，确认输液通畅，以穿刺点为中心用透明敷贴密闭式固定留置针，以写有留置时间的胶布“U 形”固定留置针延长管，使肝素帽高于外套管头端，且与血管平行，透明敷贴要将隔离塞完全覆盖，Y 形接口朝外（图 15-4）	接下来我给您做好固定，手暂时不要晃动。已经固定好了

续表

操作步骤	操作方法	沟通与人文关怀
调节滴速	调节滴速，再次查对无误，在输液巡视卡上记录时间、滴速，并签名	告知患者输液滴数已经根据患者的年龄、病情及药液的性质调节好了，每分钟 ×× 滴
整理宣教	协助患者取舒适卧位，整理床单元，告知患者及家属注意事项	您已经输上了液体，滴速也调好了，请不要随意晃动输液的手，不要擅自拔针、调节滴数，如果您有心慌、胸闷等不适或者溶液不滴，请您按呼叫器，呼叫器放在您枕边了，您这样躺着舒服吗？您还有什么需要我帮助的吗？谢谢您的配合
用物处置	用物推回处置室，按要求分类处理，规范洗手、记录	—
正压封管	确认患者输液完毕后实施封管。关闭调节器取下胶布，将头皮针拔出少许至只留针尖斜面在肝素帽内，将头皮针与输液器分离，连接抽了 5ml 生理盐水或肝素钠封管液的注射器，先以脉冲方式推注 4ml 左右封管液，再以一手稳妥固定肝素帽，边拔头皮针，边快速推注封管液，使推药的速度大于拔针速度（正压封管）（图 15-5）。用夹子夹闭留置针硅胶管的近针头端，再妥善地固定头皮针	液体已经输完了，现在给您封管。使用留置针期间要注意保护肢体，如果穿刺部位出现疼痛、肿胀，留置套管脱落等情况请您即时按铃，我们会及时给您处理的
再次输液	核对无误，常规消毒肝素帽，松开夹子，将抽了生理盐水的注射器连接输液头皮针，刺入肝素帽内，抽到回血后推注 5ml 生理盐水，分离注射器，将头皮针与输液器紧密衔接进行输液，也可直接将输液头皮针插入肝素帽内再次输液	—
核对拔管	输液毕，核对，小心揭开胶布和无菌透明敷贴，常规消毒皮肤和穿刺点，关闭调节器，置无菌输液贴贴于穿刺点上，轻压穿刺点，迅速拔出套管针，重按 2 个进针点至无出血（按压时间长于一般头皮针）	（患者尊称）您好！您的输液已经结束，我现在给您拔除留置针，麻烦再次告诉我您的床号和姓名好吗
整理记录	协助患者取舒适卧位，整理床单元，清理用物，规范洗手、记录	—

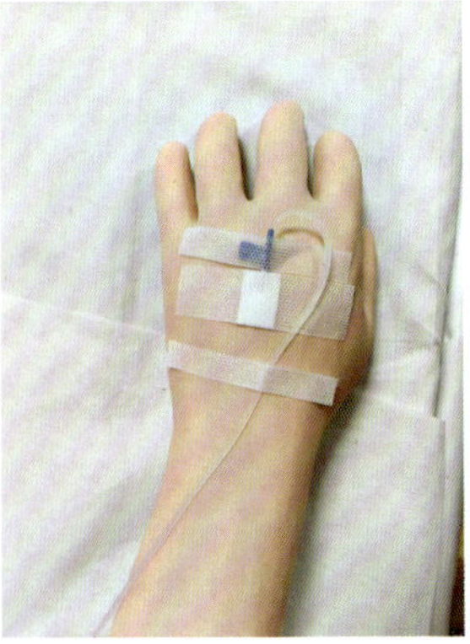
图 15-1 头皮针固定法

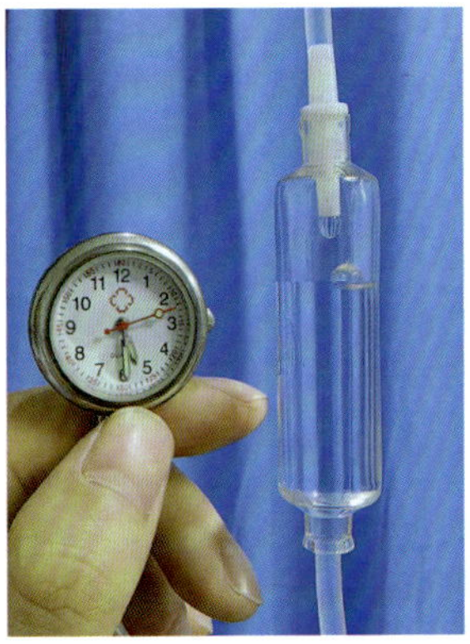
图 15-2 输液滴速调节

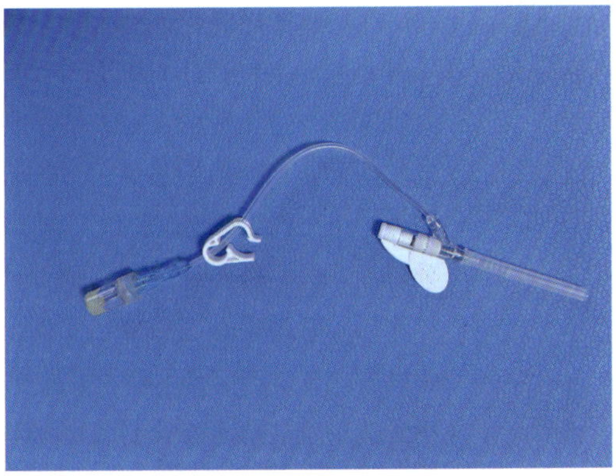
图 15-3 密闭式静脉留置针

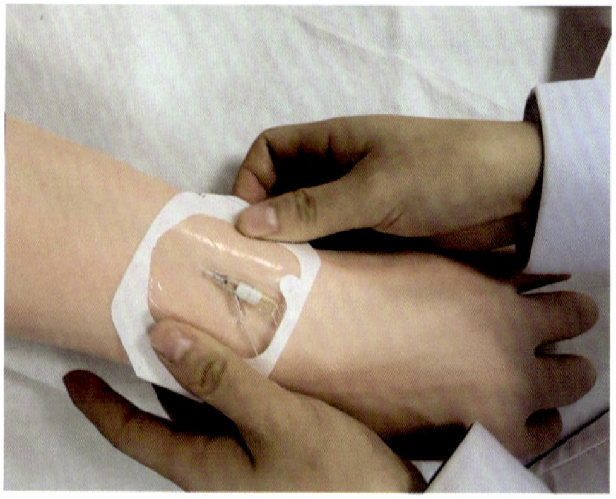

图 15-4 静脉留置针固定法

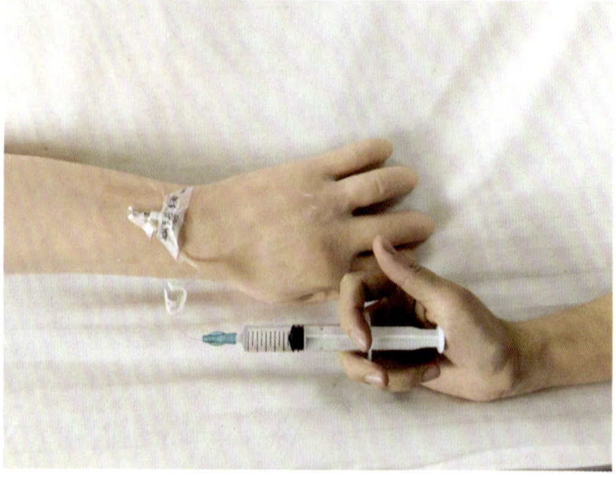

图 15-5 静脉留置针正压封管

【注意事项】

1. 严格遵守查对制度及无菌操作原则。

2. 根据病情、药物性质、用药原则合理安排输液顺序，合理分配药物。

3. 长期输液的患者，注意保护和合理使用静脉，一般从远端浅静脉开始穿刺。

4. 确保输液管道内无气泡，加压输液时，应有专人看护，严防造成空气栓塞。

5. 进针后，应确保针头在静脉内再输入药物，以免造成组织损害。输入刺激性药物或某些特殊药物，需先输入生理盐水。

6. 防止交叉感染，做到“一人一巾一带”。

7. 输液过程中要加强巡视，注意观察，预防与处理输液反应。

8. 再次输液前先试抽回血，再用无菌的生理盐水冲洗导管。如无回血，且冲洗有阻力，可考虑导管堵塞，应拔出静脉留置针，禁止用力推注以“冲通”留置针。静脉留置针一般可保留 3 ～ 5 天，最多不超过 7 天。

9. 连续输液超过 24h 应每日更换输液器。

考点 静脉留置针的封管方法及留置时间

链 接

患者应用静脉留置针的健康教育

①发现红、肿、热、痛或导管滑出甚至脱落等情况，立即联系护士及时处理；②留有静脉留置针的肢体避免被水沾湿，洗脸或洗澡时用塑料纸将局部严密包裹，若不慎沾湿、出汗太多或透明敷贴卷边、松脱，及时告知护士处理；③留置肢体尽量避免用力活动、提取重物和长时间下垂，穿刺部位上方衣物避免太紧，睡眠时不要压迫穿刺血管；④患儿封管后必须告知家长看护好孩子，意识不清等不合作患者，可酌情约束另一上肢。更衣时注意不要将导管勾出或拔出，置管侧衣袖应先穿、后脱。

（二）头皮静脉输液技术

头皮静脉输液通过头皮浅表静脉进行输液，小儿多选此部位。小儿头皮静脉非常丰富，具有分叉极多、互相沟通交错成网且静脉浅表易见，不易滑动易于固定的特点。进行头皮静脉输液，既不影响患儿保暖，又不影响肢体活动。常用的头皮静脉有额静脉、颞浅静脉、耳后静脉、枕静脉等。穿刺时，应注意对头皮动、静脉进行辨别（表 15-3）。

表 15-3 小儿头皮静脉与动脉的辨别

鉴别项目	头皮静脉	头皮动脉
外观	浅蓝色	正常肤色或浅红色
搏动	无	有
管壁	薄、易被压瘪	厚、不易被压瘪
活动度	不易滑动	易滑动
血流方向	向心	离心
穿刺后表现	无痛苦，回血正常，推药阻力小	痛苦貌或尖声哭叫，回血呈冲击状，推药阻力大，局部出现树枝样苍白

考点 穿刺误入小儿头皮动脉的表现

【目的】 同静脉输液的目的。

【操作程序】

1. 护士准备　仪表端庄、衣帽整齐，操作前洗手、戴口罩；核对医嘱、药物性质和量；评估患儿年龄、局部皮肤情况、合作程度。

2. 患者准备　同“外周静脉输液技术”，另根据需要剃去局部头发。

3. 用物准备　同“外周静脉输液技术”，另备 75% 乙醇、无菌等渗盐水、4 ～ 5 号头皮针、备皮用具。

4. 环境准备　安静、整洁、光线充足。

5. 操作步骤　见表 15-4。

表 15-4 小儿头皮静脉输液法

操作步骤	操作方法	沟通与人文关怀
核对评估	输液卡与医嘱两人核对无误后至患儿床边，核对床号、姓名、腕带，评估患儿血管状况、告知患儿或家属输液的目的，协助排空大小便	（称呼患儿或家属）核对患儿床号、姓名、手腕带，用通俗易懂的语言跟患儿沟通，态度温和，拉近与患儿之间的距离。跟家属解释输液的目的，评估患儿血管状况
查药备物	同“一次性静脉输液钢针输液技术”	—
核对解释	携用物到患儿床边，核对床号、姓名、手腕带，向患儿或家属解释所输液体和药物的名称、作用和副作用，协助取合适体位	（称呼患儿或家属）核对患儿床号、姓名、手腕带，用通俗易懂的语言向患儿或家属解释所输液体和药物的名称、作用和副作用
挂瓶排气	同“一次性静脉输液钢针输液技术”	—
选择静脉	助手固定患儿头部及肢体，操作者在患儿头侧选较粗、直的头皮静脉，根据需要剃去局部头发	跟家属沟通解释目的，取得配合
消毒穿刺	消毒局部皮肤，备好无菌透明敷贴，再次消毒皮肤；取注射器抽取适量生理盐水，接上头皮针头，用左手拇指、示指分别固定静脉两端，右手持头皮针沿静脉向心方向平行进针，见回血后，推入少量生理盐水，以确定针头是否在血管内	告知家属如何配合穿刺，协助护士分散患儿的注意力，避免穿破血管。穿刺成功后表扬患儿真勇敢
固定调速	确定针头在血管内后分离注射器，连接输液器，待液体滴入通畅后固定针头，根据病情和年龄调节输液速度，一般不超过 20 滴 / 分	告知家属输液滴数已经根据患儿的年龄、病情及药液的性质调节好了，每分钟 ×× 滴。不能够擅自调节

续表

操作步骤	操作方法	沟通与人文关怀
查对记录	再次查对，确保无误	—
整理巡视	整理床单元，清理用物，告知家属注意事项，加强巡视	（家属尊称）输液过程中，要注意保护进针部位，防止患儿扯脱针头，如果穿刺部位出现疼痛、肿胀，溶液不滴等情况请您及时按铃，我们会及时过来处理的

【注意事项】

1. 危重患儿操作过程中，应密切观察病情变化，如呼吸和脸色，切不可只集中注意寻找静脉穿刺而忽略了病情变化。

2. 长期输液的患儿应经常更换体位，以防止发生坠积性肺炎和压力性损伤。

3. 其余同外周静脉输液。

五、输液过程管理

在输液过程中，护士应注意加强巡视，严密观察液体滴注的速度、液体余量、穿刺部位情况、有无输液故障、有无输液反应，及时发现问题，及时处理。

（一）调节输液速度的原则

1. 根据患者年龄、病情、药液的性质进行调节，一般成人 40 ～ 60 滴 / 分，儿童 20 ～ 40 滴 / 分。

2. 对年老、体弱、婴幼儿、有心肺疾病的患者速度宜慢；对严重脱水、心肺功能良好的患者速度可适当加快。

3. 高渗盐水、含钾药物、升压药物速度宜慢；一般溶液速度可稍快。

（二）输液速度的计算

1. 已知液体总量与计划需输液时间，计算每分钟滴数

$$\text{每分钟滴数} = \frac{\text{液体总量（ml）} \times \text{点滴系数}}{\text{输液时间（min）}}$$

例如，患者需输入 1500ml 液体，计划 10h 输完、所用输液器的点滴系数为 20，计算每分钟滴数。

$$\text{每分钟滴数} = \frac{1500 \times 20}{10 \times 60} = 50\text{滴}$$

2. 已知每分钟滴速与液体总量，计算输液时间

$$\text{输液时间（h）} = \frac{\text{液体总量（ml）} \times \text{点滴系数}}{\text{每分钟滴数} \times 60\text{（min）}}$$

例如，患者需输入 1500ml 液体，每分钟滴数为 50 滴，输液器点滴系数为 15，计算输液时间。

$$\text{输液时间（h）} = \frac{1500 \times 15}{50 \times 60} = 7.5\text{h}$$

点滴系数是指每毫升溶液的滴数。目前常用的输液器点滴系数有20、15、10等三种型号。

考点 输液速度的调节原则及计算

（三）输液故障及处理

1. 溶液不滴

（1）针头滑出血管外　局部有肿胀、疼痛，应另选血管重新穿刺。

（2）输液管受压扭曲　检查患者肢体位置，排除受压、扭曲因素，保持输液管通畅。

（3）针头斜面紧贴血管壁　可调整针头位置或适当变换肢体位置，直到滴注通畅为止。

（4）针头阻塞　应更换针头重新穿刺。

（5）压力过低　可抬高输液瓶位置。

（6）静脉痉挛　可用热水袋或热毛巾热敷注射部位上端血管，以缓解静脉痉挛。

2. 滴管内液面过高　可从输液架上取下输液瓶，倾斜液面，使插入瓶内的针头露于液面上，待溶液缓缓流下，直至滴管露出液面，再将瓶挂于输液架上，继续进行滴注。

3. 滴管内液面过低　折叠滴管下端输液管，同时挤压塑料滴管，迫使液体流入滴管，直至液面升高至滴管1/2处。

4. 滴管内液面自行下降　检查滴管各接头部位是否松动，上端输液管和滴管内有无漏气或裂隙，必要时更换输液器。

考点 常见输液故障和处理方法

六、常见的输液反应及护理

（一）发热反应

1. 临床表现　多发生于输液后数分钟至1h，表现为发冷、寒战、发热，轻者38℃，重者高热伴头痛、恶心、呕吐等。

2. 原因　①输入致热原引起，多由于输液瓶清洁灭菌不完善或又被污染，输入的溶液或药物制品不纯，消毒保存不良，输液器消毒不严或被污染；②输液过程中未能严格执行无菌操作等原因所致。

3. 预防　严格检查药液质量、输液用具的包装及灭菌有效期等，严格进行无菌技术操作，防止致热原进入体内。

4. 护理　①轻者减慢滴速或停止输液，重者立即停止输液，通知医生处理；②密切观察病情及体温变化；③对症处理：寒战时注意保暖，高热者给予物理降温；④遵医嘱给予抗过敏药物或激素治疗；⑤送检残液和输液器，查找原因。

（二）急性肺水肿（循环负荷过重）

1. 临床表现　突发呼吸困难、胸闷、咳嗽、咳粉红色泡沫痰，严重时痰液可从口、鼻腔涌出。听诊肺部湿啰音，心率快且节律不齐。

2. 原因　①输液速度过快，循环血容量急剧增加，心脏负荷过重；②患者心肺功能不良。

3. 预防　严控输液速度与量，尤其是老人、小儿、心肺功能不良者。

4. 护理　①立即停止输液，通知医生紧急处理。②如病情允许，协助患者取端坐位、双腿下垂，以减少静脉回流，减轻心脏负担。③给予高流量吸氧，一般氧流量为6～8L/min，以提高肺泡内压力，减少肺泡内毛细血管渗出液的产生。同时，湿化瓶内置 20% ～ 30% 乙醇湿化氧气，以降低肺泡内泡沫的表面张力，使泡沫破裂消散，改善气体交换，减轻缺氧症状。④遵照医嘱给予镇静、平喘、强心、利尿和扩张血管药物，以舒张周围血管，加速液体排出。⑤必要时四肢轮扎，减少静脉回流血量，每 5 ～ 10min 轮换一个肢体。

（三）静脉炎

1. 临床表现　沿静脉走行出现条索状的红线，局部组织红、肿、热、痛，可伴畏寒、发热等。

2. 原因　①高浓度或强刺激药物的长时间输注；②局部静脉壁发生化学炎症反应；③无菌操作不严引起感染。

3. 预防　严格无菌操作；刺激性药物稀释后缓慢输注；防止药液外溢；有计划更换输液部位；使用静脉留置针应选择无刺激或刺激小的导管，留置时间不宜过长。

4. 护理　①停止局部输液，患肢抬高并制动；②局部用 50% 硫酸镁或 95% 乙醇湿热敷，2 次 / 天，每次 20min；③超短波理疗，每日 1 次，每次 15 ～ 20min；④如意金黄散加醋调成糊状外敷，每日 2 次；⑤如合并感染，遵照医嘱给予抗生素治疗。

（四）空气栓塞

1. 临床表现　患者突感胸部异常不适，胸骨后疼痛，呼吸困难，严重发绀，有濒死感。听诊心前区闻及响亮、持续的水泡声。心电图示心肌缺血和急性肺心病表现。

2. 原因　空气进入静脉，输液管未排尽空气，液体输完未及时添加；导管连接漏气；加压输液无人守护。空气进入静脉，可随血流进入右心房，再进入右心室。如空气量少，可随心脏收缩被压入肺动脉，分散到肺小动脉内，经毛细血管吸收，损害较小；如输入空气量大，则空气在右心室内阻塞肺动脉入口（图 15-6），血液不能进入肺内进行气体交换，引起机体严重缺氧。

3. 预防　输液前排尽输液管内的空气；液体输完及时添加药液或拔针；加压输液时有专人守护；输液过程中注意加强巡视。

4. 护理　①立即停止输液，通知医生进行抢救，立即给患者取左侧头低足高位，使气体浮向右心室心尖部，避开肺动脉入口（图 15-7）；②高流量吸氧，以提高患者血氧浓度，改善严重的缺氧状态；③观察病情，对症处理；④有条件者可通过中心静脉导管抽出空气。

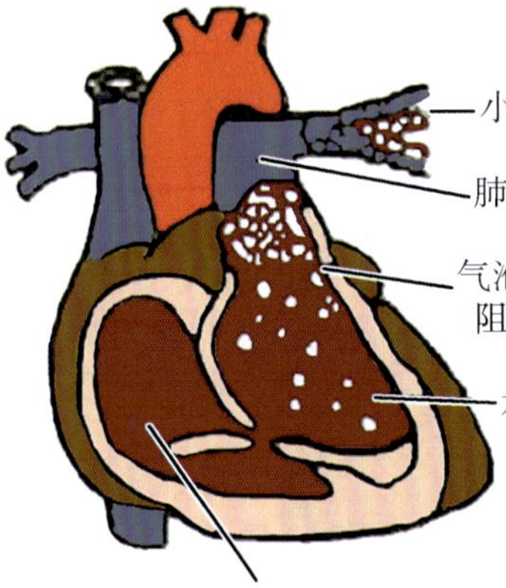

图 15-6　空气在右心室阻塞肺动脉口

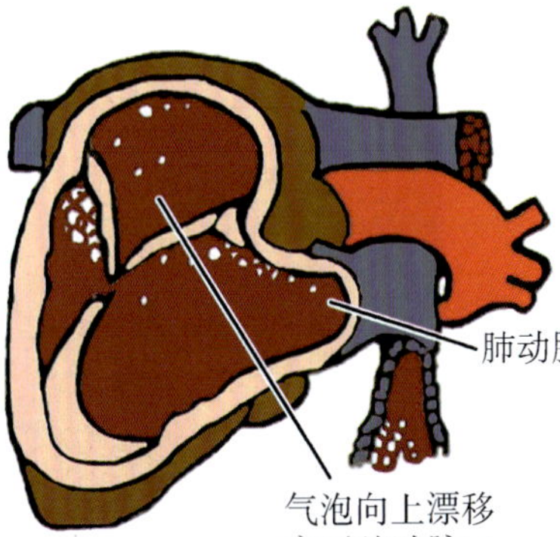

图 15-7　左侧头低足高卧位使气泡避开肺动脉口

考点　常见输液反应的临床表现和护理措施

七、输液泵的应用

输液泵是机械或电子的抑制装置，通过作用于输液导管而控制输液速度。常用于需要严格控制输液速度和药量的情况，如在输注升压药物、抗心律失常药物，以及婴幼儿的静脉输液和静脉麻醉时。

【目的】 准确控制输液速度，使药物速度均匀、用量准确并安全地进入患者体内发生作用。

【操作程序】

1. 护士准备 仪表端庄、衣帽整齐，操作前洗手、戴口罩；核对医嘱、药物性质和量；评估患者对输液泵的认知。
2. 用物准备 同“外周静脉输液技术”，另备输液泵。
3. 环境准备 安静、整洁、光线充足。
4. 操作步骤 见表 15-5。

表 15-5 输液泵的使用法

操作步骤	操作方法
评估患者	输液卡与医嘱两人核对无误后至患者床边，核对床号、姓名、手腕带，告知输液泵使用的目的，评估患者局部皮肤及血管状况；协助排空大小便
核对解释	携用物到患者床边，核对床号（住院号）、姓名、手腕带，向患者解释所输液体和药物的名称、作用和副作用，并协助取舒适卧位
置泵插电	将输液泵固定在输液架上，连接电源
排气置管	按输液法连接液体与输液器，挂瓶排气，打开泵门，将输液管安装于输液泵的管路槽内，关闭泵门（图 15-8）
设定参数	打开输液调节器，打开输液泵开关，按医嘱正确设定滴数及其他参数
排气输液	再次核对，按输液泵快进键进行二次排气，将输液泵管下端与患者静脉通道相连，按开始键，开始输液
整理嘱咐	输液后再次查对，并填写输液卡挂在输液架上，告知患者及家属注意事项，将呼叫器置于可取处，整理床单元，协助患者取舒适卧位
处置记录	在污物处置室，按要求处理用物，规范洗手，记录

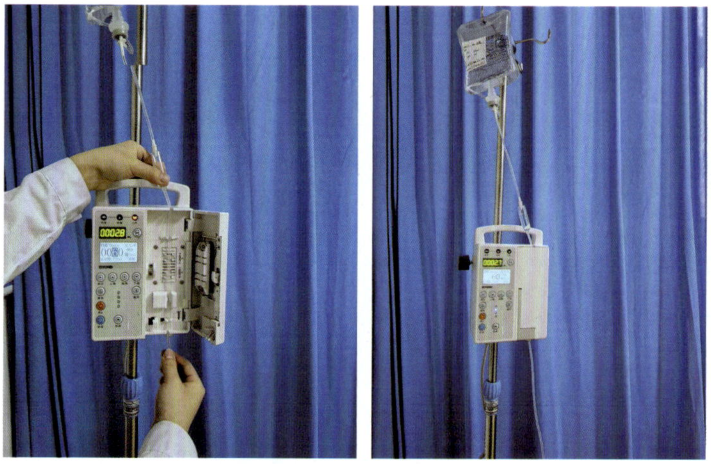

图 15-8 输液管的安装

【注意事项】

1. 正确设定输液速度及其他必需参数，防止设定错误延误治疗。

2. 随时查看输液泵的工作状态，及时排除报警故障，防止液体输入失控。

第 2 节　静脉输血

案例 15-2

患者，男，36 岁，十二指肠溃疡。2h 前突然呕血，面色苍白，脉搏 120 次 / 分，血压 70/50mmHg，医嘱给予输血 400ml。

问题： 1. 该患者输血的目的是什么？

2. 如何正确为患者输血？

3. 输血时应如何预防输血反应的发生？

一、静脉输血的目的

1. 补充血容量　常用于失血、失液引起的血容量减少或休克患者。可增加有效循环血量，提升血压，增加心输出量，促进血液循环。

2. 纠正贫血　常用于由血液系统疾病而引起的严重贫血，以及某些慢性疾病的患者。可增加血红蛋白及携带氧的能力，改善全身状况。

3. 增加机体抵抗力　常用于严重感染、烧伤等。新鲜血液含有多种抗体及补体，输血后可以增强机体抵抗力。

4. 补充血浆蛋白　常用于低蛋白血症的患者。可增加蛋白质，纠正低蛋白血症，改善营养，维持胶体渗透压，减少组织渗出和水肿，保证循环血量。

5. 补充各种凝血因子和血小板　常用于凝血机制障碍的患者。可改善凝血功能，有助于止血。

6. 排出有害物质　常用于一氧化碳、苯酚等中毒，溶血性输血反应及重症新生儿溶血病。可改善组织缺氧状况，排出血浆中的自身抗体。

考点 静脉输血的目的

二、血液制品的种类

（一）全血

全血是指采集的血液未经任何加工而全部保存备用的血液。可分为新鲜血、库存血和自体血。

1. 新鲜血　指在 4℃的常用抗凝保养液中，保存 1 周内的血液。基本保留了血液的所有成分，可以补充各种血细胞、凝血因子和血小板，适用于血液病患者。

2. 库存血　在 4℃的冰箱内可保存 2 ～ 3 周。库存血虽含有血液的各种成分，但白细胞、血小板、凝血酶原等成分破坏较多，钾离子含量增多，酸性增高，大量输注可引起高钾血症和酸中毒。适用于各种原因引起的大出血。

3. 自体血　脾切除、异位妊娠的患者可利用血液回收装置进行术中失血回输；对身体一般情况好，符合自身输血条件的患者，可在术前 2 ～ 3 周定期反复采集自身血液保存，手术时回输。

（二）成分血

成分血是根据血液成分的比重不同，加以分离提纯，可根据病情需要输注有关的成分。

1. 血浆　全血分离后所得的液体部分，主要成分为血浆蛋白，不含血细胞，无凝集原，保存时间较长，无须做交叉配血试验，用于补充血容量、蛋白质和凝血因子。

（1）新鲜冰冻血浆　含全部的凝血因子，适用于补充凝血因子缺乏引起的出血或出血倾向。在低于 –18℃下保存，保存期自血液采集之日起 1 年。解冻后 2 ～ 6℃保存，应 24h 内输注。

（2）冰冻血浆　在低于 –18℃下保存，保存期自血液采集之日起 4 年。与新鲜冰冻血浆相比，缺少不稳定凝血因子（因子Ⅴ和Ⅷ），用于补充稳定的凝血因子。

（3）去冷沉淀血浆　新鲜冰冻血浆分离出冷沉淀层，用于血栓性血小板减少性紫癜（TTP）患者的输注或血浆置换。

2. 红细胞　经沉淀、离心、洗涤等方法分离血浆后提取。

（1）浓缩红细胞　新鲜全血经离心或沉淀分离血浆后剩余的部分。适用于携氧功能缺陷和血容量正常的贫血患者。

（2）洗涤红细胞　红细胞经生理盐水洗涤 3 次后，再加入适量的生理盐水，含抗体物质少。适用于器官移植术后、免疫性溶血性贫血患者、一氧化碳中毒及需反复输血的患者。

（3）悬浮红细胞　提取血浆后的红细胞加入等量红细胞保养液制成。适用于战地急救及中、小手术者。

3. 白细胞浓缩悬液　在 4℃环境下保存，48h 有效。适用于粒细胞缺乏伴严重感染的患者。

4. 浓缩血小板　在 22℃环境下保存，24h 有效。适用于血小板减少或功能障碍性出血的患者。

5. 各种凝血制剂　如凝血酶原复合物等，适用于各种原因引起的凝血因子缺乏的出血性疾病。

（三）其他血液制品

1. 白蛋白制剂　从血浆中提纯而得，能提高机体血浆蛋白及胶体渗透压。常用于低蛋白血症患者。

2. 免疫球蛋白制剂　特异性免疫球蛋白是用相应抗原免疫后，从含有高效价的特异性抗体的血浆中提纯制备的，如抗牛痘、抗风疹、抗破伤风、抗狂犬病、抗乙型病毒性肝炎和抗 Rh 免疫球蛋白等。用于免疫抗体缺乏的患者，预防和治疗病毒、细菌感染性疾病等。

3. 凝血因子制剂　如冷沉淀凝血因子、因子Ⅷ浓缩剂、因子Ⅸ浓缩剂、凝血酶原复合物、纤维蛋白原、肝素辅因子 AT- Ⅲ等。用于各种原因引起的凝血因子缺乏的出血性疾病。

考点　血液制品的分类及其作用

三、静脉输血技术

（一）输血前准备

1. 患者知情同意 对于需输血治疗的患者，医生必须先向患者或家属说明输同种异体血的不良反应和经血传播疾病的可能性。患者或家属在充分了解输血的潜在危害后，有拒绝输血的权利。如果同意输血，必须填写“输血治疗同意书”，由患者或家属、医生分别签字后方可施行输血治疗。无家属签字的无自主意识患者的紧急输血，应报医院职能部门或主管领导同意、备案并记入病历。未成年者，可由父母或指定监护人签字。

2. 备血 根据医嘱抽取血标本，与已填写好的输血申请单一起送血库做血型鉴定和交叉配血试验。

3. 取血 凭取血单到血库取血，与血库人员共同进行“三查八对”。“三查”即查血液制品的有效期、血液制品的质量、输血装置是否完好。正常质量完好的血液静置后分两层，上层为血浆，呈半透明、淡黄色；下层为红细胞，呈均匀的暗红色，两者之间界线清晰，无血凝块。“八对”即核对患者的床号、姓名、住院号、血袋（瓶）号、血型、交叉配血试验结果、血液制品种类、剂量。核对无误后，在交叉配血试验单上签名。

4. 取血后 领取血液制品后勿剧烈振荡，以免红细胞被大量破坏引起溶血。不能加温，以防血浆蛋白凝固变性，应在室温中放置 15 ～ 20min 后再输入。

考点 三查八对内容和取血后的注意事项

（二）静脉输血技术

静脉输血技术有间接输血法和直接输血法两种。间接输血法是将已经备好的血液，按静脉输液法输给患者；直接输血法是将供血者血液抽出后，立即输给患者。适用于无血库条件而患者急需输血时，也适用于婴幼儿的少量输血。

【目的】 同静脉输血的目的。

【操作程序】

1. 护士准备 仪表端庄、衣帽整齐，操作前洗手、戴口罩；核对医嘱、血液种类和量、血型、交叉配血试验结果；评估患者年龄、血型、心肺功能、局部皮肤、血管状况、心理状态、合作程度，对静脉输血的认知。

2. 患者准备 清楚输血目的、过程及需要注意的问题，患者和家属知情同意，签输血同意书。

3. 用物准备 同“外周静脉输液技术”，将一次性输液器换为一次性输血器（滴管内有滤网，9 号静脉穿刺针头），间接输血另备血液、交叉配血检验单。直接输血另备 50ml 注射器及针头数个（根据输血量多少而定）、3.8% 枸橼酸钠溶液、血压计袖带。

4. 环境准备 安静、整洁、光线充足。

5. 操作步骤 见表 15-6、表 15-7。

表 15-6 间接静脉输血法

操作步骤	操作方法	沟通与人文关怀
核对解释	携用物到患者床边，核对床号（住院号）、姓名、腕带，向患者解释，并协助取舒适卧位	（患者尊称）您好！我是护士××，麻烦您告诉我您的床号和姓名好吗？让我核查一下您的腕带（核对无误） 根据您的病情，我现在遵医嘱需要给您输血，目的是××，您可以配合我吗
建立通道	将输血器插入生理盐水瓶，按静脉输液方法建立静脉通道，并输入少量生理盐水，冲洗输血器管道	建立静脉通道时沟通同“外周静脉输液技术”，此外跟患者解释输血前先输入生理盐水的目的，取得配合
再次核对	再次两人“三查八对”，确保输血准确无误	（患者尊称）您好！麻烦您告诉我您的床号和姓名好吗？让我核查一下您的腕带（核对无误）
消毒插管	以手腕旋转动作将血袋内的血液轻轻摇匀；戴手套，打开储血袋封口，常规消毒或用安尔碘消毒开口处塑料管，将输血器针头从生理盐水瓶上拔下，插入储血袋的输血接口，缓慢将储血袋倒挂于输液架上	（患者尊称），现在停止输入生理盐水，换输血液
调节滴速	开始输入时速度宜慢，一般不超过 20 滴 / 分，观察 15min 左右，如无不良反应后再根据病情及年龄调节滴速（成人一般 40 ～ 60 滴 / 分，儿童酌减）	（患者尊称）为了您的安全，输血前 15min 我将滴速调节为 20 滴 / 分，请您不要随意调节，有什么不舒服就马上告诉我
观察记录	记录输血开始时间、种类、血量、血型、血袋号（储血号）、滴速、患者的全身情况及局部情况，并签全名，经常巡视病房	—
续输血液	如果需要输入 2 袋以上的血液时，应在上一袋血液即将滴尽时，常规消毒或用安尔碘消毒生理盐水瓶塞，然后将针头从储血袋中拔出，插入生理盐水瓶中，输入少量 0.9% 氯化钠溶液，然后再按与第一袋血相同的方法连接储血袋继续输血	（患者尊称），这袋血液已经输完了，现在输入生理盐水冲管
输血完毕	用上述方法继续滴入生理盐水，直至将输血器内的血液全部输入体内再拔针，拔针后延长按压时间	（患者尊称）您好！您的输血已经结束，我现在给您拔针，麻烦再次告诉我您的床号和姓名好吗
整理记录	输血器及针头按要求放入医用垃圾袋中统一处理，所有输完血的血袋保留 24h 后送血库；安置卧位，护士洗手后做好输血记录	—

表 15-7 直接静脉输血法

操作步骤	操作方法
核对检查	认真核对供血者和患者的姓名、血型及交叉配血结果
安置卧位	请供血者和患者分别卧于相邻的两张床上，露出各自供血或受血的一侧肢体
抽抗凝剂	用备好的注射器抽取一定量的抗凝剂，一般 50ml 血中需加入 3.8% 枸橼酸钠溶液 5ml

续表

操作步骤	操作方法
抽输血液	将血压计袖带缠于供血者上臂并充气，压力维持在 13.3kPa（100mmHg）左右，使静脉充盈；选择穿刺静脉，常规消毒皮肤，操作时三人配合：一人用加入抗凝剂的注射器抽取供血者的血液，一人传递，另一人立即行静脉注射将抽出的血液输给患者，如此连续进行抽血时，不必拔出针头，只需更换注射器，并在更换时放松血压计袖带，用手指按压静脉前端．以减少出血
拔针记录	输血完毕，拔出针头，用无菌纱布按压穿刺点至无出血，安置卧位，整理用物，护士洗手后做好输血记录

【注意事项】

1. 在取血和输血过程中，护士应以高度责任心，严格执行无菌操作及查对制度。在输血前，必须由两名护士根据需要查对的项目再次进行查对，避免差错事故的发生。

2. 血液从血库取出后应在半小时内输入，不宜久置，200 ～ 300ml 血液要求在 3 ～ 4h 内输完，避免溶血。

3. 冷藏血液不能加温，输血液制品不可加任何药物，如钙剂、酸性或碱性药品、葡萄糖、高渗或低渗溶液，以防止血液凝集或溶解。

4. 输血前、后及输入两袋血液之间均须输入少量生理盐水．以防发生不良反应。

5. 掌握输血速度，开始宜慢，每分钟 15 滴，观察 15min 后若患者无不适，再根据病情调节滴速，一般成人 40 ～ 60 滴 / 分，儿童 15 ～ 20 滴 / 分，大量失血患者速度稍快，心脏病患者速度宜慢，并注意观察病情变化。

6. 输血过程中，应加强巡视，注意倾听患者的主诉，观察有无输血反应。如发生严重反应，须立即停止输血，报告医生，并保留余血以备检查、分析原因。

7. 输完的储血袋送回输血科保留 24h，以备患者在输血后发生输血反应时检查、分析原因。

考点 直接输血法抗凝剂的用量

四、输血反应及护理

（一）发热反应

发热反应是输血反应中最常见的。

1. 症状　多发生在输血后 1 ～ 2h 内，患者有发冷或寒战，继而发热，体温可达 39 ～ 41℃以上，持续时间由 30min 至数小时不等；可伴有皮肤潮红、头痛、恶心、呕吐和肌肉酸痛等，严重的可出现呼吸困难、血压下降，甚至昏迷。

2. 原因　①保养液或输血用具被致热原污染；②输注了含有白细胞的血液成分与患者体内已有的抗体发生免疫反应和（或）血液储存过程中白细胞释放的可溶性细胞因子等所致；③违反无菌技术操作原则，造成血液污染。

3. 预防　严格管理血液保养液及输血用具，除去致热原；严格执行无菌操作原则。

4. 护理　①反应轻者减慢输血速度，严重者应立即停止输血，给予等渗盐水静脉滴入，以维持静脉通路；②对症处理：寒战时注意保暖，给热饮料，加盖被，高热时给物理降温，严密观察生命体征的变化；③按医嘱给予解热镇痛药、抗过敏药或肾上腺皮质激素等；④保留余血及输血器，查找原因。

（二）过敏反应

1. 症状　表现轻重不一，轻者为皮肤瘙痒、局部或全身出现荨麻疹、轻度血管神经性水肿（多见于眼睑、口唇水肿）；重者可出现喉头水肿、支气管痉挛而导致呼吸困难，两肺可闻及哮鸣音，甚至发生过敏性休克。

2. 原因　过敏原与体内已有的抗体间相互作用所致。在一些情况下，输入来自具有遗传性过敏体质的献血者的抗体也会发生。部分可见于先天性 IgA 缺乏的患者。

3. 预防　勿选用有过敏史的献血员；献血员在采血前 4h 内不吃高蛋白和高脂肪食物，宜食用少量清淡饮食或糖水；有过敏史的患者输血前给予抗过敏药物。

4. 护理　①轻者减慢输血速度，给予抗过敏药物，密切观察病情变化；②重者立即停止输血，根据医嘱皮下或静脉注射 0.1% 肾上腺素 0.5 ～ 1ml，或静脉注射地塞米松等抗过敏药物；③对症处理：呼吸困难者给予吸氧，严重喉头水肿者行气管切开，循环衰竭者应给予抗休克治疗。

（三）溶血反应

溶血反应是由于患者血浆中凝集素和输入血内的红细胞中凝集原发生凝集反应而溶血，导致大量游离血红蛋白散布到血浆中，使机体发生一系列反应。溶血反应是输血中最严重的一种反应。

1. 症状　典型症状是在输血 10 ～ 15ml 后发生，可分三个阶段。

（1）第一阶段　由于红细胞凝集成团，阻塞部分小血管，从而引起四肢麻木、头胀痛、胸闷、腰背剧痛、恶心呕吐等。

（2）第二阶段　由于红细胞发生溶解，大量血红蛋白散布到血浆中，则出现黄疸和血红蛋白尿（酱油色）。同时伴有寒战、发热、呼吸困难、血压下降。

（3）第三阶段　由于大量血红蛋白从血浆进入肾小管，遇酸性物质而形成晶体，导致肾小管阻塞；另外，肾小管内皮缺血、缺氧而坏死脱落，也可导致肾小管阻塞而造成急性肾衰竭，出现少尿、无尿，严重者可导致死亡。

2. 原因

（1）输入异型血　即供血者与受血者血型不符而造成血管内溶血，反应发生快，后果严重。

（2）输入变质血　输血前红细胞已变质溶解，如血液储存过久，保存温度过高或过低，输血时血液被加热或振荡过剧，血液内加入高渗、低渗溶液或影响 pH 变化的药物等，致使血液中红细胞大量破坏。

（3）输入 Rh 因子不同的血　人类红细胞除含 A、B 抗原外，还有 C、c、D、d、E、e 六种抗原，其中 D 抗原的抗原性最强。Rh 血型是以 D 抗原存在与否表示 Rh 阳性或阴性。即红细胞上有 D 抗原者称为 Rh 阳性，反之称为 Rh 阴性。汉族人中 99% 的人为 Rh 阳性，Rh 阴性者不足 1%，但在我国一些少数民族中 Rh 阴性者占 1% ～ 7%，白种人更高。Rh 阴性者输入 Rh 阳性者血液或 Rh 阳性胎儿的红细胞从胎盘进入 Rh 阴性的母体，就会使 Rh 阴性者产生抗 Rh 抗体，当再次输入 Rh 阳性血液时，就会出现不同程度的溶血反应。此反应可在输血后几小时至几天后发生，反应发生较慢。

3. 预防　认真做好血型鉴定、交叉配血试验及输血前的核对工作，杜绝发生差错；严格执行血液保存制度，以防血液变质。

4. 护理　①立即停止输血，维持静脉输液通道，并通知医生紧急处理；②保护肾脏：双侧腰部封闭，并用热水袋敷双侧肾区，解除肾血管痉挛；③遵医嘱给予静脉注射碳酸氢钠碱化尿液，以防血红蛋白结晶阻塞肾小管；④密切观察生命体征，尤其是血压和尿量，一旦出现尿少、尿闭者，按急性肾衰竭处理；⑤保留剩余血液，采集患者的血标本重新做血型鉴定和交叉配血试验。

（四）大量输血后反应

大量输血是指在 24h 内紧急输血量大于或相当于患者的总血容量。常见的反应有循环超负荷、凝血功能障碍、枸橼酸钠中毒等。

1. 循环超负荷

（1）症状　可出现发绀、气急、心悸、听诊闻及湿啰音或水泡音等表现。

（2）原因　由于输血速度过快和（或）输血量过大或患者潜在心肺疾病不能有效接受血液输注容量等所致急性心力衰竭。

（3）预防　同静脉输液急性肺水肿（循环负荷过重）反应。

（4）护理　同静脉输液急性肺水肿（循环负荷过重）反应。

2. 凝血功能障碍

（1）症状　皮肤、黏膜瘀点或瘀斑、静脉穿刺点大块瘀血或伤口渗血。

（2）原因　血液成分中血小板及不稳定凝血因子含量随着保存期延长而下降，和（或）以具有抗凝作用枸橼酸盐为主要成分的血液制剂大量输注，和（或）抗休克扩容时大量静脉输注晶体液使患者机体残存的血小板与凝血因子含量更低所致。

（3）预防　如大量输入库存血，应间隔输入新鲜血、血小板浓缩悬液或凝血因子。

（4）护理　①在短时间内大量输入库存血时，应密切观察患者的意识、血压、脉搏等变化，注意皮肤、黏膜及伤口有无出血；②严格掌握输血量，每输入库存血 3 ～ 5 个单位，应补充 1 个单位的新鲜血；③根据凝血因子缺乏情况补充相应成分。

3. 枸橼酸钠中毒

（1）症状　患者手足抽搐、有出血倾向、血压下降、心率缓慢，甚至心搏骤停。

（2）原因　大量输血的同时有大量的枸橼酸钠输入体内，如肝功能不全，使枸橼酸钠还没有氧化即与血中游离钙结合而使血钙水平下降，致凝血功能障碍、毛细血管张力降低、血管收缩不良和心肌收缩无力。

（3）预防　输入库存血 1000ml 以上时，须按医嘱静脉注射 10% 葡萄糖酸钙或氯化钙 10ml，以补充钙离子。

（4）护理　严密观察患者输血后的反应，出现症状及时通知医生紧急处理，根据医嘱给药，配合医生治疗。

（五）其他反应

输血不当还可引起空气栓塞、输血传播细菌感染、肺血管微栓塞、体温过低、高钾血症、高氨血症、酸中毒及传染各种疾病（病毒性肝炎、艾滋病、疟疾等）。因此，必须严格筛选供血者、严格管理血液及血液制品，严格把握采血、储血和输血操作的各个环节，以保证患者的输血安全。

考点 常见输血反应临床表现及护理措施

附 15A 颈外静脉插管输液法

颈外静脉插管输液技术是选用对人体组织刺激性小、能在大静脉内存留较长时间、质软、光滑、无毒、不易老化的医用硅胶管插入静脉内进行输液的方法。颈外静脉属于颈部最大的表浅静脉，位于颈部外侧皮下，位置较固定。穿刺部位为下颌角和锁骨上缘中点连线的上 1/3 处，颈外静脉外侧缘为穿刺点（附图 15-1）。

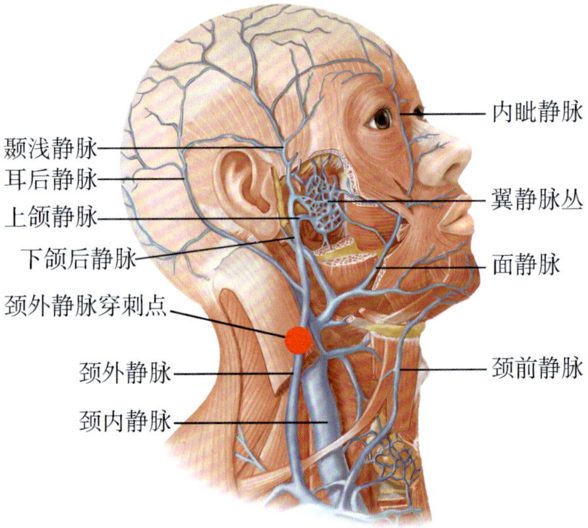

附图 15-1 颈外静脉穿刺点定位示意图

【目的】

1. 需长期输液和外周静脉穿刺困难的患者。

2. 周围循环衰竭需测量中心静脉压的危重患者。

3. 长期输入高浓度、刺激性强的药物或实施静脉营养的患者。

【操作程序】

1. 护士准备 仪表端庄、衣帽整齐，操作前洗手、戴口罩；核对医嘱、药物性质和量；评估患者年龄、局部皮肤、合作程度。

2. 患者准备 清楚颈外静脉输液目的、过程及需要注意的问题，协助患者排便排尿，取舒适卧位。

3. 用物准备 同“外周静脉输液技术”，另备无菌生理盐水、1% 普鲁卡因注射液（或 2% 利多卡因）、无菌手套、0.4% 枸橼酸钠生理盐水或肝素稀释液、无菌静脉帽、安全别针、无菌纱布、75% 乙醇、透明敷料贴膜。无菌穿刺包：内有穿刺针 2 根、硅胶管 2 条、5ml 和 10ml 注射器各 1 个、6 号针头 2 枚、平针头 1 个、尖头刀片、镊子、无菌纱布 2 ～ 4 块、洞巾、弯盘。

4. 环境准备 安静、整洁、光线充足。

5. 操作步骤 见附表 15-1。

附表 15-1 颈外静脉插管输液法

操作步骤	操作方法
核对解释	携用物至患者床边，核对床号、姓名、腕带，解释操作的目的及所需的配合，协助排空大小便
安置体位	协助患者去枕平卧，头偏向一侧，肩下垫一薄枕，使患者头低肩高，颈部伸展平直，充分暴露穿刺部位
定位消毒	术者立于床头，取下颌角与锁骨上缘中点连线的上 1/3 处静脉外缘为穿刺点，常规消毒皮肤
开包铺巾	打开无菌穿刺包，戴无菌手套，铺洞巾，布置一个无菌区

续表

操作步骤	操作方法
局部麻醉	由助手协助，术者用 5ml 注射器抽吸 1% 普鲁卡因，在穿刺部位行局部麻醉；用 10ml 注射器吸取无菌生理盐水，以平针头连接硅胶管，排尽空气备插管时用
穿刺输液	先用刀片尖端在穿刺点上刺破皮肤做引导以减少进针时皮肤阻力，穿刺时助手用手指按压颈静脉三角处，以阻断血流，使静脉充盈，术者左手绷紧穿刺点上方皮肤，右手持穿刺针与皮肤呈 45° 进针，入皮后呈 25° 沿静脉方向穿刺，见回血后，立即抽出穿刺针内芯，左手拇指用纱布堵住针栓孔，右手持备好的硅胶管送入针孔内 10cm 左右。插管时由助手一边抽回血，一边缓慢注入生理盐水；确定硅胶管在血管内后，缓慢退出穿刺针；再次抽回血，注入生理盐水，检查导管是否在血管内；确定无误后，移开洞巾，接输液器输入备用液体
固定调速	用无菌敷贴覆盖穿刺点并固定硅胶管；硅胶管与输液管接头处用无菌纱布包扎并用胶布固定在颌下。根据患者的年龄、病情及药物性质调节滴速
暂停输液	暂停输液时用 0.4% 枸橼酸钠生理盐水 1 ～ 2ml 或肝素稀释液 2ml 注入硅胶管进行封管，用无菌静脉帽塞住针栓孔，再用安全别针固定在敷料上。每天更换穿刺点敷料贴膜，用 0.9% 过氧乙酸溶液擦拭消毒硅胶管，常规消毒局部皮肤
再行输液	核对无误后取下静脉帽，消毒针栓孔，接上输液装置
停液拔管	停止输液时，硅胶管末端接上注射器，边抽吸边拔出硅胶管，局部加压数分钟，用 75% 乙醇消毒穿刺局部，无菌纱布覆盖
洗手记录	用物推回处置室，按要求分类处理，规范洗手、记录

【注意事项】

1. 严格执行无菌操作及查对制度。

2. 插管时动作要轻柔，以防盲目插入使硅胶管在血管内打折或硅胶管过硬刺破血管发生意外。

3. 置管后，如发现硅胶管内有回血，应立即用肝素液冲洗，防止硅胶管内发生凝血。

4. 穿刺点上的敷料应每日更换，潮湿后要立即更换，并用碘伏消毒穿刺点及周围皮肤。

5. 拔管时，应注意动作轻柔，以免硅胶管折断。

附 15B　锁骨下静脉插管输液法

锁骨下静脉自第一肋外缘处续腋静脉，位于锁骨后下方，向内至胸锁关节后方与颈内静脉汇合成无名静脉，左右无名静脉汇合成上腔静脉入右心房。此静脉较粗大，成人的管腔直径可达 2cm，位置虽不是很表浅，但常处于充盈状态，周围还有结缔组织固定，使血管不易塌陷，也较易穿刺，硅胶管插入后可以保留较长时间。此外，锁骨下静脉距离右心房较近，血量多，当输入大量高浓度或刺激性较强的药物时，注入的药物可以迅速被稀释，对血管壁的刺激性较小。穿刺部位为胸锁乳突肌的外侧缘与锁骨所形成的夹角的平分线上距顶点 0.5 ～ 1cm（附图 15-2）。

【目的】

1. 长期不能进食或丢失大量液体，需补充大量高热量、高营养液体及电解质的患者。

2. 各种原因所致的大出血，需迅速输入大量液体，以纠正血容量不足或提升血压的患者。

3. 需较长时间接受化疗的患者（输入刺激性较强的抗癌药物）。

4. 需测定中心静脉压或需要紧急放置心内起搏导管的患者。

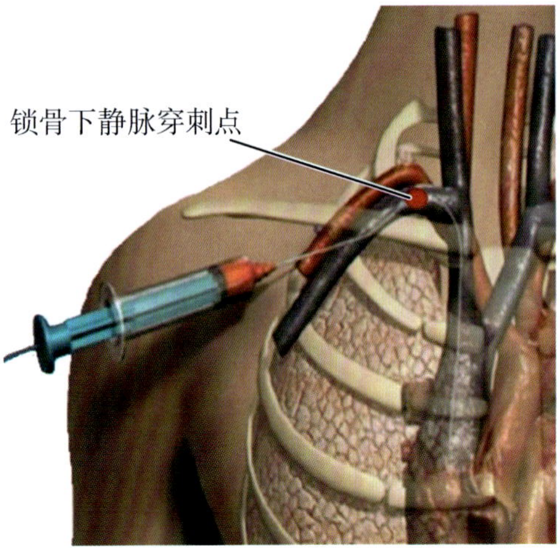

附图 15-2 锁骨下静脉穿刺点定位示意图

【操作程序】

1. 护士准备 仪表端庄、衣帽整齐，操作前洗手、戴口罩；核对医嘱、药物性质和量；评估患者年龄、局部皮肤情况、合作程度。

2. 患者准备 清楚锁骨下静脉输液目的、过程及需要注意的问题，协助患者排便排尿，取舒适卧位。

3. 用物准备 同"外周静脉输液技术"，另备无菌生理盐水、1% 普鲁卡因注射液（或 2% 利多卡因）、无菌手套、0.4% 枸橼酸钠生理盐水或肝素稀释液。无菌穿刺包：内有穿刺针（20 号）2 根、硅胶管 2 条、射管水枪 1 个、5ml 注射器 1 个、平针头（8 ～ 9 号）2 枚、纱布 2 块、镜子、结扎线、弯盘、无菌洞巾 2 块。

4. 环境准备 安静、整洁、光线充足。

5. 操作步骤 见附表 15-2。

附表 15-2 锁骨下静脉插管输液法

操作步骤	操作方法
核对解释	携用物至患者床边，核对床号、姓名、腕带，解释操作的目的及所需的配合，协助排空大小便
安置体位	协助患者去枕平卧，头偏向一侧，肩下垫一薄枕，使患者头低肩高，颈部伸展平直，充分暴露穿刺部位
定位消毒	术者立于床头，选择穿刺点，穿刺点位于胸锁乳突肌的外侧缘与锁骨所形成的夹角的平分线上，距顶点 0.5 ～ 1cm 处（附图 15-3），并用 1% 甲基紫标记进针点及胸锁关节（体外标记进针点和方向可避免覆盖洞巾后不易找到事先确定的位置，以提高穿刺成功率并避免发生气胸等并发症）。常规消毒皮肤
开包铺巾	打开无菌穿刺包，戴无菌手套，铺洞巾，布置一个无菌区
备水枪及硅胶管	准备好射管水枪及硅胶管，并抽吸 0.4% 枸橼酸钠生理盐水，连接穿刺针头，备穿刺射管用
局部麻醉	由助手协助，术者用 5ml 注射器抽吸 1% 普鲁卡因，在穿刺部位行局部麻醉
穿刺射管	将针头指向胸锁关节，与皮肤呈 30° ～ 40° 进针，边进针边抽回血（试穿锁骨下静脉，以探测进针方向、角度和深度），通过胸锁筋膜有落空感时，继续进针，直至穿刺成功。术者持射管水枪，按试穿方向刺入锁骨下静脉，同时抽回血，如抽出暗红色血液，表明进入锁骨下静脉。嘱患者屏气，术者一手按住水枪的圆孔及硅胶管末端，另一手快速推动活塞，硅胶管即随液体进入锁骨下静脉。一般射入长度为左侧 16 ～ 19cm，右侧 12 ～ 15cm。压住穿刺针顶端，将针退出。待针头退出皮肤后，将硅胶管轻轻从水枪中抽出。将已备好的输液器导管连接平针头插入硅胶管内，进行静脉输液
固定调速	用无菌敷贴覆盖穿刺点并固定硅胶管；将硅胶管缝合固定在皮肤上（一般缝合两针，两个结间距为 1cm），覆盖无菌纱布并用胶布固定。根据患者的年龄、病情及药物性质调节滴速
暂停输液	暂停输液时用 0.4% 枸橼酸钠生理盐水 1 ～ 2ml 或肝素稀释液 2ml 注入硅胶管进行封管，用无菌静脉帽塞住针栓孔，再用安全别针固定在敷料上。每天更换穿刺点敷料，用 0.9% 过氧乙酸溶液擦拭消毒硅胶管，常规消毒局部皮肤
再行输液	核对无误后取下静脉帽，消毒针栓孔，接上输液装置

续表

操作步骤	操作方法
停液拔管	停止输液时，硅胶管末端接上注射器，边抽吸边拔出硅胶管，局部加压数分钟，用 75% 乙醇消毒穿刺局部，无菌纱布覆盖
洗手记录	用物推回处置室，按要求分类处理，规范洗手、记录

附 15C 经外周静脉穿刺的中心静脉导管输液法

经外周静脉穿刺的中心静脉导管（PICC）是经上肢贵要静脉、肘正中静脉、头静脉、肱静脉、颈外静脉（新生儿还可通过下肢大隐静脉、头部颞静脉、耳后静脉等）穿刺置管，尖端位于上腔静脉或下腔静脉的导管。由于 PICC 头部位于中心静脉，血流量大，能迅速降低液体渗透压及药物浓度，从而避免了化疗药物对外周血管的破坏和局部组织的刺激及化疗药物外渗引起的化学性静脉炎和组织坏死。同时 PICC 减少了患者反复穿刺的痛苦，有效地提高了输液质量及工作效率，也避免了许多临床输液隐患。与传统深静脉穿刺技术比较，具有操作创伤小，插管快捷，保留时间长，并发症少等特点。

【目的】

1. 为患者提供中、长期的静脉输液治疗。

2. 静脉输注高渗性、有刺激性的药物，如化疗、胃肠外营养等。

【操作程序】

1. 护士准备　仪表端庄、衣帽整齐，操作前洗手、戴口罩；核对医嘱、药物性质和量；评估患者年龄、病情、心理状态、局部皮肤和血管、对 PICC 置管的认知。

2. 患者准备　清楚 PICC 置管目的、并发症及需要注意的问题，患者和（或）家属知情同意，签 PICC 置管同意书。

3. 用物准备　①无菌物品：无菌生理盐水，20ml 注射器 3 支，无菌手套 2 副，PICC 穿刺包（包括治疗巾 2 块、洞巾 1 块、止血钳或镊子 2 把、大棉球 6 个、治疗碗 2 个、剪刀 1 把、纱布），PICC 导管，10cm×12cm 透明敷料贴膜，无菌胶布（可以使用无菌输液贴），75% 乙醇，碘伏；②其他必需品：皮尺，止血带，治疗盘，抗过敏胶布，2% 利多卡因 1 支，1ml 注射器 1 支，肝素钠 1 支，弹力绷带；③其他准备同外周静脉输液技术。

4. 环境准备　安静、整洁、光线充足。

5. 操作步骤　见附表 15-3。

附表 15-3　经外周静脉穿刺的中心静脉导管输液法

操作步骤	操作方法
评估患者	核对置管医嘱，查看相关检验、检查报告，至患者床边，核对床号、姓名、腕带，告知 PICC 置管的目的，用超声评估穿刺血管走形、深度、直径等，选择导管 / 静脉管径比≤ 45% 的导管；协助排空大小便
核对解释	携用物至患者病床旁，核对患者床号、姓名、手腕带，检查核对所用药液，向患者解释
测量定位	垫巾、扎止血袋，选择血管（首选右侧贵要静脉），松开止血带；测量导管尖端所处位置，患者平卧，上臂外展与躯干呈 45° ～ 90°，从穿刺点沿静脉走向到右胸锁关节内缘再向下至第三肋间隙（附图 15-3）
皮肤消毒	打开 PICC 穿刺包，戴无菌手套，患者臂下铺无菌治疗巾，以穿刺点为中心先用 75% 乙醇清洁脱脂 3 遍，再用碘伏消毒 3 遍，直径≥ 20cm，两侧至臂缘

续表

操作步骤	操作方法
铺无菌区	更换无菌手套，铺无菌治疗巾，铺洞巾，将注射器、PICC、肝素帽、生理盐水、透明敷料贴膜、输液敷贴等无菌用品准备于无菌巾治疗区域内，用生理盐水预冲导管
扎带穿刺	助手在消毒区外扎止血带，穿刺者一手固定皮肤，另一手以 15° ～ 30° 进针，见回血后保持针芯位置，向前推进外插管鞘 1 ～ 2cm，松止血带，一手拇指固定插管鞘，示指或中指按压插管鞘末端处静脉，防止出血，另一手撤出针芯
置入 PICC	左手固定好插管鞘，右手将 PICC 自插管鞘处插入并缓慢、匀速地推进，插至预定长度，用注射器抽吸至有回血，再以 20ml 生理盐水以脉冲式冲管
撤插管鞘	在鞘的末端处压迫止血并固定导管，然后撤出插管鞘；将导管与导丝的金属柄分离，轻压穿刺点上以保持导管的位置，缓慢将导丝撤出
固定导管	冲封管后应选择透明或纱布类无菌敷料固定导管，在透明敷料贴膜上注明穿刺日期和时间（附图 15-4）
整理嘱咐	撤去用物，脱手套，记录穿刺静脉、穿刺日期、导管刻度、导管尖端位置等，测量双侧上臂臂围并与置管前对照，整理床单元，协助患者取舒适卧位，再次查对，嘱咐患者有关注意事项，健康指导
确定位置	X 线检查确定导管尖端位置，输液时，将输液器针头连接肝素帽即可进行输液

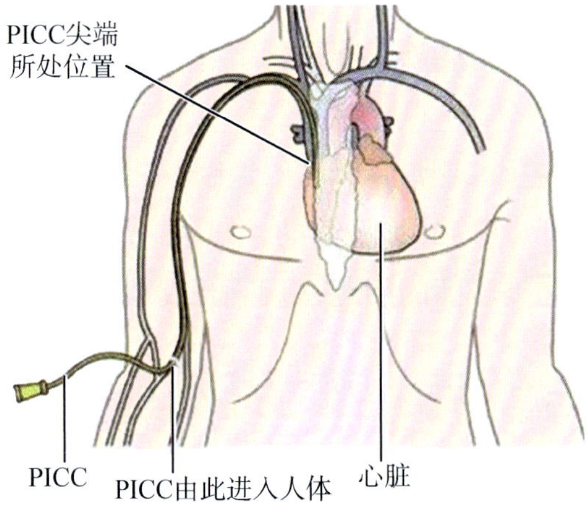

附图 15-3 PICC 尖端所处位置

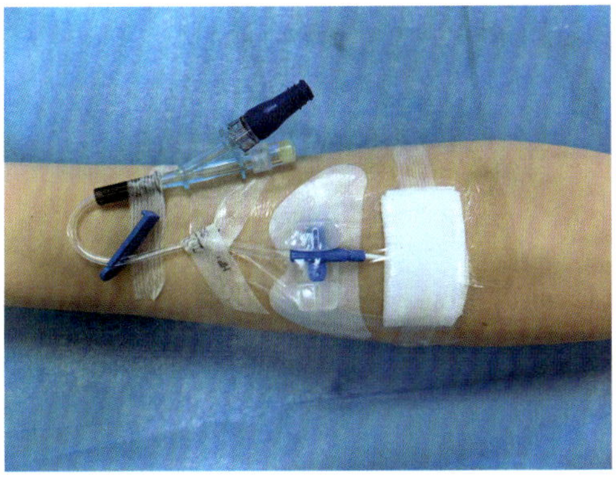

附图 15-4 PICC 固定

【注意事项】

1. 送管时速度不宜过快，如有阻力，不能强行置入，可将导管退出少许再行置入。

2. 勿将导管放置或滞留在右心房或右心室内，如导管插入过深，进入右心房或右心室，可发生心律失常；如导管质地较硬，还可能造成心肌穿孔，引起心包积液，甚至发生急性心脏压塞。

3. 乙醇和丙酮等物质会对导管材质造成损伤，因此当使用含该类物质的溶液清洁护理穿刺部位时，应等待其完全干燥后再加盖敷料。

4. 置管后应密切观察穿刺局部有无红、肿、热、痛等症状，如出现异常，应及时测量臂围并与置管前臂围相比较。观察肿胀情况，必要时行 B 超检查。

5. 置管后应指导患者①进行适当的功能锻炼，如置管侧肢体做松握拳、屈伸等动作，以促进静脉回流，减轻水肿，但应避免置管侧上肢过度外展、旋转及屈肘运动。②勿提重物。③应尽量避免物品及躯体压迫置管侧肢体。

6. 输血或血制品、抽血、输脂肪乳等高黏性药物后应立即用生理盐水 20ml 脉冲式冲管，不可以重力式冲管。冲管时禁止使用小于 10ml 的注射器，勿用暴力，以免压强过大导致导管破损。

7. 疑似导管移位时，应再行 X 线检查，以确定导管尖端所处位置；禁止将导管体外部分移入体内。

自 测 题

A_1/A_2 型题

1. 以下具有利尿脱水作用的溶液是
   A. 5% 葡萄糖溶液　B. 生理盐水
   C. 20% 甘露醇　D. 706 羧甲淀粉
   E. 5% 碳酸氢钠
2. 可以改善患者微循环的溶液是
   A. 中分子右旋糖酐　B. 低分子右旋糖酐
   C. 5% 碳酸氢钠　D. 10% 葡萄糖溶液
   E. 生理盐水
3. 某患者的医嘱：生理盐水 500ml，ivgtt。从上午 8：20 开始输液，输液器点滴系数为 20。护士根据情况将输液速度调整至 40 滴 / 分，预计输液完成的时间为
   A. 上午 9：56　B. 上午 11：40
   C. 中午 12：30　D. 下午 1：20
   E. 下午 2：15
4. 输液中发现针头已阻塞，正确的处理方法是
   A. 调整针头位置
   B. 更换针头重新穿刺
   C. 用手用力挤压针头端的输液管
   D. 用注射器推注生理盐水
   E. 局部血管热敷
5. 颈外静脉的穿刺点是
   A. 下颌角和锁骨下缘中点连线的上 1/3 处
   B. 下颌角和锁骨上缘中点连线的上 1/3 处
   C. 下颌角和锁骨下缘中点连线的上 1/2 处
   D. 下颌角和锁骨上缘中点连线的上 1/2 处
   E. 下颌角和锁骨上缘中点连线的上 2/3 处
6. 肺水肿患者吸氧时，湿化瓶内用 20% ～ 30% 乙醇的目的是
   A. 预防肺部感染
   B. 增加肺泡的表面张力
   C. 降低肺泡的表面张力
   D. 增加肺泡内泡沫的表面张力
   E. 降低肺泡内泡沫的表面张力，使泡沫破裂消散
7. 输液中发热反应的常见原因是
   A. 输入液体过多　B. 输入速度过快
   C. 输入致热物质　D. 输液时间过长
   E. 输入高浓度、刺激性强的药物
8. 关于静脉炎的预防及处理，下列哪项不妥
   A. 刺激性强的药物应充分稀释
   B. 可用超短波理疗
   C. 患肢应加强运动、按摩
   D. 局部用 50% 硫酸镁湿热敷
   E. 合并感染，可给抗生素治疗
9. 患者，男，65 岁。诊断为风湿性心脏病。输液过程中，患者出现呼吸困难，听诊心前区有响亮的“水泡音”，患者出现空气栓塞，空气栓塞的部位是
   A. 肺动脉入口　B. 主动脉入口
   C. 肺静脉入口　D. 上腔动脉入口
   E. 下腔动脉入口
10. 患者，女，20 岁。诊断为再生障碍性贫血，医嘱：输注浓缩红细胞。护士巡房时发现输血速度变慢，穿刺点局部无肿胀，无压痛，挤捏输血器无阻力，局部皮温正常。护士首先应
    A. 用生理盐水冲管
    B. 热敷患者穿刺局部
    C. 拔针后另行穿刺

D. 使用恒温器加热血液

E. 更换输血器后继续输血

11. 临床上最常见的输血反应是

A. 静脉炎 B. 肺水肿 C. 发热反应

D. 出血 E. 空气栓塞

12. 输入异型血至多少毫升便可发生溶血反应

A. 1ml B. 2 ～ 3ml C. 4 ～ 6ml

D. 7 ～ 9ml E. 10 ～ 15ml

13. 发生溶血反应时，患者尿液呈现

A. 乳糜尿 B. 血红蛋白尿

C. 浑浊尿 D. 胆红素尿

E. 以上都不是

14. 患者，男，40 岁。失血性休克输血，输血 15min 后感觉头胀，四肢麻木，腰背酸痛，血压下降，下列措施中错误的是

A. 立即通知医生

B. 热水袋敷腰部

C. 观察血压、尿量

D. 减慢输血速度

E. 余血送做血型鉴定和交叉试验

15. 大量输入库存血时，应注意防止发生

A. 过敏反应 B. 溶血反应

C. 空气栓塞 D. 发热反应

E. 酸中毒和高钾血症

16. 大量输入库存血时，为防止发生枸橼酸钠中毒反应可采用

A. 肌内注射异丙嗪

B. 静脉注射 10% 葡萄糖酸钙

C. 静脉注射 5% 地塞米松

D. 皮下注射盐酸肾上腺素

E. 两瓶血之间输入少量生理盐水

A_3/A_4 型题

（17 ～ 20 题共用题干）

患者，男，73 岁。因慢性阻塞性肺气肿住院治疗。今晨 9 时开始静脉输入 5% 葡萄糖溶液 500ml 及 0.9% 氯化钠溶液 500ml，滴速 70 滴 / 分。10 时护士巡视病房，发现患者咳嗽、呼吸急促、大汗淋漓、咳粉红色泡沫痰。

17. 该患者发生了

A. 发热反应 B. 急性肺水肿

C. 静脉炎 D. 空气栓塞

E. 过敏反应

18. 护士首先应采取的措施是

A. 减慢输液 B. 给患者吸氧

C. 立即通知医生 D. 立即停止输液

E. 协助患者坐起两腿下垂

19. 给氧时，护士应选择的氧流量为

A. 1 ～ 2L/min B. 3 ～ 4L/min

C. 5 ～ 6L/min D. 6 ～ 8L/min

E. 9 ～ 10L/min

20. 为缓解症状，护士可协助患者采取的体位是

A. 仰卧，头偏向一侧

B. 左侧卧位，头高足低

C. 端坐位，双腿下垂

D. 抬高床头 15° ～ 30°

E. 抬高床头 20° ～ 30°

（21 ～ 23 题共用题干）

患者，女，33 岁。因异位妊娠破裂大出血入院，体格检查：面色苍白，四肢湿冷，脉率 140 次 / 分，血压 66/40mmHg。

21. 输血的目的是

A. 补充血容量 B. 补充血红蛋白

C. 补充凝血因子 D. 增加白蛋白

E. 增加营养

22. 下列输血前准备工作中，错误的一项是

A. 需做血型鉴定和交叉配血试验

B. 血液从血库取出后，勿剧烈震荡

C. 需由两人进行“三查七对”

D. 血液从冰箱取出后不能加温

E. 输血前先静脉滴入生理盐水

23. 为防止过敏反应发生，可给患者肌内注射

A. 异丙嗪 B. 肾上腺素

C. 洛贝林 D. 地西泮

E. 10% 葡萄糖酸钙

（莫娟娟）

第16章 标本采集

第1节 标本采集的意义和原则

一、标本采集的意义

标本采集是指采集人体少量的血液、体液、排泄物、呕吐物、分泌物及组织等样品进行检验检查。标本检验结果可反映机体的正常生理功能和病理改变，对了解病情、确定诊断、指导用药、制订防治措施等起着重要作用。也为护士正确评估患者健康状况及制订相关护理计划和措施提供客观依据。而检验结果的准确性与标本采集的时间、方法密切相关。因此，护士必须掌握正确采集标本的基本方法，确保标本的质量，以取得准确的检验结果。

二、标本采集的原则

（一）遵照医嘱执行

由医生根据患者病情，清晰填写好检验单，并签全名。护士再根据检验单，确定好采集的时间和办法，提前通知患者做好准备工作。

（二）采集前的准备工作

1. 应明确检验项目和目的，选择合适的采集办法和容器，在容器外贴上标签，并注明科室、床号、姓名、住院号、检验目的及送检日期。

2. 评估患者的病情、心理反应及配合度；向患者耐心解释采集标本的目的、要求和方法，以取得合作。

（三）严格查对

采集标本前应严格核对医嘱，核对纸质检验单或电子检验单、检验项目及患者信息，以防产生差错。

（四）确保标本采集的质量

1. 护士要掌握正确的采集方法、量和时间　如做尿妊娠试验时需留取晨尿，因为晨尿内绒毛膜促性腺激素的含量高，易获得阳性检验结果。

2. 及时送检　标本采集后应及时送检，防止标本变质，特殊标本应注明采集时间，如检验红斑狼疮细胞，护士抽取患者血标本后，需注明取血时间，并及时送检。

3. 采集细菌培养标本　应严格执行无菌操作，并在患者使用抗生素前进行，如已用药，则根据抗生素半衰期，在血中药物浓度最低时采集，并在检验单上注明抗生素的种类、使用时间及剂量。

考点 标本采集的原则

第 2 节　常用标本的采集技术

案例 16-1

患者，女，30 岁。无明显诱因出现高热，原因待查入院。医嘱：次日清晨查尿、大便常规；抽取血培养、血常规、红细胞沉降率、肝功能等标本。

问题： 1. 护士采集各项标本时应遵循什么原则？

2. 护士如何正确采集各标本？

一、血液标本采集

临床常用的血标本采集包括三类，分别是静脉血标本、动脉血标本和毛细血管血标本。

（一）静脉血标本

【分类及目的】 见表 16-1。

表 16-1　三种血液标本采集术的鉴别

项目	全血标本	血清标本	血培养标本
目的	红细胞沉降率、血常规检查测定血液中某些物质的含量，如血糖、尿酸、尿素氮、肌酸、肌酐、血氨等	测定电解质、血清酶、肝功能、脂类等	血液的细菌学检查
试管	抗凝管	干燥管	血培养瓶
要点	轻轻将抗凝剂和血液摇匀，防止血液凝固	禁止摇匀，避免振荡，防止溶血	严格按无菌原则进行操作

【操作程序】

1. 护士准备　仪表端庄、衣帽整齐，修剪指甲、洗手、戴口罩。评估医嘱、检验单；评估患者肢体活动和静脉充盈情况、心理状态、合作程度。

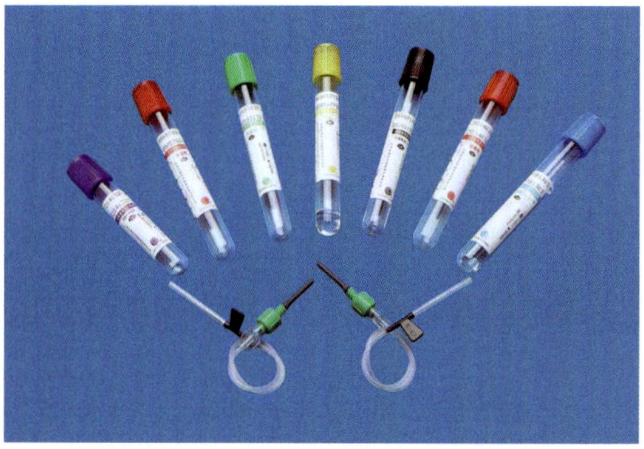

图 16-1　一次性真空采血管

2. 患者准备　清楚采集静脉血标本的目的、过程及需要注意的问题。

3. 用物准备　治疗车上层：注射盘、真空采血针和采血管（干燥管、抗凝管或血培养瓶）（图 16-1）或一次性无菌注射器（规格根据血量而定）、消毒剂、棉签、止血带、小垫枕、检验单、手消毒液，按需备酒精灯、火柴。治疗车下层：锐器盒、医用垃圾桶及生活垃圾桶。常用真空负压采血管类型及应用见表 16-2。

表 16-2　常用真空负压采血管类型及应用

检验项目	试管类型（管盖颜色）	管内添加剂	采血量（ml）
血常规——白细胞、红细胞、血小板、白细胞分类、血细胞比容、血红蛋白	EDTA 抗凝管（紫色）	EDTA-2K（乙二胺四乙酸二钾）	2
血清生化——肝功能、肾功能、心肌酶、淀粉酶、血清免疫学、肌钙蛋白、甲状腺功能、电解质、肿瘤标志物、药物检测、艾滋病检查等	促凝管（红色）	促凝剂	2～5
红细胞沉降率试验	枸橼酸钠红细胞沉降率试验管（黑色）	枸橼酸钠	2.4
凝血试验	凝血管（浅蓝色）	枸橼酸钠	2.7
急诊生化	肝素抗凝管（绿色）	肝素钠	2
血糖检测	草酸钠 / 氟化钠血糖试验管（灰色）	氟化钠 + 草酸钾	2

4. 环境准备　病房安静整洁、通风、光线充足。

5. 操作步骤　见表 16-3。

表 16-3　静脉血标本采集术

操作步骤	操作方法	沟通与人文关怀
选择容器	核对检验单，按检验目的选择适当采集容器，检查容器是否完好并贴上外标签，注明科室、床号、姓名、性别、检验目的及送检日期	—
检查核对	携用物至患者床旁，核对患者的床号、姓名、手腕带及用物，向患者解释采集静脉血标本的目的及配合注意事项，以取得合作	（患者尊称）您好！我是护士××，麻烦您告诉我您的床号和姓名好吗？让我核查一下您的腕带（核对无误） 我现在遵医嘱需要给您抽静脉血检查肝功能，您可以配合我吗
选择静脉	静脉充盈度、弹性，穿刺部位皮肤情况	请把手臂伸出来，我帮您把袖子卷上去 您的血管很充盈，弹性也很好，一会儿就从这里进针
消毒皮肤	按静脉注射法扎止血带，消毒皮肤	（患者尊称），我给您垫个小枕。现在要扎止血带了，可能会有点紧，您需要稍微忍耐一下 我给您消毒，请暂时不要动
二次核对	操作中查对	我再核对一下您的腕带，请问您叫什么名字
采集标本		

续表

操作步骤	操作方法	沟通与人文关怀
◆真空采血器采血	手持真空采血针，按静脉注射法选择静脉进行穿刺，见回血后，将真空采血针另一端针头刺进真空采血管，血液即迅速流入真空采血管内，自动留取所需血量，取下真空采血管。如需继续采集血液，则更换另一真空采血管。当最后一支采血管即将采集完毕时（血流变慢），松开止血带，嘱患者松拳，使采血针内血液被采血管剩余的负压吸入管内，以干棉签按压穿刺点，迅速拔出针头，干棉签继续按压穿刺点至不出血为止	好，请握拳。穿刺的时候会有点痛，请忍耐一下，很快就好了 （注意动作敏捷、轻柔） 好了，可以松拳了 请按住棉签，注意要按压 3 ～ 5min，直至不出血为止
◆注射器采血	手持一次性无菌注射器，按静脉注射法选择静脉进行穿刺，见回血后，抽取所需血液总量（检验项目要求总量），松开止血带，嘱患者松拳，以干棉签按压穿刺点，迅速拔出针头，干棉签继续按压穿刺点至不出血为止，取下针头，按以下顺序将血液沿管壁注入采血器：①血培养标本：注入密封瓶时，先去除铝盖中心部分，更换针头后将血液注入瓶内，轻轻摇匀；注入三角烧瓶时，先点燃酒精灯，将三角烧瓶口的纱布松开，取出塞子，迅速在酒精灯火焰上消毒瓶口，将血液注入瓶内，轻轻摇匀，将塞子经火焰消毒后塞好，扎紧封瓶纱布。②全血标本：将血液顺管壁缓缓注入盛有抗凝剂的试管内，立即轻轻摇动试管，使血液和抗凝剂混匀，防止血液凝固。③血清标本：将血液顺管壁缓缓注入干燥的试管内，勿注入泡沫，不可摇动，防止红细胞破裂造成溶血	同上
再次核对	再次查对患者信息防止发生差错事故	（患者尊称），我们再核对一次，您说一下自己的姓名，我看下腕带
整理记录	协助患者取舒适卧位，整理床单元；用物按医疗废物处置	需要把床头摇高点吗？我把呼叫器放在您枕边，如果有需要可以按呼叫器，我也会经常过来看您的
送检标本	洗手，记录，及时送检	

考点 静脉血标本的采集方法

【注意事项】

1. 严格执行无菌操作及查对制度。

2. 大部分生化检查检验要求空腹采集血标本，因空腹时血液的各种化学成分处于相对恒定状态，检验结果较准确，故应提前通知患者有关事项。

3. 真空试管采血时，不可先将真空试管与采血针头相连，以免影响采血管内的负压而影响采血量。

4. 根据检验目的选择合适的采血管并计算所需血量。一般血培养需血量 5ml，亚急性细菌性心内膜炎患者，为提高阳性率，采血量可增至 10 ～ 15ml。

5. 如需同时采集多项检验血标本时，采血顺序要准确：血培养瓶→抗凝管→干燥管。

6. 严禁在输液、输血的针头处或同侧肢体采集血标本，以防影响检验结果。

考点 静脉血采集的注意事项

（二）动脉血标本

【目的】 用于血液气体分析（血气分析）。

【操作程序】

1. 护士准备 仪表端庄、衣帽整齐，修剪指甲、洗手、戴口罩。评估医嘱、检验单；评估患者肢体活动和动脉搏动情况、心理状态、合作程度。

2. 患者准备 清楚采集动脉血标本的目的、过程及需要注意的问题。

3. 用物准备 治疗车上层：注射盘、动脉血气针或一次性无菌注射器（2ml 或 5ml）、肝素适量、无菌纱布、无菌手套、无菌软塞、小沙袋、消毒剂、棉签、小垫枕、检验单、手消毒液。治疗车下层：锐器盒、医用垃圾桶及生活垃圾桶。

4. 环境准备 病房安静整洁、通风、光线充足。

5. 操作步骤 见表 16-4。

表 16-4 动脉血标本采集术

操作步骤	操作方法	沟通与人文关怀
选择容器	核对检验单，按要求在动脉血气针或一次性无菌注射器外贴上标签，注明科室、床号、姓名、性别、检验目的及送检日期	—
检查核对	携用物至患者床旁，核对患者的床号、姓名、腕带，向患者解释采集动脉血标本的目的及配合注意事项，以取得合作	（患者尊称）您好！我是护士 ××，麻烦您告诉我您的床号和姓名好吗？让我核查一下您的腕带（核对无误） 我现在遵医嘱需要给您抽动脉血做血气分析，您可以配合我吗
选择动脉	一般选择桡动脉或股动脉，以动脉搏动最明显处作为穿刺点（桡动脉穿刺点位于前臂掌侧腕关节上 2cm，股动脉穿刺点位于髂前上棘与耻骨结节连线中点）。如选择股动脉，协助患者取仰卧位，下肢屈膝略外展	请把手伸出来，掌心向上，我检查一下您手腕的动脉情况 这个位置搏动很明显，一会儿就从这里进针
消毒皮肤	常规消毒皮肤，范围大于 5cm；戴无菌手套或常规消毒操作者左手示指和中指	我给您消毒，请暂时不要动
二次核对	操作中查对	我再核对一下您的腕带，请问您叫什么名字
采集标本		

续表

操作步骤	操作方法	沟通与人文关怀
◆动脉血气针采血	取出并检查动脉血气针，将血气针活塞拉至所需的血量刻度，血气针筒自动形成吸引等量血液的负压。用左手示指和中指触及动脉搏动最明显处并固定于两指间，右手持注射器在两指间垂直刺进或与动脉走向呈 40° 刺进动脉，见有鲜红色回血，固定血气针，血气针自动抽取所需血量	穿刺的时候会有点痛，请忍耐一下，很快就好了（注意动作敏捷、轻柔）
◆一次性无菌注射器采血	取出一次性无菌注射器并检查，抽吸 0.5ml 肝素湿润注射器管壁后弃去余液，防止血液凝固。穿刺方法同上，见有鲜红色血液涌进注射器，一手固定注射器，另一手抽取所需血量	同上
拔针按压	采血完毕，迅速拔出针头，并将针尖刺入无菌软塞，轻轻摇匀注射器，用无菌纱布按压止血 5 ～ 10min，必要时用小沙袋压迫止血，凝血功能障碍患者按压时间适当延长	（患者尊称），血已经采好了 请按住无菌纱布，注意要按压 5 ～ 10min，直至不出血为止，以免形成血肿
再次核对	操作后再次核对患者信息防止发生差错事故	（患者尊称），我们再核对一次，您说一下自己的姓名，我看下腕带
整理记录	协助患者取舒适卧位，整理床单元。用物按医疗废物处置	需要把床头摇高点吗？我把呼叫器放在您枕边，如果有需要可以按呼叫器，我也会经常过来看您的
送检标本	洗手，记录，及时送检	—

【注意事项】

1. 严格执行无菌操作及查对制度。

2. 选择合适动脉，成人常选择股动脉和桡动脉，新生儿宜选择桡动脉，因股动脉在垂直穿刺进针时容易损伤髋关节。

3. 血气分析标本不可混有空气，以防影响检验结果。

4. 有出血倾向的患者谨慎使用动脉穿刺术采集动脉血标本。

二、尿标本采集

临床常用的尿标本采集包括三类，分别是常规标本、12h 或 24h 标本、培养标本。

【分类及目的】 见表 16-5。

表 16-5 三种尿标本采集术的鉴别

项目	常规标本	12h 或 24h 标本	培养标本
目的	检查尿液的颜色、透明度、有无细胞及管型，测定尿比重、尿蛋白及尿糖定性检测	进行尿的定量检查，如钠、钾、氯、17-羟类固醇、17-酮类固醇、肌酐、肌酸、尿蛋白及尿糖定量检测、尿浓缩试验查结核分枝杆菌等	尿液细菌学检查

续表

项目	常规标本	12h 或 24h 标本	培养标本
容器	100ml 容量的集尿器（图 16-2）	3000 ～ 5000ml 容量的集尿器及防腐剂（表 16-6）	消毒外阴用物、无菌试管及试管夹或备导尿术用物

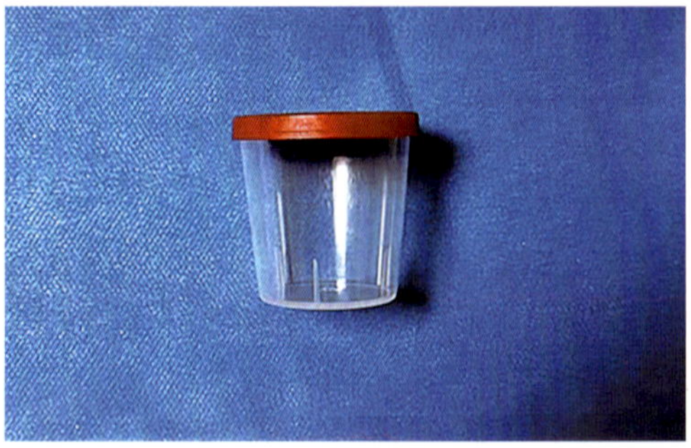

图 16-2　集尿器

表 16-6　尿标本常用防腐剂

名称	作用	用法	应用
40% 甲醛	防腐、固定尿液中有机成分	每 30ml 加入 1 滴	艾迪计数
浓盐酸	防腐、防止尿中激素被氧化	24h 尿加入 5 ～ 10ml	17- 羟类固醇、17- 酮类固醇
0.5% ～ 1% 甲苯	防腐、保持尿液中化学成分不变	每 100ml 加入 2ml，如果测定尿中的钠、钾、氯、肌酐、肌酸等需加 10ml	尿蛋白及尿糖定量检测，钠、钾、氯、肌酐、肌酸定量检测

考点 尿标本常用防腐剂

【操作程序】

1. 护士准备　仪表端庄、衣帽整齐，修剪指甲、洗手、戴口罩。评估医嘱、检验单；评估患者的心理状态、合作程度。

2. 患者准备　清楚采集尿标本的目的、过程及需要注意的问题。

3. 用物准备　检验单、手消毒液、医用垃圾桶、生活垃圾桶，按检验要求准备尿标本容器。

4. 环境准备　病房安静整洁、通风、光线充足，必要时拉屏风或床帘遮挡。

5. 操作步骤　见表 16-7。

表 16-7　尿标本采集术

操作步骤	操作方法	沟通与人文关怀
选择容器	核对检验单，按要求选择合适的尿标本容器并贴上外标签，注明科室、床号、姓名、性别、检验目的及送检日期	—
检查核对	携用物至患者床旁，核对患者的床号、姓名、腕带，向患者解释采集尿标本的目的及配合注意事项，以取得合作	（患者尊称）您好！我是护士 ××，麻烦您告诉我您的床号和姓名好吗？让我核查一下您的腕带（核对无误）根据您的病情，我现在遵医嘱需要给您留取尿标本进行检查，您以前留取过尿标本吗？这个操作很简单，我来教您

续表

操作步骤	操作方法	沟通与人文关怀
采集标本		
◆尿常规标本	嘱患者将晨起第一次尿留于尿标本容器内（一般留取尿液 10 ～ 50ml，除测尿比重需留尿 100ml）	我们要留取的是尿常规标本，这是集尿器，明天早上您起床后，把第一次尿接一部分在这个尿杯里就可以了，尿杯不用装太满，三分之二左右即可
◆ 12h 或 24h 尿标本	留取 12h 尿标本：嘱患者于傍晚 7 点排空膀胱后开始留取尿液，至次晨 7 点留取最后一次尿；留取 24h 尿标本：嘱患者于晨起 7 点排空膀胱后，开始留取尿液，至次晨 7 点留取最后一次尿液	我们要留取的是 12h 尿标本，这是集尿器，您需要在今天晚上 7 点先排尿，然后从晚上 7 点到明晨 7 点的每一次排尿的尿液都要装在这个容器里 我们要留取的是 24h 尿标本，这是集尿器，您需要在明天早上 7 点先排尿，然后从早上 7 点到第二天早上 7 点，每一次排尿的尿液都要装在这个容器里
◆尿培养标本	留取中段尿：按导尿术的方法清洁、消毒外阴和尿道口，嘱患者排尿弃去前段尿，用试管夹夹取试管在酒精灯上消毒试管口后，接取中段尿 5 ～ 10ml，再次消毒试管口和盖子，快速盖紧试管；导尿术留取：按照排泄护理中导尿术的方法留取尿标本	我们要留取的是尿培养标本，主要用于检查尿液中的细菌，需要先消毒，然后您正常排尿。您能配合吗？我先拉上围帘 我现在给您掀开被子，请您抬起臀部，我给您垫一张治疗巾。现在要清洁消毒外阴，消毒时可能会有点凉，不用紧张 好，现在您可以试着排尿，放心，我做好遮挡了 标本取好了，您配合得很好
整理记录	协助患者取舒适卧位，整理床单元。用物按医疗废物处置，洗手，记录	我帮您整理一下，需要把床头摇高点吗？我把呼叫器放在您枕边，如果有需要可以按呼叫器，我也会经常过来看您的
送检标本	及时送检	—

【注意事项】

1. 采集尿标本时，不可将粪便混入尿标本中，以免影响检验结果。

2. 如会阴分泌物过多要清洁后再留取标本，女性在月经期不宜留取尿标本。

3. 昏迷或尿潴留患者可采用导尿术留取尿标本，留置导尿的患者留取尿常规标本，可打开集尿袋下方引流口的橡胶塞进行留尿。

4. 留取尿培养标本，应严格无菌操作，防止污染尿标本。

5. 采集 12h 或 24h 尿标本时，应根据检验要求加入相应防腐剂并将集尿器置于阴凉处，做好交接班，督促患者正确留取尿标本。

考点 尿标本的采集方法

三、粪便标本采集

临床常用的粪便标本包括四类，分别是常规标本、隐血标本、寄生虫及虫卵标本、培养标本。

【分类及目的】 见表 16-8。

表 16-8　四种粪便标本的鉴别

项目	常规标本	隐血标本	寄生虫及虫卵标本	培养标本
目的	用于检查粪便的颜色、混合物及寄生虫等	用于检查粪便中肉眼不能观察到的微量血量	用于检查寄生虫成虫、幼虫及虫卵	用于检查粪便中的致病菌
容器	检便瓶（内附检便勺）（图 16-3）	检便盒（内附检便勺）	检便盒（内附检便勺），透明胶带或载玻片（检查蛲虫）	无菌培养瓶

【操作程序】

1. 护士准备　仪表端庄、衣帽整齐，修剪指甲、洗手、戴口罩。评估医嘱、检验单；评估患者的心理状态、合作程度。

2. 患者准备　清楚采集粪便标本的目的、过程及需要注意的问题。

3. 用物准备　检验单、手消毒液、医用垃圾桶、生活垃圾桶、按检验要求准备粪便标本容器。

4. 环境准备　病房安静整洁、通风、光线充足，必要时拉屏风或床帘遮挡。

5. 操作步骤　见表 16-9。

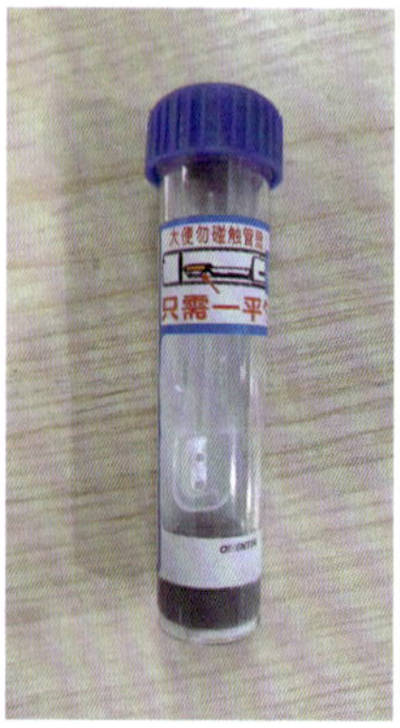

图 16-3　检便瓶

表 16-9　粪便标本采集术

操作步骤	操作方法	沟通与人文关怀
选择容器	核对检验单，按要求选择合适的粪便标本容器并贴上外标签，注明科室、床号、姓名、性别、检验目的及送检日期	—
检查核对	携用物至患者床旁，核对患者的床号、姓名、腕带，向患者解释采集粪便标本的目的及配合注意事项，以取得合作	（患者尊称）您好！我是护士 ××，麻烦您告诉我您的床号和姓名好吗？让我核查一下您的腕带（核对无误） 您现在需要留取大便标本检查是否有寄生虫，您以前留取过大便标本吗？这个操作很简单，我来教您
采集标本		
◆常规标本	嘱患者排便于清洁便器内，用捡便勺取出异常部分 5g，置于标本瓶内送检	我们要留取的是大便常规标本，这是标本瓶和便盆，您排便在便盆里，然后用捡便勺取一勺大便放进标本瓶就可以了，我会帮您送检
◆寄生虫及虫卵标本	①寄生虫及虫卵检查：用捡便勺取出不同部分或带有黏液部分大便 5～10g；②蛲虫检查：嘱患者晚上睡前或清晨起床前，将透明胶带粘贴在肛周处，取下粘有虫卵的胶带粘贴在载玻片上，或将透明胶带对合；③阿米巴原虫检查：采集粪便前将便器加温，排便后标本和便盆立即送检，因阿米巴原虫在低温环境下可失去活力而难以查找	我们要留取大便标本做寄生虫及虫卵检查，这是标本瓶和便盆，您排便在便盆里，然后用捡便勺在不同部分或带有黏液部分各取一勺大便放进标本瓶，我会帮您送检 我们要留取大便标本进行蛲虫检查，这是标本瓶。今天晚上睡前，您将透明胶带粘贴在肛周处，明天早上取下粘有虫卵的胶带粘贴在载玻片上，或将透明胶带对合，交给我，我会帮您送检 我们要留取大便做阿米巴原虫检查，这是便盆，我已经做了加温处理，您现在排便在便盆里，我马上帮您送检

续表

操作步骤	操作方法	沟通与人文关怀
◆培养标本	嘱患者排便于清洁便器内，用无菌棉签取出异常部分或带有黏液脓血部分2～5g，置于无菌培养瓶内	我们要留取的是大便培养标本，这是无菌标本瓶和便盆，您排便在便盆里，然后用无菌棉签取出异常部分或带有黏液脓血部分2～5g，放进无菌培养瓶内交给我即可
整理记录	协助患者取舒适卧位，整理床单元。用物按医疗废物处置	我帮您整理一下，需要把床头摇高点吗？我把呼叫器放在您枕边，如果有需要可以按呼叫器，我也会经常过来看您的
送检标本	洗手，记录，及时送检	

【注意事项】

1. 采集培养标本时严格按照无菌原则操作，如患者无便意，可用无菌长棉签蘸取生理盐水，插入肛门6～7cm，沿一方向轻轻旋转后退出，将棉签置于无菌标本瓶内，塞好瓶塞。

2. 采集标本时，应避免大、小便混合，以免影响检验结果。

3. 粪便标本采集后容易干结，应及时送检。

4. 若患者腹泻时的水样便可取其中15～30ml于容器中送检。

考点 粪便标本的采集方法

四、痰标本采集

临床常用的痰标本包括三类，分别是常规标本、24h痰标本、痰培养标本。

【分类及目的】 见表16-10。

表16-10 三种痰标本的鉴别

项目	常规标本	24h痰标本	痰培养标本
目的	检查痰的一般性状，做涂片经特殊染色检查痰内癌细胞、细菌、虫卵等，以协助诊断某些呼吸系统疾病	检查24h痰液的量、性状，协助诊断	检查痰液中的细菌
容器	痰盒	广口集痰器	无菌集痰器

【操作程序】

1. 护士准备 仪表端庄、衣帽整齐，修剪指甲、洗手、戴口罩。评估医嘱、检验单；评估患者的心理状态、合作程度。

2. 患者准备 清楚采集痰标本的目的、过程及需要注意的问题。

3 用物准备 检验单、手消毒液、医用垃圾桶、生活垃圾桶、按检验要求准备痰标本容器（图16-4）。无法咳痰或不合作的患者另备集痰器（图16-5）。

4. 环境准备 病房安静整洁、通风、光线充足，必要时拉屏风或床帘遮挡。

5. 操作步骤 见表16-11。

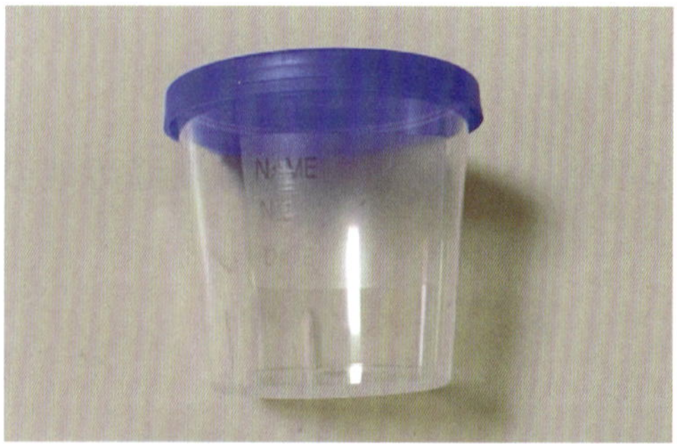

图16-4 痰标本瓶

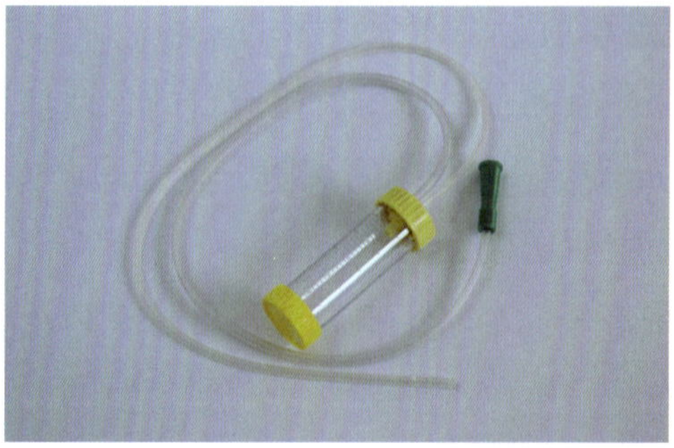

图16-5 一次性集痰器

表16-11 痰标本采集术

操作步骤	操作方法	沟通与人文关怀
选择容器	核对检验单，按要求选择合适的痰标本容器并贴上外标签，注明科室、床号、姓名、性别、检验目的及送检日期	—
检查核对	携用物至患者床旁，核对患者的床号、姓名、腕带，向患者解释采集痰液标本的目的及配合注意事项，以取得合作	（患者尊称）您好！我是护士××，麻烦您告诉我您的床号和姓名好吗？让我核查一下您的腕带（核对无误） 根据您的病情，我现在遵医嘱需要给您留取痰标本进行检查，您以前留取过痰标本吗？这个操作很简单，我来教您
采集标本		
◆常规标本	嘱患者晨起漱口，深呼吸数次后用力咳出气管深处的痰液置于痰盒中；无法咳痰或不合作的患者，协助患者取适当的体位，自下而上、由外而内叩击患者背部数次，集痰器分别连接吸引器和吸痰管，将痰液置于集痰器中	我们要留取的是痰常规标本，这是痰盒，明天早上您起床后先漱口，接着做几次深呼吸，然后用力咳出气管深处的痰液置于痰盒中 我扶您先坐起来，现在我帮您拍背，可能力量会有点大，如果有不舒服请及时告诉我。现在您做深呼吸，试着用力把气管深处的痰液咳出来 您咳痰较困难，我先帮您拍背把痰液拍松，力量会有点大。现在我要使用吸痰器帮您吸痰，请务必配合，如果有不舒服请举手示意我
◆ 24h痰标本	嘱患者于留取晨起7点漱口后第一口痰至次晨7点漱口后第一口痰	我们要留取的是24h痰标本，这是集痰器，您需要在明天早上7点漱口后收集痰液，从早上7点到第二天早上7点，所有痰液都要咳出来装在这个容器里
◆痰培养标本	嘱患者晨起漱口（先用漱口液漱口，再用清水漱口），深呼吸数次后用力咳出气管深处的痰液置于无菌集痰器中；无法咳痰或不合作的患者，方法同常规标本收集	我们要留取的是痰培养标本，主要用于检查痰液中的细菌。您需要先用漱口液漱口，再用清水漱口，深呼吸数次后再用力咳出气管深处的痰液置于无菌集痰器中 您配合得很好
整理记录	协助患者取舒适卧位，整理床单元；用物按医疗废物处置	我帮您整理一下，需要把床头摇高点吗？我把呼叫器放在您枕边，如果有需要可以按呼叫器，我也会经常过来看您的
送检标本	洗手，记录，及时送检	—

【注意事项】

1. 采集标本前，应了解检验目的，评估患者病情及合作程度。

2. 如留痰标本查找癌细胞，应立即送检，如不能立即送检，用10%甲醛溶液或95%乙醇溶液固定后送检。

3. 采集痰标本时，嘱患者不可将漱口水、唾液、鼻涕等混入标本中。

4. 留取24h痰液时，要注明起止时间，应注意减去所加入清水的量。

考点 痰标本的采集方法

五、咽拭子标本采集

【目的】 从咽部和扁桃体部采集分泌物进行细菌培养或病毒分离，协助临床诊断、治疗与护理。

【操作程序】

1. 护士准备 仪表端庄、衣帽整齐，修剪指甲、洗手、戴口罩。评估医嘱、检验单；评估患者的心理状态、合作程度。

2. 患者准备 清楚采集咽拭子标本的目的、过程及需要注意的问题。

3. 用物准备 检验单、手消毒液、医用垃圾桶、生活垃圾桶、无菌咽拭子培养管（图16-6）、酒精灯、培养管。

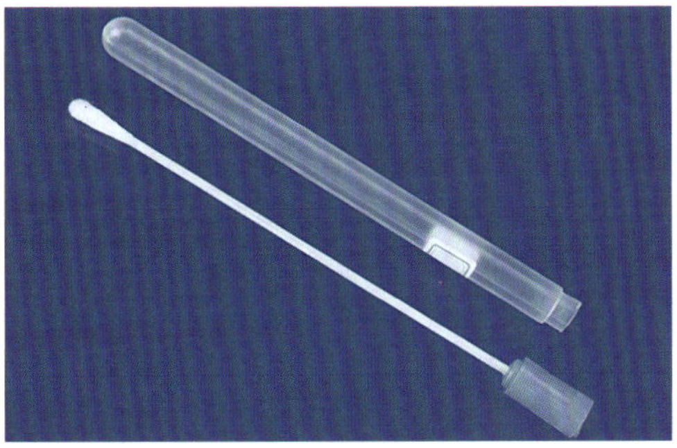

图16-6 咽拭子培养管

4. 环境准备 病房安静整洁、通风、光线充足，必要时拉屏风或床帘遮挡。

5. 操作步骤 见表16-12。

表16-12 咽拭子标本采集术

操作步骤	操作方法	沟通与人文关怀
选择容器	核对检验单，按要求选择无菌咽拭子标本瓶并贴上外标签，注明科室、床号、姓名、性别、检验目的及送检日期	—
检查核对	携用物至患者床旁，核对患者的床号、姓名、腕带，向患者解释采集咽拭子标本的目的及配合注意事项，以取得合作	（患者尊称）您好！我是护士××，麻烦您告诉我您的床号和姓名好吗？让我核查一下您的腕带（核对无误） 您现在需要取咽拭子标本进行核酸检测，取的时候可能会有恶心等不适感，您能配合我吗
采集标本	点燃酒精灯，暴露咽喉部，嘱患者张口发“啊”音，用培养管内的无菌长棉签擦拭两侧腭弓、咽及扁桃体上分泌物，试管口在酒精灯火焰上消毒，然后将棉签插入试管内，塞紧	请张嘴，说“啊” 好，标本已经取好了，您配合得很好

续表

操作步骤	操作方法	沟通与人文关怀
整理记录	协助患者取舒适卧位，整理床单元。用物按医疗废物处置，洗手，记录	我帮您整理一下，需要把床头摇高点吗？我把呼叫器放在您枕边，如果有需要可以按呼叫器，我也会经常过来看您的
送检标本	及时送检	—

【注意事项】

1. 掌握正确的采集技术，防止标本污染而影响检验结果。

2. 为了防止患者出现呕吐，护士应在患者进食 2h 后采集咽拭子标本，同时动作轻柔、敏捷。

3. 如采集真菌培养标本，应在口腔溃疡面上采取分泌物。

考点 咽拭子标本采集方法

医者仁心

全国五一劳动奖章获得者芦晶——与病毒较量的“先锋战士”

穿上密不透风的厚重防护服，戴上双层乳胶手套、防渗透脚套、N95 口罩和护目镜，全副武装走进实验室，近距离与新冠病毒展开面对面较量——这是身为专业疾病预防控制检验人员芦晶的工作常态。新冠疫情发生时，山西省阳泉市疾病预防控制中心卫生检验科科长芦晶，带领科室人员将实验室作为阵地战场，一次次连夜加班、一次次突击任务，精准完成每一个实验步骤，分秒必争地进行每一次检验。新冠疫情期间，他们累计检测核酸 180 余万人次，以“零差错”切实保障了人民的身体健康和生命安全。

自 测 题

A_1/A_2 型题

1. 采集血培养标本最适宜的时间是
   A. 发热前，抗生素使用前
   B. 发热前，抗生素使用后
   C. 发热时，抗生素使用前
   D. 发热时，抗生素使用后
   E. 发热后，抗生素使用前

2. 测定 17- 酮类固醇的尿标本中应加入的防腐剂是
   A. 浓盐酸　　B. 甲醛
   C. 甲苯　　D. 稀盐酸
   E. 乙醇

3. 某患者要做粪便隐血试验，应给患者哪一组食谱
   A. 卷心菜、五香牛肉
   B. 菠菜、红烧青鱼
   C. 茭白、鸡蛋
   D. 油豆腐、鸡血汤
   E. 猪肝　大白菜

4. 患者，女，43 岁，以肾小球肾炎收入院。医嘱：艾迪计数检查。以下做法中哪项不是护士在执行此医嘱时的正确做法
   A. 向患者解释留尿目的及配合方法
   B. 准备大口带盖容器
   C. 容器内加甲苯防腐
   D. 嘱患者晨 7 时排空膀胱后开始留尿
   E. 做好交班，督促患者正确留取尿液

5. 患者，因慢性阻塞性肺疾病入院，医嘱：血气分析，qd，下列有关标本采集过程中的叙述不正确的是

A. 穿刺后，无菌纱布加压止血 5 ～ 10min
B. 常规碘酒、乙醇消毒皮肤
C. 垂直或与动脉走向呈 40° 进针
D. 标本采集后注意隔绝空气送检
E. 注射器内加入一定量枸橼酸钠抗凝

6. 患者，男，42 岁。发热两周，伴进行性贫血，全身乏力，急诊入院，T 39℃，P 98 次 / 分，B 超检查提示脾大，初诊为亚急性心内膜炎，需做血培养进一步明确诊断，应取血
A. 2ml　B. 5ml
C. 6 ～ 10ml　D. 10 ～ 15ml
E. 15 ～ 20ml

A_3/A_4 型题

（7、8 题共用题干）

患者，男，43 岁。近来 1 个月有恶心、腹胀、厌食、肝区不适等症状，为明确诊断需做肝功能检验。

7. 该患者需采集血标本的种类是
A. 血清标本　B. 血培养标本
C. 全血标本　D. 毛细血管血标本
E. 动脉血标本

8. 对下列采集标本的方法错误的是
A. 采血的注射器、针头、试管必须干燥
B. 血液泡沫不能注入试管
C. 血液注入试管后轻轻摇动
D. 采血后取下针头再缓慢注入试管
E. 宜空腹时采集

（9、10 题共用题干）

患者，男，72 岁。腹泻待查入院，医嘱：查血常规和电解质并做血培养。

9. 如将血液同时抽出，血液注入各试管的顺序是
A. 血常规试管—查电解质的试管—血培养瓶
B. 血常规试管—血培养瓶—查电解质的试管
C. 血培养瓶—查电解质的试管—血常规试管
D. 血培养瓶—血常规试管—查电解质的试管
E. 查电解质的试管—血培养瓶—血常规试管

10. 在血培养瓶内应注入的血液量应为
A. 2ml　B. 5ml
C. 8ml　D. 9ml
E. 10ml

（11、12 题共用题干）

患者，男，65 岁。近 1 个月来咳嗽，咳痰，痰中带血丝，疑为肺癌，需留痰找癌细胞。

11. 一般需采集何种类型的痰标本
A. 咽拭子标本　B. 24h 痰标本
C. 痰培养标本　D. 常规标本
E. 用吸引器留取深部痰标本

12. 如不能立即送检，可用于固定癌细胞的试剂是
A. 70% 乙醇　B. 95% 乙醇
C. 40% 甲醛　D. 10% 甲苯
E. 浓硫酸

（王　瑜）

第 17 章 危重患者的护理及抢救

第 1 节　危重患者的病情观察及支持性护理

案例 17-1

车祸现场有一患者，男，40 岁，意识清楚，面色苍白，表情淡漠，目光无神，主诉腹痛，查体：T 36.6℃，R 28 次 / 分，P 112 次 / 分，BP 80/50mmHg。

问题： 1. 该患者属于哪种面容？

2. 患者目前可能患了什么疾病？主要的护理诊断有哪些？

3. 作为护士，该患者入院后应做哪些护理工作？

危重患者是指病情严重，随时可发生生命危险的患者。危重患者病情变化快且复杂，因此，护士必须及时、准确地观察患者的病情变化，熟练掌握各种基本抢救技术，在抢救和护理危重患者过程中，做好全面、充分的准备工作，与医生密切配合，以保证抢救工作的顺利进行，争分夺秒挽救患者生命。

一、危重患者的病情观察

（一）一般情况

1. 表情与面容　健康人表情自然、神态自若。疾病可使人的面容与表情发生变化，通常表现为痛苦、忧虑、疲惫等。某些疾病发展到一定程度时，可出现特征性面容与表情。常见的典型面容如下。

（1）急性面容　患者面色潮红、烦躁不安、呼吸急促、痛苦呻吟，常见于急性感染性疾病，如大叶性肺炎、疟疾等。

（2）慢性面容　患者面容憔悴、肤色苍黄或灰暗、精神萎靡、消瘦无力，常见于慢性消耗性疾病，如肝硬化、恶性肿瘤晚期、结核病等。

（3）二尖瓣面容　患者双颊紫红，口唇发绀，常见于风湿性心脏病等。

（4）病危面容　患者面容枯槁、表情淡漠、眼眶凹陷，见于濒死、大出血、严重休克和感染等患者。

2. 皮肤与黏膜　皮肤、黏膜常可反映某些全身疾病。主要观察皮肤的颜色、弹性、温度、完整性，有无瘀点、瘀斑、皮疹、皮下结节、水肿、黄疸和发绀，黏膜颜色、有无溃疡、有无出血点等情况。如严重缺氧患者口唇发绀，贫血患者面色、甲床及黏膜苍白，休克患者皮肤湿冷，严重脱水患者皮肤弹性差等。

3. 姿势与体位　姿势是指一个人的举止状态，体位是指身体在休息时所处的状态。患者的姿势与体位变化对病情的判断具有一定的意义。如破伤风患者可出现角弓反张，肠绞痛患者在腹痛发作时常坐卧不安，需采用被迫体位，昏迷或极度衰竭的患者常采用被动卧位。

4. 饮食与营养　饮食在疾病治疗中占有重要地位。危重患者分解代谢增强，摄入量减少，消化、吸收功能减退。应注意观察患者食欲、食量、饮食习惯、有无特殊嗜好或偏食等情况。

5. 呕吐物与排泄物　常见的排泄物有粪便、尿液、痰液、汗液等，常见的引流物有胸腔、腹腔、肝胆、胃肠减压引流液等。注意观察呕吐物与排泄物（引流物）的性状、颜色、气味、量、次数、呕吐和排泄的方式等。

（二）生命体征

1. 体温的变化　体温低于 35℃，多见于休克及极度衰弱的患者；体温过高，多见于感染的患者，夏季应注意将中暑考虑在内。体温持续上升、持续高热及超高热（41℃以上）均提示病情严重。

2. 脉搏的变化　观察脉搏应注意其频率、节律、强弱。如脉搏小于 60 次 / 分或大于 140 次 / 分或间歇脉、脉搏短绌等改变均提示病情有变化。

3. 呼吸的变化　观察呼吸应注意其频率、节律、深浅度、呼吸音和伴随气味。呼吸频率高于 40 次 / 分或低于 8 次 / 分或呼吸节律发生改变出现潮式呼吸、点头样呼吸等均是病情危重的征象。

4. 血压的变化　血压的变化对危重患者的病情观察来讲尤为重要。血压过高、过低或者不稳定均提示病情严重。若收缩压、舒张压持续升高，应警惕发生高血压危象。

（三）意识状态

意识是大脑功能活动的综合表现，是对环境的知觉状态。任何原因引起大脑高级中枢功能损害时，均可出现意识障碍。观察意识状态应注意患者的语言反应、定向力、肢体活动、对光和声刺激的反应、对疼痛的反应、各种深浅反射。意识障碍按其程度可分为嗜睡、意识模糊、昏睡和昏迷。

1. 嗜睡　是最轻的意识障碍。患者处于持续的睡眠状态，能被语言或轻刺激所唤醒，醒后能正确、简单而缓慢地回答问题，但反应迟钝，刺激去除后又很快入睡。

2. 意识模糊　其程度较嗜睡重。表现为思维、语言不连贯，对时间、地点、人物的定向力部分或全部障碍，可有错觉、幻觉、谵妄或精神错乱。

3. 昏睡　患者处于熟睡状态，不易被唤醒，强刺激可唤醒，醒后答非所问，停止刺激后又进入熟睡状态。

4. 昏迷　是最严重的意识障碍。按其程度又可分为浅昏迷和深昏迷。

（1）浅昏迷　意识大部分丧失，无自主运动。瞳孔对光反射、角膜反射、吞咽反射、咳嗽反射存在。生命体征无明显变化，可有大小便失禁或潴留。

（2）深昏迷　意识完全丧失，对各种刺激无反应。全身肌肉松弛，四肢瘫软，深浅反射均消失，偶有深反射亢进和病理反射出现，机体仅能维持呼吸、循环，但生命体征不稳定，大小便失禁或潴留。

（四）瞳孔

瞳孔的大小、形态变化及对光反射是许多疾病病情变化的一个重要指标。正常瞳孔为圆形，边缘整齐，位置居中，两侧等大，在自然光源下直径为 2 ～ 5mm，对光反射灵敏。

1. 瞳孔缩小　瞳孔直径小于 2mm 为瞳孔缩小。双侧瞳孔缩小常见于有机磷农药、吗啡、氯丙嗪、巴比妥类等药物中毒，单侧瞳孔缩小常提示同侧小脑幕裂孔疝早期。

2. 瞳孔散大　瞳孔直径大于 5mm 为瞳孔散大。一侧瞳孔散大、固定，常提示同侧颅内血肿或脑肿瘤等颅内病变所致的小脑幕裂孔疝的发生。双侧瞳孔散大，常见于颅内高压、颅脑损伤、颠茄类药物中毒及濒死状态。患者瞳孔突然扩大，常常是病情急剧变化的标志。

3. 对光反射　正常情况下，瞳孔对光反射灵敏，在光亮处瞳孔收缩，昏睡时瞳孔扩大。如瞳孔大小不随光线刺激的变化而变化时，称瞳孔对光反射消失，一般见于危重或深昏迷的患者。

（五）心理状态

危重患者因病情的影响，易产生恐惧、焦虑、绝望、多疑等消极情绪和心理状态。护士应注意观察患者的心理变化，为患者提供有效的心理支持，及时安慰、鼓励和疏导患者，缓解患者的心理压力，以促使疾病的康复。

考点　危重患者的病情观察

二、危重患者的支持性护理

危重患者病情危重，身体极度虚弱，抵抗力差，护士应做好支持性护理，避免并发症的发生。必要时设专人护理，并于护理记录单上详细记录观察结果、治疗经过、护理措施，以供医护人员进一步诊疗、护理时做参考。

（一）监测患者病情

危重患者病情变化快，护士应严密监测患者病情变化，注意生命体征、意识、瞳孔等内容的改变，准确而及时地做好各项护理记录。如出现呼吸、心搏骤停，应立即通知医生，并行心肺复苏术，为进一步抢救赢得时机。

（二）保持呼吸道通畅

若病情允许，应及时为患者翻身、叩背，并指导患者做深呼吸和有效咳嗽，以促进痰液排出；昏迷患者头偏向一侧，及时清理呼吸道分泌物，保持呼吸道通畅；舌后坠者用舌钳拉出，防止窒息；人工气道者及时给予雾化、吸痰。

（三）确保患者安全

对谵妄、躁动、意识障碍者，要确保其安全，合理使用保护具，防止坠床、撞伤、自行拔管等意外事故的发生；对牙关紧闭、抽搐的患者，要用压舌板裹上数层纱布，放于上下臼齿之间，以免舌被咬伤，同时保持室内环境安静、舒适、光线柔和，避免由外界刺激而引起患者抽搐。

（四）加强临床护理

1. 眼的保护　对于眼睑不能自行闭合而导致出现的角膜干燥、结膜炎或角膜溃疡者，可涂金霉素眼膏或盖上凡士林纱布，以保护角膜。

2. 口腔及皮肤护理　注意保持患者清洁卫生，做好口腔护理，每日 2 ～ 3 次。加强皮肤护理，保持床单元清洁、整齐，做到勤观察、勤翻身、勤按摩、勤整理、勤更换，做好交接班。

3. 肢体活动　保持关节功能位，对于病情允许者，可协助其做肢体被动运动、按摩，每日 2 ～ 3 次，以促进血液循环，增加肌张力，防止肌肉萎缩或静脉血栓的形成。

4. 维持排泄功能　保持大小便通畅，便秘者可给予缓泻剂，必要时可给予灌肠；大便失禁者，要保持床单元干燥、整洁，做好皮肤护理，可指导患者进行肛门括约肌和盆底肌功能锻炼；尿失禁或尿潴留者可采取相应护理措施，必要时实施导尿术。

5. 补充营养和水分　危重患者分解代谢增强，机体能量消耗大，因此需要补充营养与水分。对不能进食者，可采取鼻饲法或胃肠外营养；对体液不足者，应补充足够的水分。

6. 保持各种导管的通畅　危重患者身上常有多种引流管，应注意妥善固定、安全放置，防止导管扭曲、受压、堵塞、脱落，保持引流通畅。

（五）心理护理

患者的心理状态对疾病的康复有着极其重要的作用。积极的心理状态有助于疾病的康复，护士应注意观察患者的心理变化，可从患者对健康的理解、对疾病的认识、对疾病与住院的反应、价值观、信念等多方面展开心理护理，关心患者，以缓解患者的心理压力，促使疾病康复。

考点 危重患者的支持性护理

第 2 节　危重患者的抢救技术

案例 17-2

患者，女，38 岁。风湿性心脏病史 6 年，近 1 个月走路时，出现呼吸困难，用药维持治疗。昨夜患者突然憋醒，端坐呼吸，咳嗽，咳大量泡沫痰，心率 120 次 / 分，患者烦躁、恐惧、有濒死感。急诊入院，诊断为“风湿性心瓣膜病合并左心衰竭、肺水肿”。医嘱：低流量吸氧，st。

问题：1. 作为主管护士，您应如何安全有效地为患者进行吸氧？

2. 在吸氧的过程中，应注意哪些问题？

危重患者病情复杂，变化快，抢救是护理危重患者中的一项紧急任务，严密的组织、合理的分工、完善的设备是成功抢救的保证。护士必须熟练地掌握常用的抢救技术，以确保抢救工作及时、准确、有效地进行。

一、抢救室的管理及抢救设备

（一）抢救室的管理

急诊科与病区均应设置抢救室。病区抢救室应设在靠近护士站的房间内，室内要求宽敞、整洁、安静、光线充足并设置环形输液轨道。一切抢救物品应做到“五定”，即定品种数量、定点安置、定人保管、定期消毒灭菌、定期检查维修。未经批准，一律不准外借。护士应熟悉抢救器械的性能和使用方法，能处理一般故障，保证完好率达到 100%。

（二）抢救室的设备

1. 抢救床　最好为多功能床，另备供胸外按压用的硬板 1 块。

2. 抢救车　抢救车内需准备急救药品、无菌物品和其他物品。

（1）急救药品　见表 17-1。

表 17-1　常用急救药品

类别	常用药物
中枢兴奋剂	尼可刹米、洛贝林等
升压药	间羟胺、多巴胺、去甲肾上腺素、盐酸肾上腺素、异丙肾上腺素等
降压药	利血平、肼屈嗪、硫酸镁注射液等
强心剂	去乙酰毛花苷、毒毛花苷 K 等
抗心律失常药	利多卡因、普鲁卡因胺等
血管扩张药	硝酸甘油、硝普钠、氨茶碱、甲磺酸酚妥拉明等
止血药	酚磺乙胺、维生素 K_1、氨甲苯酸、垂体后叶素等
止痛镇静药	哌替啶、苯巴比妥、氯丙嗪、吗啡等
解毒药	阿托品、氯解磷定、碘解磷定、亚甲蓝、二巯基丙醇、硫代硫酸钠等
抗过敏药	异丙嗪、苯海拉明、马来酸氯苯那敏等
抗惊厥药	地西泮、苯妥英钠、硫酸镁等
脱水利尿药	20% 甘露醇、25% 山梨醇、呋塞米等
碱性药	5% 碳酸氢钠、11.2% 乳酸钠等
其他	地塞米松、氢化可的松、等渗盐水、各种浓度的葡萄糖溶液、氯化钾、10% 葡萄糖酸钙、氯化钙、代血浆等

（2）无菌物品　各种规格注射器、输液器、输血器、静脉切开包、气管切开包、导尿包、开胸包、穿刺包、无菌导管、无菌手套、无菌敷料等。

（3）其他物品　血压计、听诊器、开口器、手电筒、压舌板、舌钳、止血带、多项电源插座等。

3. 急救器械　供氧装置、吸引器、心电图机、心脏除颤起搏器、心电监护仪、简易呼吸器、人工呼吸机、电动洗胃机等。

链　接

重症监护室

重症监护室（intensive care unit，ICU）是医院内专门收治重症患者，提供全天候监控和护理的重要部门。ICU 内设有先进的医疗设备和专业护理人员，能够提供包括呼吸机、支气管纤维镜、生命体征监测仪器、输液泵、血糖仪、心电图机等医疗设备和医疗技术，为患者提供高度个性化和专业化的护理。此外，重症监护室还可以分为：小儿重症监护室（PICU）、新生儿重症监护室（NICU）、内科重症监护室（MICU）、心血管重症监护室（CCU）、心脏外科重症监护室（CICU）、急诊重症监护室（EICU）、神经外科重症监护室（NSICU）等。

二、危重患者的常用抢救技术

（一）吸氧技术

吸氧是常用的抢救措施之一，是指通过给氧提高患者的动脉血氧分压（PaO_2）和动脉血氧饱和度（SaO_2），预防和纠正各种原因引起的缺氧状态。

【目的】 纠正各种原因引起的缺氧，提高血氧含量和动脉血氧饱和度。

【操作程序】

1. 护士准备　衣着整洁、洗手、戴口罩。评估患者年龄、缺氧程度、供氧原因、鼻腔状况、意识状态、心理状态、合作程度，对用氧安全及氧疗的认知。

缺氧程度判断见表 17-2。

表 17-2　缺氧程度的判断

缺氧程度	动脉血氧分压（PaO_2）（mmHg）	动脉血氧饱和度（SaO_2）（%）	临床表现
轻度	50 ～ 70	＞ 80	无发绀或轻度发绀、神志清楚
中度	30 ～ 50	60 ～ 80	有发绀、呼吸困难、神志清楚或烦躁
重度	＜ 30	＜ 60	明显发绀、“三凹征”明显、嗜睡或昏迷

轻度缺氧一般不需要给氧，如果患者有呼吸困难可给予低流量的氧气（1 ～ 2L/min）。中度缺氧需给氧。重度缺氧是给氧的绝对适应证。当患者 PaO_2 ＜ 50mmHg 时，均应给氧。慢性阻塞性肺疾病并发冠心病者 PaO_2 ＜ 60mmHg 时，即需给氧。

2. 患者准备　了解给氧目的、过程及需要注意的问题，协助排便排尿，取舒适卧位。

3. 用物准备　供氧装置、治疗盘内放棉签、鼻导管、安全别针、蒸馏水或冷开水、弯盘、小药杯或治疗碗内盛冷开水、用氧记录单、笔，必要时备胶布。

（1）中心供氧装置　医院的氧气供给可集中由氧气供应站供给，设管道至各病区、门诊、急诊科。各用氧单位连接流量表和湿化瓶即可使用，使用方便、快捷（图 17-1）。

（2）氧气筒与氧气表装置

1）氧气筒：为圆柱形无缝钢瓶，筒内耐高压达 150kg/cm^2，容积为 40L，桶内可容纳氧量 6000L。在筒的顶部有一总开关，可控制氧气的进出，使用时，将总开关逆时针旋转 1/4 周，即可放出足够的氧气。在氧气筒颈部的侧面有一气门与氧气表相连，是氧气自筒中流出的出口（图 17-2）。

2）氧气表：由压力表、减压阀、流量表、湿化瓶、安全阀组成（图 17-3）。①压力表：从表上的指针可测知氧气筒内的压力，以 MPa（kg/cm^2）表示。②减压阀：可将来自氧气筒内压力减至 2 ～ 3kg/cm^2（0.2 ～ 0.3MPa）。③流量表：内有浮标，当氧气通过流量表时，即将浮标吹起，浮标上端平面所指的刻度，即每分钟氧气的流出量，用 L/min 表示。④湿化瓶：瓶内盛 1/3 ～ 1/2 蒸馏水或冷开水。⑤安全阀：当氧气流量过大、压力过高时，安全阀的内部活塞即自行上推，使过多的氧气由安全阀四周的小孔流出，以确保安全。

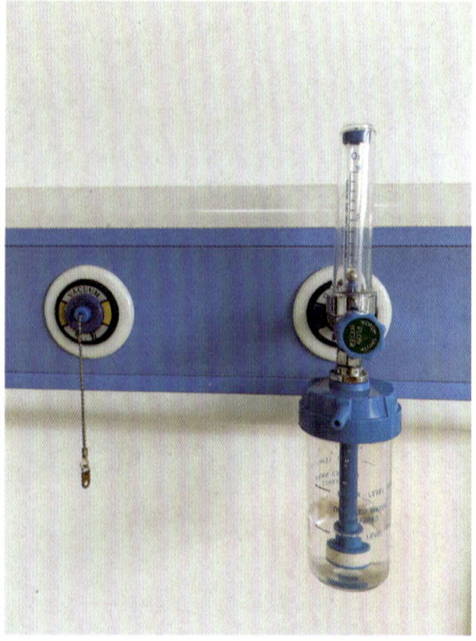

图 17-1　中心供氧装置

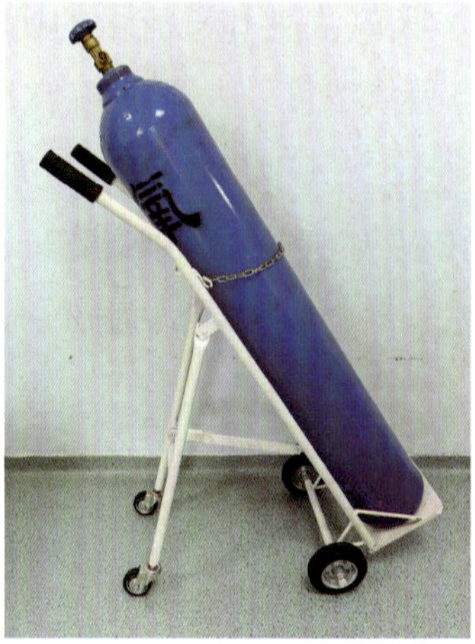

图 17-2　氧气筒装置

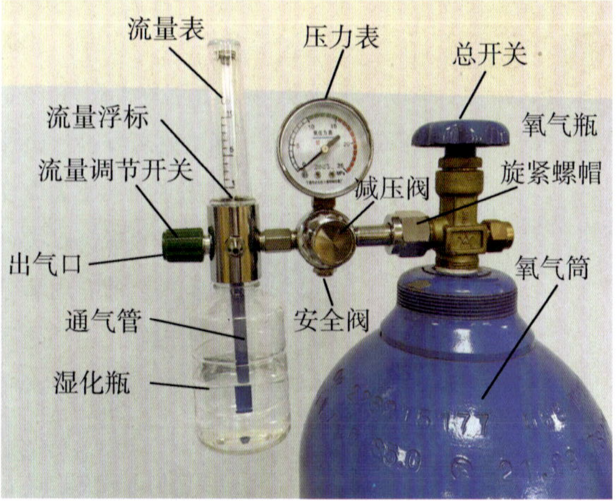

图 17-3　氧气表装置

氧气筒内的氧气供应时间可按以下公式计算：

$$可供时间=\frac{氧气筒容积（L）\times[压力表压力-5（kg/cm^2）]}{氧流量（L/min）\times 60min\times 1kg/cm^2}$$

3）装表法：①吹尘，将氧气筒置于氧气架上，打开总开关，使少量氧气从气门流出，吹去气门处灰尘，随即迅速关上，避免灰尘吹入氧气表内。②装表，将氧气表的旋紧螺帽与氧气筒气门处的螺丝接头衔接，将氧气表稍向后倾斜接在气门上，用手按顺时针方向初步旋紧，再用扳手旋紧，使氧气表垂直于地面，直立于氧气筒旁。③连接通气管和湿化瓶。④检查，先打开总开关，再开流量表的流量调节阀，检查氧气流出是否通畅，有无漏气，然后关上总开关，最后关上流量调节阀，备用。

（3）氧气枕供氧装置　氧气枕为一长方形橡胶枕，有一导管与氧气枕相连。使用时接上湿化瓶，调节流量即可给氧，也可使患者枕于氧气枕上，利用重力作用使氧气流出（图 17-4）。

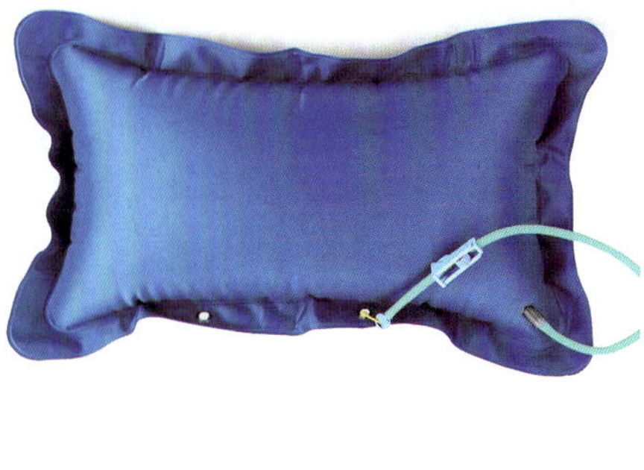

图 17-4　氧气枕供氧装置

（4）氧气成分、吸氧浓度和氧流量的换算方法

1）氧气成分与吸氧浓度：一般医院常用99%氧气或5%的二氧化碳和纯氧混合气体给患者供氧。由于氧气在空气中占20.93%，所以一般认为低于25%浓度的给氧是无治疗价值的。在常压下给氧浓度为40%～60%是安全有效的，高于60%的氧浓度，若持续时间超过24h，可能会发生氧中毒，患者表现为眩晕、恶心、干咳、胸痛、烦躁不安、面色苍白、进行性呼吸困难。

2）吸氧浓度和氧流量的换算方式：吸氧浓度（%）=21＋4×氧流量（L/min）。

4. 环境准备　温湿度适宜、安静整洁、禁止明火、避开热源。

5. 操作步骤　见表17-3。

表17-3　氧气筒双侧鼻导管给氧法

操作步骤	操作方法	沟通与人文关怀
备物核对	携用物至病房，核对床号、姓名、腕带，解释吸氧的目的及配合方法，指导患者取舒适体位，取得合作	（患者尊称）您好！我是护士××，麻烦您告诉我，您的姓名好吗？让我核查一下您的腕带（核对无误）请问您现在感觉怎么样呢？根据您的病情，遵医嘱我要给您吸氧，以缓解您缺氧的情况，您可以配合我吗？您以前有用鼻导管吸过氧气吗？吸氧是一项简单的操作，主要是通过鼻导管把氧气输送到您的鼻腔，您不会有什么痛苦，请您不用紧张。您的鼻腔有伤口吗？您去过卫生间了吗？您还有什么问题需要我协助解决的吗（协助患者摆舒适卧位）
清洁鼻腔	检查鼻腔黏膜及通气情况，棉签蘸水清洁双侧鼻腔	我现在用湿棉签给您清洁鼻腔，会有点清凉的感觉
连管调节	连接鼻导管，打开流量表开关，根据病情需要调节流量，将导管前端放于水中湿润，并检查导管是否通畅	—
插管固定	将鼻导管轻轻插入双侧鼻腔，再将导管绕过耳后，固定于下颌处，调节松紧适宜（图17-5）	（患者尊称）我现在把导管戴在您的鼻子上，您感觉松紧度合适吗
再次核对	再次核对患者身份，协助患者取舒适卧位，告知注意事项	××床（患者姓名）对吗？氧气已经给您吸上了，现在感觉如何？戴上吸氧管后您不要紧张，呼吸时尽量用鼻子深吸气，用嘴巴慢慢呼气，这样有助于改善您缺氧的症状。根据医嘱，您现在的氧流量是××L/min，我已经调好了，请您不要自行调节，吃饭或者喝水的时候不需要摘掉氧气管，翻身时请注意别压到导管。麻烦您和您的家属都不要在病室内点火或吸烟，以免发生危险，好吗
整理记录	整理用物及床单元，废物分类处理，洗手，记录用氧时间、氧流量、用氧情况，护士签名	—
巡视观察	给氧过程中，经常检查橡胶管是否通畅，吸氧装置的固定位置有无移动，湿化瓶是否需要加水，观察患者呼吸改善情况，衡量氧疗效果，并及时清除鼻腔分泌物	请问您还有什么需要我帮助的吗？这是呼叫器，我放在您的枕头旁，有需要您可以随时呼叫我，我们也会定时巡视的，感谢您的配合

续表

操作步骤	操作方法	沟通与人文关怀
停氧拔管	先拔出鼻导管，再关总开关，放尽余氧后关流量表开关，擦净患者脸、鼻部，安置舒适体位	（患者尊称）您好！我是护士 ××，麻烦您告诉我，您的姓名好吗？让我核查一下您的腕带（核对无误）您现在还感觉呼吸困难吗？您现在的口唇颜色红润，您的化验指标也正常了，根据医嘱，我现在给您停止吸氧，您可以配合我吗
再次查对	再次核对患者身份	您这样的体位感觉舒适吗？请让我再次核查下您的手腕带，谢谢！您还有什么需要吗？您先休息，有事可以按铃，我们也会及时来看您，谢谢您的配合
整理归位	整理患者及床单元，将氧气筒推至指定安放点，废物分类处理	—
洗手记录	洗手，记录停氧时间	—

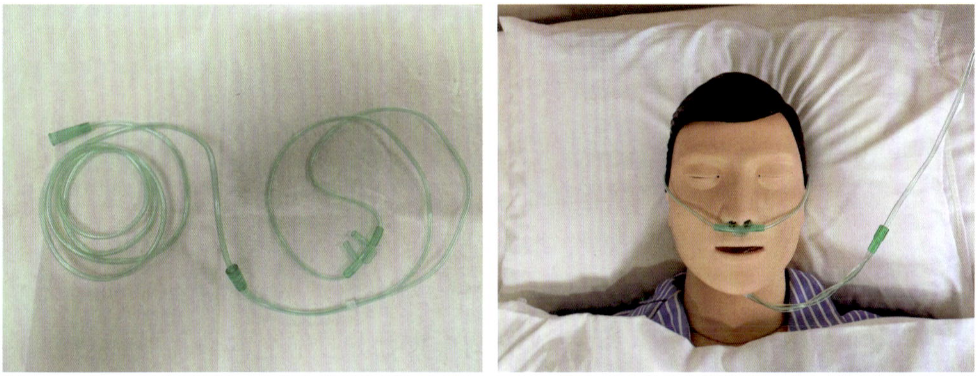

图 17-5　双侧鼻导管吸氧

链　接

各种吸氧法

①单侧鼻导管吸氧法：将一根鼻导管经一侧鼻腔插入鼻咽部，插管长度为鼻尖至耳垂的 2/3。此法节省氧气，但刺激鼻腔黏膜，患者不易耐受，并且易被鼻腔分泌物堵塞，目前临床不常用。②鼻塞法：是一种塑料制成的球状物，给氧时将鼻塞塞入一侧鼻孔鼻前庭内，此法刺激小。患者较耐受，可两侧鼻孔交替使用。③漏斗法：以漏斗代替鼻导管连接橡胶管，调节氧流量 4 ～ 6L/min，将漏斗置于患者的口鼻部上方 1 ～ 3cm，用绷带适当固定。此法使用简单，且无刺激性，但较浪费氧气，多用于婴幼儿及气管切开的患者。④面罩法：将面罩置于患者口鼻部供氧，流量为 6 ～ 8L/min，可用于病情较重、氧分压明显下降的患者。⑤头罩法：将患者头置于头罩内，头罩与颈部保持一定距离，防止呼出的二氧化碳再次吸入，此法主要用于小儿给氧。

【注意事项】

1. 用氧前，检查氧气装置有无漏气，是否通畅。

2. 注意用氧安全，切实做好“四防”：防震、防火、防热、防油。搬运时应避免倾倒、撞击，防止爆炸。氧气筒周围严禁烟火和易燃品，距离明火至少 5m，距离暖气 1m 以上，以免引起燃烧。氧气表及螺纹口勿涂油，也不要用有油的手触碰氧气表的接口处。

3. 使用氧气时，应先调节流量后给氧。停用氧气时，应先拔出导管，再关闭氧气筒开关。中途需改变氧流量，应先分离鼻导管与湿化瓶连接处，调好流量后再连接。

4. 氧气筒内氧不可用尽，压力表指针降至 5kg/cm^2 时即不可再用，以防灰尘与杂质进入筒内，再次充气时引起爆炸。对未用完或已用尽的氧气筒，应分别悬挂“满”或“空”标志，分开放置，以便及时更换，也便于急救时搬运，以免影响抢救速度。

5. 鼻导管持续用氧每日更换鼻导管 2 次，双侧鼻孔交替插管，及时清除鼻腔分泌物。鼻塞、头罩每天更换一次、面罩 4 ～ 8h 更换一次。

考点 吸氧的目的、方法及注意事项

（二）吸痰技术

吸痰是利用负压吸引的原理，经口、鼻或人工气道吸出呼吸道分泌物，保持呼吸通畅的一种技术。适用于无力咳嗽、排痰的患者。

【目的】

1. 清除呼吸道分泌物或异物，保持呼吸道通畅。

2. 防止窒息和吸入性肺炎等并发症。

【操作程序】

1. 护士准备　衣帽整洁、洗手、戴口罩。评估患者年龄、意识状态、生命体征、痰鸣音、氧流量、口鼻腔情况、心理状态、合作程度，对吸痰的认知。

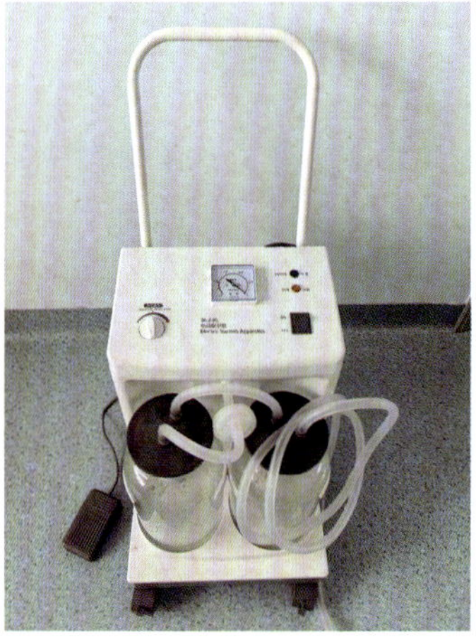

图 17-6　电动吸引器

2. 患者准备　了解吸痰的目的、过程及需要注意的问题，协助排便排尿，取舒适卧位，有义齿者需取出。

3. 用物准备　治疗车上层：无菌口鼻吸痰盘（内置无菌治疗碗 2 个，1 个盛无菌生理盐水，1 个盛弯血管钳或镊子 1 把，纱布 2 块），听诊器，连接管，吸痰管数根（成人 12 ～ 14 号；小儿 8 ～ 12 号；气管插管 6 号），盛有消毒液的浸泡筒，多项电源插座。必要时备压舌板、开口器、舌钳。治疗车下层：生活垃圾桶、医用垃圾桶。中心负压吸引装置或电动吸引器（图 17-6）。

4. 环境准备　光线充足、空气流通、温度适宜。

5. 操作步骤　见表 17-4。

表 17-4　电动吸引器吸痰法

操作步骤	操作方法	沟通与人文关怀
核对解释	携用物至患者床边，核对床号、姓名、腕带，解释操作目的，取得合作	（患者尊称）您好！我是护士 ××，麻烦您告诉我，您的姓名好吗？让我核查一下您的腕带(核对无误）请问您现在感觉怎么样呢？根据您的病情，根据医嘱我要给您吸痰，您以前有用吸引器吸过痰吗？吸痰是用一条吸痰管，通过负压吸引的作用，从您的鼻腔或口腔吸出气管及深部的痰液，以缓解您呼吸困难的情况和避免感染，您可以配合我进行这个操作吗
安置卧位	检查患者的口腔、鼻腔，患者去枕仰卧位，头偏向操作者。呼吸困难患者在吸痰前应调高氧流量。昏迷患者需用开口器打开口腔，取出活动性义齿。舌后坠者用舌钳将舌拉出	您有没活动性的义齿呢？（若有，则需取出）我先给您摆好体位

续表

操作步骤	操作方法	沟通与人文关怀
检查调压	接通电源，打开开关，检查吸引器各管是否通畅，有无漏气；调节负压：成人 300 ~ 400mmHg（0.04 ~ 0.053MPa）、小儿 250 ~ 300mmHg（0.033 ~ 0.04MPa），打开无菌盘备用	—
接管试吸	打开连接管，一端与吸引器连接，另一端与吸痰管连接，连接吸痰管，试吸少量生理盐水，润滑吸痰管前端并查看吸力	—
吸引痰液	操作中再次查对患者的床号、姓名，昏迷患者可用压舌板或开口器打开口腔；左手反折吸痰管末端，右手用无菌镊夹持吸痰管前端，从口腔的一侧插入口腔，放松折叠处，左右旋转，吸出口腔内分泌物，吸生理盐水冲管，冲管后将吸痰管放入医用垃圾桶内；更换吸痰管，在患者吸气时顺势将吸痰管插入咽喉部 10 ~ 15cm，放松折叠处，迅速从深部向上提拉，左右旋转，吸净痰液，拔出吸痰管，吸生理盐水冲洗，取下吸痰管，放入医用垃圾桶内	××床（患者姓名）对吗？我现在开始为您吸痰，请您别紧张，我会尽量动作轻柔，痰液吸出后您会舒服很多的
观察效果	吸痰中随时用纱布擦净患者喷出的分泌物；观察患者面色、呼吸是否改善，观察痰液的颜色、性质及黏膜有无损伤，吸痰结束，听诊肺部检查吸痰效果，调节氧流量	（患者姓名）我现在帮您听诊肺部的呼吸音，检查吸痰的效果。这次痰液已经给您吸干净了，平时您应该多喝水、适当下床活动，这样有助于痰液咳出，也有利于病情的恢复
整理指导	关闭吸引器开关及电源开关，并将吸引管玻璃接头插入盛有消毒液的瓶子内备用，安置患者于舒适体位，整理床单元及用物，指导患者自主排痰	—
洗手记录	洗手，记录吸痰时间、次数，痰液性状和量，患者呼吸情况	请问您还有什么需要我帮助的吗？这是呼叫器，我放在您的枕头旁，有需要您可以随时呼叫我，我们也会定时来看您的，感谢您的配合

【注意事项】

1. 严格执行无菌操作，治疗盘内吸痰用物每天更换 1 ~ 2 次，吸痰管应每次更换，吸引过口、鼻分泌物的吸痰管禁止进入气道，以免造成污染，勤做口腔护理。

2. 选择型号、粗细及软硬度均适宜的吸痰管。每次抽吸时间不超过 15s。

3. 插管过程中，不可打开负压，且动作应轻柔，以防损伤呼吸道黏膜。吸痰过程中，注意观察病情变化，吸出物的性状、量等。如痰液黏稠可配合背部叩击、雾化吸入等。切不可增大负压，以防损伤黏膜。

4. 储液瓶内液体及时倾倒，不得超过储液瓶容积的 2/3。

5. 如自口腔吸痰困难，可由鼻腔吸痰；气管插管或气管切开者，可由插管或套管内吸痰。多途径同时吸痰顺序为：气管切开→口腔→鼻腔。

考点 吸痰的目的、方法和注意事项

（三）洗胃技术

洗胃是将一定量溶液饮入或通过胃管灌入胃内反复冲洗，通过吸引或引流的方法排除胃内容物的技术。

【目的】

1. 解毒，除去胃内毒物或刺激物，避免毒物吸收。

2. 减轻胃黏膜水肿和炎症，及时清除幽门梗阻者的潴留食物。

3. 为胃肠道手术或检查做准备。

【操作程序】

1. 护士准备　衣帽整洁、洗手、戴口罩。评估患者意识状态、毒物性质、有无禁忌洗胃的疾病、口腔黏膜及口腔异味、心理状态、合作程度，以及对洗胃的认知。

2. 患者准备　了解洗胃的目的、过程及需要注意的问题，协助患者排便排尿，根据不同洗胃方法和中毒情况取合适体位，有义齿者取出。

3. 用物准备

（1）口服催吐法　治疗车上层：治疗盘内放量杯或水杯、压舌板、毛巾、围裙、水温计、弯盘。治疗车下层：水桶两只（分别盛放 25 ～ 38℃洗胃溶液及污水）。按医嘱根据药物毒性准备洗胃溶液，见表 17-5。

表 17-5　常用洗胃溶液及禁忌药物

中毒药物	洗胃溶液	禁忌药物
酸性物	乳类、蛋清水、牛奶	强碱药物
碱性物	5% 醋酸、白醋、蛋清水、牛奶	强酸药物
氰化物	饮 3% 过氧化氢溶液后引吐，1 ∶ 20 000 ～ 1 ∶ 15 000 高锰酸钾溶液洗胃	—
巴比妥类（催眠药）	1 ∶ 20 000 ～ 1 ∶ 15 000 高锰酸钾溶液洗胃、硫酸钠导泻	—
敌敌畏	2% ～ 4% 碳酸氢钠、清水、1 ∶ 20 000 ～ 1 ∶ 15 000 高锰酸钾溶液洗胃	—
乙基对硫磷（1605）、1059、4049（乐果）	2% ～ 4% 碳酸氢钠洗胃	高锰酸钾
双对氯苯基三氯乙烷（DDT）、苯醚甲环唑（666）	开水或生理盐水洗胃，50% 硫酸镁导泻	油性泻药
敌百虫	1% 盐水或清水、1 ∶ 20 000 ～ 1 ∶ 15 000 高锰酸钾溶液洗胃	碱性药物
磷化锌（灭鼠药）	1 ∶ 20 000 ～ 1 ∶ 15 000 高锰酸钾溶液洗胃，0.1% 硫酸铜洗胃，0.5% ～ 1% 硫酸铜溶液每次 10ml，5 ～ 10min 服一次，配合用压舌板刺激舌根引吐	鸡蛋、牛奶、脂肪及其他油类食物
马铃薯毒素、河鲀毒素、生物碱	1% ～ 3% 鞣酸。1% 活性炭悬浮液	—

注：①蛋清水、牛奶可黏附于黏膜或创面上，从而起保护作用。②高锰酸钾为氧化剂能将化学毒品氧化，改变其性能，从而减轻或去除其毒性。但 1605、1059、4049 等禁用高锰酸钾洗胃，否则可被氧化成毒性更强的物质。③敌百虫遇碱性药物可分解出毒性更强的敌敌畏，其分解过程随碱性的增强和温度的升高而加速。④巴比妥类药物采用硫酸钠导泻，是利用其在肠道内形成的高渗透压，阻止肠道水分和残存的巴比妥类药物的吸收，促其尽早排出体外。硫酸钠对心血管和神经系统没有抑制作用，不会加重巴比妥类药物的中毒。⑤磷化锌中毒时，口服硫酸铜可使其成为无毒的磷化铜沉淀，阻止吸收，并促使其排出体外。但磷化锌易溶于油类物质，忌用脂肪性食物，以免促使磷的溶解吸收。

（2）自动洗胃机洗胃法　自动洗胃机（图 17-7）及电源装置。治疗盘内放胃管、水温计、量杯、液状石蜡、开口器、牙垫、压舌板、舌钳、棉签、胶布。治疗车下放围裙、水桶 2 只。

（3）电动吸引器洗胃法　电动吸引器、输液架、输液瓶、止血钳、Y 形三通管、余同自动洗胃机洗胃法。

4. 环境准备　整洁、安静、温度适宜，必要时屏风遮挡。

考点 各种药物中毒的洗胃溶液和禁忌药物

5. 操作步骤　见表 17-6。

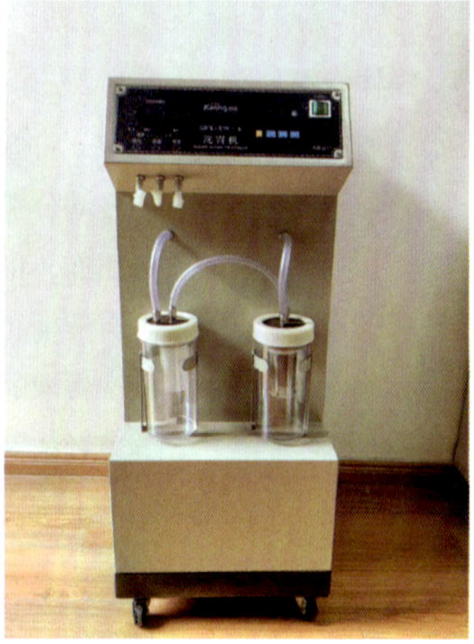

图 17-7　自动洗胃机

表 17-6　洗胃法

操作步骤	操作方法	沟通与人文关怀
核对解释	携用物至患者床旁，核对床号、姓名、手腕带，并解释洗胃的目的和方法，取得合作	（患者尊称）您好！我是护士 ××，麻烦您告诉我，您的姓名好吗？让我核查一下您的腕带（核对无误）请问您现在感觉怎么样呢？根据您的病情，遵医嘱我现在需要帮助您洗胃，洗胃就是通过口服洗胃液后催吐，或者用一条胃管从您的口腔插进胃内，然后通过胃管向您的胃内灌注洗胃液，反复冲洗，再通过引流或吸引的方式排出来，通过这样的方法把胃洗干净，以达到解毒（根据实际案例）的目的。在这个过程中，您可能会出现恶心、呕吐的反应，但我会尽量动作轻柔，您可以配合我的操作吗？我可以评估您口腔的情况？请您张开嘴巴，发出“啊”的声音。您有活动性的义齿吗
◆口服催吐法	适用于清醒合作的患者	
安置体位	协助患者取坐位，胸前围橡胶围裙，污水桶置于患者座位前	（患者尊称）请您坐在凳子上，我帮您围上围裙，您每次喝 500ml 的灌洗液，然后我再用压舌板协助您呕吐
饮液催吐	嘱患者自饮大量灌洗液（一次饮量约 500ml）后用压舌板压其舌根引起呕吐，反复进行，直至吐出的灌洗液澄清无味	好了，您的洗胃液已经变得澄清了，胃中已经没有其他内容物了，我们现在结束洗胃
清洁整理	协助患者漱口洗脸，必要时更衣，嘱患者卧床休息，整理床单元，清理用物	您先漱下口和洗洗脸，然后休息一会儿。呼叫器放在您的枕边，如有不适，请您呼叫我，谢谢
洗手记录	洗手，记录洗胃时间，洗胃液的名称、量，呕吐物的性质、颜色、气味、量，以及患者的一般情况等；必要时留取标本送检	
◆自动洗胃机洗胃法	利用电磁泵为动力源，通过自控电路的控制，使电磁阀自动转换动作，完成洗胃	

续表

操作步骤	操作方法	沟通与人文关怀
检查连管	接通电源，打开开关，检查性能；将3根橡胶管的一端分别与机器的进液管、胃管、出液管口相连，将进液管和出液管分别放于备好的洗胃液桶和污水桶内，进液管管口始终浸没在洗胃液的液面下，胃管的另一端与已插好的患者洗胃管连接，调节药量流速	—
安置卧位	患者取坐位或半坐卧位；中毒较重者取左侧卧位，因左侧卧位可减慢胃排空，延缓毒物进入十二指肠的速度；昏迷者取平卧位，头偏向一侧，并用压舌板、开口器撑开口腔，置牙垫于上、下磨牙之间；取下活动义齿，弯盘置于口角旁	（患者尊称）我先给您摆好体位，如果有不适，请您告诉我，谢谢
插管洗胃	润滑胃管前端约1/3，由口腔插入45～55cm，证实胃管确实在胃内后，用胶布固定；接通电源，按“手吸”键，吸出胃内容物，必要时将吸出物送检；再按“自动”键，机器对胃进行自动冲洗；每次进液量为300～500ml；冲洗时“冲”红灯亮，吸引时“吸”红灯亮；如洗胃过程中发现有食物堵塞管道、水流减慢、不流或发生故障，可交替按“手冲”或“手吸”键，重复冲吸数次，直到管路通畅，再按“手吸”键将胃内残留液吸出后，按“自动”键恢复自动洗胃，直至洗出液澄清无味	（患者尊称）我现在为您插胃管，会出现恶心、呕吐的感觉，如果您有不舒服，请您举手告诉我，谢谢 （插至10～15cm）请您深呼吸并做吞咽动作，往下咽，对，就是这样！很好，插好啦 我现在为您冲洗胃，请不要紧张，如果您有不舒服请举手告诉我 好了，您的洗胃液已经变得澄清了，胃中已经没有其他内容物了，我们现在结束洗胃。目前您暂时不能进食，我们会给您输液补充营养和能量，请您放心，谢谢您的配合
拔管整理	洗胃完毕，按“停机”键停止工作。反折胃管末端迅速拔出；协助患者漱口、洗脸，必要时更衣，取舒适卧位，整理床单元，清理用物：将洗胃机的进液管、胃管和出液管同时放在清水中，手按“清洗”键，机器自动清洗各管腔，清洗完毕，将各管同时取出，待机器内水完全排尽后，按“停机”键，关机	（患者尊称）我现在要把胃管拔出来，您只要屏住呼吸就好了，好了，拔出来了，您有不舒服的感觉吗？您休息一会儿。谢谢您的配合！呼叫器放在您的枕边，如有不适，请您呼叫我，谢谢
洗手记录	同口服催吐法	—
◆ 电动吸引器洗胃法	利用负压吸引原理，用电动吸引器连接胃管进行洗胃的方法（图17-8）	
检查准备	接通电源后，检查吸引器性能，调节负压，负压应保持在13.3kPa，避免过高而损伤胃黏膜	—
插管洗胃	安装各管后，同鼻饲术经口腔插入胃管45～55cm，将输液管与患者胃管相连，打开吸引器，吸出胃内容物，必要时留取标本送检；关闭吸引器，夹闭储液瓶的引流管，打开输液管，使液体流入胃内300～500ml；夹闭输液管，开放储液瓶的引流管，打开吸引器，吸出灌洗液，如此反复至洗出液澄清无味为止	（同自动洗胃机洗胃法）

续表

操作步骤	操作方法	沟通与人文关怀
拔管整理	反折胃管末端迅速拔出；协助患者漱口、洗脸，必要时更衣，取舒适卧位，并嘱患者休息，整理床单元，清理用物	（同自动洗胃机洗胃法）
洗手记录	同口服催吐法	—
◆漏斗胃管洗胃法	利用虹吸原理，将洗胃液灌入胃内后再引出的方法（图 17-9）	（患者尊称）我现在为您插胃管，如果您感觉不舒服，请举手示意我
插入胃管	患者做好准备，插胃管；将漏斗放置于低于胃部水平的位置，挤压橡胶球，抽尽胃内容物	（同自动洗胃机洗胃法）
灌液洗胃	举漏斗高过头 30 ～ 50cm，将洗胃液 300 ～ 500ml 缓慢倒入漏斗内，当漏斗内尚余少量液体时，迅速将漏斗降至胃部位置以下，倒转于污水桶内，反复灌洗，直至流出液澄清无味为止	—
拔管整理	同电动吸引器洗胃法	（同自动洗胃机洗胃法）
洗手记录	同口服催吐法	（同口服催吐法）
◆注洗器洗胃法	适用于幽门梗阻和胃、十二指肠手术前患者的洗胃	
插管洗胃法	患者做好准备，插胃管，用注洗器抽尽胃内容物，注入洗胃液约 200ml，再抽吸弃去，如此反复冲洗，直至吸出的液体澄清无味为止	—
拔管整理	同电动吸引器洗胃法	（同口服催吐法）
洗手记录	同口服催吐法	（同口服催吐法）

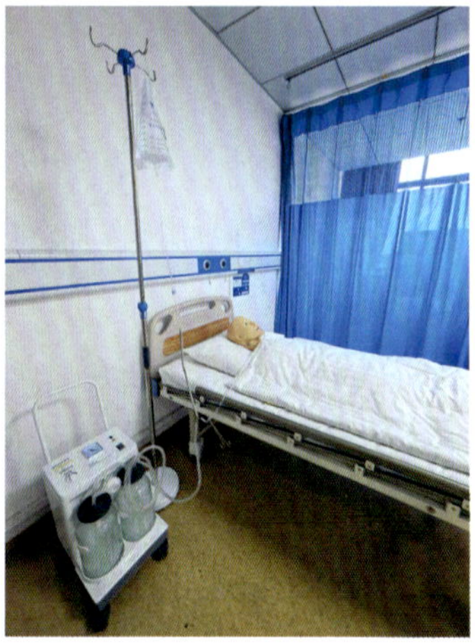
图 17-8 电动吸引器洗胃法

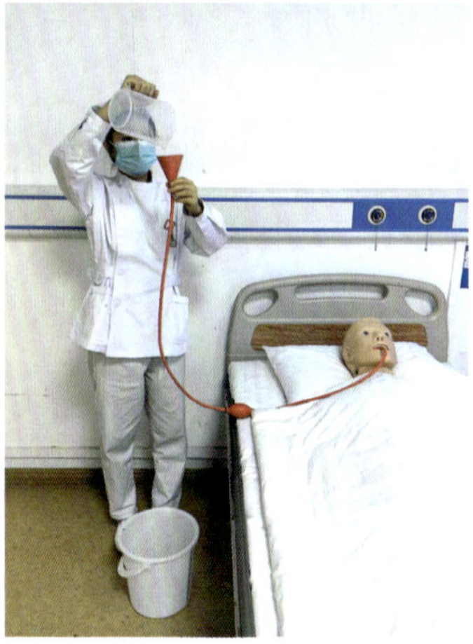
图 17-9 漏斗胃管洗胃法

【注意事项】

1. 急性中毒患者应立即采取口服催吐法进行洗胃，必要时进行胃管洗胃。

2. 中毒物质不明的患者在洗胃前须留取少量胃内容物送检，洗胃溶液可先选用温开水或生理盐水。

3. 根据毒物性质选用洗胃液。

4. 误服强碱或强酸等腐蚀性药物时，禁忌洗胃，以免造成胃穿孔。可迅速给予牛奶、豆浆、蛋清水、米汤等以保护胃黏膜。

5. 患有消化性溃疡、食管阻塞、食管静脉曲张、胃癌等疾病者一般不洗胃。昏迷者慎洗，必要时去枕平卧，头偏向一侧。

6. 洗胃液一次灌入量 300 ～ 500ml 为宜。灌入液量与引出量应平衡，一次灌入量过多，会导致胃内压上升、急性胃扩张及毒物快速进入肠道，增高毒物吸收量，而且胃扩张会使迷走神经兴奋，从而引起反射性心搏骤停。

7. 幽门梗阻患者洗胃宜在饭后 4 ～ 6h 或空腹时进行，洗胃时，需记录胃内潴留量，以了解梗阻情况。

8. 洗胃中密切观察患者的呼吸、脉搏、血压、吸出液的性质及有无腹痛的情况。如有异常及时通知医生。

考点 洗胃的目的、方法和注意事项

（四）人工呼吸器使用技术

人工呼吸器是进行人工呼吸最有效的工具之一，常用于各种原因所致的呼吸停止或呼吸衰竭的抢救及麻醉期间的呼吸管理。

【目的】

1. 维持和增加机体通气和换气功能。

2. 纠正低氧血症。

【操作程序】

1. 护士准备　衣帽整洁、洗手、戴口罩。评估患者意识状态、生命体征、有无自主呼吸及呼吸型态、呼吸道是否通畅。

2. 用物准备

（1）人工呼吸机　借助机械动力建立肺泡与气道通口的压力差，当气道通口的压力超过肺泡压，气体流向肺内，产生吸气动作。当释去气道通口的压力时，肺泡压高于大气压，肺泡气排出体外，形成呼气。可分为定容型、定压型、混合型三大类。

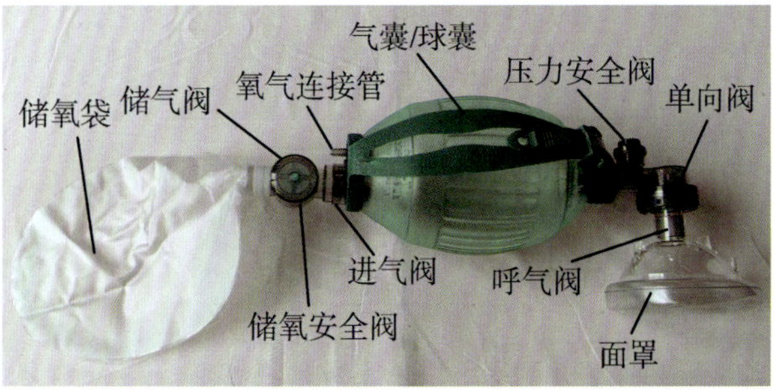

图 17-10　简易呼吸器

（2）简易呼吸器　由面罩、气囊、储氧袋等几个主要部件组成（图 17-10）。

（3）弯盘、小方纱布。必要时准备气管切开或气管插管用物、氧气装置、蒸馏水、手套、吸痰用物、电源。

3. 环境准备　整洁、安静、空气流通、温湿度适宜。

4. 操作步骤　见表 17-7。

表 17-7　人工呼吸器使用方法

操作步骤	操作方法	沟通与人文关怀
检查核对	检查简易呼吸器、人工呼吸机的性能及氧气装置是否完好；备齐用物，携至床旁，核对床号、姓名、腕带，向清醒患者解释目的	（患者尊称）您好！我是护士 ××，麻烦您告诉我，您的姓名好吗？让我核查一下您的腕带（核对无误） 请问您现在感觉怎么样呢？由于您目前自主呼吸困难，出现缺氧状况，为缓解您的病情，遵医嘱我现在需要为您用人工呼吸器进行人工呼吸，您可以配合我的操作吗
清理气道	松解衣领、腰带；清除呼吸道分泌物及异物，保持呼吸道通畅；取下活动义齿	我先帮您松开衣领和腰带和清理您呼吸道的分泌物，您有活动性的义齿吗（有则需取下）
◆人工呼吸机	用于危重患者及长期循环、呼吸支持者	
调节参数	根据病情选择通气方式，调节各参数（表 17-8）	—
连接气道	呼吸机与患者气道紧密相连，不漏气，方法有以下 3 种：①面罩连接法：面罩盖住患者口、鼻后与呼吸机连接；②气管插管连接法：气管插管后与呼吸机连接；③气管套管连接法：气管切开置套管后与呼吸机连接	我现在开始协助您呼吸，如果在操作过程中您有不适，请举手示意我，谢谢
观察病情	观察呼吸机的运转情况及病情变化，如患者两侧胸壁运动是否对称、呼吸音是否一致，机器与患者的呼吸是否同步等，根据病情调节呼吸机参数	您现在感觉呼吸机的辅助呼吸与您的自主呼吸同步吗？是的话您可以点点头，如有不适请您举手示意我
湿化排痰	充分湿化呼吸道，防止气道干燥；鼓励患者咳嗽、深呼吸，协助翻身、拍背，促进痰液排出	（患者尊称），您感觉怎么样？现在我来协助您翻身、给您拍拍背。根据需要我再给您湿化呼吸道，您配合一下。使用呼吸机期间您要多做深呼吸，尽量咳嗽以促进痰液排出
停机准备	如患者自主呼吸恢复，准备停用呼吸机前，先适当减少呼吸机通气量，使自主呼吸发挥作用，减少患者对呼吸机的依赖，并根据病情循序渐进撤机	（患者尊称），您的自主呼吸已经恢复了，目前面色、口唇也红润了，您不要担心。您还有其他不适的感觉吗 您先休息，我们会经常过来看您的，床头铃放在您枕边，您如有需要可及时呼叫，谢谢
撤离机器	分离面罩或导管，拔管，吸氧；关闭呼吸机、电源、氧气开关	—
整理消毒	整理用物，呼吸机做好消毒处理及保养，病室空气、家具、地面也要消毒	—
洗手记录	洗手，记录呼吸机使用参数、时间、效果及患者情况	—
◆简易呼吸器	用于各种原因所致的呼吸骤停	
开放气道	患者取仰卧位，去枕，操作者站于患者的头侧，卸下床头栏，托起患者下颌，使患者头后仰	把头向后仰开放气道时注意动作轻柔

续表

操作步骤	操作方法	沟通与人文关怀
扣紧面罩	面罩紧扣口、鼻部，并用EC手法固定：中指、环指、小指（构成E形）钩住下颌，打开气道；拇指、示指（构成C形）固定面罩（图 17-11）	—
挤压气囊	有节律挤压呼吸囊，频率保持在 16 ～ 20 次 / min，一次挤压可有 500 ～ 1000ml 空气进入肺内（挤压气囊凹陷 1/3 ～ 2/3 为宜），放松时，肺部气体随呼气活瓣排出，患者若有自主呼吸，应注意与人工呼吸同步	—
观察病情	观察患者胸廓运动，听诊呼吸音，观察皮肤颜色、氧饱和度读数、腹部有无膨隆及生命体征 安慰患者，取平卧位	（患者尊称）您醒啦！您的自主呼吸已经恢复了，目前面色、口唇也红润了，您不要担心。您还有其他不适的感觉吗 您先休息，我们会经常过来看您的，床头铃放在您枕边，您如有需要可及时呼叫，谢谢
整理记录	整理床单元，整理用物，做好消毒处理；洗手，记录患者反应、效果、时间	—

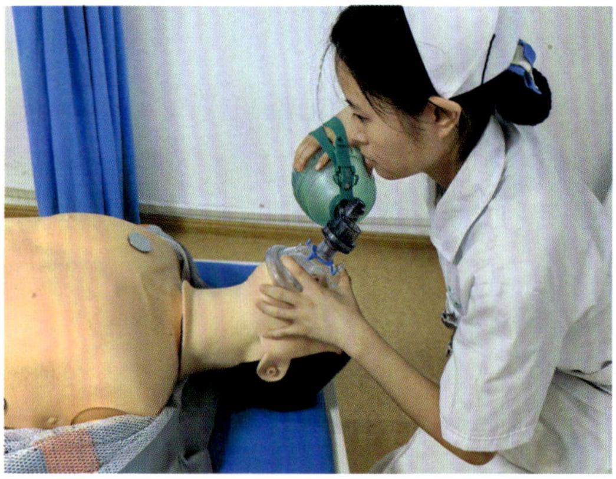

图 17-11 简易呼吸器的使用

表 17-8 人工呼吸机的主要参数设置

项目	数值
呼吸频率（R）	10 ～ 16 次 / 分
每分钟通气量（VE）	8 ～ 10L/min
潮气量（Vr）	600 ～ 800ml（10 ～ 15ml/kg）
吸呼气时间比（I/E）	1/（1.5 ～ 3.0）
呼气相压力（EPAP）	0.147 ～ 1.96kPa（一般＜ 2.94kPa）
呼气末正压（PEEP）	0.49 ～ 0.98kPa（渐增）
吸入氧浓度（FiO_2）	30% ～ 40%（一般＜ 60%）

【注意事项】

1. 密切观察原发病、自主呼吸恢复情况、生命体征及血气分析和电解质情况，判断通气量是否恰当。若通气量合适，吸气时胸廓隆起，呼吸音清晰，生命体征平稳。若通气量不足，皮肤潮红、出汗、浅静脉充盈消失。若通气过度，患者可昏迷、抽搐等。

2. 观察呼吸机工作状态，防止漏气和管道脱落。

3. 保持呼吸道通畅，要湿化吸入气体，促进痰液排出。

4. 预防医源性感染。呼吸机管道等消毒 1 次 / 天；病室空气紫外线消毒 1 ～ 2 次 / 天；病室设备用消毒液擦拭 2 次 / 天。

5. 加强患者营养，做好生活护理，特别是口腔和皮肤的护理。

6. 简易呼吸器使用时应注意呼吸活瓣有无漏气，患者出现自主呼吸时应同步挤压呼吸囊。

考点 危重患者使用人工呼吸器的目的、方法和注意事项

医者仁心

第 48 届南丁格尔奖章获奖者成守珍：抗疫先锋　护理楷模

2021 年 9 月 2 日，广东省护理学会理事长、中山大学附属第一医院（中山一院）护理部主任成守珍获得第 48 届南丁格尔奖章。2020 年初，58 岁的成守珍奔赴武汉抗疫，并担任中山一院驰援武汉医疗总队临时党总支书记，成为冲锋一线的“疫中先锋”，与 150 名医疗队队员一起奋战两个多月。从武汉归来后，成守珍再度请战驰援塞尔维亚共和国，作为中国医疗专家组成员帮助该国防控新冠疫情，以“白衣统帅”的身份帮助塞尔维亚共和国成为新冠重症率、死亡率最低的欧洲国家之一。

“42 年前，自踏入护校大门，南丁格尔精神一直深深影响着我。南丁格尔不仅是人道、博爱，奉献的楷模、重症伤者的提灯人，更是务谋患者之福利，尽力提高护理之标准的先驱。”这是成守珍心目中的南丁格尔精神。

自 测 题

A_1/A_2 型题

1. 患者，女，25 岁。夜间急诊入院，表情痛苦，呼吸急促，伴有鼻翼扇动，口唇有疱疹，面色潮红，测体温 39℃，该患者属于
   A. 急性面容　B. 慢性面容
   C. 病危面容　D. 休克面容
   E. 恶性面容

2. 患者，女，45 岁。头颅 CT 显示脑出血，呼之不应，心搏 70 次 / 分，无自主运动，对声光刺激无反应，该患者的意识为
   A. 嗜睡　B. 昏迷
   C. 浅昏迷　D. 深昏迷
   E. 意识模糊

3. 下列哪种疾病会出现双侧瞳孔缩小
   A. 有机磷农药中毒　B. 颅内压增高
   C. 颅脑损伤　D. 颠茄类药物中毒
   E. 脑出血合并脑疝

4. 瞳孔散大是指直径
   A. 小于 2mm　B. 2 ～ 3mm
   C. 3 ～ 4mm　D. 4 ～ 5mm
   E. 大于 5mm

5. 患者，女，67 岁。三年前诊断为慢性阻塞性肺疾病，现病情加重，入院治疗。患者缺氧的临床表现主要是

A. 皮肤湿冷，尿量减少
B. 面色潮红，脉搏洪大
C. 辗转反侧，呻吟不止
D. 烦躁不安，口唇发绀
E. 头晕眼花，血压下降

6. 下列哪项不属于吸氧的适应证
A. 支气管哮喘　B. 急性心力衰竭
C. 一氧化碳中毒　D. 急性肠炎
E. 颅脑损伤后昏迷

7. 装氧气表前打开氧气筒总开关的目的是
A. 检查筒内是否有氧气
B. 测试筒内氧气压力
C. 清洁气门，防止飞尘吹入氧气表内
D. 估计筒内氧气流量
E. 了解氧气流出是否通畅

8. 患儿，女，2岁。因呼吸困难需氧疗，最合适的给氧方法是
A. 鼻导管法　B. 鼻塞法
C. 面罩法　D. 氧气枕法
E. 头罩法

9. 采用面罩给氧时，氧流量一般为
A. 2～4L/min　B. 4～6L/min
C. 6～8L/min　D. 8～10L/min
E. 10～12L/min

10. 患者，女，65岁。肺心病史5年，现患者出现呼吸困难同时合并精神症状，应采取的给氧方法是
A. 高流量给氧
B. 高浓度给氧
C. 高压给氧
D. 低流量、低浓度持续性给氧
E. 乙醇湿化给氧

11. 吸痰时若痰液黏稠，护士可采取的措施不包括
A. 协助患者变换体位
B. 配合叩击
C. 使用超声雾化吸入
D. 滴入化痰药物
E. 增加负压

12. 治疗盘内吸痰用物更换的时间为
A. 每次吸痰后　B. 每日1～2次
C. 每日1次　D. 每周1次
E. 每周2次

A_3/A_4 型题

（13～15题共用题干）

患者，女，34岁。服催眠药中毒，处于昏迷状态，需要立即洗胃。

13. 对此患者适宜的洗胃液是
A. 1∶20 000～1∶15 000 高锰酸钾
B. 等渗盐水
C. 2%～4% 碳酸氢钠
D. 5% 醋酸
E. 0.1% 硫酸铜

14. 对此患者实施洗胃时选择的体位是
A. 坐位　B. 半坐位
C. 右侧卧位　D. 左侧卧位
E. 端坐位

15. 洗胃时每次灌入洗胃液的量应为
A. 100～300ml　B. 300～500ml
C. 500～700ml　D. 700～900ml
E. 900～1100ml

（16、17题共用题干）

患者，男，60岁，因脑血管意外昏迷入院。查体：呼吸道有较多分泌物，肺部听诊呈湿啰音。

16. 护士为该患者吸痰时，错误的操作是
A. 调节负压至40.0～53.3kPa
B. 患者头部转向操作者
C. 先插管再启动吸引器
D. 吸管从深部向上提出，左右旋转吸痰
E. 吸痰前采用超声雾化吸入

17. 为该患者吸氧时氧流量为2L/min，其吸氧浓度是
A. 21%　B. 25%
C. 29%　D. 33%
E. 37%

（翟　颖）

第18章 安宁疗护

第1节 死亡概述

死亡是我们每一个人最后的归宿，临终是必经阶段。护士在患者临终阶段起着重要的作用，关爱患者的身心两方面的反应，帮助其减轻痛苦以提高生存质量。引导患者正确面对死亡，使其安详、有尊严地接受死亡；同时护士对患者的家属给予疏导和安慰，帮助他们维持良好的身心健康。

一、死亡的概念及标准

（一）死亡的概念

死亡是指个体生命活动和新陈代谢的永久性停止。传统的死亡是指心肺功能的停止，即个体生命的永久性终止。现代医学认为死亡是不可逆转的脑死亡，又称全脑死亡，包括大脑、小脑、中脑和脑干的不可逆死亡。

（二）死亡的标准

传统的医学概念认为心搏、呼吸永久性停止即可判断为死亡。随着医学、科学的日益发展，这一死亡标准明显受到强烈的冲击。1968年，在第22次世界医学会议上，美国哈佛大学医学院特设委员会提出了新的死亡概念，即脑死亡。

脑死亡的诊断标准为以下四点。①不可逆的深度昏迷。②自发呼吸停止。③脑干反射消失。④脑电波消失平坦。

上述四条标准24h反复检查结果无改变，并排除体温过低（＜32.2℃）、刚使用过巴比妥类等中枢神经抑制剂的影响这两种情况，即可宣告死亡。

二、死亡过程的分期

（一）濒死期

濒死期即临终期，是死亡的开始阶段。此期患者机体各系统的功能严重紊乱，中枢神经系统脑干以上部位的功能处于抑制状态。表现为意识模糊或丧失，各种反射减弱或迟钝，肌张力减退或消失，心搏、呼吸减弱，血压下降，各感知觉不断地消失，各种迹象显示生命即将结束。

（二）临床死亡期

此期患者延髓处于极度抑制状态。表现为心搏、呼吸停止，各种反射消失，瞳孔散大固定，但各种组织细胞仍有微弱而短暂的代谢活动，持续时间极短，一般5～6min。在低温条件下，此期可延长达 1h 甚至更久，超过这个时期大脑将出现不可逆的损害。此时若得到及时有效的抢救，生命仍有复苏的可能。

（三）生物学死亡期

此期是死亡的最后阶段。神经系统及各器官的新陈代谢相继停止，并出现不可逆的变化，相继出现尸冷（尸温与室温接近，死亡后 10h 内尸体温度下降约为 1℃ /h）、尸斑（死亡后 2 ～ 4h 出现）、尸僵（死亡后 1 ～ 3h 出现）、尸体腐败（死亡后 24h 出现）等现象。

考点 死亡的分期

链接

安乐死

“安乐死”一词源于希腊文，意思是“幸福”的死亡。它包括两层含义，一是安乐的无痛苦死亡；二是无痛致死术。安乐死分为积极的（主动的）安乐死和消极的（被动的）安乐死两种，积极的安乐死指采取促使患者死亡的措施，结束其生命，如当患者无法忍受疾病终末期的折磨时。消极的安乐死即对抢救中的患者（如垂危患者）不给予或撤除治疗措施，任其死亡。安乐死至今仍存在很大的社会争议，如生存权利和伦理道德等方面人们都有不同观点，如果没有严格把握好安乐死的实施条件，此举措就接近于故意杀人，必须依法追究法律责任。

第 2 节 安宁疗护概述

一、安宁疗护的概念

安宁疗护是指为疾病终末期或老年患者在临终前提供身体、心理等方面的照料和人文关怀等服务，控制痛苦和不适症状，提高生命质量，帮助患者舒适、安详、有尊严地离世。安宁疗护、临终关怀、安宁舒缓医疗、姑息疗法等内涵具有相似之处，国家卫健委将临终关怀、舒缓医疗、姑息治疗等统称为安宁疗护。

二、安宁疗护的内容

安宁疗护既包括对临终患者提供的多方面照顾，也包括对患者家属精神压力的疏导。研究的内容如下。

1. 临终患者的全面护理　临终患者的需求，包括生理、心理及社会等各方面的需求。临终护理的核心内容是控制患者的疼痛、不适，向其提供医疗护理、生活照料及心理护理。

2. 临终患者家属的护理　为患者提供优质的护理服务，从而减轻患者家属的精神压力，对其进行情感支持和心理疏导。

3. 死亡教育　目的是帮助患者以正确的心态面对死亡，缩短他们的哀伤过程，消除对死亡的恐惧。

4. 临终关怀的模式　不同患者对死亡的态度有很大的差异，主要是各国文化背景不同导致的。值得指出的是，从社会学角度出发寻找适合我国国情的临终关怀的模式和特点是临终关怀的重要内容之一。

5. 其他 包括研究临终关怀机构的医疗管理与实践、临终关怀与其他学科之间的关系、临终关怀工作人员的构成与培训等。

三、安宁疗护的原则

1. 人道主义原则 以患者为中心，尊重患者的人格，关心、理解患者。以减轻其身心痛苦和不适为主要目的；同时向临终患者及家属提供心理和社会支持等方面的帮助。

2. 尊重权利的原则 每个生命都是值得被尊重的。护理人员在患者的临终阶段要坚持维持好患者的尊严与权利，个人的尊严不应该因为生理各器官功能的下降而被忽视。患者的各项权利也不能因此而被剥夺，如知情同意权、平等医疗权等。

3. 以照料为中心的原则 对临终患者而言，治愈的希望是十分渺茫的，此时主要以控制疼痛、促进身体舒适、生活照料和心理护理为主。因此，安宁疗护应由治疗为主转为对症处理和照料为主。

4. 注重心理支持的原则 有生便有死，这是自然界不可违背的客观规律。临终是人生旅途的最后阶段，工作人员首先要建立正确的生死观，和临终患者一起共同面对死亡，对患者及家属进行心理支持和疏导，使其保持较平衡的心理状态。

第3节 临终患者及家属的护理

案例 18-1

患者，男，47岁。因慢性咳嗽、咯血、胸痛、声音嘶哑、体重下降到医院就诊，医生诊断为肺癌晚期。患者无法接受这一事实，认为诊断出现错误，于是四处求医，但多家医院的诊断均为肺癌晚期。

问题： 1. 患者此时的心理反应处于临终过程的哪一期？

2. 护士应该如何对患者进行护理？

一、临终患者的生理变化和护理

（一）临终患者的生理变化特点

1. 循环系统 患者出现循环功能的减退，表现为皮肤苍白、湿冷、不断出汗，四肢发绀、出现斑点，脉搏减弱或逐渐消失、不规则，血压下降或测不出。

2. 呼吸系统 患者出现呼吸功能的减退，表现为呼吸频率、节律、深浅度的异常，可见点头样呼吸、叹气样呼吸等，甚至呼吸停止。

3. 消化系统 患者出现消化功能的减退，表现为胃肠蠕动逐渐减弱，出现腹胀、恶心、呕吐、呃逆、食欲下降、便秘等。

4. 肌张力改变 患者出现肌张力下降甚至丧失，表现为肢体瘫软，不能自行更换体位，无法维持舒适的功能位。大小便失禁，吞咽困难，脸部外观改变，呈希氏面容，即病危面容，面部消瘦，面色呈铅灰或灰白色，表情淡漠，眼窝凹陷，目光无神。

5. 知觉改变　患者出现感知觉功能减退，表现为语言表达不完整、声音轻、弱。视觉慢慢消失，但听觉往往是最后才消失的感知觉。

6. 意识改变　若疾病未发展至中枢神经系统，患者可处于神志清醒状态，若已侵及脑部，可出现不同程度的意识障碍。

7. 疼痛　临终患者多数主诉全身出现不同程度的不适或疼痛，表现为烦躁不安，五官扭曲、眉头紧锁、大声呻吟等疼痛面容。

考点 临终患者的生理变化特点

（二）临终患者的生理护理

1. 改善循环和呼吸功能

（1）严密观察生命体征的变化并做好记录。

（2）调节合适的病房温度与湿度，保持患者呼吸道通畅，清除患者口腔分泌物，必要时吸氧、吸痰。

2. 促进舒适

（1）减轻疼痛　护士应严密观察患者疼痛的性质、部位、程度等，采用安慰等方法稳定患者的情绪。也可用音乐疗法等方式转移患者的注意力。遵医嘱用止痛药是目前临床上减轻疼痛最有效的方法。

（2）注意清洁卫生　每天定时翻身、避免压力性损伤的产生；加强皮肤护理，注意清洁、干燥，大小便失禁和大量出汗的患者要及时更换床单和衣物；注意口腔清洁卫生，协助患者晨起、睡前、餐后漱口或每天至少进行两次口腔护理。

3. 保证营养的摄入

（1）临终患者的消化功能有不同程度的减退，尽量按照患者的病情和喜好调整饮食，以增进食欲。

（2）为方便患者吞咽，可给予高热量、高蛋白的半流质或流质饮食，必要时可通过鼻饲或胃肠外营养等方式保证营养的供给。

4. 减轻感知觉改变后的影响

（1）增加患者安全感　病房的环境应幽静，布置温馨，让患者如在家般的舒适感与安全感。

（2）做好眼部护理　及时用温湿的毛巾或棉签对眼部的分泌物进行清洁，动作要轻柔，勿损伤黏膜。若患者眼睛长时间不能闭合，可用凡士林纱布覆盖双眼，或涂上金霉素、红霉素眼膏。

（3）护士勿在患者周围窃窃私语，与患者交流时声音应柔和，表达应清晰，因听觉往往是患者最后消失的感觉，或采用适当的非语言方式与患者交流，以减轻其临走时的孤独感。

二、临终患者的心理变化和护理

（一）临终患者的心理变化特点

1. 否认期　患者在面对自己不治之症的诊断时，表现出极力不接受与否认，产生“绝对不可能”“不，这肯定搞错了”“这不会是真的”等心理变化。患者内心希望这是误诊，于是怀着侥幸的心理四处求医。否认一般是患者得知此不幸消息时，启动心理防御机制的表现，持续时间长短会因人而异。

2. 愤怒期　当患者四处求医得出的诊断结果一样时，疾病为既成事实，患者表现出怨恨或愤怒，产生“为什么是我？”“世界这么不公平”等心理变化。患者常将生气、愤怒等情绪向身边的人发泄，如亲人、医护人员等，甚至摔打东西或无端指责医护人员。

3. 协议期　当愤怒期的情绪慢慢消退后，患者开始接受自己临终的事实。此时会产生“如果我的病能好起来，我将会……”“上天如果给我一次重新来过的机会，我一定……”等心理反应。这一时期患者希望有奇迹的出现，为了能延长生命，可以做出许多承诺作为交换条件。这是一种人的求生本能的表现。

4. 忧郁期　当病情在不断恶化，患者表现出特别失落的情绪，产生“好吧，那就是我”等心理改变，出现哀伤、退缩、抑郁等反应，甚至有自杀的倾向。

5. 接受期　患者在经历过内心煎熬的悲痛过程后，这一阶段表现出相当平静和坦然，产生“好吧，我准备好迎接生命终点的时刻了”的心理，喜欢独处，沉默寡言。

考点　临终患者的心理变化特点

（二）临终患者的心理护理

1. 否认期　护士应该真诚、忠实地对待患者，不要轻易打破患者的心理防御机制，给予时间让患者面对现实，以温和、诚恳的态度与其交流，并注意各医护人员对患者病情交代的一致性，不要欺骗患者。

2. 愤怒期　护士应给予患者宽容、关爱和理解。懂得换位思考，允许他们宣泄自己愤怒、不满等情感。认真倾听患者的表达，安抚患者的情绪，但是也要注意预防意外事件的发生。

3. 协议期　这一时期患者往往积极配合医务人员的治疗，护士要密切观察病情，加强护理，主动关心患者，尽量满足其提出的合理要求，让患者感受到温暖和关爱，减轻他们的痛苦。

4. 忧郁期　护士应多给予鼓励、关爱，多与患者交流，增强其信心。尽量争取多方面的社会支持，减轻患者的孤独、压抑的情绪。此阶段要注意观察患者的心理变化，注意其是否有轻生的念头，积极进行心理疏导，允许患者以哭泣等不同方式宣泄自己的痛苦。

5. 接受期　护士应尊重患者，不要刻意强迫与其交流，给予患者一个安静、舒适的环境，尽量减少外界的打扰。护士应与患者家属等社会支持系统一起帮助患者完成其未了的心愿，使其能安详、无遗憾地度过生命最后阶段。

考点　临终患者的心理护理

三、临终患者家属的安抚

1. 满足家属照顾患者的需要　让家属陪伴患者左右，了解患者病情的发展和转归，参与患者的日常照料，减轻家属即将失去亲人的痛楚。

2. 鼓励患者家属表达情感　护士应积极与患者家属沟通交流，建立良好的关系，取得信任，鼓励其表达内心情感，要理解和宽容家属的过激言行，避免纠纷的产生。

3. 指导家属对患者的生活照顾　鼓励家属参与到患者的护理工作中去，如制订护理计划、实施护理措施等，耐心、细心指导家属参与有关的护理技术，在此过程，既能让其获得心理慰藉，也能让患者内心得到支持，减轻患者的孤独感。

4. 协助维持家庭的完整性　主要针对患者家属的心理活动进行调适，允许家属与患者共同参与日常的家庭活动，感受完整的家庭氛围，以保持家庭的完整性。

5. 满足家属生理、心理和社会等方面的需求　护士在护理患者的同时也要关注家属的生理、心理和社会等方面的需求，家属的陪护时间要合理安排，尽量帮助其解决实际困难。

第 4 节　死亡后的护理

一、尸体护理

尸体护理是护士对临终患者实施整体护理的最后步骤，是临终关怀的重要内容之一。做好尸体护理，既是对死者的尊重，也是对家属的心理安慰。护士在进行尸体护理时应以严肃、认真的态度来面对，这是人道主义和职业道德的重要体现。

【目的】 尸体整洁，方便识别；给予家属安慰

【操作程序】

1. 护士准备　仪表端庄、衣帽整齐，修剪指甲、洗手、戴口罩。评估医生开具的死亡通知并核实；评估死者家属的心理状态、合作程度。

2. 家属准备　清楚尸体护理的目的、过程及需要注意的问题。

3. 用物准备　治疗车上层：治疗盘内备衣裤、尸单或尸袍、尸体识别卡（表 18-1）三张、剪刀、血管钳、不脱脂棉球适量、绷带和松节油；治疗盘外备擦洗用具，有伤口或引流管者备换药敷料，手消毒液，必要时备隔离衣及手套等。治疗车下层：医用垃圾桶、生活垃圾桶。

4. 环境准备　尽量安排独立病房，安静、通风，必要时拉床帘或屏风遮挡。

5. 操作步骤　见表 18-2。

表 18-1　尸体识别卡

姓名＿＿＿＿＿＿	住院号＿＿＿＿＿＿	年龄＿＿＿＿＿＿	性别＿＿＿＿＿＿
病室＿＿＿＿＿＿	床　号＿＿＿＿＿＿	籍贯＿＿＿＿＿＿	诊断＿＿＿＿＿＿
住址＿＿＿＿＿＿＿＿＿＿＿＿			
死亡时间＿＿＿年＿＿＿月＿＿＿日＿＿＿时＿＿＿分			
		护士签名＿＿＿＿＿＿	
		医院＿＿＿＿＿＿	

表 18-2　尸体护理

操作步骤	操作方法	沟通与人文关怀
核对检查	核对逝者床号、姓名、腕带	维护患者隐私，尊重死者，减少对同病室其他患者情绪的影响
评估准备	携用物至床旁，屏风遮挡，劝慰家属暂时离开病室、了解有无宗教信仰；检查尸体是否有伤口和引流管，撤去一切治疗用物	我现在要给患者进行尸体护理，请问患者有无宗教信仰？好的，请您先离开病室好吗
安置卧位	仰卧位，双臂置于身体两侧，头下垫枕，防止头部淤血。撤去被褥和棉胎，留一大单遮盖尸体	维护死者尊严
整理遗容	清洁脸部及颈部：洗脸至颈部、闭合眼睑及嘴，可热湿敷或按摩眼周和下颌关节，装上义齿，必要时用头绷带固定下颌以维持良好遗容 清洁身体：脱去衣裤，依次擦洗上肢、胸、腹、背、臀及下肢，可用松节油、乙醇清除胶布痕迹，有开放性伤口的死者更换敷料，有引流管者拔除后缝合或用蝶形胶布封闭并包扎，如果深层管道无法拔除可剪断后露出皮肤断端并缝合于皮肤处	维持尸体外观，以安慰家属
填塞孔道	用弯止血钳夹取不脱脂棉球填塞死者口、鼻、耳、阴道、肛门等孔道，防止渗液和体液外流。穿上衣裤，梳理头发，将第一张尸体识别卡系于腕部，撤去大单	保持尸体整洁，无渗液
包裹尸体	将尸单斜放于平车上，移尸体于尸单上，先将尸单两端遮盖尸体头部和脚端，再将尸单左右两边整齐包好，接着用绷带将胸、腰、踝部固定，将第二张尸体识别卡系在死者胸部的尸单上	便于识别及避免认错尸体
尸体运送	将尸体盖上大单送至太平间，与太平间工作人员完成交接工作，将第三张尸体识别卡挂在停尸屉外	冷藏，防止尸体腐败
终末消毒	按终末消毒方法处理用物、床单元及病室	
整理记录	再次核对，在病历各护理单完成记录，将遗物清点好并交还家属，如家属不在现场时需要两名护士核对登记，交护士长保存	防止发生医疗纠纷

【注意事项】

1. 患者死亡后由医生开具死亡诊断书，护士应尽快进行尸体护理，以防尸体僵硬。

2. 如为传染病患者，应用消毒液清洁尸体，孔道应用浸有 1% 氯胺溶液的棉球进行填塞，包裹尸体使用一次性的尸单或尸袍，并放入不渗水的袋子中，外面做好传染性标记。

3. 尸体识别卡应正确放置，以便于识别尸体。

4. 护士应以肃穆的态度进行尸体护理，尊重死者，满足家属的合理要求，使其满意。

考点　尸体护理的操作方法及注意事项

二、丧亲者的护理

1. 做好尸体护理　这一项举措能体现出医护人员对死者的尊重，也能对丧亲者起到心理慰藉的作用。

2. 心理支持与疏导　医护人员应为其提供相关的知识，给予丧亲者支持和心理疏导，鼓励他们适当宣泄内心的悲痛，并安慰家属能正面面对生活，让其认识到安排好自己的未来生活和工作是对亲人最好的悼念。

3. 尽量满足丧亲者的需求　对丧亲者提供生活指导和建议，协助其解决实际困难，如经济问题、家庭关系、社会支持系统等，使丧亲者感受到温暖，减轻其孤独和悲伤感。

4. 鼓励丧亲者培养新的兴趣　鼓励其积极参与社会各种活动，建立多种人际关系，培养新的兴趣爱好，从悲伤中尽快走出来。

5. 对丧亲者进行随访　医护人员可以通过随访卡、电话、微信等交流方式对丧亲者追踪随访。但尽量避开患者离世的最初几天，因家属心情还难以平复，否则随访的目的难以达成。

自 测 题

A_1/A_2 型题

1. 下列对死亡的判断标准，错误的是
   A. 传统的死亡判断标准是心搏、呼吸停止
   B. 心电图消失
   C. 不可逆的深度昏迷
   D. 自发呼吸停止
   E. 脑干反射消失
2. 大脑出现不可逆变化的死亡阶段是
   A. 濒死期　B. 临终状态
   C. 临床死亡期　D. 生物学死亡期
   E. 以上都不是
3. 濒死患者的心理表现第一期往往是
   A. 否认　B. 愤怒
   C. 协议　D. 忧郁
   E. 接受
4. 判断患者临床死亡期的主要指标是
   A. 未触及桡动脉搏动
   B. 肌张力松弛
   C. 瞳孔对光反射迟钝
   D. 心搏呼吸停止
   E. 机体新陈代谢障碍
5. 对临终关怀描述不妥的是
   A. 满足患者的身心需要
   B. 提高临终患者的生命质量
   C. 提高全面的医疗与护理照顾
   D. 针对各种疾病晚期的患者
   E. 以治疗为主，尽量延长患者的生命
6. 尸体腐败一般出现在
   A. 死亡后 24h
   B. 死亡后 20h
   C. 死亡后 12 ～ 16h
   D. 死亡后 6 ～ 8h
   E. 死亡后 2 ～ 4h
7. 第一张尸体识别卡应系在
   A. 尸体的尸单上　B. 尸体的上衣口袋
   C. 尸体的手腕部　D. 停尸屉外
   E. 尸体的脚踝部
8. 患者，男，60 岁。因车祸头部严重受伤，处于深度昏迷状态，送来医院急诊，检查后发现脑干反射消失，脑电波消失，无自主呼吸。该患者处于
   A. 濒死期　B. 深度昏迷期
   C. 临床死亡期　D. 脑死亡
   E. 以上都不是
9. 患者，女，56 岁。因患急性重症肝炎，肝衰竭死亡，护士小王在进行尸体护理时错误的是
   A. 用 1% 氯胺棉球填塞孔道
   B. 用一次性尸单或尸袍包裹
   C. 包裹后装入棉布袋里
   D. 用消毒液消毒尸体

E. 在袋外作传染病标识

10. 患者，男，54岁。脑癌晚期，病情每况愈下，患者经常向家属和医护人员发脾气，经常不配合治疗，该患者此时处于

A. 否认期　　B. 愤怒期

C. 协议期　　D. 忧郁期

E. 接受期

A_3/A_4 型题

（11～13题共用题干）

患者，男，45岁。有多年高血压病史，与儿子发生冲突情绪激动，倒地后不省人事，即刻送往医院急诊室，查体：患者呼吸不规则，呈鼾声呼吸，BP 100/80mmHg，对各种刺激均无反应，各种反射消失，全身肌肉松弛，大小便失禁。

11. 该患者经医生诊断为脑出血，目前的意识状态处于

A. 嗜睡　　B. 浅昏迷

C. 深昏迷　　D. 昏睡

E. 意识模糊

12. 为保持患者口腔清洁，防止并发症，每日进行口腔护理

A. 6～7次　　B. 5～6次

C. 3～4次　　D. 2～3次

E. 每晚1次

13. 为保持呼吸道通畅，防止窒息，应采取的卧位是

A. 仰卧，头偏向一侧

B. 头低足高位

C. 头高足低位

D. 中凹卧位

E. 半坐卧位

（王晓玲）

第 19 章 医疗与护理文件的书写

医疗和护理文件是医院和患者的重要档案资料，也是医学科研、医学教育和有关法律上的重要资料之一，其记录了患者疾病的发生、发展、诊断、治疗、康复或死亡的全过程，其中一部分由护士负责书写。

护理文件是护理人员对患者的病情观察和实施护理措施的原始文字记载，是临床护理工作的重要组成部分。因此，在临床护理工作中必须认真做好医疗护理文件的书写并妥善保管，以保证其原始性、完整性、正确性和规范性。

第 1 节 概　　述

案例 19-1

患者，男，38 岁。2012 年 6 月在某医科大学附属医院就医时死亡。事后，杨某家属查阅了原始病历并对其进行了复印。当家属再次查阅病历时，发现院方有关人员对病历进行了改动。法院认为：医院在对杨某进行治疗过程中及治疗完毕后，违反病历书写规定，擅自涂改、修改病历，并且医院所提交的病历中的死亡记录表与原告所提交的复印件不一致。依据有关法律规定，由于医院所提交的病历存在涂改等现象，从而不能反映医院在对杨某进行治疗的真实情况，故医院所提供的病历不具备证据的客观性与真实性，医院不能据此来证明其在给杨某进行治疗的过程中不存在医疗过错，依法应承担举证不能的法律责任。

问题：1. 医疗和护理文件的作用是什么？

2. 应该如何书写和保管医疗和护理文件？

一、医疗和护理文件的重要性

（一）提供患者的信息资料

医疗和护理文件记录了患者的病情变化、诊断治疗及护理的全过程，是最原始的文件记录，方便医务人员及时、动态地了解患者的全面信息，是诊断、治疗、护理的重要参考依据，也保证了诊疗、护理工作的连续性和完整性，同时还加强了医护间的合作及协调。

（二）提供教学及科研的重要资料

完整的医疗和护理文件是医疗、护理教学和科研工作的重要资料，特殊病例还为个案教学提供依据。同时完整的原始记录，也为疾病调查、流行病学研究、传染病的管理等提供了医学统计学资料，为卫生行政机构制定和实施政策方针提供了重要依据。

（三）提供评价依据

完整的医疗和护理文件可反映医院的医疗护理服务质量，是衡量医院管理、学术和技术水平的重要标志之一。同时也可作为医院等级评定、医护人员考核评定的参考资料。

（四）提供法律的证明文件

完整的医疗和护理文件具有重要的法律作用。在发生医疗纠纷、保险索赔及进行伤残处理等调查过程中，必须依据医疗护理文件记录加以判断，以明确相关人员的法律责任。

二、医疗和护理文件的书写要求

（一）及时

医疗和护理文件记录必须及时，不可提早或拖延，更不能漏记，以保证记录的时效性。若因抢救或手术时不能及时记录，相关医护人员应在抢救结束后 6h 内据实补写，并加以注明。

（二）准确

医疗和护理记录的内容必须准确、真实，不可使用护士的主观解释和有偏见的资料。记录患者的主观资料时，应引用患者的原述，括以引号，描述应详细、客观。

（三）完整

医疗和护理文件的眉栏、页码、各项记录必须逐项填写完整，避免遗漏，记录应连续，不留白，记录者签全名，以明确职责。

（四）简要

医疗和护理文件记录的内容应尽量简明扼要，重点突出，语言简洁、流畅，表达清晰，使用规范的医学术语，文字不作过多修饰，不可引起歧义。

（五）清晰

医疗和护理文件应按要求使用分别使用红、蓝钢笔书写，字迹规范、清晰，不随意涂改或滥用简化字。如有书写错误，应在错误处画双删除线，就近书写正确文字并签名。

三、医疗和护理文件的管理

1. 医疗和护理文件应按规定放置，记录或使用后必须放回原处。

2. 注意保持医疗和护理文件的清洁、整齐、完整，防止破损、污染、拆散和丢失，收到化验单等检验报告单应及时进行粘贴。

3. 患者及家属有权借阅或复印相关医疗护理文件，如门（急）诊病历、体温单、医嘱单、化验单、医学影像检查资料、特殊检查（治疗）同意书、手术同意书、手术及麻醉记录单、病理报告、护理记录、出院记录等。医疗机构应提供服务，并在复印的相关资料上加盖证明印记。

4. 医疗和护理文件应妥善保存。住院期间由病房负责保管，未经护士同意患者和家属不可随意翻阅，不得将病历携带出病区；患者出院后，将其整理好送病案室长期保存；门（急）诊病历档案的保存时间自患者最后一次就诊之日起不少于 15 年；病区交班报告本由病区保存 1 年。

5. 因教学、科研需要查阅医疗和护理文件时，需经医疗机构相关部门同意，阅后立即归还，不得泄露个人隐私。

6. 严禁任何人涂改、伪造、隐匿、销毁、抢夺、窃取医疗和护理文件。

7. 发生医疗事故纠纷时，应该医患双方同时在场的情况下封存或启封死亡病例讨论记录、疑难病例讨论记录、上级医生查房记录、会诊记录、病程记录、各种检查报告单、医嘱单等。

第 2 节　护理文件的书写

一、体　温　单

体温单不仅记录了患者的基本个人信息，还记录了患者病情的初步信息及动态变化，医护人员通过阅读可以快速了解患者的概况，为治疗和护理提供依据。可见，体温单的记录对疾病的诊疗及护理都起了不可或缺的重要作用，因此，体温单的绘制是护理人员必须掌握的实践技能之一。

（一）体温单的内容

体温单包括患者姓名、入院日期、科别、病室、床号、住院号、日期、住院天数、术后天数，出入院、手术、分娩、转科或死亡时间，体温、脉搏、呼吸、血压、血糖、出入液量、大便次数、体重 / 身高、药物过敏试验、页码（图 19-1）。

（二）体温单的填写方法

1. 眉栏　用蓝黑色或黑色笔填写患者的基本情况，包括姓名、年龄、性别、科别、床号、住院病历号。

2. “日期”栏　首页第 1 日及跨年度第 1 日需填写年 - 月 - 日（如 2023-07-12）；每页体温单的第 1 日及跨月的第 1 日需填写月 - 日（如 05-25），其余只填写日。

3. “住院天数”栏　自患者入院当日为第 1 天开始计数，直至出院。以阿拉伯数字用蓝色或黑色笔填写。

4. “手术后天数”栏　用红笔填写，以手术次日为第 1 日，连续书写 14 天，若在 14 天内进行第 2 次手术，则将第 1 次手术天数作为分母，第 2 次手术天数作为分子填写（如 1/3，表示第一次手术后的第 3 天，第 2 次手术后的第 1 天）。

5. 体温、脉搏曲线的绘制

（1）40 ～ 42℃栏格之间的记录

1）填写内容：用红笔在 40 ～ 42℃相应时间栏内纵向填写患者入院、转入、手术、分娩、出院、转科、死亡的时间，时间采用 24h 制。

2）填写要求：入院、转入、手术、分娩、出院、转科、死亡等项目后划一竖线（占两小格），其后用中文写入院时间。如入院——九时三十分；如果时间与体温单上的整点时间不一致时，填写在靠近的时间栏内，如“出院——十五时十分”则填写在“14”栏内，而不填写在“18”栏内。

（2）体温

1）体温符号：口温以蓝“●”表示，腋温以蓝“×”表示，肛温以蓝“○”表示。

2）将测得的数值用蓝色笔绘制于体温单 35 ～ 42℃栏格之间相应的时间格内，相邻体温符号之间用蓝线相连。体温单上相邻横线的每一小格为 0.2℃，每一大格为 1℃。

3）高热患者降温后 30min 所测量的体温用红“○”表示，绘制在降温前体温的同一纵格内，用红虚线与降温前的体温相连；下次测得的体温仍与降温前的体温相连。

4）体温低于 35℃为体温不升，应在 35℃线以下相应时间纵格内用红笔填写“不升”，且不与相邻体温连接。

5）若患者因拒测、外出或请假而未测体温，在 40 ～ 42℃栏格之间用红笔纵向填写“拒测”“外出”或“请假”等，且前后两次体温断开不连接。

6）怀疑所测体温与病情不符时，应重测，如重测后的体温与原体温相符，应在原体温符号上方用蓝笔标注小写英文字母“V”（核实）。

7）需密切观察体温、测体温时间间隔小于 4h 的患者，体温单规定时间的体温照常填写，其余时间的体温测量数值记录在护理记录单或专用体温单上。

（3）脉搏、心率

1）脉搏以红“●”表示，心率用红“○”表示，相邻的脉搏或心率用红线相连，每小格为 4 次 / 分。

2）将测得的数值用红色笔绘制于体温单 40 ～ 180 次 / 分栏格之间相应的时间格内，相邻脉搏符号之间用红线相连。体温单上相邻横线的每一小格为 4 次 / 分，每一大格 20 次 / 分。

3）脉搏与体温重叠时，先绘制蓝色体温符号，再用红色笔在体温符号外画“○”代表脉搏。

4）脉搏短绌时，需同时绘制心率和脉率，相邻的心率或脉率之间用红线相连，脉率与心率之间用红笔画直线填满。

6. 呼吸记录　用蓝色笔记录，以阿拉伯数字表示，用蓝色或黑色笔填写在相应的呼吸栏内。相邻的两次呼吸上下错开记录。使用呼吸机的患者，在相应时间内顶格用 ® 表示。

7. 底栏　用蓝色或黑色笔填写，内容包括血压、体重和身高、血糖、药物过敏试验、大便次数、入液量、出液量等。用阿拉伯数字记录，免记录单位。

（1）血压（mmHg）　新入院患者当日应当测量并记录；住院后根据患者病情及医嘱测量并记录；住院期间每周至少测量并记录一次。如为下肢血压应当标注。记录方式：收缩压 / 舒张压（如 120/80mmHg）。

（2）体重（kg）和身高（cm）　新入院患者当日应当测量体重和身高并记录，住院期间每周应测量体重一次并记录，因病情危重不能测量者，标注为“卧床”。

（3）血糖（mmol/L）　新入院应测量并记录。

（4）药物过敏试验：注明过敏反应药物名称，并用红色笔标注阳性反应“+”。

（5）大便次数（次 / 日）　每 24h 记录一次，记录前一天的大便次数。特殊情况，患者无大便，以“0”表示，灌肠以符号“E”表示，灌肠后的大便次数以分数表示，如灌肠后排便 1 次，用 1/E 表示；灌肠后无排便，用 0/E 表示；自行排便 1 次，灌肠后又排便 1 次，用 $1\,^{1}/E$ 表示；3/2E 表示两次灌肠后排大便 3 次；“※”表示大便失禁，“☆”表示人工肛门。

（6）出入液量（ml）　记录前一天 24h 的出入液总量，用蓝色笔记录在相应日期栏内。

（7）尿量（ml）　记录前一天 24h 的总量，用蓝色笔记录在相应日期栏内，导尿（留置导尿）以符号“C”表示，导尿后的尿量以分数表示，如导尿排尿 1500ml，用 1500/C 表示，尿失禁以“※”表示。

（8）页码　用蓝色笔逐页填写。

考点　降温 30min 后的体温绘制符号

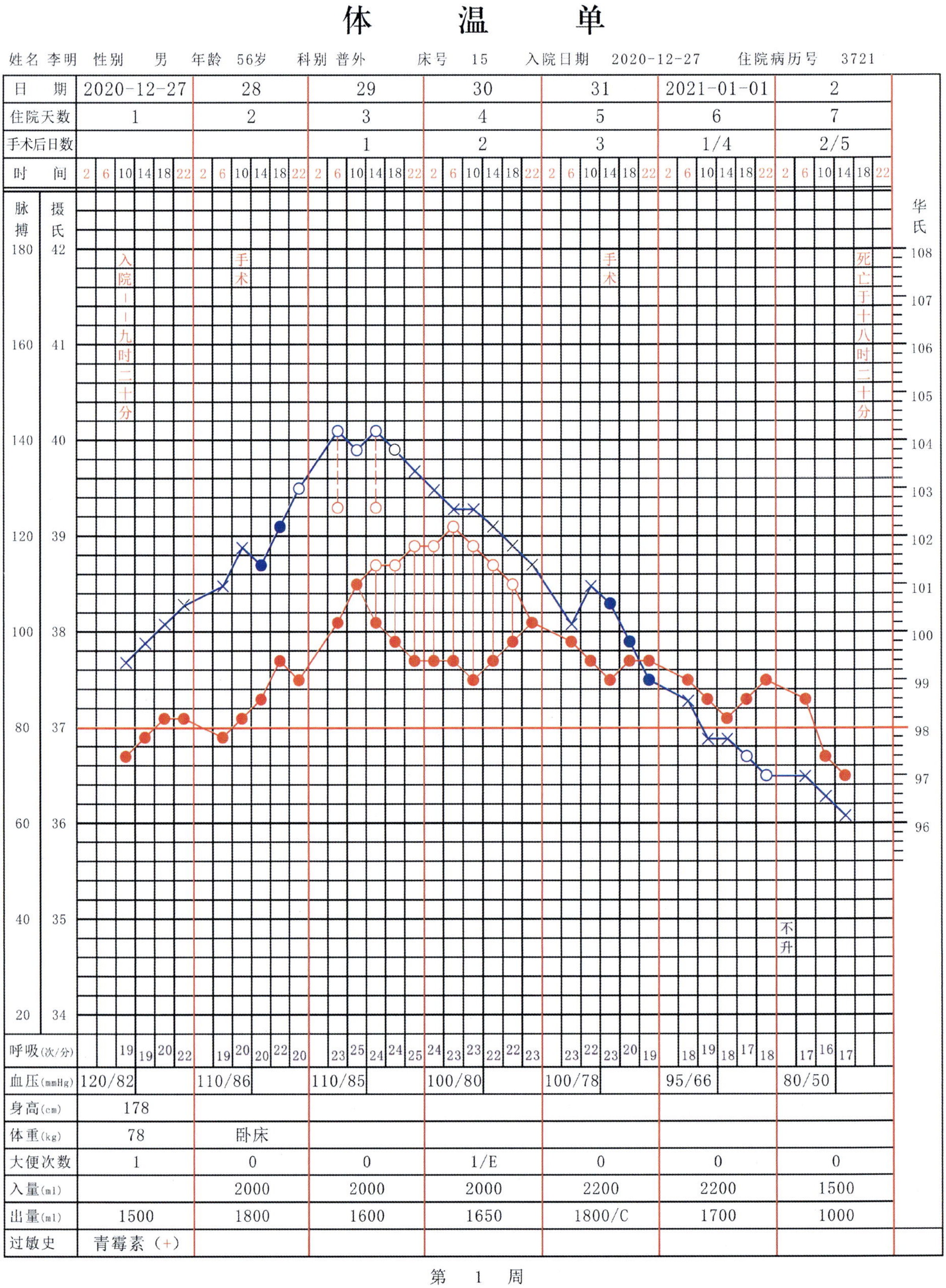

图 19-1　体温单

二、医　嘱　单

医嘱是指医生根据患者病情的需要，为达到治疗目的而拟定的书面嘱咐。医嘱单由医护人员共同执行，也是护士执行医嘱、完成治疗的核查依据，分为长期医嘱单和临时医嘱单。

（一）医嘱的内容

医嘱的内容包括日期、时间、床号、姓名、护理常规、护理级别、饮食、体位、药物治疗（名称、剂量、浓度、用法、时间）、各种检查与治疗、隔离种类、术前准备、手术名称、时间和医生、护士签名等。

（二）医嘱的种类

1. 长期医嘱（表 19-1）　医嘱自开写之日起，有效时间在 24h 以上，须由医生注明停止后，方可失效。如二级护理、低盐低脂饮食、卡托普利 50mg po tid 等。

2. 临时医嘱（表 19-2）　有效时间在 24h 以内，一般只执行一次，有的在限定时间内执行，有的需要立即执行（st），如阿托品 0.5mg H st。

3. 备用医嘱

（1）长期备用医嘱（prn）　有效时间在 24h 以上，必要时执行，两次执行之间有时间间隔，在医生注明停止时间后方为失效。如哌替啶 50mg im q6h prn。

（2）临时备用医嘱（sos）　仅在 12h 内有效，病情需要时使用，只执行 1 次，过期尚未执行则失效，如地西泮 5mg po sos。

4. 特殊医嘱　一天内连续用药数次的医嘱（如奎尼丁 0.2g q2h×5），每天执行 1 次，需连续执行数天的医嘱（如血培养 qd×3 天），均应写在临时医嘱单上。

考点　医嘱的种类

表 19-1　长期医嘱单

姓名 刘××　病室 内科　床号 7　住院号 ××××××

开始		医嘱内容	医生签名	护士签名	停止		医生签名	护士签名
日期	时间				日期	时间		
2023-1-2	8：00	冠心病护理常规	魏×	贾×				
2023-1-2	8：00	二级护理	魏×	贾×				
2023-1-2	8：00	低盐流质饮食	魏×	贾×				
2023-1-2	8：00	持续心电监测	魏×	贾×	2023-1-6	8：00	魏×	王×
2023-1-2	8：00	吸氧	魏×	贾×				
2023-1-2	8：00	地高辛 0.25mg qd	魏×	贾×				
2023-1-2	8：00	5% 葡萄糖 250ml/ivgtt qd	魏×	贾×	2023-1-10	8：00	魏×	贾×
2023-1-2	8：00	硝酸甘油 10mg/ivgtt qd	魏×	贾×	2023-1-10	8：00	魏×	贾×

注：医嘱内容必须顶格书写。

表 19-2　临时医嘱单

姓名 刘××　　病室 内科　　床号 7　　住院号 ××××××

开始日期	时间	医嘱内容	医生签名	执行时间	护士签名
2023-1-2	8：00	心电图	魏×	8：00	赵×
2023-1-2	8：00	X线片	魏×	8：00	赵×
2023-1-2	8：00	血常规	魏×	8：00	赵×
2023-1-2	8：00	青霉素皮试（–）	魏×	8：00	王×
2023-1-2	10：00	哌替啶 50mg im st	魏×	10：00	赵×

注：医嘱内容必须顶格书写。

（三）医嘱的处理

1. 长期医嘱的处理　由医生在长期医嘱单上写，注明日期和时间并签全名。护士将长期医嘱栏内的医嘱分别转抄至各种执行单（如服药卡、注射卡、治疗单、饮食单、输液单等）上，注明执行时间并签全名。

2. 临时医嘱的处理　由医生在临时医嘱单上写，注明日期和时间并签名。需立即执行的医嘱，护士执行后，需注明执行时间并签全名。有限定执行时间的临时医嘱，护士应及时分别转抄到各种临时医嘱执行单上并做好交班；各种检查、会诊申请单等应及时转送到有关科室。执行后，由执行临时医嘱的护士填写执行时间并签名。

3. 备用医嘱的处理

（1）长期备用医嘱　医生写在长期医嘱单上，需注明执行时间。护士每次执行后，在临时医嘱单上记录执行时间并签名，以供后一班次参考。每次执行前须先了解上一班次的执行时间。

（2）临时备用医嘱　医生写在临时医嘱单上，12h 内有效，待患者需要时执行，执行后按临时医嘱处理。过期未执行自动失效，护士用红笔在该项医嘱栏内写“未用”两字。

4. 停止医嘱　医生直接在长期医嘱单相应医嘱的停止栏内注明日期、时间，签全名。护士在有关执行单或治疗卡上注销该医嘱，注明停止日期、时间、签全名。然后在医嘱单相应医嘱的停止日期栏内注明停止日期、时间，在执行者栏内签全名。

5. 重整医嘱

（1）长期医嘱单超过 3 页或调整项目较多时，需要重整医嘱。重整医嘱时，在原医嘱最后一行下面用红笔画一条横线，在红线下正中用红笔写上“重整医嘱”，再将红线以上有效的长期医嘱，按原始日期、时间的排列顺序抄于红线下的医嘱单上。抄录完毕需两人核对。无误后，抄录者签全名。

（2）患者转科、手术、分娩后，也要重整医嘱。在原医嘱最后一行下面用红笔画一条横线，以示前面医嘱一律作废，并在红线下正中用红笔写上“转科医嘱”“术后医嘱”“分娩医嘱”，然后重新写医嘱，护士处理后签名。

（四）处理医嘱的注意事项

1. 医嘱的处理原则　先急后缓，先执行临时医嘱，再执行长期医嘱。优先处理即刻执行的医嘱。

2. 医嘱必须经医生签全名后方为有效，护士一般情况下不执行口头医嘱。在抢救、手术过程中医生向护士下达口头医嘱时，护士必须向医生复诵一遍，双方确认无误后方可执行，抢救或手术结束后需及时据实补写医嘱。

3. 严格执行查对制度，医嘱须每班、每日核对，每周总查对，查对者在登记本上注明查对时间，并签全名。

4. 护士应严格执行医嘱，但不能机械、盲目执行。对有疑问的医嘱，必须找医生核对清楚，无误后，方可执行。

5. 凡已写在医嘱单上而又不需要执行的医嘱，不得贴盖、涂改，应由医生在该项医嘱上用红色笔写“取消”两字，并在该医嘱后用蓝色笔签全名。

6. 护士在处理医嘱的过程中，注意力要集中，做到认真、细致、准确、及时。字迹清楚、整齐，不得涂改。

7. 需要下一班执行的临时医嘱应交班，并在护士交班记录上注明。

8. 重整医嘱时，红线上下均不能有空行。

三、危重患者护理记录单

凡危重、大手术后或特殊治疗需严密观察病情的患者，应做好特别护理记录，以便及时了解病情变化，观察治疗或抢救后的效果。危重患者护理记录单见表 19-3。

（一）记录内容

记录内容包括患者的生命体征、神志、瞳孔、出入液量、用药情况、病情动态变化、给予的各种检查、治疗和护理措施及其效果等。

（二）书写要求

1. 眉栏各项目和页码用蓝色笔填写。

2. 上午 7 时至下午 7 时用蓝色笔记录，下午 7 时至次晨 7 时用红色笔记录。

3. 首次书写危重患者护理记录单者，须有疾病诊断、目前病情，手术者应记录何种麻醉、手术名称、手术部位、术中概况、术后病情、伤口、引流等情况。

4. 及时准确地记录患者的病情变化、治疗、护理措施及效果，每次记录后应签全名。

5. 出入液量记录，一般每晚 7 时做 12h 的出入液量小结，用蓝色笔填写；次晨 7 时做 24h 的出入液量总结，用红色笔填写，并填入体温单相应栏内。

6. 患者出院或死亡后，危重患者护理记录单应随病历存档。

表 19-3　危重患者护理记录单

姓名 王××　性别 女　科别 内科　床号 6　住院号 ××××××

日期	时间	体温	脉搏	呼吸	血压	入液量		出液量		病情观察及护理	签名
		℃	次/分	次/分	mmHg	项目	ml	项目	ml		
2023-7-10	10：00	36.7	108	24	80/50	10% 葡萄糖	500	呕血	400	患者主诉心慌、头晕，呕吐一次，为暗红色。通知	
						维生素 K_1	2			医生，抽血，做血型鉴定。给予止血药物，给予	
						低分子右旋糖酐	250			胃肠减压，观察生命体征	
											洪×
	10：45		110	23	90/56	生理盐水	10			血压略有回升，奥美拉唑镁肠溶片 40mg iv	
						奥美拉唑镁肠溶片 40mg	4			胃管通畅，抽出血性液体约 100ml	
											洪×
	11：30		108	23	90/60	新鲜血	200			输血	洪×
	12：30		100	20	100/60	新鲜血	200	尿	100	继续输血	洪×
	14：00	36.8	90	20	110/64	平衡液	500			血压恢复正常，继续观察	
						酚磺乙胺 2g	4				
											洪×
	16：00		88	20	112/64	生理盐水	10				
						奥美拉唑镁肠溶片 40mg	4				
											洪×
	17：00					10% 葡萄糖	500	尿	300	胃管通畅，引流液少，呈咖啡色	
											洪×

续表

日期	时间	体温 ℃	脉搏 次/分	呼吸 次/分	血压 mmHg	入液量 项目	入液量 ml	出液量 项目	出液量 ml	病情观察及护理	签名
	18：00							胃液	200	患者今呕血 400ml，血压下降，给予胃肠减压，静脉应用止血药物，输血输液处理，目前血压恢复正常，胃管内有少许咖啡样液体引出，维持输液，继续观察	
											洪 ×
12h 小结						输入	2184	排出	1000	尿 400ml，胃液 200ml，呕血 400ml	
	19：00	36.6	82	18	110/76	生理盐水	10				
						奥美拉唑镁肠溶片 40mg	4			胃管内引流液转为淡黄色	
											赵 ×
	22：00		80	18	112/70					输液完毕	赵 ×
2023-7-11	0：00		82	16	100/64					患者晚间无出血情况，生命体征平稳，安静入睡，继续观察	
											赵 ×

四、病室报告

病室交班报告（表 19-4）又称交班记录，是由值班护士书写的书面交班报告，主要内容为值班期间病区的情况及病区内患者病情动态变化的情况。通过阅读和交接班，使医护人员能快速了解病区内患者的情况，使治疗和护理工作能够连续、有计划地进行。

（一）书写内容

1. 出院、转出、死亡的患者　除了各自注明时间外，转出患者应注明转往何院、何科；死亡患者应记录抢救过程。

2. 新入院或转入的患者　应写明患者入科的时间和方式（步行、平车、轮椅等），患者主诉和主要症状、体征、既往病史及给予的治疗、护理措施及效果，需要下一班重点观察的项目及注意事项。

3. 手术后患者　当天应报告实施麻醉的种类、手术名称及过程、麻醉清醒的时间、回病室的情况，如生命体征、切口敷料有无渗血、是否已排气、各种引流管是否通畅，输液、输血和镇痛药的应用等。

4. 产妇　产前应报告胎次、胎心、宫缩及破水情况；产后应报告产式、产程、分娩时间、会阴切口及恶露情况、新生儿性别及 Apgar 评分、自行排尿时间等。

5. 危重患者、有异常情况及做特殊检查或治疗的患者　应注明患者的生命体征、意识、瞳孔、病情动态变化、抢救治疗、护理措施及效果，下一班需重点观察和注意的事项等。

6. 老年人、小儿及生活不能自理者　应报告生活护理情况，如头发护理、皮肤护理及饮食护理等。

（二）书写顺序

1. 用蓝色笔填写眉栏各项　包括科别、日期、页码、患者总数、特级护理、一级护理、入院、出院、转入、转出、病危、分娩、手术、死亡的人数等。

2. 书写交班报告的顺序　先写离开病区的患者（出院、转出、死亡），再写进入病区的患者（新入院、转入），最后写重点观察和护理的患者（手术、分娩、病危及有异常情况）。

（三）书写要求

1. 眉栏用蓝色笔填写。

2. 书写时字迹清楚，不得随意涂改、粘贴，日间用蓝色笔书写，夜间用红色笔书写，并签全名。

3. 对新入院、转入、手术、分娩及危重患者，在诊断的右下角分别用红笔注明“新”“转入”“手术”“分娩”，危重患者应做出特殊红色标记“※”，或用红笔注明“危”以示醒目。

4. 病室交班报告应于交班前 1h 书写。

表 19-4　病室交班报告

病区：内二　　日期：2023 年 7 月 10 日　　第 1 页

床号姓名	日班	中班	夜班
诊断病情 患者总报告	总数：36 入院：1 转出：1 出院：1 转入：0 死亡：0 手术：0 分娩：0 病危：1	总数：36 入院：0 转出：0 出院：0 转入：0 死亡：0 手术：0 分娩：0 病危：1	总数：36 入院：1 转出：1 出院：0 转入：0 死亡：0 手术：0 分娩：0 病危：1
2 床 赵 × 心肌炎	于 10：00 出院		
7 床 吴 × 腹痛待查	于 10：00 转心外科		
10 床 王 × 病毒性心肌炎 “新”	患者，男，18 岁，“因心慌、胸闷 1 周，加重 1 天”于 9am 入院，平车推入，T 37.5℃，P 98 次 / 分，R 24 次 / 分，BP 120/80mmHg，神志清楚，精神萎靡，心电图示频发室性早搏，ST 段压低，T 波倒置。给予：Ⅰ级护理，半流质饮食，吸氧，5% 葡萄糖 500ml 加丹参静脉滴注，补液已结束，患者无不良反应。患者较紧张，已做心理护理，心慌、胸闷稍有好转。请加强病情观察，明晨空腹抽血	20：30 T 37.2℃，P 94 次 / 分，R 22 次 / 分，患者主诉心慌，对病室环境不习惯，入睡困难。告知患者明晨空腹抽血。 22：00 遵医嘱给予患者地西泮 5mg　st，患者很快入睡，病情稳定	6：00 T 37.0℃，P 80 次分，R 20 次 / 分，BP 112/74mmHg，患者主诉心慌、胸闷稍缓解，睡眠好。已采集血标本
31 床 孙 × 急性前壁心肌梗死 “※”	4pm T 37.0℃，P 86 次 / 分，R 20 次 / 分，BP 120/80mmHg，今日心肌梗死发作后第 3 天，3pm 诉胸闷及疼痛，遵医嘱含硝酸甘油一片后缓解。患者仍需卧床休息，现输液通畅，请加强病情观察	20：30 T 37.0 ℃，P 86 次 / 分，R 20 次 / 分，BP 120/80mmHg，患者病情平稳，无不适主诉 22：00 主诉入睡困难，遵医嘱给予地西泮 5mg　st 口服，效果好，现已安静入睡，请继续加强观察	6：00 T 37.0℃，P 84 次 / 分，R 20 次 / 分，BP 110/80mmHg，患者夜间睡眠好。病情稳定，无不适主诉

自 测 题

A_1/A_2 型题

1. 医疗护理文件的书写原则不包括
   A. 客观、真实、准确、及时、完整
   B. 文字生动、形象
   C. 内容简明扼要
   D. 应用医学术语
   E. 记录者签全名
2. 下列有关医嘱种类不正确的描述是
   A. 临时医嘱一般只执行一次
   B. 长期医嘱有效时间在 24h 以上
   C. 长期医嘱在医生注明停止时间后失效
   D. 有的临时医嘱需要立刻执行
   E. 临时备用医嘱有效时间在 24h 以内
3. 患者，男，55 岁。肺癌晚期，诉胸部疼痛，医嘱为哌替啶 50mg im prn，该医嘱为
   A. 长期医嘱　B. 临时医嘱
   C. 长期备用医嘱　D. 临时备用医嘱
   E. 口头医嘱
4. 某患者，术后需药物止痛，护士对医嘱“哌替啶 10mg im st”有疑问，护士应
   A. 凭自己经验执行
   B. 询问护士长后执行
   C. 与另一位护士核对后执行
   D. 询问医生，核对无误后再执行
   E. 立即执行，及时询问患者药效
5. 患者，男，45 岁。因“病毒性心肌炎”收住院，今日上午康复出院。出院后其医疗和护理文件整理后应保管于
   A. 住院处　B. 收费室　C. 护理部
   D. 病案室　E. 医务处
6. 下列关于护理记录单的书写正确的是
   A. 可用于一般患者的病情记录
   B. 出入液量每日记录 7 次
   C. 无须记录患者的脉搏和血压
   D. 上午 7 时至下午 7 时用红色水笔记录
   E. 上午 7 时至下午 7 时用蓝色水笔记录
7. 护士在书写病室交班报告时，应先书写
   A. 死亡患者　B. 转出患者
   C. 手术患者　D. 出院患者
   E. 新入院患者
8. 处理医嘱应先执行
   A. 立即执行医嘱
   B. 按医嘱先后顺序逐一执行
   C. 备用医嘱
   D. 长期医嘱
   E. 指定执行时间的医嘱
9. 使用危重患者护理记录单不正确的做法是
   A. 眉栏各项用红色钢笔填写
   B. 交班前将患者情况进行小结
   C. 夜间用红钢笔书写
   D. 日间用蓝钢笔书写
   E. 24h 出入液量应于次晨总结

A_3/A_4 型题

（10 ～ 12 题共用题干）

患者，男，54 岁。今日行胃大部切除术。为减轻患者伤口疼痛，医嘱：哌替啶 50mg im q6h prn。

10. 此医嘱属于
    A. 长期医嘱　B. 临时医嘱
    C. 长期备用医嘱　D. 临时备用医嘱
    E. 即刻执行的医嘱
11. 在执行该项医嘱时，护士做法不正确的是
    A. 将医嘱转抄在长期医嘱栏内
    B. 执行前须了解上次的执行时间
    C. 在临时医嘱栏内记录执行时间
    D. 两次执行的间隔时间在 6h 以上
    E. 过时未执行则用红笔写“未用”
12. 护士对患者术后医嘱错误的处理是
    A. 必要时可以在术后进行重整医嘱
    B. 在最后一行医嘱下面用红笔画一横
    C. 在红线下方用蓝笔写上“重整医嘱”
    D. 将继续执行的医嘱按原来日期先后排列
    E. 抄录完毕需两人核对无误后，签全名

（王晓玲）

参考文献

陈云飞，赵卿，2018. 护理学基础 . 北京：人民卫生出版社 .

程玉莲，赵国琴，2020. 护理学基础 . 2 版 . 北京：人民卫生出版社 .

杜本琼，2014. 护理学基础 . 北京：科学出版社 .

杜沫晗，桂赛银，王明伟，等，2023. 一次性采集尿液标本装置的设计及应用 . 全科护理，21（9）：1215-1217.

付能荣，吴姣鱼，2017. 护理学基础 . 4 版 . 北京：科学出版社 .

宫春梓，武超，2018. 护理学基础 . 北京：人民卫生出版社 .

何夏阳，2023. 基础护理学笔记 . 5 版 . 北京：科学出版社 .

贾丽萍，宫春梓，2015. 基础护理 . 3 版 . 北京：人民卫生出版社 .

贾丽萍，王冬梅，2022. 基础护理 . 4 版 . 北京：人民卫生出版社 .

姜安丽，钱晓路，2018. 新编护理学基础 . 3 版 . 北京：人民卫生出版社 .

李玲，蒙雅萍，2015. 护理学基础 . 3 版 . 北京：人民卫生出版社 .

李玲，杨金奎，2016. 护理伦理学基础 . 北京：人民卫生出版社 .

李小寒，尚少梅，2022. 基础护理学 . 7 版 . 北京：人民卫生出版社 .

李小妹，2017. 护理学导论 . 4 版 . 北京：人民卫生出版社 .

李薛，陈丽娜，2016. 护理技能实训 . 北京：科学出版社 .

刘美萍，彭月娥，2022. 2023 国家护士执业资格考试应试宝典精练（下册）. 北京：科学出版社 .

龙霖，付能荣，2016. 基础护理 . 北京：人民卫生出版社 .

罗先武，王冉，2022. 2023 全国护士执业资格考试轻松过 . 北京：人民卫生出版社 .

秦东华，2019. 护理礼仪与人际沟通 . 2 版 . 北京：人民卫生出版社 .

全国护士执业资格考试用书编写专家委员会，2022. 2023 全国护士执业资格考试指导 . 北京：人民卫生出版社 .

任晖，黄刚，2012. 我要做最好的护士 . 北京：人民卫生出版社 .

孙玉梅，张立力，张彩虹，2021. 健康评估 . 5 版 . 北京：人民卫生出版社 .

王静芬，陈晓霞，2015. 护理学基础 . 北京：人民卫生出版社 .

张连辉，邓翠珍，2019. 基础护理学 . 4 版 . 北京：人民卫生出版社 .

张琳琳，2020. 护理学导论 . 2 版 . 北京：人民卫生出版社 .

周春美，陈焕芬，2016. 基础护理技术 . 北京：人民卫生出版社 .

周更苏，周建军，2020. 护理管理 . 2 版 . 北京：人民卫生出版社 .

附录　NANDA 护理诊断（2021 ～ 2023）

领域 1　健康促进（health promotion）

娱乐活动减少（decreased diversional activity engagement）
有健康素养改善的趋势（readiness for enhanced health literacy）
久坐的生活方式（sedentary lifestyle）
有逃脱的危险（risk for elopement attempt）
老年综合征（frail elderly syndrome）
有老年综合征的危险（risk for frail elderly syndrome）
有体育锻炼增强的趋势（readiness for enhanced exercise engagement）
社区保健缺乏（deficient community health）
有风险的健康行为（risk-prone health behavior）
健康维护行为无效（ineffective health maintenance behaviors）
健康自我管理无效（ineffective health self-management）
有健康自我管理改善的趋势（readiness for enhanced health self-management）
家庭健康自我管理无效（ineffective family health self-management）
家庭维护行为无效（ineffective home maintenance behaviors）
有家庭维护行为无效的危险（risk for ineffective home maintenance behaviors）
有家庭维护行为改善的趋势（readiness for enhanced home maintenance behaviors）
防护无效（ineffective protection）

领域 2　营养（nutrition）

营养失调：低于机体需要量（imbalanced nutrition: less than body requirements）
有营养改善的趋势（readiness for enhanced nutrition）
母乳分泌不足（insufficient breast milk production）
母乳喂养无效（ineffective breastfeeding）
母乳喂养中断（interrupted breastfeeding）
有母乳喂养改善的趋势（readiness for enhanced breastfeeding）
青少年进食动力无效（ineffective adolescent eating dynamics）
儿童进食动力无效（ineffective child eating dynamics）
婴儿喂养动力无效（ineffective infant feeding dynamics）
肥胖（obesity）
超重（overweight）
有超重的危险（risk for overweight）
婴儿吮吸吞咽反应无效（ineffective infant suck-swallow response）
吞咽障碍（impaired swallowing）
有血糖不稳的危险（risk for unstable blood glucose level）
新生儿高胆红素血症（neonatal hyperbilirubinemia）
有新生儿高胆红素血症的危险（risk for neonatal hyperbilirubinemia）
有肝功能受损的危险（risk for impaired liver function）
有代谢综合征的危险（risk for metabolic syndrome）
有电解质失衡的危险（risk for electrolyte imbalance）
有体液失衡的危险（risk for imbalanced fluid volume）
体液不足（deficient fluid volume）
有体液不足的危险（risk for deficient fluid volume）
体液过多（excess fluid volume）

领域 3 排泄 / 交换（elimination and exchange）

残疾相关尿失禁（disability-associated urinary incontinence）
排尿障碍（impaired urinary elimination）
混合性尿失禁（mixed urinary incontinence）
压力性尿失禁（stress urinary incontinence）
急迫性尿失禁（urge urinary incontinence）
有急迫性尿失禁的危险（risk for urge urinary incontinence）
尿潴留（urinary retention）
有尿潴留的危险（risk for urinary retention）
便秘（constipation）
有便秘的危险（risk for constipation）
感知性便秘（perceived constipation）
慢性功能性便秘（chronic functional constipation）
有慢性功能性便秘的危险（risk for chronic functional constipation）
排便功能障碍（impaired bowel continence）
腹泻（diarrhea）
胃肠动力失调（dysfunctional gastrointestinal motility）
有胃肠动力失调的危险（risk for dysfunctional gastrointestinal motility）
气体交换受损（impaired gas exchange）

领域 4 活动 / 休息（activity/rest）

失眠（insomnia）
睡眠剥夺（sleep deprivation）
有睡眠改善的趋势（readiness for enhanced sleep）
睡眠型态紊乱（disturbed sleep pattern）
活动耐力下降（decreased activity tolerance）
有活动耐力下降的危险（risk for decreased activity tolerance）
有废用综合征的危险（risk for disuse syndrome）
床上移动障碍（impaired bed mobility）
躯体移动障碍（impaired physical mobility）
轮椅移动障碍（impaired wheelchair mobility）
坐位障碍（impaired sitting）
站立障碍（impaired standing）
转移能力受损（impaired transfer ability）
步行障碍（impaired walking）
能量场失衡（imbalanced energy field）
疲乏（fatigue）
漫游（wandering）
低效性呼吸型态（ineffective breathing pattern）
心输出量减少（decreased cardiac output）
有心输出量减少的危险（risk for decreased cardiac output）
有心血管功能受损的危险（risk for impaired cardiovascular function）
淋巴水肿自我管理无效（ineffective lymphedema self-management）
有淋巴水肿自我管理无效的危险（risk for ineffective lymphedema self-management）
自主呼吸障碍（impaired spontaneous ventilation）
有血压不稳的危险（risk for unstable blood pressure）
有血栓形成的危险（risk for thrombosis）
有心脏组织灌注不足的危险（risk for decreased cardiac tissue perfusion）
有脑组织灌注无效的危险（risk for ineffective cerebral tissue perfusion）
外周组织灌注无效（ineffective peripheral tissue perfusion）
有外周组织灌注无效的危险（risk for ineffective peripheral tissue perfusion）
呼吸机依赖（dysfunctional ventilatory weaning response）
成人呼吸机依赖（dysfunctional adult ventilatory weaning response）
沐浴自理缺陷（bathing self-care deficit）
穿着自理缺陷（dressing self-care deficit）
进食自理缺陷（feeding self-care deficit）
如厕自理缺陷（toileting self-care deficit）
有自理能力改善的趋势（readiness for enhanced self-care）
自我忽视（self-neglect）

领域 5　感知 / 认知（perception/cognition）

单侧身体忽视（unilateral neglect）
急性意识障碍（acute confusion）
有急性意识障碍的危险（risk for acute confusion）
慢性意识障碍（chronic confusion）
情绪失控（labile emotional control）
冲动控制无效（ineffective impulse control）
知识缺乏（deficient knowledge）
有知识增进的趋势（readiness for enhanced knowledge）
记忆功能障碍（impaired memory）
思维过程紊乱（disturbed thought process）
有沟通增强的趋势（readiness for enhanced communication）
言语沟通障碍（impaired verbal communication）

领域 6　自我感知（self-perception）

无望感（hopelessness）
有信心增强的趋势（readiness for enhanced hope）
有人格尊严受损的危险（risk for compromised human dignity）
自我认同紊乱（disturbed personal identity）
有自我认同紊乱的危险（risk for disturbed personal identity）
有自我概念改善的趋势（readiness for enhanced self-concept）
长期低自尊（chronic low self-esteem）
有长期低自尊的危险（risk for chronic low self-esteem）
情境性低自尊（situational low self-esteem）
有情境性低自尊的危险（risk for situational low self-esteem）
体像紊乱（disturbed body image）

领域 7　角色关系（role relationship）

养育障碍（impaired parenting）
有养育障碍的危险（risk for impaired parenting）
有养育增强的趋势（readiness for enhanced parenting）
照顾者角色紧张（caregiver role strain）
有照顾者角色紧张的危险（risk for caregiver role strain）
有依附关系受损的危险（risk for impaired attachment）
家庭身份认同紊乱综合征（disturbed family identity syndrome）
有家庭身份认同紊乱综合征的危险（risk for disturbed family identity syndrome）
家庭运作过程失常（dysfunctional family processes）
家庭运作过程改变（interrupted family processes）
有家庭运作过程改善的趋势（readiness for enhanced family processes）
关系无效（ineffective relationship）
有关系无效的危险（risk for ineffective relationship）
有关系改善的趋势（readiness for enhanced relationship）
父母角色冲突（parental role conflict）
角色行为无效（ineffective role performance）
社会交往障碍（impaired social interaction）

领域 8　性（sexuality）

性功能障碍（sexual dysfunction）
性生活型态无效（ineffective sexuality pattern）
生育进程无效（ineffective childbearing process）
有生育进程无效的危险（risk for ineffective childbearing process）
有生育进程改善的趋势（readiness for enhanced childbearing process）
有孕母与胎儿受干扰的危险（risk for disturbed maternal-fetal dyad）

领域 9 应对 / 压力耐受性（coping/stress tolerance）

有复杂的移民过渡危险（risk for complicated immigration transition）
创伤后综合征（post-trauma syndrome）
有创伤后综合征的危险（risk for post-trauma syndrome）
强暴创伤综合征（rape-trauma syndrome）
迁徙应激综合征（relocation stress syndrome）
有迁移应激综合征的危险（risk for relocation stress syndrome）
活动计划无效（ineffective activity planning）
有活动计划无效的危险（risk for ineffective activity planning）
焦虑（anxiety）
防卫性应对（defensive coping）
应对无效（ineffective coping）
有应对改善的趋势（readiness for enhanced coping）
社区应对无效（ineffective community coping）
有社区应对改善的趋势（readiness for enhanced community coping）
妥协性家庭应对（compromised family coping）
无能性家庭应对（disabled family coping）
有家庭应对改善的趋势（readiness for enhanced family coping）
对死亡的焦虑（death anxiety）
无效性否认（ineffective denial）
恐惧（fear）
适应不良性悲伤（maladaptive grieving）
有适应不良性悲伤的危险（risk for maladaptive grieving）
有悲伤加剧的趋势（readiness for enhanced grieving）
情绪调控受损（impaired mood regulation）
无能为力感（powerlessness）
有无能为力感的危险（risk for powerlessness）
有能力增强的趋势（readiness for enhanced power）
心理弹性受损（impaired resilience）
有心理弹性受损的危险（risk for impaired resilience）
有心理弹性增强的趋势（readiness for enhanced resilience）
持续性悲伤（chronic sorrow）
压力负荷过重（stress overload）
急性物质戒断综合征（acute substance withdrawal syndrome）
有急性物质戒断综合征的危险（risk for acute substance withdrawal syndrome）
自主反射失调（autonomic dysreflexia）
有自主反射失调的危险（risk for autonomic dysreflexia）
新生儿戒断综合征（neonatal abstinence syndrome）
婴儿行为紊乱（disorganized infant behavior）
有婴儿行为紊乱的危险（risk for disorganized infant behavior）
有婴儿行为调节改善的趋势（readiness for enhanced organized infant behavior）

领域 10 人生准则（life principles）

有精神安适增进的趋势（readiness for enhanced spiritual well-being）
有决策能力增强的趋势（readiness for enhanced decision-making）
决策冲突（decisional conflict）
独立决策能力减弱（impaired emancipated decision-making）
有独立决策能力减弱的危险（risk for impaired emancipated decision-making）
有独立决策能力增强的趋势（readiness for enhanced emancipated decision-making）
道德困扰（moral distress）
宗教信仰减弱（impaired religiosity）
有宗教信仰减弱的危险（risk for impaired religiosity）
有宗教信仰增强的趋势（readiness for enhanced religiosity）
精神困扰（spiritual distress）
有精神困扰的危险（risk for spiritual distress）

领域 11 安全 / 保护（safety/protection）

有感染的危险（risk for infection）
有术区感染的危险（risk for surgical site infection）
清理呼吸道无效（ineffective airway clearance）
有误吸的危险（risk for aspiration）
有出血的危险（risk for bleeding）
牙齿受损（impaired dentition）
有干眼症的危险（risk for dry eye）
干眼症自我管理无效（ineffective dry eye self-management）
有口干的危险（risk for dry mouth）
有成人跌倒的危险（risk for adult falls）
有儿童跌倒的危险（risk for child falls）
有受伤的危险（risk for injury）
有角膜损伤的危险（risk for corneal injury）
乳头乳晕复合伤（nipple-areolar complex injury）
有乳头乳晕复合伤的危险（risk for nipple-areolar complex injury）
有尿道损伤的危险（risk for urinary tract injury）
有围手术期体位性损伤的危险（risk for perioperative positioning injury）
有热损伤的危险（risk for thermal injury）
口腔黏膜完整性受损（impaired oral mucous membrane integrity）
有口腔黏膜完整性受损的危险（risk for impaired oral mucous membrane integrity）
有周围神经血管功能障碍的危险（risk for peripheral neurovascular dysfunction）
有躯体创伤的危险（risk for physical trauma）
有血管损伤的危险（risk for vascular trauma）
成人压力性损伤（adult pressure injury）
有成人压力性损伤的危险（risk for adult pressure injury）
儿童压力性损伤（child pressure injury）
有儿童压力性损伤的危险（risk for child pressure injury）
新生儿压力性损伤（neonatal pressure injury）
有新生儿压力性损伤的危险（risk for neonatal pressure injury）
有休克的危险（risk for shock）
皮肤完整性受损（impaired skin integrity）
有皮肤完整性受损的危险（risk for impaired skin integrity）
有新生儿猝死的危险（risk for sudden infant death）
有窒息的危险（risk for suffocation）
术后康复迟缓（delayed surgical recovery）
有术后康复迟缓的危险（risk for delayed surgical recovery）
组织完整性受损（impaired tissue integrity）
有组织完整性受损的危险（risk for impaired tissue integrity）
有女性割礼的危险（risk for female genital mutilation）
有对他人实施暴力的危险（risk for other-directed violence）
有对自己实施暴力的危险（risk for self-directed violence）
自残（self-mutilation）
有自残的危险（risk for self-mutilation）
有自杀的危险（risk for suicidal behavior）
受污染（contamination）
有受污染的危险（risk for contamination）
有职业性损伤的危险（risk for occupational injury）
有中毒的危险（risk for poisoning）
有碘造影剂不良反应的危险（risk for adverse reaction to iodinated contrast media）
有过敏反应的危险（risk for allergy reaction）
有乳胶过敏反应的危险（risk for latex allergy reaction）
体温过高（hyperthermia）
体温过低（hypothermia）
有体温过低的危险（risk for hypothermia）
新生儿体温过低（neonatal hypothermia）
有新生儿体温过低的危险（risk for neonatal hypothermia）
有围手术期体温过低的危险（risk for perioperative hypothermia）

体温失调（ineffective thermoregulation）

有体温失调的危险（risk for ineffective thermoregulation）

领域 12　舒适（comfort）

舒适度减弱（impaired comfort）

有舒适度增加的趋势（readiness for enhanced comfort）

恶心（nausea）

急性疼痛（acute pain）

慢性疼痛（chronic pain）

急性疼痛综合征（chronic pain syndrome）

分娩痛（labor pain）

有孤独的危险（risk for loneliness）

社交孤立（social isolation）

领域 13　生长 / 发展（growth/development）

儿童发育迟缓（delayed child development）

有儿童发育迟缓的危险（risk for delayed child development）

新生儿运动发育迟缓（delayed infant motor development）

有新生儿运动发育迟缓的危险（risk for delayed infant motor development）

自测题选择题参考答案

第 1 章

1. D　2. E　3. D　4. B　5. D　6. C　7. A　8. B　9. E　10. E　11. A　12. D

第 2 章

1. B　2. C　3. A　4. B　5. D　6. B　7. B　8. C　9. C　10. A　11. A　12. C

第 3 章

1. C　2. A　3. A　4. D　5. E　6. D　7. E　8. B　9. B　10. E　11. C　12. D　13. C　14. D　15. A　16. D

第 4 章

1. B　2. D　3. E　4. A　5. A　6. D　7. D　8. D　9. B　10. D

第 5 章

1. A　2. D　3. C　4. B　5. B　6. D　7. D　8. C　9. D　10. E　11. A　12. C　13. B　14. B　15. D

第 6 章

1. B　2. E　3. E　4. D　5. E　6. D　7. D　8. D　9. A　10. B

第 7 章

1. E　2. D　3. B　4. A　5. E　6. C　7. B　8. A　9. A　10. C　11. A　12. A　13. E　14. E

第 8 章

1. D　2. C　3. D　4. A　5. B　6. B　7. E　8. A　9. A　10. D　11. E　12. A　13. B　14. D　15. D　16. B　17. E　18. E　19. E　20. B　21. D　22. D　23. E　24. D　25. B　26. A　27. D　28. D　29. D

第 9 章

1. B　2. A　3. C　4. E　5. B　6. B　7. B　8. D　9. A　10. C　11. E　12. D　13. E　14. B　15. E　16. E　17. D　18. B　19. A　20. B

第 10 章

1. E　2. D　3. A　4. C　5. E　6. B　7. C　8. B　9. C　10. A　11. E　12. C　13. C　14. A　15. A　16. D　17. C　18. C　19. C　20. E

第 11 章

1. D　2. A　3. C　4. A　5. C　6. E　7. C　8. A　9. D

第 12 章

1. C　2. C　3. D　4. C　5. D　6. D　7. B　8. C　9. B　10. A　11. A　12. A　13. C　14. B　15. D　16. A　17. A

第 13 章

1. D　2. D　3. C　4. D　5. D　6. C　7. E　8. C　9. B　10. A　11. B　12. E　13. C

第 14 章

1. E　2. D　3. E　4. A　5. C　6. C　7. B　8. B　9. C　10. D　11. E　12. B　13. C　14. A　15. B　16. C　17. D　18. D　19. D　20. C　21. C　22. B　23. C　24. A　25. D　26. C　27. C　28. C　29. E　30. E

第 15 章

1. C　2. B　3. C　4. B　5. B　6. E　7. C　8. C　9. A　10. B　11. C　12. E　13. B　14. D　15. E　16. B　17. B　18. D　19. D

20. C　21. A　22. C　23. A

第 16 章

1. C　2. A　3. C　4. C　5. E　6. D　7. A
8. C　9. D　10. B　11. D　12. B

第 17 章

1. A　2. D　3. A　4. E　5.D　6. D　7. C
8. E　9. C　10. D　11. E　12. C　13. A
14. D　15. B　16. C　17. C

第 18 章

1. B　2. D　3. A　4. D　5. E　6. A　7. C
8. D　9. C　10. B　11. C　12. D　13. A

第 19 章

1. B　2. E　3. C　4. D　5. D　6. E　7. D
8. A　9. A　10. C　11. E　12. A

第 20 章

1. A　2. A　3. B　4. C　5. B　6. B　7. E
8. A　9. B　10. D　11. A　12. B